手与腕关节镜手术技术

原书第2版

Techniques in Wrist and Hand Arthroscopy, 2nd Edition

主　编　〔美〕大卫·J.斯勒茨基（David J. Slutsky）

主　译　刘　波

主　审　陈山林　徐文东

北京科学技术出版社

ELSEVIER

Elsevier (Singapore) Pte Ltd.
3 Killiney Road, #08-01 Winsland House I, Singapore 239519
Tel: (65) 6349-0200; Fax: (65) 6733-1817

This translation of Techniques in Wrist and Hand Arthroscopy, second edition by David J. Slutsky was undertaken by Beijing Science and Technology Publishing Co., Ltd. and is published by arrangement with Elsevier (Singapore) Pte Ltd.

Techniques in Wrist and Hand Arthroscopy, second edition by David J. Slutsky 由北京科学技术出版社有限公司进行翻译，并根据北京科学技术出版社有限公司与爱思唯尔（新加坡）私人有限公司的协议约定出版。

《手与腕关节镜手术技术》（第 2 版）（刘 波 译）
ISBN: 9787571411961

声 明

本译本由北京科学技术出版社独立完成。相关从业及研究人员必须凭借其自身经验和知识对文中描述的信息数据、方法策略、搭配组合、实验操作进行评估和使用。由于医学科学发展迅速，临床诊断和给药剂量尤其需要经过独立验证。在法律允许的最大范围内，爱思唯尔、译文的原文作者、原文编辑及原文内容提供者均不对译文或因产品责任、疏忽或其他操作造成的人身及（或）财产伤害及（或）损失承担责任，亦不对由于使用文中提到的方法、产品、说明或思想而导致的人身及（或）财产伤害及（或）损失承担责任。

著作权合同登记号　图字：01-2020-4145

图书在版编目（CIP）数据

手与腕关节镜手术技术：第 2 版 / （美）大卫·J.斯勒茨基（David J. Slutsky）主编；刘波主译. -- 北京：北京科学技术出版社，2025.3
书名原文：Techniques in Wrist and Hand Arthroscopy, 2nd Edition
ISBN 978-7-5714-1196-1

Ⅰ. ①手… Ⅱ. ①大… ②刘… Ⅲ. ①手—显微外科学—外科手术②腕关节—关节镜—外科手术 Ⅳ. ①R658.2②R687.4

中国版本图书馆 CIP 数据核字（2020）第 214708 号

责任编辑：杨 帆	网　址：www.bkydw.cn
责任校对：贾 荣	印　刷：北京顶佳世纪印刷有限公司
图文制作：山东新华印务有限公司	开　本：889 mm × 1194 mm　1/16
责任印制：吕 越	字　数：509 千字
出 版 人：曾庆宇	印　张：17.25
出版发行：北京科学技术出版社	版　次：2025 年 3 月第 1 版
社　　址：北京西直门南大街 16 号	印　次：2025 年 3 月第 1 次印刷
邮政编码：100035	ISBN 978-7-5714-1196-1
电　话：0086-10-66135495（总编室） 　　　　0086-10-66113227（发行部）	

定　价：268.00 元

致　谢

　　谨以本书献给我的母亲Rose Slutsky。无论我们选择什么样的道路，她都是我们生活中始终如一的指导力量，她都会坚定地给予我们支持。她是我们不断奋斗的动力，我们也因此回馈她无限的爱。

　　谢谢您，我的母亲，谢谢您所做的一切。

译者名单

主　译　刘　波
主　审　陈山林　徐文东
副主译　高伟阳　芮永军　陈振兵　王彦生　王　欣　于亚东　朱　瑾　盛　伟
译　者（以姓氏笔画为序）

于　宁　沈阳医学院附属中心医院
于　灏　中国医科大学附属第一医院
于亚东　河北医科大学第三医院
王　欣　宁波市第六医院
王彦生　沈阳医学院附属中心医院
尹华伟　复旦大学附属华山医院
石海飞　浙江大学医学院附属第一医院
丛晓斌　华中科技大学同济医学院附属协和医院
吕　莉　河北医科大学第三医院
朱　瑾　首都医科大学附属北京积水潭医院
刘　波　首都医科大学附属北京积水潭医院
孙鸿斌　吉林大学中日联谊医院
芮永军　无锡市第九人民医院
李　士　温州医科大学附属第二医院
张敬良　顺德和平外科医院
张滋洋　华中科技大学同济医学院附属同济医院
陈　博　浙江大学医学院附属第一医院
陈山林　首都医科大学附属北京积水潭医院
陈振兵　华中科技大学同济医学院附属协和医院
赵　夏　青岛大学附属医院
赵　喆　深圳市第二人民医院（深圳大学第一附属医院）
祝　斌　宁波市第六医院
徐文东　复旦大学附属华山医院
殷耀斌　首都医科大学附属北京积水潭医院
高伟阳　温州医科大学附属第二医院
盛　伟　湖北理工学院附属黄石爱康医院
蒋良福　温州医科大学附属第二医院
谭　军　南通大学附属医院
薛明强　广西医科大学第一附属医院
糜菁熠　无锡市第九人民医院

前　言

　　自2007年本书的第1版出版以来，关节镜领域已经发生了很大变化。各地的研究者们开创性地设计出了各种令人兴奋的新技术，关节镜领域的技术水平也随之不断发展。目前，关节镜技术已经彻底改变了对舟月韧带病变、月三角韧带病变和三角纤维软骨损伤的诊断和治疗，在下尺桡关节不稳定的诊治中也具有越来越重要的作用。腕关节镜技术仍然是桡骨远端关节内骨折复位的一种有效辅助手段，现在被特别用于切开复位和钢板临时固定后的骨折微调复位。腕关节镜不仅可用于舟骨骨折经皮螺钉固定后的常规检查，也可用于关节镜下舟骨植骨。腕关节镜技术有助于评估退行性疾病的分期，目前已经成为评估月骨缺血性坏死中月骨关节退行性病变分期的重要手段，直接影响治疗决策。新发展起来的腕关节镜操作还包括部分腕骨切除、僵硬腕关节的松解、滑膜切除以及囊肿切除等。应用关节镜技术进行腕骨部分融合术，同样也是一个令人兴奋的新领域。在腕关节镜辅助下，第一腕掌关节、舟骨大多角骨关节的切除成形术也逐渐变得普遍。

　　本书详细介绍了一系列腕关节镜手术，力求成为入门级腕关节镜医师和经验丰富的医师都能参阅的"用户手册"。在每一项手术介绍中，本书都强调了手术方法和实际应用，也列出了大量的手术精要和技巧。

　　我们衷心希望，在您探索新的腕关节镜技术时，本书的内容能令您满意，并且能从中得到实际的帮助。

大卫·J.斯勒茨基，MD

缩略词表

缩写	英文	中文
ALP	arthroscopic ligament plication	韧带折叠缝合术
AOL	anterior oblique ligament	前斜韧带
dAOL	deep anterior oblique ligament	深层前斜韧带
sAOL	superficial anterior oblique ligament	浅层前斜韧带
AP	anteroposterior	后前正位
APL	abductor pollicis longus	拇长展肌
APRC	arthroscopic proximal row carpectomy	关节镜下近排腕骨切除术
ARIF	arthroscopic reduction internal fixation	关节镜下复位内固定
AVN	avascular necrosis	缺血性坏死
BR	brachioraialis	肱桡肌
CHIL	capitohamate interosseous ligament	头钩骨间韧带
CIND	carpal instability nondissociative	非分离性腕关节不稳定
CRPS	complex regional pain syndrome	复杂区域疼痛综合征
C–Tm韧带	capitate–trapezium	头状骨大多角骨韧带
DCBUN	dorsal cutaneous branch of the ulnar nerve	尺神经背侧支
DDRUJ	dorsal distal radioulnar joint	下尺桡关节远侧
DF入路	direct foveal portal	直接尺骨头小凹入路
DIC韧带	dorsal intercarpal ligament	背侧腕骨间韧带
DIML	dorsal intermetacarpal ligament	背侧掌骨间韧带
DIP关节	distal interphalangeal joint	远侧指间关节
DISI	dorsal intercalated segmental instability	嵌合体背伸不稳定
DMCI	dorsal midcarpal instability	背侧腕中关节不稳定
DRCL	dorsal radiocarpal ligament	背侧桡腕韧带
DRL	dorsoradial ligament	背桡韧带
DRF	distal radius fracture	桡骨远端骨折
DRUJ	distal radioulnar joint	下尺桡关节
DRUL	dorsal radioulnar ligament	背侧桡尺韧带
DWG	dorsal wrist ganglion	腕背囊肿
ECRB	extensor carpi radialis brevis	桡侧腕短伸肌
ECRL	extensor carpi radialis longus	桡侧腕长伸肌
ECU	extensor carpi ulanris	尺侧腕伸肌
EDC	extensor digitorum communis	指总伸肌
EDM	extensor digiti minimi	小指固有伸肌
EPB	extensor pollicis brevis	拇短伸肌
EPL	extensor pollicis longus	拇长伸肌
FCR	flexor carpi radialis	桡侧腕屈肌
FDI	first dorsal interosseous	第一背侧骨间肌

FDMA	first dorsal metacarpal artery	第一掌背动脉
FPL	flexor pollicis longus	拇长屈肌
IL-6	interleukin-6	白细胞介素-6
IP关节	interphalangeal joint	指间关节
LRL	long radiolunate ligament	长桡月韧带
LT	lunotriquetral ligament	月三角韧带
MA	miniarthroscopy	迷你关节镜
MCI	midcarpal instability	腕中关节不稳定
MCR入路	midcarpal radial portal	腕中关节桡侧入路
MCU 入路	midcarpal ulnar portal	腕中关节尺侧入路
MCP关节	metacarpophalangeal joint	掌指关节
MMWS	modified Mayo wrist score	改良Mayo腕关节功能评分
OA	osteoarthritis	骨性关节炎
OATS	osteoarticular transfer system	骨关节移植系统
ORIF	open reduction internal fixation	切开复位内固定
PDRUJ	proximal distal radioulnar joint	下尺桡关节近侧
PIP关节	proximal interphalangeal joint	近侧指间关节
PLIND	perilunate injuries, nondislocated	无脱位的月骨周围损伤
PMCI	palmar midcarpal instability	掌侧腕中关节不稳定
POL	posterior oblique ligament	后斜韧带
PQ	pronator quadratus	旋前方肌
PRC	proximal row carpectomy	近排腕骨切除术
PRUL	palmar radioulnar ligament	掌侧桡尺韧带
RA	rheumatoid arthritis	类风湿性关节炎
RASL	reduction association of the scaphoid-lunate	舟月复位固定
RSC韧带	radioscaphocapitate ligament	桡舟头韧带
RSL关节	radioscapholunate joint	桡舟月关节
RUL	radioulnar ligament	桡尺韧带
SLAC	scapholunate advanced collapse	舟月骨进行性塌陷
SNAC	scaphoid nonunion advanced collapse	舟骨骨折不愈合进行性腕骨塌陷
SL入路	scapholunate portal	舟月入路
SL	scapholunate ligament	舟月韧带
SLLC	scapholunate ligament complex	舟月韧带复合体
SRN	superficial radial nerve	桡神经浅支
STT	scaphotrapeziotrapezoidal	舟骨大小多角骨
ST	scaphotrapezial	舟大多角骨
STT入路	scaphotrapeziotrapezoidal portal	舟骨大小多角骨入路
STT-U入路	STT-ulnar portal	舟骨大小多角骨关节尺侧入路
STT-P入路	STT-palmar portal	舟骨大小多角骨关节掌侧入路
STT-R入路	STT-radial portal	舟骨大小多角骨关节桡侧入路
TC韧带	triquetrocapitate ligament	三角头韧带

TCL	triquetrohamate–capitate ligament	三角钩头韧带
TFC	triangular fibrocartilage	三角纤维软骨
TFCC	triangular fibrocartilage complex	三角纤维软骨复合体
TH入路	triquetro–hamate portal	三角钩入路
TMJ	trapeziometacarpal joint	第一腕掌关节
UCI	ulnocarpal impaction	尺腕撞击
UCL	ulnar collateral ligament	尺侧副韧带
ULL	ulnolunate ligament	尺月韧带
UTL	ulnotriquetral ligament	尺三角韧带
USI	ulnar styloid impaction	尺骨茎突撞击
USO	ulnar shortening osteotomy	尺骨短缩截骨术
USTI	ulnar styloid triquetral impingement	尺骨茎突三角骨撞击
VC入路	volar central portal	掌侧正中入路
VDRU入路	volar distal radioulnar portal	下尺桡关节掌侧入路
VISI	volar intercalated segmental instability	嵌合体掌屈不稳定
VRM入路	volar radial midcarpal portal	腕中关节桡掌侧入路
VR入路	volar radial portal	桡掌侧入路
VU入路	volar ulnar portal	尺掌侧入路

目 录

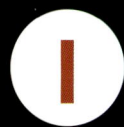

第一篇 腕部的关节镜入路

腕部的关节镜入路概述

概念

腕关节镜技术从出现至今，一直在不断地进步。最初强调从腕背侧进行腕关节探查是因为腕背侧的神经、血管结构较少，而且大多数外科医师对桡腕关节背侧入路更熟悉。解剖学的研究有助于对腕骨间韧带和腕关节的生物力学的理解，从而促进了腕关节镜技术和各种掌侧入路的发展[1]。

适应证

腕关节镜探查一般先从标准的背侧入路开始，包括3-4入路、4-5入路、6R入路和6U入路。通常，3-4和4-5入路可以互换，用于关节镜或操作器械的置入。4-5和6R入路一般用于探查尺腕关节，6U入路通常用作灌注液体的出口。在实际操作中，应仔细分辨腕部解剖标志，任何入路都可以作为观察入路或操作入路。

腕中关节镜对于诊断舟月关节不稳定和月三角关节不稳定至关重要。腕骨间韧带损伤的Geissler分级[2]提出了腕骨不稳定程度的分级标准，为制订治疗策略提供了依据。腕关节镜也可用于评估和治疗钩骨近端软骨病变。[3]三角钩关节也可以通过另一个特殊的腕关节入路来探查。[4]

腕关节镜的掌侧入路相对于背侧入路能够更好地观察背侧关节囊结构和腕骨间韧带的掌侧面。[5-7]桡掌侧入路操作起来相对简单，是评估背侧桡腕韧带（dorsal radiocarpal ligament，DRCL）和舟月韧带（scapholunate ligament，SL）的理想入路，可用于DRCL的探查和修复。[8-9]该入路也可以清晰观察桡骨远端背侧的骨折块，有助于进行关节镜下桡骨远端的累及关节面骨折的复位。[10]

腕中关节桡掌侧（volar radial midcarpal，VRM）入路可以直接探查头状骨和钩骨掌侧，用于评估骨软骨骨折或者骨缺血性坏死。[6]此入路还可用于探查掌侧头钩骨间韧带（capitohamate interosseous ligament，CHIL），此韧带对于减少腕骨平移运动[11]及维持腕横弓的稳定性具有重要作用。[12]VRM入路还可以探查背侧腕骨间（dorsal intercarpal，DIC）韧带、弓形韧带尺侧及腕中关节背侧腱鞘囊肿的蒂部。

尺掌侧入路可以探查背侧桡尺韧带、尺腕关节囊背侧和月三角韧带（lunotriquetral ligament，LT）掌侧。[13]由于4-5入路和6R入路相隔较近，器械置入三角定位操作比较困难，尺掌侧入路也可以用于辅助清创及修复三角纤维软骨背侧部分撕裂。当怀疑三角纤维软骨复合体（triangular fibrocartilage complex，TFCC）小凹止点撕脱时，可以通过下尺桡关节掌侧（volar distal radioulnar，VDRU）入路探查下尺桡关节（distal radioulnar joint，DRUJ）的掌侧部分及韧带小凹止点。[7]

Corella等[14]最近描述了一种掌侧正中入路，可以用来探查桡腕关节和腕中关节。

DRUJ的两个背侧入路可以用于评估尺骨头和乙状切迹的软骨情况，在评估DRUJ不稳定或怀疑早期骨性关节炎时非常重要，关节镜探查结果可以决定是重建DRUJ稳定性还是切除尺骨头进行关节置换。DRUJ的2个背侧入路加上掌侧入路还可以进行DRUJ滑膜清扫及尺骨头wafer薄片切除术。

禁忌证

禁忌证包括任何原因导致的腕关节明显肿胀、解剖结构不清、可能导致灌洗液大量渗出的严重的关节囊撕裂、神经血管损伤、凝血障碍和感染。局部解剖结构不熟悉是相对禁忌证。

相关解剖

标准的腕关节镜入路主要为背侧入路（图1.1）。桡腕关节背侧入路根据背侧伸肌间室命名。例如，1-2入路位于第一伸肌间室（内含拇短伸肌腱和拇长展肌腱）和第二伸肌间室［内含桡侧腕短伸（extensor carpi radialis brevis，ECRB）肌腱和桡侧腕长伸（extensor carpi radialis longus，ECRL）肌腱］之间。

3-4入路位于第三伸肌间室（内含拇长伸肌腱）和第四伸肌间室［内含指总伸肌腱（extensor digitorum communis，EDC）］之间。同样，4-5入路位于第四伸肌间室与第五伸肌间室（内含小指固有伸肌腱）之间。6R入路位于尺侧腕伸肌腱（extensor carpi ulnaris，ECU）桡侧，6U入路位于ECU肌腱尺侧。

腕中关节探查一般通过2个入路进行，以便分别置入镜头和器械进行三角定位操作。腕中关节桡侧（midcarpal radial，MCR）入路位于3-4入路远端1 cm处，桡侧毗邻ECRB，尺侧毗邻EDC。腕中关节尺侧（midcarpal ulnar，MCU）入路位于4-5入路远端1.0~1.5 cm处，其桡、尺侧分别毗邻EDC和小指固有伸肌腱。

背侧入路

桡腕关节背侧入路

Abrams等解剖了23例未经防腐处理的上肢标本，并测量了标准的背侧入路与周围血管神经组织的距离。[15]其中，1-2入路损伤周围结构的风险最大。桡神经感觉支在桡骨茎突近端5.0 cm处自肱桡肌腱下方浅出，在桡骨茎突近端4.2 cm处分成掌侧和背侧支[16]（图1.2）。桡神经浅支（superficial radial nerve，SRN）的分支位于1-2入路桡侧平均3 mm（范围为1~6 mm）处，尺侧平均5 mm（范围为2~12 mm）处。

桡动脉位于1-2入路桡侧平均3 mm（范围为1~5 mm）处。前臂外侧皮神经与SRN有75%的概率出

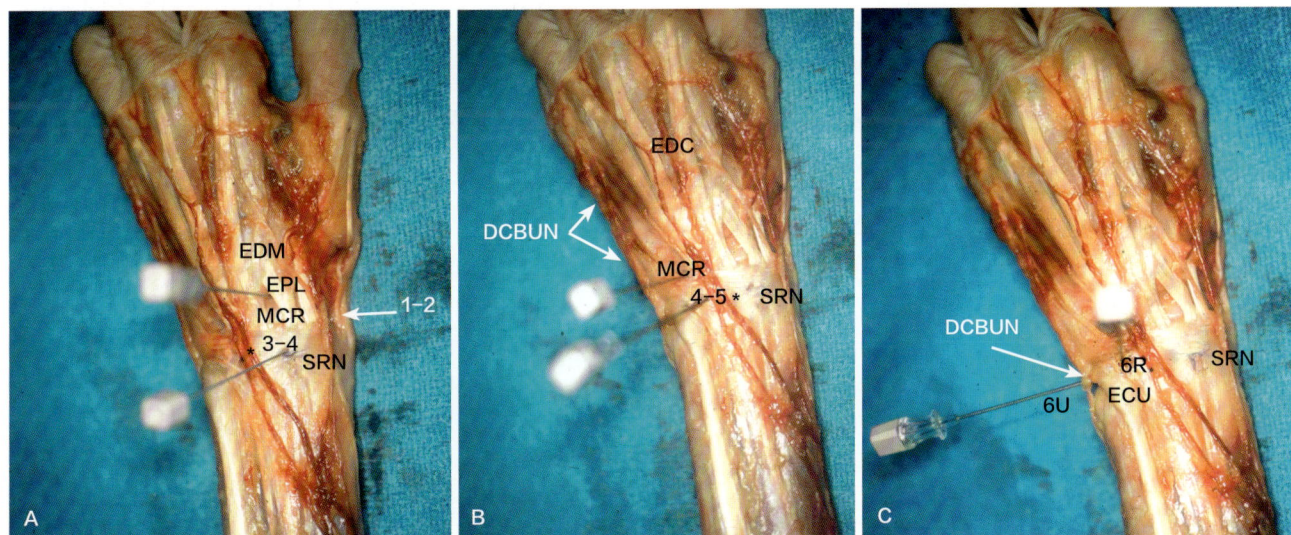

图1.1 左腕关节的标本，显示背侧入路的解剖。A. 桡背侧入路的相对位置。B. 尺背侧入路的相对位置。C. 6R和6U入路的相对位置。DCBUN—尺神经背侧支；ECU—尺侧腕伸肌腱；EDC—指总伸肌腱；EDM—小指固有伸肌腱；EPL—拇长伸肌腱；MCR—腕中关节桡侧；SRN—桡神经浅支；星号—Lister 结节

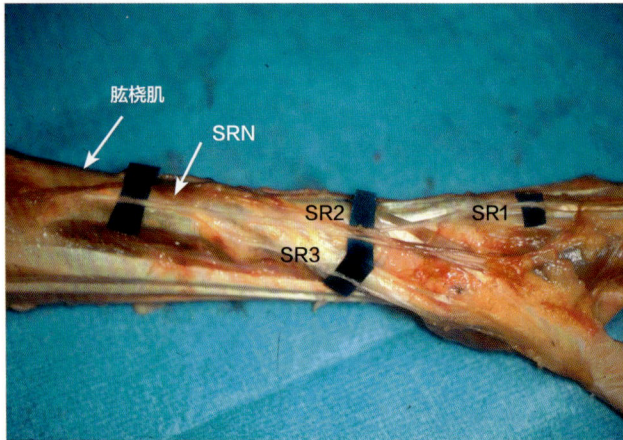

图1.2 桡神经浅支（SRN）的分支。SR1—背侧次要支；SR2—背侧主要支；SR3—掌侧主要支

现部分或者完全重叠。[17]Steinberg等的一项解剖研究发现，20例标本中有9例（45%）的前臂外侧皮神经位于鼻烟窝中。因此，他们建议1-2入路应该更加靠近掌侧及近端，其位置不要超过第一伸肌间室背侧4.5 mm及桡骨茎突远端4.5 mm。[16]

SRN的分支位于3-4入路桡侧平均16 mm（范围为5~22 mm）处，在1例标本中，在3-4入路尺侧6 mm处发现了1条尺侧分支。3-4入路至桡动脉的距离平均为26.3 mm（范围为20~30 mm）。感觉神经至4-5入路的距离较远，但在1例标本中，在4-5入路桡侧4 mm处发现了1条变异的SRN。

尺神经背侧支（dorsal cutaneous branch of the ulnar nerve，DCBUN）一般在尺骨头近端6.4 cm（标准差为2.3 cm）处从尺神经主干发出，于豌豆骨近端5 cm处进入皮下，它穿过尺侧鼻烟窝后发出3~9个分支，支配腕关节尺背侧、小指和环指尺侧。[18]DCBUN距离6R入路平均8.2 mm（范围为0~14 mm）。19例标本中有12例存在DCBUN的横支，横支至6R入路的距离平均为2 mm（范围为0~6 mm）。DCBUN位于6U入路桡侧平均4.5 mm（范围为2~10 mm）处，6U入路尺侧的分支与入路间的距离为1.9~4.8 mm。DCBUN的横支基本在6U入路近端，平均距离为2.5 mm。

腕中关节背侧入路

SRN分支位于MCR入路桡侧7.2 mm（范围为2~12 mm；标准差为2.7 mm）处。其中2例标本的SRN分支分别位于MCR入路的尺侧2 mm和4 mm处。该神经的分支至MCU入路的距离较远，但在1例标本中，SRN

分支与MCU入路间的距离只有1 mm。DCBUN的分支至MCU入路的距离平均为15.1 mm（范围为0~25 mm；标准差为4.6 mm）。

三角钩入路

三角钩（triquetro-hamate，TH）入路位于ECU肌腱的尺侧，在三角钩关节水平进入腕中关节。此入路位于MCU入路的尺侧远端。建立此入路时损伤DCBUN的风险较高（图1.3）。

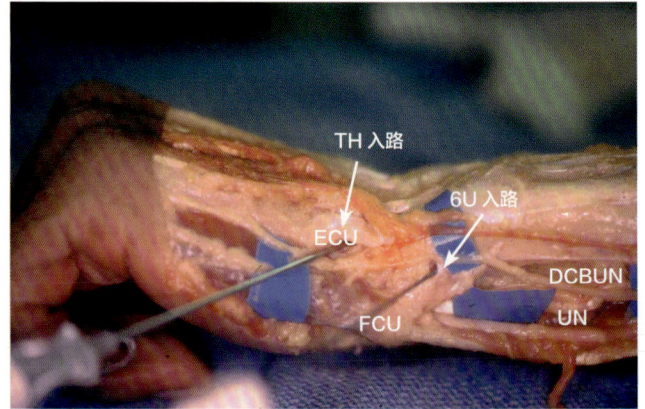

图1.3 左腕关节标本，尺侧三角钩（TH）入路和6U入路的相对位置。DCBUN—尺神经背侧支；ECU—尺侧腕伸肌；FCU—尺侧腕屈肌腱；UN—尺神经

尺桡关节背侧入路

这些入路位于ECU和小指固有伸肌腱之间。D-CBUN的横支是入路附近唯一的感觉神经，位于尺桡关节背侧入路远端平均17.5 mm（范围为10~20 mm）处（图1.4）。

掌侧入路

桡掌侧入路

有研究者为了定位桡掌侧（volar radial，VR）入路的安全解剖标志，对5例经动脉灌注后的新鲜冰冻标本进行了解剖研究。[6]首先标注近端和远端腕横纹，去除掌侧皮肤，切开桡侧腕屈肌（flexor carpi radialis，FCR）腱鞘，将FCR肌腱向尺侧牵开，在近端腕横纹水平将关节镜套杆置于桡侧腕关节中。套杆进入桡腕关节的位置在4例标本中位于桡舟头（radioscaphocapitate，RSC）韧带和长桡月韧带（long radiolunate ligament，LRL）之间，在1例标本中位于LRL。正中神经位于VR入路尺侧平均8 mm（范围为6~10 mm）处，正中神经掌皮支位于

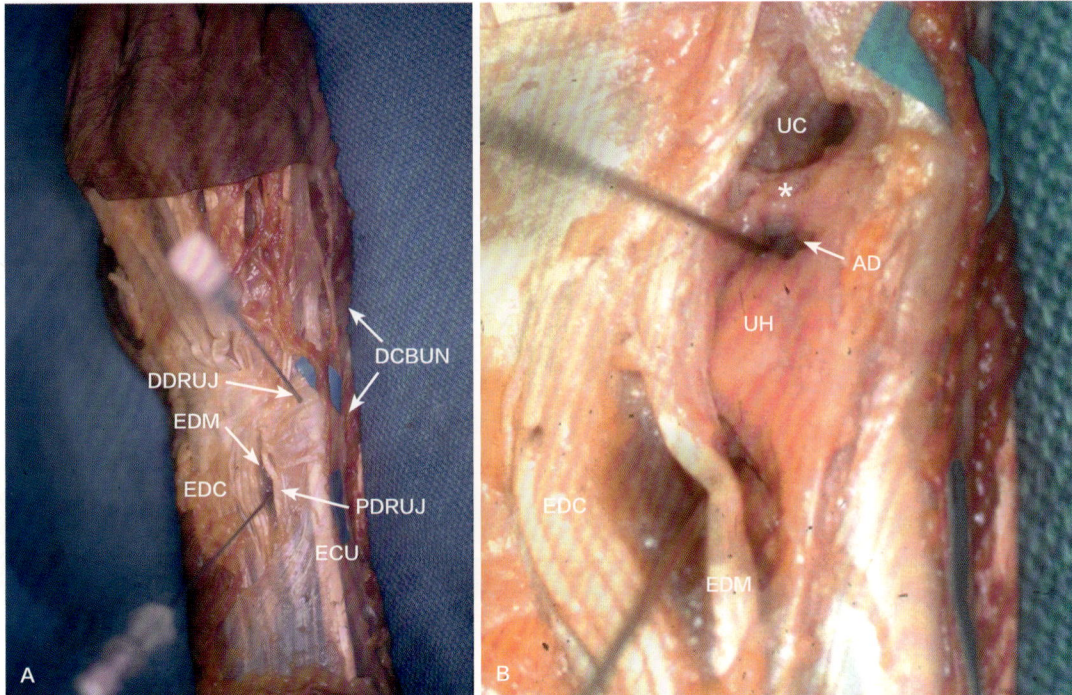

图 1.4 下尺桡关节远侧入路的解剖。A. 下尺桡关节远侧（DDRUJ）入路和下尺桡关节近侧（PDRUJ）入路的相对位置。B. 去除背侧关节囊后放大，显示针头位置与背侧桡尺韧带（星号）的相对关系。AD—关节盘；DCBUN—尺神经背侧支；ECU—尺侧腕伸肌腱；EDC—指总伸肌腱；EDM—小指固有伸肌腱；UC—尺腕关节；UH—尺骨头

VR入路尺侧平均4 mm（范围为3~5 mm）处。

桡动脉位于VR入路桡侧平均5.8 mm（范围为4~6 mm）处，掌浅支位于VR入路远端平均10.6 mm（范围为6~16 mm）处。

SRN位于VR入路桡侧平均15.6 mm（范围为12~19 mm）处。此入路在旋前方肌边缘远端平均12.8 mm（范围为12~14 mm）处，其边缘远端基本上是桡动脉掌侧桡腕弓的位置。[19]正中神经掌皮支位于FCR的尺侧，是附近距离最近的结构。[20-21]桡动脉掌浅支从舟骨结节处的皮下组织中穿过，因此在近端腕横纹处建立入路是安全的。[22-23]当套杆在近端腕横纹水平自FCR腱鞘基底穿过时，不会影响腕管结构。因此，整个FCR肌腱及周围至少3 mm的范围是安全区，这个区域内没有任何神经、血管结构。

腕中关节桡掌侧入路

VRM入路，可以使用22G针自远端腕横纹水平进入并确定关节，然后置入钝头套杆。套杆进入关节的方向为向远端和尺侧倾斜（约5°）。套杆自舟骨结节水平皮下组织走行的桡动脉掌浅支的掌侧穿过。桡腕关节桡掌侧入路与VRM入路之间的平均距离为11 mm（范围为7~12 mm）。

尺掌侧入路

尺掌侧（volar ulnar, VU）入路，可以在指屈肌腱尺侧边缘和近端腕横纹交界处切开2 cm的纵向切口进入。[14]向桡侧牵开指屈肌腱，将套杆置入桡腕关节。VU入路的近端位于尺骨茎突水平，距旋前方肌远端约2 cm处。此入路与尺侧腕伸肌腱鞘位于同一矢状面，穿过三角纤维软骨桡侧止点旁边的尺月韧带（ulnolunate ligament, ULL）。如果从指深屈肌腱尺侧边缘进入关节，尺神经和尺动脉一般距离套杆5 mm左右。

尺神经掌侧皮支（Henle神经）的变异较多，并非每个标本都存在此分支。这个不恒定的分支支配前臂远端尺掌侧到腕横纹远端3 cm处皮肤的感觉，其支配范围可以由桡侧延伸到掌长肌腱。[24]这支神经走行于第四掌骨轴线的尺侧，但在一项研究中，约43%的标本中未发现此神经分支。[25]Martin等[20]的研究表明，由于手掌尺侧存在太多皮神经，因此并不存在真正的神经间平面，任何尺侧切口都有损伤神经的可能性。因此，没有真正的安全区，术中必须小心切开和分离皮下组织。

下尺桡关节掌侧入路

VDRU入路的解剖标志和建立方法与VU入路一

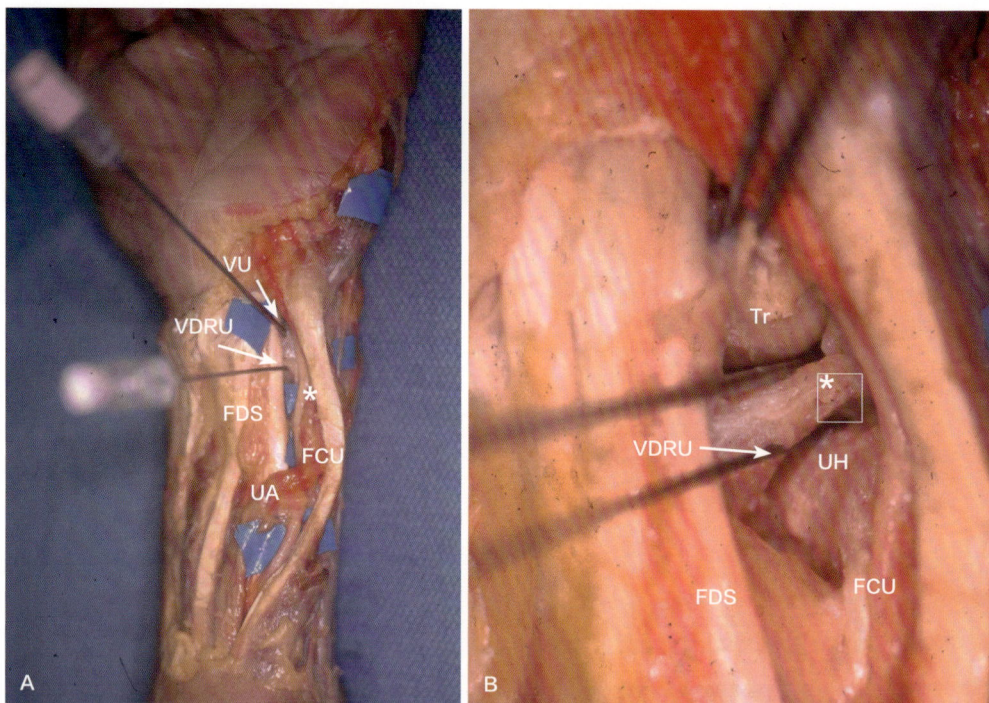

图 1.5 下尺桡关节掌侧（VDRU）入路的解剖。A. 左腕标本，掌侧标注了尺掌侧（VU）入路及 VDRU 入路与尺神经（星号）和尺动脉（UA）的相对位置。B. 去除关节囊后放大显示针头进入的位置与掌侧桡尺韧带（星号）的关系。FCU—尺侧腕屈肌；FDS—指浅屈肌腱；Tr—三角骨；UH—尺骨头

样，风险也是相同的。此入路位于VU入路近端5 mm至1 cm处（图1.5）。

掌侧正中入路

Corella等[14]在14例解剖标本上进行了以月骨为中心的掌侧正中（volar central，VC）入路的解剖研究。自第三掌骨间隙和远端腕横纹交界处开始，向近端延伸1.5 cm切开皮肤，将指浅屈肌腱牵向桡侧，在第三、第四指深屈肌腱之间暴露关节囊，将针头置入桡腕关节和腕中关节内。桡腕关节VC入路与正中神经的平均距离是10.5 mm（范围为7.8~15.0 mm），与正中神经掌皮支的平均距离是18.5 mm（范围为15.8~20.3 mm），与尺侧血管神经束的平均距离是7 mm（范围为5.0~10.5 mm）。腕中关节VC入路与正中神经的平均距离是7.0 mm（范围为4.8~10.3 mm），与正中神经掌皮支的平均距离是16.0 mm（范围为14.8~19.0 mm），与尺侧血管神经束的平均距离是4.5 mm（范围为3.8~9.0 mm）。[14]

视野中可见的解剖结构

表1.1描述了通过2.7 mm镜头在理想情况下能看到

的解剖结构[26-27]。滑膜炎、骨折、韧带损伤和腕关节间隙狭窄对关节镜视野会有一定阻碍（需要用多个入路来探查整个腕关节）。

掌侧入路的相关临床及生物力学研究

一些文献报道了腕关节VR入路的安全性和临床应用的可行性。VanMeir等[28]报道的206例腕关节镜检查病例中有28例应用了掌侧入路，且没有出现并发症。Levy和Glickel[29]描述了使用掌侧钢板固定桡骨远端Barton骨折时，通过常规腕管切口建立掌侧入路探查的病例。Tham等[30]报道了14例通过VR入路进行滑膜清理、桡骨茎突切除术和骨折复位术的病例。Bain等[31]在欧洲的杂志上发表了他们早期使用掌侧入路的经验，并陆续报道了通过掌侧入路进行关节粘连松解[32]和辅助治疗桡骨远端骨折[33]的经验。Osterman等[34]报道了通过VR入路在关节镜下松解背侧关节囊挛缩的病例。Doi等[12]也报道了34例使用VR入路治疗桡骨远端骨折的病例。Abe等[35-36]报道了对230例病例使用VR入路探查SL和LT掌侧部分的经验。Del Pinal等[37]也报道了使用VR入路进行由

✳ 表 1.1 视野中可观察的解剖结构

入路	桡侧	中央	掌侧	背侧/远端	尺侧
1–2 入路	舟骨窝及月骨窝、桡骨背侧缘	舟骨的桡侧及近端、月骨近端	斜向观察RSC韧带、LRL 和 SRL	斜向观察 DRCL	TFCC（较难观察到）
3–4 入路	舟骨窝及月骨窝、桡骨掌侧缘	舟骨近端、月骨近端、SL 的背侧及膜部	RSC 韧带、RSL、LRL 和 ULL	斜向观察 DRCL 在 SL 背侧的附着点	TFCC 的桡侧止点、中央软骨盘和尺侧止点，以及 PRUL、DRUL、PSR 和 PTO
4–5 入路	月骨窝、桡骨掌侧缘	月骨近端、三角骨、LT 的背侧及膜部	RSL、LRL 和 ULL	较难观察	TFCC 的桡侧止点、中央软骨盘、尺侧止点，以及 PRUL、DRUL、PSR 和 PTO
6R 入路	较难观察	月骨近端、三角骨、LT 的背侧及膜部	ULL 和 UTL	较难观察	TFCC 的桡侧止点、中央软骨盘和尺侧止点，以及 PRUL、DRUL、PSR 和 PTO
6U 入路	乙状切迹	三角骨近端、LT 的膜部	斜向观察 ULL、UTL	斜向观察 DRCL	斜向观察 TFCC 的桡侧止点、中央软骨盘和尺侧止点，以及 PRUL 和 DRUL
桡掌侧入路	舟骨窝及月骨窝、桡骨背侧缘	舟骨窝及月骨窝、桡骨背侧缘	舟骨和月骨的掌侧、SL 掌侧	斜向观察 RSL、LRL 和 ULL	斜向观察 TFCC 的桡侧止点、中央软骨盘和尺侧止点，以及 PRUL 和 DRUL
腕中关节桡侧入路	STT 关节、舟骨远端	SL 关节、舟骨远端和月骨远端	弓形韧带桡侧分支（如 RSC 韧带的延续）	头状骨近端、CHIL、斜向观察钩骨近端	LT 关节和部分三角骨
腕中关节尺侧入路	月骨和三角骨的远端关节面以及部分舟骨	SL 关节	掌侧弓形韧带掌侧分支（如三角头月韧带的延续）	斜向观察头骨近端、CHIL 和钩骨近端	LT 关节和三角骨
DRUJ 背侧入路	乙状切迹、TFCC 桡侧附着点	尺骨头	PRUL	关节软骨盘近端	部分 DRUL 深层
VDRU 入路	乙状切迹、TFCC 桡侧附着点	尺骨头	DRUL	关节软骨盘近端	TFCC 小凹止点的深层纤维（如 DRUL、PRUL）

注：CHIL—头钩骨间韧带；DRCL—背侧桡腕韧带；DRUJ—下尺桡关节；DRUL—背侧桡尺韧带；LRL—长桡月韧带；LT—月三角韧带；PRUL—掌侧桡尺韧带；PSR—茎突前隐窝；PTO—豌豆三角骨孔；RSC 韧带—桡舟头韧带；RSL—桡舟月韧带；SRL—短桡月韧带；SL—舟骨月韧带；STT—舟骨大小多角骨；TFCC—三角纤维软骨复合体；ULL—尺月韧带；UTL—尺三角韧带；VDRU—下尺桡关节掌侧。

改编自 Slutsky DJ. Wrist Arthroscopy Portals. In Techniques in Hand and Wrist Arthroscopy. Slutsky DJ，Nagle DJ，eds. Elsevier, Philadelphia. 2006.

内向外截骨术以矫正桡骨远端关节内畸形骨折病例的经验。

笔者的经验

对DRCL撕裂评估时可以通过6R入路进行斜向观察，但VR入路更加适合（图1.6）。VR入路也适于评估累及SL掌侧部分的损伤（图1.7）。

VRM入路可以用来观察背侧腕骨间韧带和掌侧弓

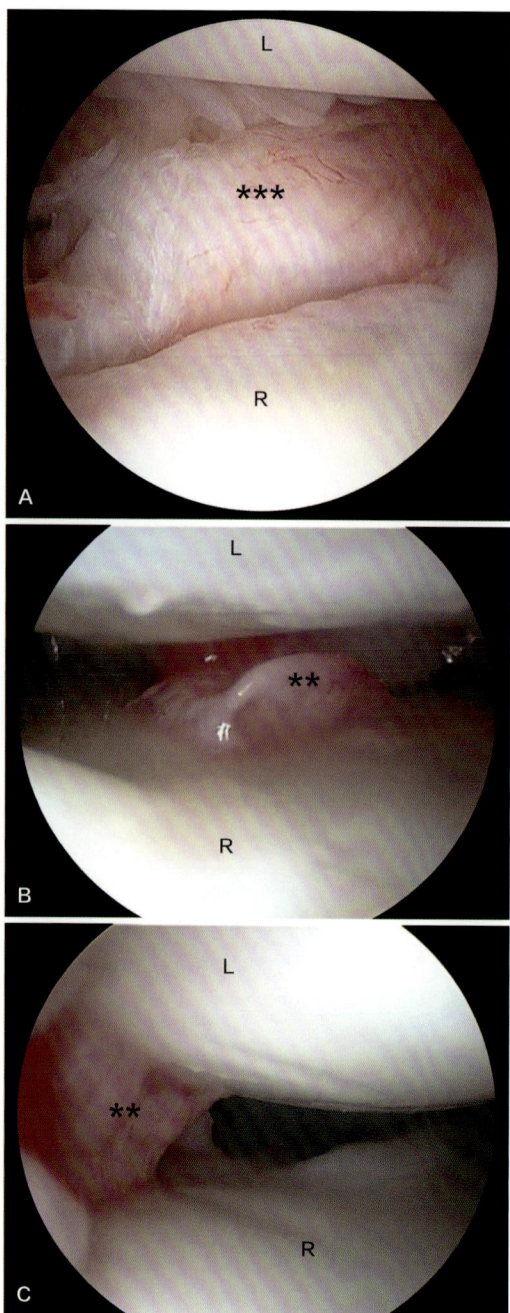

图 1.6 A. 自 VR 入路观察正常的 DRCL（星号）。B. 自 VR 入路可见 DRCL（星号）撕裂。C. 自 6R 入路可见 DRCL（星号）撕裂。L—月骨；R—桡骨

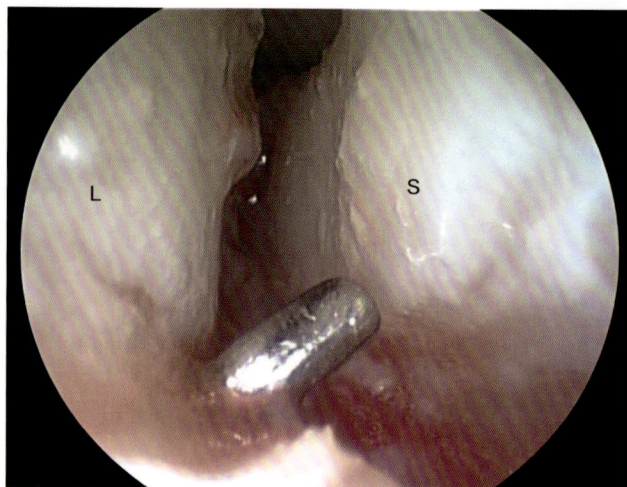

图 1.7 自 VR 入路可见 SL 掌侧部分撕裂，可以清楚暴露舟骨（S）和月骨（L）的间隙，探钩自 3-4 入路置入

形韧带的止点（图1.8）。

VU入路可以用来探查LT掌侧的撕裂（图1.9）。

VDRU入路可以用来探查TFCC的小凹止点（图1.10）。

并发症

一般来说，有经验的外科医师操作腕关节镜时，并发症的发生率是比较低的。Beredjiklian等[38]报道在211例接受腕关节镜治疗的患者中，有11例出现了并发症（5.2%），并发症包括关节僵硬、腱鞘囊肿形成，以及尺神经或尺神经背侧支的麻痹、感染、肌腱炎和浅表烧伤。Ahsan和Yao[39]系统分析了895例腕关节镜操作，其中42例出现了并发症，发生率约4.7%，并发症包括尺神经背侧支损伤、骨间后神经损伤和伸肌鞘管腱鞘瘘形成。

设备与工具

必备

一般来说，绝大多数的操作可使用2.7 mm、30°的镜头完成。3 mm的探钩可以用来触诊关节内部结构。牵引塔有多种选择，如Linvatec（ConMed–Linvatec, Largo, FL）, Smith & Nephew（Smith and Nephew Inc., Andover, Massachusetts）或者ARC（Arc Surgical, Hillsboro, OR）。2.5~3.0 mm的

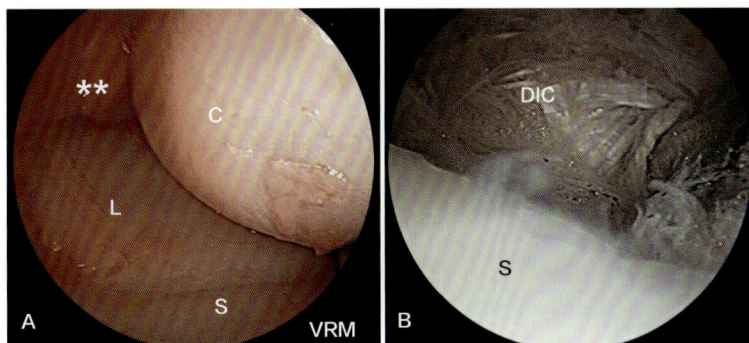

图1.8 A. 腕中关节桡掌侧（VRM）入路可见头状骨（C）掌侧面，可以看到关节囊在三角骨弓形韧带上的止点（星号）。B. 观察背侧腕骨间韧带（DIC）。L—月骨；S—舟骨

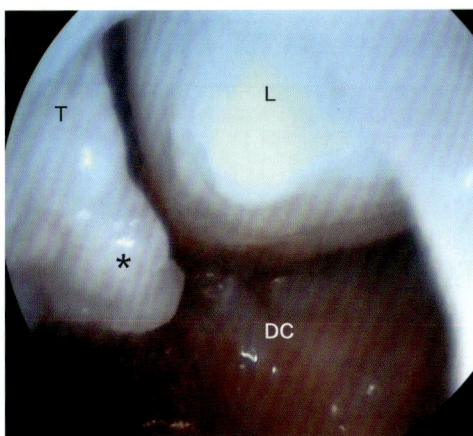

图1.9 镜下可见月三角韧带掌侧（星号）撕裂，残端仍附着于三角骨（T）。DC—背侧关节囊；L—月骨

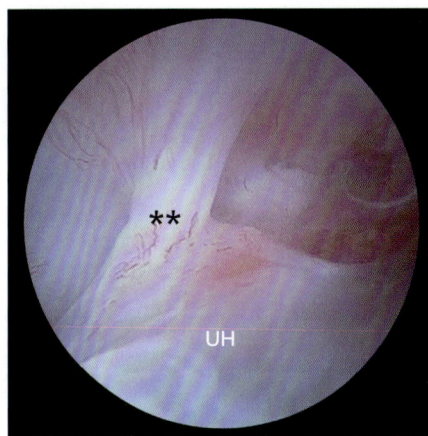

图1.10 VDRU入路可见TFCC位于尺骨茎突基底的小凹附着点（星号）。UH—尺骨头

刨削器和射频装置，如Oratec（Smith & Nephew）可以用于关节内清创。

　　带保护装置的2.9~3.5 mm的磨钻可以用来进行骨质切除。如果需要关节腔连续灌洗，可以使用大孔径的膀胱冲洗管配合加压袋或者小关节灌洗泵。单纯使用静脉注射管和重力灌洗一般不能提供充足的液体流入来保持视野清晰。

选配设备与工具

　　目前有很多商业化生产的缝合套件，例如Arthrex公司和Linvatec公司（ConMed–Linvatec，Largo，FL）的三角纤维软骨缝合套件。韧带修复也可以使用麻醉用硬膜外穿刺针。特殊设计的夹钩可用来修复三角纤维软骨桡侧撕裂。Trumble等[40]描述了一种通过6U入路利用吸引管将半月板修复针导入关节腔的三角纤维软骨桡侧修复方法。

手术方法

　　在神经阻滞麻醉或全麻的状态下，将患肢以4.5~6.8 kg的牵引力悬吊于牵引塔上。如果手术使用止血带的时间预计会超过2小时，大部分的关节镜操作可以如Ong等[41]描述的那样通过入路进行局部麻醉，而不使用止血带。消毒铺单前，在入路部位注射0.5%布比卡因和1∶200 000单位的肾上腺素，患肢驱血后，止血带充气，压力维持于250 mmHg。笔者一般使用del Pinal[42]描述的干性关节镜技术。该方法不需要关节内连续灌洗，而以间歇性地通过关节镜使用10 mL注射器来冲洗关节代替。用全半径切除刨削器械来吸引关节内液体，以维持关节内干燥。关节镜的出水口和进水口需要保持开放，避免镜头起雾。要系统规律地进行关节探查，标准的探查需要依次观察以下结构：桡骨关节面、舟骨和月骨近端、SL、LT、RSC韧带、LRL、ULL、尺三角韧

带（ulnotriquetral ligament，UTL）和TFCC的桡侧及周边部分的止点。笔者一般首先依次建立所有背侧入路，然后开始关节镜探查。

关节镜镜头首先自3-4入路置入，与4-5入路或者6R入路结合使用。TFCC和尺侧关节囊最好通过3-4入路切线位观察，需要将关节镜镜头自月骨下向尺侧移动。6U入路一般用作出水入路也可以用于置入器械进行LT掌侧撕裂的清创。腕中关节镜一般用于探查舟月关节和月三角关节的稳定性，以及CHIL、头骨及钩骨近端的软骨损伤和关节内游离体。桡侧和尺侧腕关节疼痛的探查可以根据需要使用特殊的VR入路和VU入路。怀疑TFCC小凹止点撕裂时可以使用下尺桡关节掌侧和背侧入路。

3-4入路

术者面向腕关节背侧。在月骨水平拇长伸肌腱和EDC肌腱交界处、Lister结节远端、与第二指蹼的纵轴上定位入路，由于桡骨掌倾角度，使用22G针向掌侧倾斜10°进入桡腕关节。仅表浅地切开皮肤，以免损伤SRN分支和皮下静脉。

使用肌腱剪刀或者钝头的血管钳分离背侧软组织，刺入关节囊。进入关节后，在入路的桡侧可以看到RSC韧带和LRL（图1.11A），桡舟月韧带的血管组织位于此入路的正前方（图1.11B）。桡舟月韧带的上方

是SL的膜部。

4-5入路

可以通过22G针在EDC肌腱及小指固有伸肌腱之间和第四掌骨交界处定位4-5入路。因为桡骨远端关节面向尺侧倾斜，4-5入路在3-4入路的稍近端及尺侧约1 cm处。置入镜头时注意不要损伤月骨。镜头置入后，向桡侧移动可以见到月骨，三角骨的斜行关节面位于尺侧上方。LT在4-5入路较难观察到，在关节的最远端可以见到ULL和UTL（图1.12）。在视野近端，可以见到TFCC桡侧位于乙状切迹的止点，可以通过6R入路和3-4入路置入探钩触碰TFCC及桡骨远端的乙状切迹。TFCC的外周部分止点向上倾斜并与尺侧关节囊相连。当TFCC桡侧和中央部分损伤时，可以清楚地见到尺骨头（图1.13），也可以见到或触及掌侧桡尺韧带（特别是韧带撕裂时），但是背侧桡尺韧带很难观察到。豌豆三角骨孔可能被一层膜状结构覆盖，但约50%的病例可以在三角骨近端见到豌豆三角骨孔（图1.14）。[43]

6R和6U入路

6R入路位于ECU肌腱桡侧、尺骨头远端。镜头置入时应向近端倾斜10°，以避免损伤三角骨。TFCC位于6R入路的下方，LT位于此入路的桡侧上方，而尺侧关节囊紧邻镜头（图1.15）。镜头自6R入路置入后，向

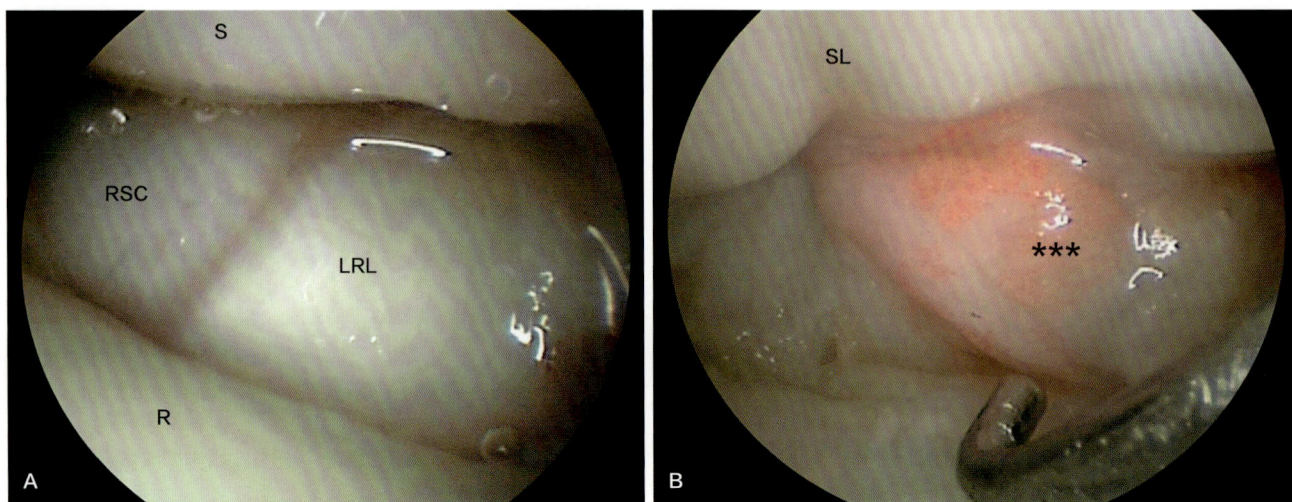

图 1.11 在 3-4 入路可见的结构。A. 桡舟头（RSC）韧带和长桡月韧带（LRL）在本入路的桡侧。B. 桡舟月韧带（星号）在上方与舟月韧带（SL）汇合。R—桡骨；S—舟骨

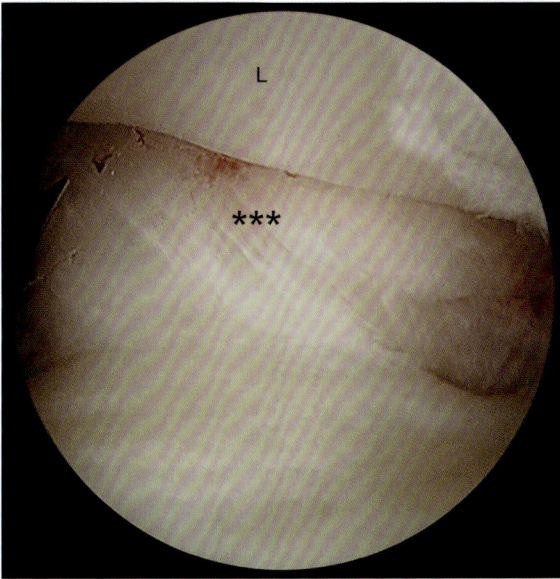

图 1.12 自 4-5 入路可见 ULL（星号）。L—月骨

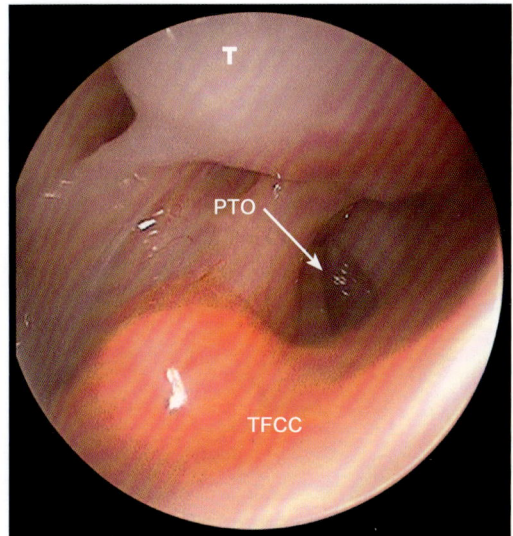

图 1.14 自 6R 入路见到的豌豆三角骨孔（PTO）。T—三角骨；TFCC—三角纤维软骨复合体

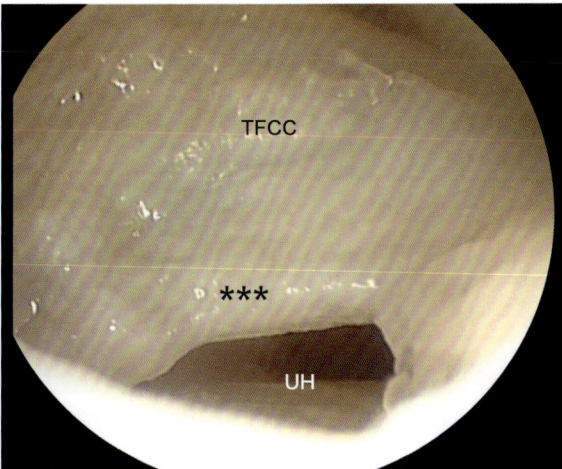

图 1.13 三角纤维软骨复合体（TFCC）桡侧撕裂（星号）以及尺骨头（UH）

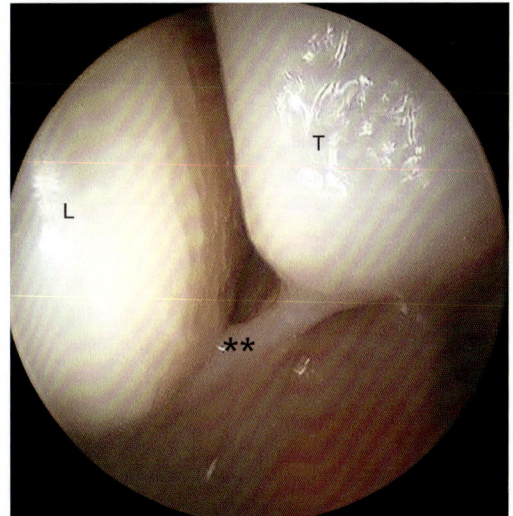

图 1.15 自 6R 入路观察到 LT 背侧撕裂，月骨（L）和三角骨（T）之间的间隙增大，星号所示为连续的韧带膜部

桡侧旋转时可以看到腕关节背侧关节囊翻折与 SL 背侧部分的交界（图 1.16），这是最常见的腕背侧囊肿蒂的起源部位，有时它会随着与 SL 一起撕脱。6U 入路位于 ECU 肌腱尺侧。针头置入时，腕关节桡偏，针头朝向远端，应避免伤及三角骨。此入路可用来探查 TFCC 背侧缘，或者作为操作入路置入器械进行 LT 掌侧清创或尺骨头 wafer 薄片切除术。

腕中关节入路

　　MCR 入路位于 3-4 入路远端 1 cm。腕关节屈曲，拇指指端可触及舟骨远极和头状骨近端之间的间隙。

向背侧旋转镜头可见位于入路桡侧的舟骨大小多角骨（scaphotrapezial trapezoidal，STT）关节。入路近端尺侧可见舟月关节，可以使用探钩探查关节稳定性及关节台阶。继续向尺侧探查可见月三角骨关节。斜向上方可见头状骨、钩骨近端和 CHIL。MCU 入路位于 4-5 入路远端 1 cm，MCR 入路尺侧 1.5 cm 稍近端处（与第四掌骨轴线一致）。Ⅰ 型月骨患者，入路位于月骨、三角骨、钩骨和头状骨的交界处；Ⅱ 型月骨患者，入路位于月三角关节正上方[4]（可以更好地观察月三角关节）。在掌侧可以看到弓形韧带的两个分支（图 1.17）。

　　正常情况下，舟月关节远端关节面平整，几乎没有

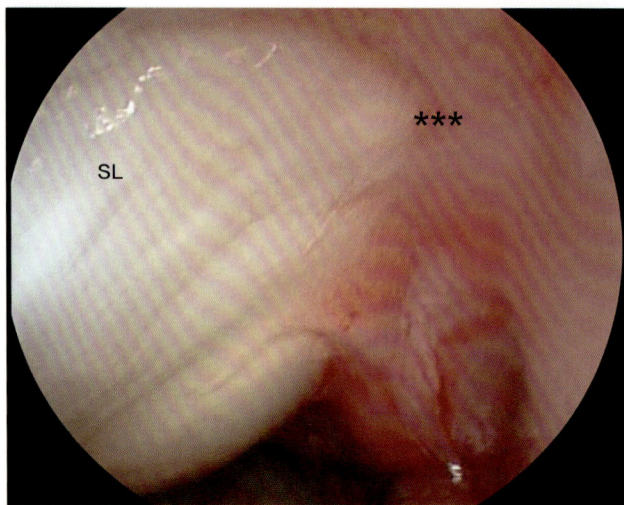

图1.16 自6R入路可以看到腕关节背侧关节囊翻折与舟月韧带（SL）背侧部分的交界部分（星号）

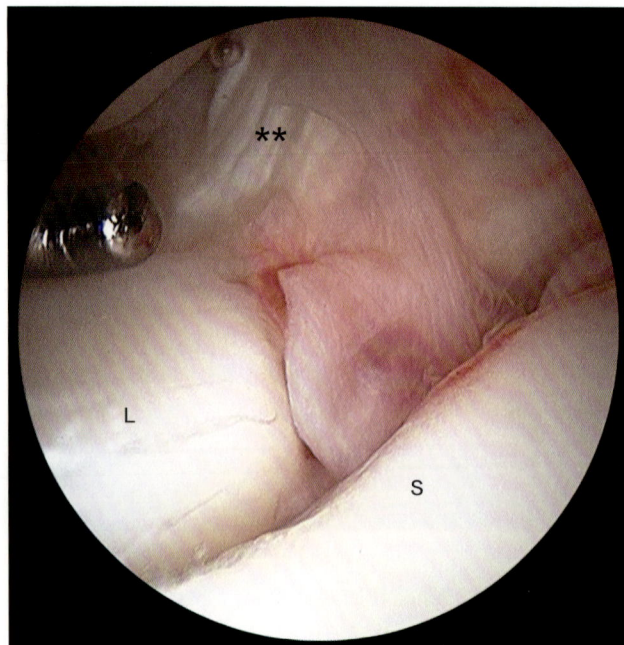

图1.17 自MCR入路可见弓形韧带（星号）。L—月骨；S—舟骨

台阶，但镜头的直接压力及腕关节牵引的力量可能改变关节的正常位置，因此应松开牵引，自MCU入路置入镜头可探查舟月关节，自MCR入路置入镜头可探查月三角关节。

舟骨大小多角骨关节尺侧入路

Bowers和Whipple等[44]描述了舟骨大小多角骨关节尺侧（STT-ulnar，STT-U）入路，该入路可用于STT骨性关节炎（osteoarthritis，OA）时切除舟骨远端，也可用于舟骨骨折和骨折不愈合的关节镜辅助下经皮螺钉固定术。STT-U入路位于第二掌骨轴线、拇长伸肌腱尺侧。建立此入路须牵拉示指。在拇长伸肌腱尺侧建立入路可保护鼻烟窝内的桡动脉免受损伤。

掌侧入路

建立VR入路时，医师面向腕关节掌侧，在近端腕横纹FCR肌腱表面横向或者纵向切开2 cm皮肤，若熟悉表面解剖标志，则不需要探查周围的血管神经结构。切开FCR腱鞘后将肌腱向尺侧牵拉，使用22G针确认桡腕关节间隙，使用钝头剪刀或者血管钳刺破关节囊。置入钝头套杆和镜鞘后，置入2.7 mm的30°镜头（图1.18）。从套杆置入的位置向远端1 cm、尺侧5°，即可进入腕中关节。探钩自背侧3-4入路置入，即可探查SL掌侧部分和DRCL。DRCL位于3-4入路的尺侧，月骨的近端（图1.6A）。

VU入路位于手指屈肌腱群尺侧缘和近端腕横纹的交界处（图1.19），纵向切开2 cm皮肤，将肌腱牵向桡侧，使用22G针确定桡腕关节间隙，使用钝头剪刀或者血管钳刺破关节囊，置入钝头套杆和镜鞘后，置入镜头。通过镜鞘或者在更桡侧的位置建立入路，可以避免尺神经损伤。屈指肌腱可以起到保护正中神经的作用。探钩自6R或者6U入路置入，可以在入路远端和桡侧探查LT掌侧部分。

在第三掌骨间隙的轴线上，自远端腕横纹切开，向近端延长1.5 cm至近端腕横纹，建立掌侧正中（volar central，VC）入路（图1.20）。将指浅屈肌腱及示、中指的指深屈肌腱牵向桡侧，将环、小指的指深屈肌腱牵向尺侧，在月骨前角远端Poirier区域建立腕中关节VC入路。将镜头置入腕中关节尺侧入路，使用22G针自月骨前角远端置入以确定腕中关节间隙，使用15号刀片和钝头剪刀刺破掌侧关节囊。使用2.4 mm的克氏针作为套杆，将关节镜鞘置入腕中关节。将镜头自桡侧移向尺侧并旋转镜头便可以探查整个腕中关节。桡腕关节VC入路位于月骨下方，尺腕韧带和短桡月韧带之间。先将镜头置于6R入路，使用22G针自月骨下方进入关节，再使用钝头剪刀或者血管钳刺破关节囊，置入镜头。同样，

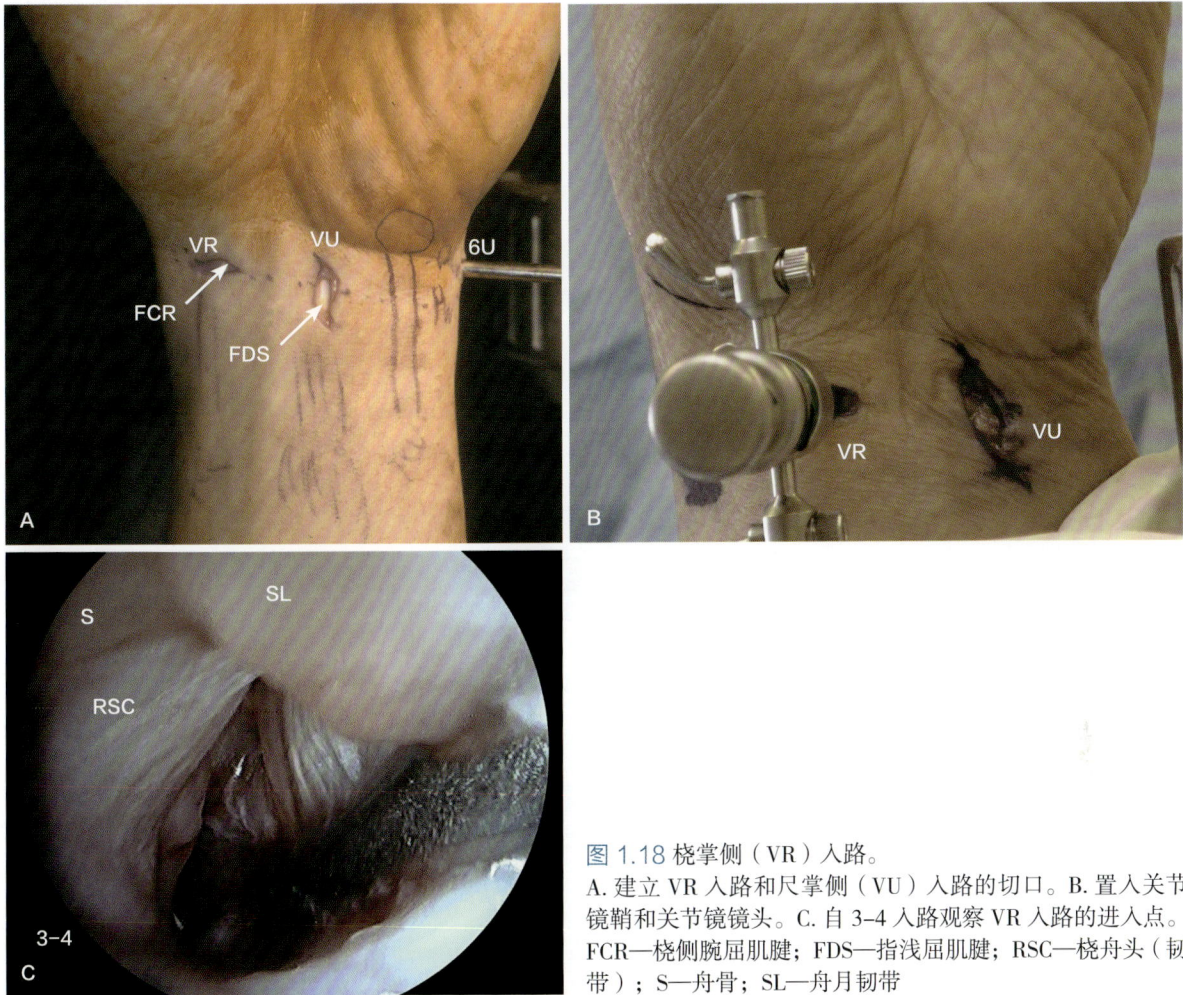

图 1.18 桡掌侧（VR）入路。
A. 建立 VR 入路和尺掌侧（VU）入路的切口。B. 置入关节镜鞘和关节镜镜头。C. 自 3-4 入路观察 VR 入路的进入点。FCR—桡侧腕屈肌腱；FDS—指浅屈肌腱；RSC—桡舟头（韧带）；S—舟骨；SL—舟月韧带

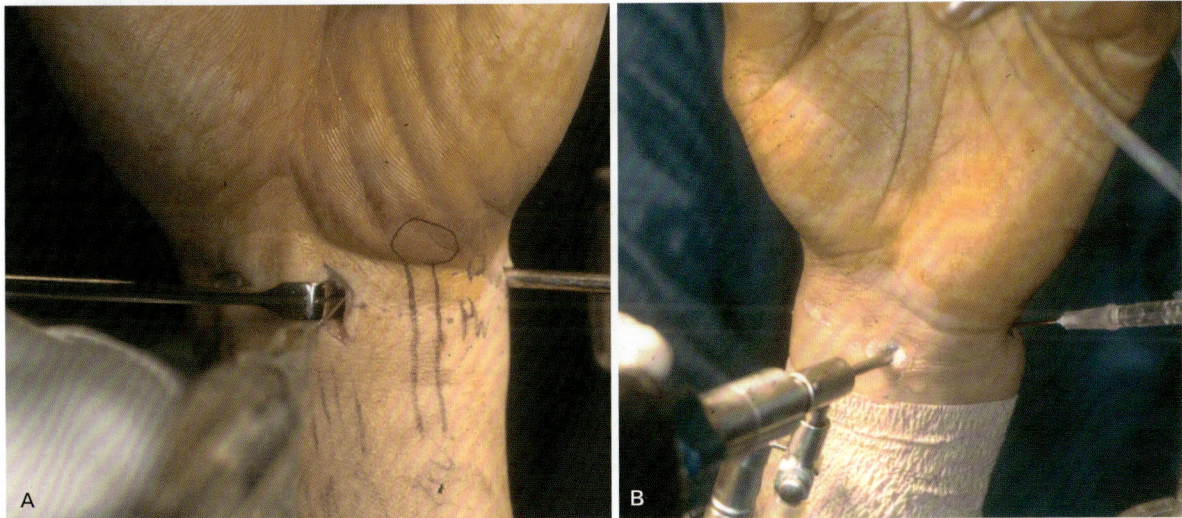

图 1.19 VU 侧入路。A. 将肌腱牵向桡侧，使用 22G 针确定桡腕关节间隙。B. 置入关节镜

将镜头自桡侧移向尺侧可探查整个桡腕关节。

下尺桡关节远侧（dorsal distal radioulnar joint，DDRUJ）入路包括远端入路和近端入路。[41]下尺桡关节近侧（proximal distal radioulnar joint，PDRUJ）入路在关节轴线上，位于乙状切迹和尺骨干骺端膨大部的近端。首先将

前臂旋后，放松腕关节背侧囊，使尺骨头向掌侧移动并使TFCC的中央软骨盘和尺骨头的距离增大，在尺骨颈水平置入22G针可确认关节间隙。可以在透视协助下置入针头。向关节内注射生理盐水扩张关节囊，切开皮肤，使用钝头剪刀刺破关节囊。将1.9 mm镜头的套杆和

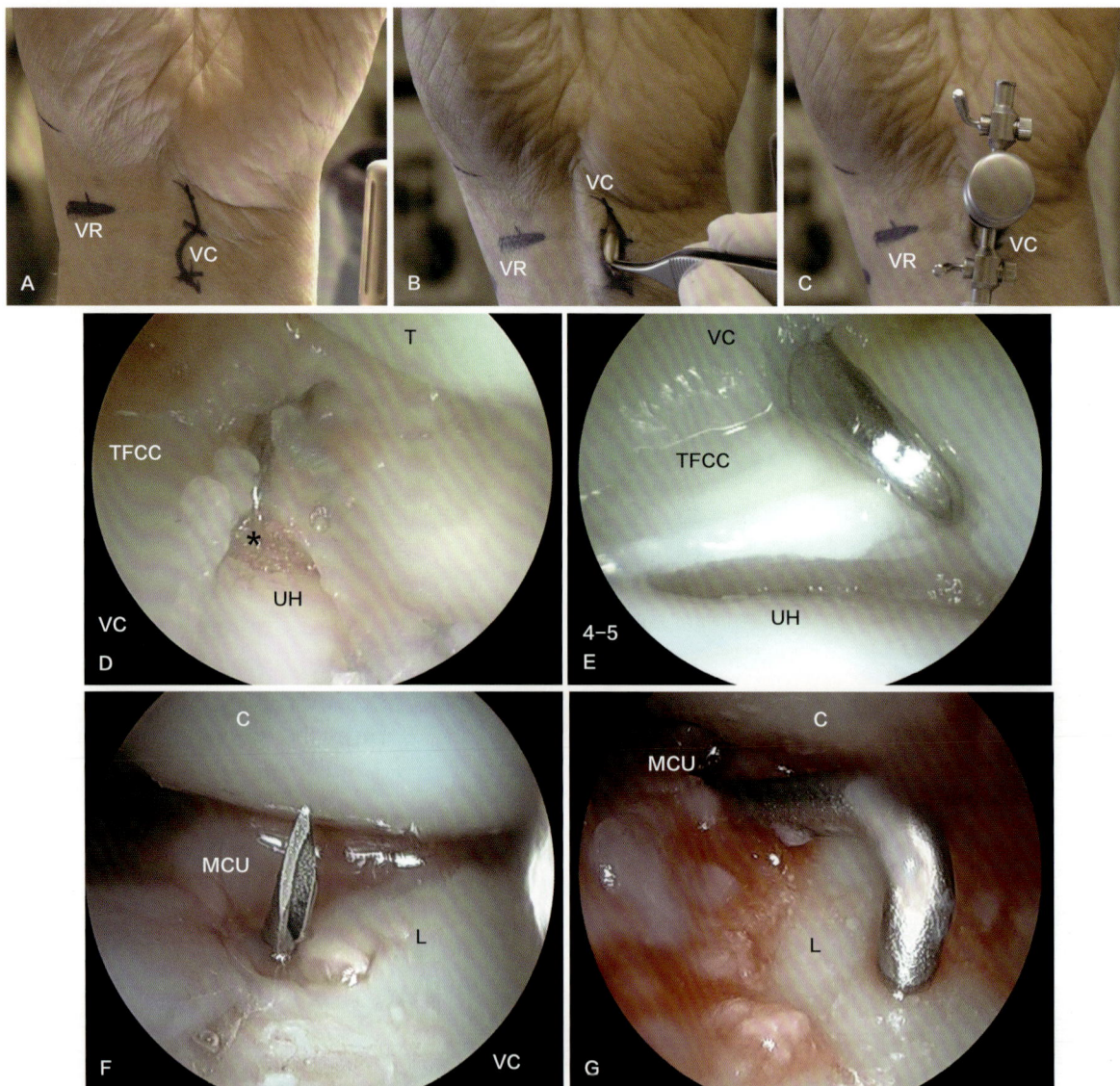

图 1.20 掌侧正中（VC）入路。A.VC 入路的皮肤切口与桡掌侧（VR）入路皮肤切口的相对位置。B.使用镊子牵开肌腱。C.置入镜头。D.进行尺骨头 wafer 薄片切除术（星号所示为部分"切除的尺骨头"）时，自桡腕关节 VC 入路可见三角纤维软骨复合体（TFCC）撕裂，并可看到下方的尺骨头（UH）。E.自4~5 入路置入镜头，探钩自 VC 入路进入关节并挑起撕裂的 TFCC。F. 镜头自腕中关节掌侧正中入路置入，针头自腕中关节尺侧（MCU）入路进入关节的关节镜影像。G.将针头更换为探钩。C—头状骨；L—月骨；T—三角骨

镜鞘置入关节，更换为1.9 mm的30°镜头。此入路可以观察乙状切迹近端软骨和尺骨颈的关节面。术者应系统性探查有无游离体和滑膜增生等。

下尺桡关节远侧入路位于近侧入路远端6~8 mm处，6R入路的近端，同样使用22G针确认关节间隙。此入路可以探查TFCC的小凹止点。由于镜头自关节背侧置入，因此无法观察到背侧桡尺韧带在附着于小凹之前的走行部分[26]。

VDRU入路可以通过VU入路的皮肤切口进入。由于进入DRUJ这样的小关节是比较困难的，通常需要使用1.9 mm的关节镜头，但是笔者发现2.7 mm的镜头可以提供更好的视野。首先，用之前描述的方法确定尺腕关节，可以留置针头或者镜鞘作为参照；然后将22G针向近端斜行45°置入DRUJ内，注射生理盐水扩张关节。也可以将VU入路的皮肤切口向近端延伸1 cm，到达VDRU入路水平。确定入路点后，可以使用钝头剪刀刺破DRUJ掌侧关节囊，依次置入套杆、关节镜鞘及关节镜头。也可以在DDRUJ入路置入探钩，推进至掌侧切口处，辅助定位关节间隙，探针可作为引导杆，辅助镜鞘进入关节。开始时，DRUJ间隙较小，经3~5分钟的关节

灌洗扩张后，镜下视野会变得清晰。刨削器或者射频装置和3 mm探钩交替使用进行手术操作。当进行尺骨头wafer薄片切除术时，切除过程最好在TFCC下方而不是通过TFCC穿孔进行，下尺桡关节入路可以避免对TFCC的过度清理[45]，也可以更好地保护背侧和掌侧桡尺韧带和深层小凹止点。

西班牙医师Francisco del Piñal开创的干性腕关节镜诊断技术[42]，与常规的关节镜技术在诊断和治疗上效果等同，但可以规避灌洗液渗漏的风险，在关节镜辅助固定桡骨远端骨折手术中效果显著。本书描述了多种干性腕关节镜技术在腕关节和小关节中的应用。

但是应注意，在使用射频装置时仍然需要使用液体灌洗，以尽量降低关节软骨高温损伤导致坏死的风险。

康复锻炼

术后的康复锻炼计划取决于疾病本身。术后可以即刻进行手指活动和水肿的控制。TFCC修复和腕骨间克氏针固定一般需要制动6~8周；关节镜下DRCL修复术后，应使用短臂石膏或者支具固定4周；单纯关节镜清创术后，可以在术后3~5天后开始关节活动范围的训练。

总结

随着腕关节镜技术的发展，其在腕关节疾病的诊断和治疗中的应用越来越广泛。只有系统详尽地理解腕关节的表面和内部解剖结构，才能获得手术成功并减少手术并发症。

参考文献

1. Slutsky DJ. Wrist arthroscopy portals. In: Slutsky DJ, Nagel DJ, eds. *Techniques in Hand and Wrist Arthroscopy*. Philadelphia: Elsevier; 2007:1-18.

2. Geissler WB, Freeland AE, Savoie FH, McIntyre LW, Whipple TL. Intracarpal soft-tissue lesions associated with an intra-articular fracture of the distal end of the radius. *J Bone Joint Surg Am*. 1996;78:357-365.

3. Harley BJ, Werner FW, Boles SD, Palmer AK. Arthroscopic resection of arthrosis of the proximal hamate: A clinical and biomechanical study. *J Hand Surg [Am]*. 2004;29:661-667.

4. Viegas SF. Midcarpal arthroscopy: Anatomy and portals. *Hand Clin*. 1994;10:577-587.

5. Slutsky DJ. Volar portals in wrist arthroscopy. *Journal of the American Society for Surgery of the Hand*. 2002;2:225-232.

6. Slutsky DJ. Wrist arthroscopy through a volar radial portal. *Arthroscopy*. 2002;18:624-630.

7. Slutsky DJ. Clinical applications of volar portals in wrist arthroscopy. *Techniques in Hand and Upper Extremity Surgery*. 2004;8:229-238.

8. Slutsky DJ. Arthroscopic repair of dorsal radiocarpal ligament tears. *Arthroscopy*. 2002;18:E49.

9. Slutsky DJ. Management of dorsoradiocarpal ligament repairs. *Journal of the American Society for Surgery of the Hand*. 2005; 5:167-174.

10. Doi K, Hattori Y, Otsuka K, Abe Y, Yamamoto H. Intra-articular fractures of the distal aspect of the radius: Arthroscopically assisted reduction compared with open reduction and internal fixation. *J Bone Joint Surg Am*. 1999;81:1093-1110.

11. Ritt MJ, Berger RA, Kauer JM. The gross and histologic anatomy of the ligaments of the capitohamate joint. *J Hand Surg [Am]*. 1996;21:1022-1028.

12. Garcia-Elias M, An KN, Cooney WPd, Linscheid RL, Chao EY. Stability of the transverse carpal arch: An experimental study. *J Hand Surg [Am]*. 1989;14:277-282.

13. Slutsky DJ. The use of a volar ulnar portal in wrist arthroscopy. *Arthroscopy*. 2004;20:158-163.

14. Corella F, Ocampos M, Cerro MD, Larrainzar-Garijo R, Vazquez T. Volar Central Portal in Wrist Arthroscopy. *J Wrist Surg*. 2016 Mar;5(1):80-90, doi: 10.1055/s-0035-1570741.

15. Abrams RA, Petersen M, Botte MJ. Arthroscopic portals of the wrist: An anatomic study. *J Hand Surg [Am]*. 1994;19: 940-944.

16. Steinberg BD, Plancher KD, Idler RS. Percutaneous Kirschner wire fixation through the snuff box: An anatomic study. *J Hand Surg [Am]*. 1995;20:57-62.

17. Mackinnon SE, Dellon AL. The overlap pattern of the lateral antebrachial cutaneous nerve and the superficial branch of the radial nerve. *J Hand Surg [Am]*. 1985;10:522-526.

18. Botte MJ, Cohen MS, Lavernia CJ. et al. The dorsal branch of the ulnar nerve: An anatomic study. *J Hand Surg [Am]*. 1990;15:603-607.

19. Gelberman RH, Panagis JS, Taleisnik J, Baumgaertner M. The arterial anatomy of the human carpus. Part I: The extraosseous vascularity. *J Hand Surg [Am]*. 1983;8:367-375.

20. Martin CH, Seiler JG III, Lesesne JS. The cutaneous innervation of the palm: An anatomic study of the ulnar and median nerves. *J Hand Surg [Am]*. 1996;21:634-638.

21. DaSilva MF, Moore DC, Weiss AP, Akelman E, Sikirica M. Anatomy of the palmar cutaneous branch of the median nerve: Clinical significance. *J Hand Surg [Am]*. 1996;21:639-643.

22. Kamei K, Ide Y, Kimura T. A new free thenar fiap. *Plast Reconstr Surg*. 1993;92:1380-1384.

23. Omokawa S, Ryu J, Tang JB, Han J. Vascular and neural anatomy of the thenar area of the hand: Its surgical applications. *Plast Reconstr Surg*. 1997;99:116-121.

24. Balogh B, Valencak J, Vesely M. et al. The nerve of Henle: An anatomic and immunohistochemical study. *J Hand Surg [Am]*. 1999;24:1103-1108.

25. McCabe SJ, Kleinert JM. The nerve of Henle. *J Hand Surg [Am]*. 1990;15:784-788.

26. Berger RA. Arthroscopic anatomy of the wrist and distal radioulnar joint. *Hand Clin*. 1999;15:393-413, vii.

27. Bowers WH WT. Arthroscopic anatomy of the wrist. In: J McGinty, ed. *Operative Arthroscopy*. New York: Raven Press; 1991:613-623.

28. Van Meir N, Degreef I, De Smet L. The volar portal in wrist arthroscopy. *Acta Orthop Belg*. 2011 Jun;77(3):290-293.

29. Levy HJ, Glickel SZ. Arthroscopic assisted internal fixation of volar intraarticular wrist fractures. *Arthroscopy*. 1993;9: 122-124.

30. Tham S, Coleman S, Gilpin D. An anterior portal for wrist arthroscopy: Anatomical study and case reports. *J Hand Surg [Br]*. 1999;24:445-447.

31. Bain GI VR, Pederini L. Procedure artroscopishe capsulari del polso. In: L Pederini, ed. *Ortpedia E Chirugia Miniinvasiva*. London: Springer-Verlag; 1999.

32. Verhellen R, Bain GI. Arthroscopic capsular release for contracture of the wrist: A new technique. *Arthroscopy*. 2000;16: 106-110.

33. Mehta JA, Bain GI, Heptinstall RJ. Anatomical reduction of intra-articular fractures of the distal radius: An arthroscopically-assisted approach. *J Bone Joint Surg Br*. 2000;82:79-86.

34. Osterman AL CR, Bednar JM. The Arthroscopic Release of Wrist Contracture. Presented at the American Society for Surgery of the Hand 55th Annual meeting. Seattle, WA: 2000.

35. Abe Y, Doi K, Hattori Y, Ikeda K, Dhawan V. Arthroscopic assessment of the volar region of the scapholunate interosseous ligament through a volar portal. *J Hand Surg [Am]*. 2003;28:69-73.

36. Abe Y, Doi K, Hattori Y, Ikeda K, Dhawan V. A benefit of the volar approach for wrist arthroscopy. *Arthroscopy*. 2003;19: 440-445.

37. del Pinal F, Garcia-Bernal FJ, Delgado J, Sanmartin M, Regalado J, Cerezal L. Correction of malunited intra-articular distal radius fractures with an inside-out osteotomy technique. *J Hand Surg Am*. 2006 Jul-Aug;31(6):1029-1034.

38. Beredjiklian PK, Bozentka DJ, Leung YL, Monaghan BA. Complications of wrist arthroscopy. *J Hand Surg Am*. 2004 May;29(3):406-411.

39. Ahsan ZS, Yao J. Complications of wrist arthroscopy. *Arthroscopy*. 2012 Jun;28(6):855-859.

40. Trumble TE, Gilbert M, Vedder N. Isolated tears of the triangular fibrocartilage: Management by early arthroscopic repair. *J Hand Surg [Am]*. 1997;22:57-65.

41. Ong MT, Ho PC, Wong CW, Cheng SH, Tse WL. Wrist Arthroscopy under Portal Site Local Anesthesia (PSLA) without Tourniquet. *J Wrist Surg*. 2012 Nov;1(2):149-152.

42. del Pinal F, Garcia-Bernal FJ, Pisani D, Regalado J, Ayala H, Studer A. Dry arthroscopy of the wrist: surgical technique. *J Hand Surg Am*. 2007 Jan;32(1):119-123.

43. Arya AP, Kulshreshtha R, Kakarala GK, Singh R, Compson JP. Visualisation of the pisotriquetral joint through standard portals for arthroscopy of the wrist: a clinical and anatomical study. *J Bone Joint Surg Br*. 2007 Feb;89(2):202-205.

44. Whipple TL. Arthroscopy of the distal radioulnar joint: Indi- cations, portals, and anatomy. *Hand Clin*. 1994;10:589-592.

45. Slutsky DJ. Distal radioulnar joint arthroscopy and the volar ulnar portal. *Techniques in Hand and Upper Extremity Surgery*. 2007;11(1):1-7.

2

第一腕掌关节和舟骨大小多角骨关节的关节镜入路

第一腕掌关节入路

标准入路

1994年，Menon最初在一场会议上介绍了第一腕掌关节（trapeziometacarpal joint，TMJ）的关节镜检查。[1]1996年，他发表了关于TMJ关节炎的关节镜治疗方面的经验。[2]他描述了两种工作入路：第一腕掌关节水平的位于拇长展肌（abductor pollicis longus，APL）肌腱桡侧的掌侧入路和APL尺侧的背侧入路。Berger独立开发了一套TMJ的关节镜镜检技术，并在1995年首次将其作为教学课程进行了介绍。1997年，他发表了相关临床工作的成果。他将VR入路称为1-R入路，将尺背侧入路称为1-U入路。[3]他将拇指指甲面定义为"背侧"，将指腹面定义为"掌侧"。拇指的尺侧、桡侧是指当拇指的指甲与其他手指的指甲平行，即拇指旋后并外展时，常规意义上的桡侧、尺侧。他指出，1-R入路的平面穿过位于前斜韧带（anterior oblique ligament，AOL）外侧的非韧带性的关节囊。该入路是查看背桡韧带（dorsoradial ligament，DRL）、后斜韧带（posterior oblique ligament，POL）和尺侧副韧带（ulnar collateral ligament，UCL）的首选入

路。1-U入路的平面在拇短伸肌（extensor pollicis brevis，EPB）的后方和尺侧，在DRL和POL之间穿过。该入路可用于探查AOL和UCL。这两种入路都是沿着拇指的桡侧边界的，很难评估腕掌关节外侧的情况。[4]SRN的分支围绕该区域，操作不当时容易损伤SRN，因此没有真正的神经间隙。关节镜进入后即刻可见桡动脉的尺背侧。

改良的桡侧入路

Orellana和Chow描述了一种改良的桡侧入路，用于改善TMJ的桡侧视野。[5]该入路位于大多角骨斜脊的远端，沿着FCR肌腱的桡侧边界，而不是APL桡侧。对6具尸体手臂的解剖学研究发现，SRN位于距1-U入路平均6.3 mm（范围为4~8 mm）、距桡侧入路平均7.8 mm（范围为4~12 mm）处。桡动脉在距1-U入路2.7 mm（范围为2~3.5 mm）以内和距桡侧入路10~15 mm范围内穿行。建立桡侧入路时，关节镜应该放在1-U入路。光源指向位于AOL桡侧的桡侧入路。将一根22G针插在大多角骨脊的远侧，切开皮肤，然后钝性分离关节囊，插入套管针和套管，再进行关节镜检查。

大鱼际入路

随后Walsh等[6]描述了一种大鱼际入路。建立该

入路时，在1-U入路中用关节镜照亮大鱼际隆起，然后在与1-U入路约90°的方向插入一根18G针，穿过大部分的大鱼际肌到达TMJ平面可建立。AOL为限制第一掌骨背侧半脱位的主要结构，这个入路一般不会损伤重要的深层AOL。一项对7具尸体的肢体研究测量了周围神经血管结构到1-U入路、1-R入路和大鱼际入路的距离。SRN通常有一个主要的掌侧支（SR1）和一个主要的背侧支，后者又细分为一个掌侧支（SR2）和一个背侧支（SR3）。SR1通常平行于第一伸肌间室，而SR2穿过虎口区域。[7]SR2距1-U入路的平均距离为（11.6±1.0）mm，距1-R入路的平均距离为（25.7±1.2）mm，距大鱼际入路的平均距离为（33.7±1.68）mm。SR3距1-U入路的平均距离为（12.9±1.1）mm，距1-R入路的平均距离为（7.4±1.3）mm，距大鱼际入路的平均距离为（19.07±1.17）mm。1-U入路、1-R入路和大鱼际入路距桡动脉的距离分别为（13.3±1.1）mm、（20.7±0.9）mm和（29.4±1.15）mm，正中神经运动支距大鱼际入路的平均距离为（23.0±1.6）mm。到目前为止，还没有关于改良桡侧入路及大鱼际入路的临床系列报道。

远-背侧辅助入路

有时进入骨赘内侧可能很困难，笔者发现使用远-背侧（D-2）辅助入路有一定价值。其主要作用是可以提供一个俯视大多角骨的视野而不是直接越过它，这有利于内侧骨赘的切除。该辅助入路允许通过关节镜的旋转观察背侧关节囊，并且便于使用器械进行三角测量。该入路位于虎口区域的背侧。对5具尸体的手部解剖学研究表明，D-2入路的表面标志位于拇长伸肌腱的尺侧，距示指和拇指掌骨基底接合处的V形裂的远端1 cm。这个入路位于背侧掌骨间韧带（dorsal intermetacarpal ligament，DIML）的远侧。DIML是一条囊外韧带，起源于示指掌骨的背桡侧、ECRL止点的桡侧，与POL和UCL一起附着于拇指掌骨底部的掌尺结节上。[4]通过D-2入口放置的套管针穿过第一背侧骨间肌（first dorsal interosseous，FDI）并穿透DIML，通过POL和UCL或经二者之间进入关节（图2.1）。SRN的分支在距D-2入路3.2 mm（范围为1~5 mm）处穿行，第

一掌背动脉（first dorsal metacarpal artery，FDMA）位于距该入路2.8 mm（范围为2~4 mm）处，头静脉位于距入路2.8 mm（范围为1~5 mm）处。桡动脉位于距该入路3.8 mm（范围为3~5 mm）处。D-2入路距1-U入路平均为17.2 mm（范围为12~20 mm）。

D-2入路没有真正的安全区，因为SRN或FDMA的分支或其分支之一距该入路的距离不足1 mm。桡动脉在潜入FDI的两头之间之前，发出位于拇长伸肌腱远端的FDMA。距其起始位置1.2~1.5 mm处，伴有至少1条静脉和桡神经的终末支。FDMA在覆盖于FDI上方的深筋膜内走行，平行于示指掌骨的桡侧，可分为拇指尺背支（FDMAu）、示指桡背支（FDMAr）和FDI肌支。桡动脉潜入FDI的两头之间，并在肌内分支。贴近拇指掌骨尺侧，向拇指/示指掌骨交界处远侧移动1 cm，可增加该入路与桡动脉之间的距离。在建立该入路时，仔细的创口暴露技术是至关重要的，特别是当FDMAu占主导地位时。

舟骨大小多角骨关节入路

舟骨大小多角骨关节（scaphotrapeziotrapezoidal joint，STT）入路详见图2.2。

STT-U入路

Bowers和Whiple描述了一种STT-U入路，在此入路使用关节镜切除腕舟骨远端以治疗舟大多角骨OA。他们将该入路与MCR入路结合使用来评估和治疗STT关节疾病。STT-U入路位于示指掌骨轴中线上，拇长伸肌腱的尺侧。[8]进入这个入路时需要对示指进行牵引。将拇长伸肌腱留在STT入路的桡侧可以使鼻烟窝中的桡动脉免受损伤。

STT-R入路

最近还报道了一种适用于STT关节镜检查的STT桡侧（STT-R）入路。[9]该入路在APL肌腱桡侧，位于STT关节水平。使用1.9 mm的30°的关节镜可以方便地进入关节。尸体解剖显示，在STT关节

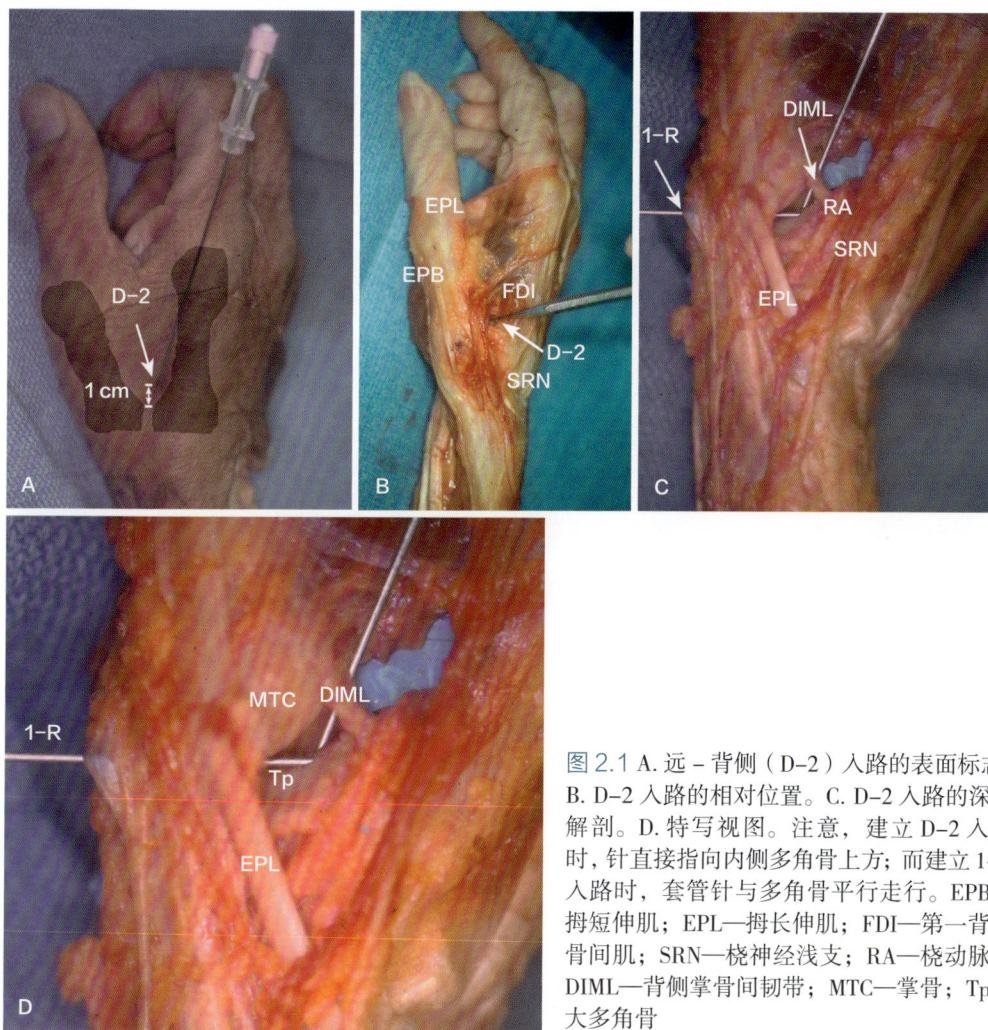

图 2.1 A. 远 – 背侧（D–2）入路的表面标志。B. D–2 入路的相对位置。C. D–2 入路的深部解剖。D. 特写视图。注意，建立 D–2 入路时，针直接指向内侧多角骨上方；而建立 1–R 入路时，套管针与多角骨平行走行。EPB—拇短伸肌；EPL—拇长伸肌；FDI—第一背侧骨间肌；SRN—桡神经浅支；RA—桡动脉；DIML—背侧掌骨间韧带；MTC—掌骨；Tp—大多角骨

水平保持APL肌腱的掌侧和桡侧位置可以与桡动脉保持平均8.8 mm（范围为6~10 mm）的距离。保持两个入路之间的角度为130°，便于器械的三角操作。与1–2入路一样，SRN的分支围绕着关节镜操作区，因此钝性分离关节囊技术和局部解剖知识的储备是必不可少的。

STT–P入路

Baré 等基于对10具尸体手臂的解剖，描述了一种辅助的STT掌侧（STT–P）入路。[10]他们找到了桡骨茎突与第一掌骨根部之间的安全入路，该入路距APL肌腱桡侧3 mm，距舟骨结节桡侧6 mm。在伸展和内收拇指的同时，将套针插入舟大多角骨（scaphotrapezial，ST）关节，指向第五掌骨底部。该入路距桡动脉7.6 mm范围为（范围为5~11 mm），距桡动脉浅支6.5 mm（范围为

4~11 mm），距最近的桡动脉感觉神经分支11.6 mm（范围为3~20 mm）。

Bain等[11]经拇长伸肌腱桡侧的STT–R入路沿着腕中关节桡侧入路在关节镜下对单纯性STT骨性关节炎进行关节镜下清理术，他们建议使用1.5 cm的皮肤切口，以实现安全的钝性分离。

方法学

第一腕掌关节

患者仰卧位，手臂伸展并置于手术台上。拇指单独以中式指套用4.5 kg的牵引力悬吊起来，迫使手腕尺侧偏斜。任何牵引方式都能够满足这项要求，但使用牵

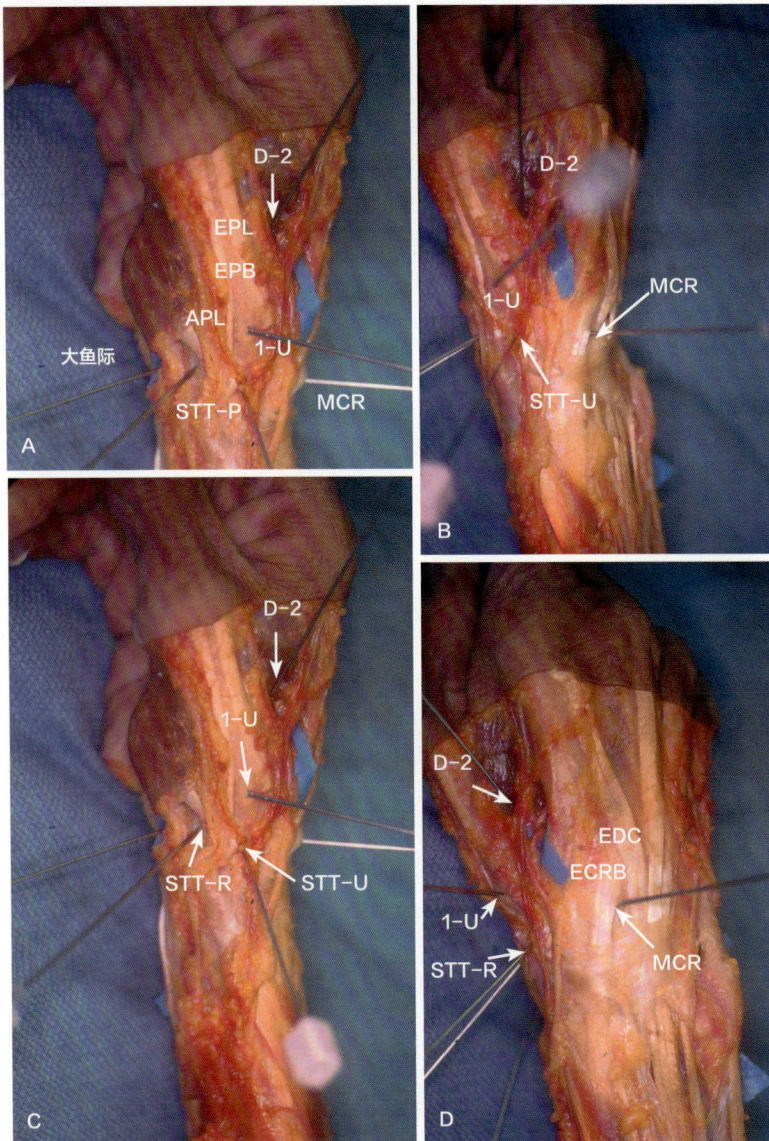

图 2.2 A. 显示 STT–P 入路和 MCR 入路相对位置关系的腕部斜掌侧视图。B. 显示 STT–U 入路与多角骨掌骨入路相对位置关系的腕部侧面视图。C. 显示 STT–P 和 STT–U 入路的腕部侧面视图。D. 着重展示腕中关节桡侧（MCR）入路的腕部背侧视图。APL—拇长展肌腱；ECRB—桡侧腕短伸肌腱；EDC—指总伸肌腱；EPB—拇短伸肌腱；EPL—拇长伸肌腱

引塔更加方便。触诊并勾画出相关的标志，包括拇指掌骨基部的近侧和背侧边缘、APL 肌腱和拇长伸肌腱，以及鼻烟窝内的桡动脉。手术在压力为 250 mmHg 的止血带控制下进行。使用关节镜和一个小关节泵或压力袋提供生理盐水流入灌洗。类似的腕关节镜检查，笔者经常在没有生理盐水冲洗的情况下进行。建立 1–R 入路，触诊拇指掌骨底部，用一根 22G 针在 APL 肌腱桡侧辨认关节，然后注射 2 mL 生理盐水。这一步骤可以使用 X 线透视协助。先做一个小的皮肤切口，然后用血管钳进行伤口扩张。突破关节囊后，插入套管和钝的套管针，然后进行关节镜检查。使用相同的步骤在 EPB 肌腱的尺侧建立 1–U 入路，随后插入 3 mm 探钩。可通过 2.0 mm 滑膜切除器来实现入路的互换使用，以便系统地检查关节。

建立 D–2 入路，在拇长伸肌腱的远端和尺侧触诊示指底部与拇指掌骨的交界处。用一根 22G 针插入距该交界处远侧 1 cm 处，角度偏向近侧、桡掌侧以穿透 TMJ 关节间隙，从 1–R 或 1–U 入路可以看到。先做一个皮肤小切口，用血管钳分离软组织，刺穿关节囊。然后使用钝的套管针和套管，再使用关节镜，或者使用探钩、电动刨削器或 2.9 mm 磨钻头（图 2.3）。

AOL 由两部分组成，分别为浅层 AOL（superficial anterior oblique ligament，sAOL）和关节镜下可见的关节内深层 AOL（deep anterior oblique ligament，dAOL）（图 2.4）。sAOL 位于鱼际肌的深层，在关节掌侧上方，位于 dAOL 的浅表。dAOL 以前称为掌喙韧带，是一种位于 sAOL 深处的关节内韧带，关节镜探头经常可以触及 sAOL 和 dAOL 之间

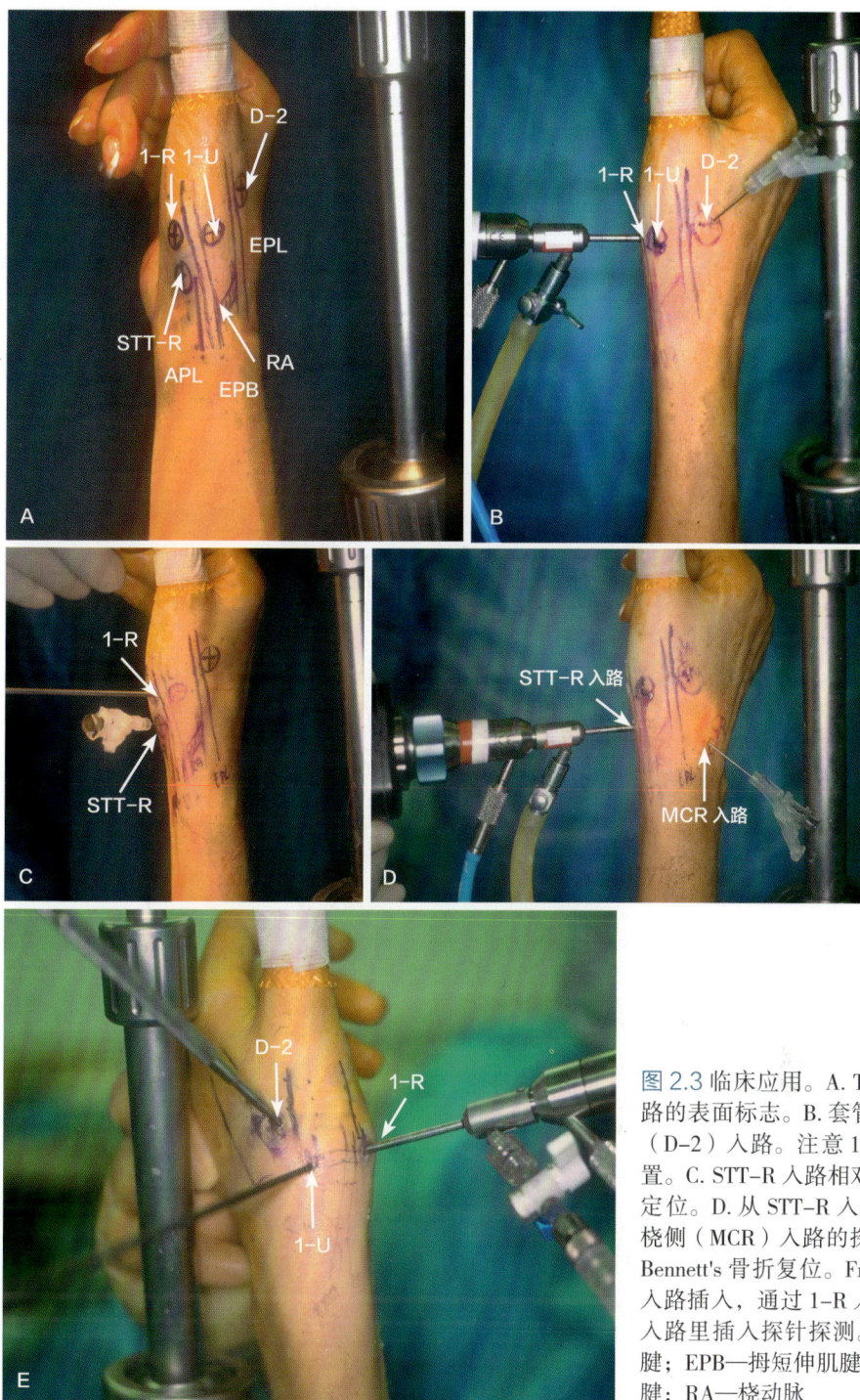

图2.3 临床应用。A. TMJ 入路和 STT 入路的表面标志。B. 套管针插入远–背侧（D–2）入路。注意 1–U 入路的相对位置。C. STT–R 入路相对 1–R 入路的针头定位。D. 从 STT–R 入路观察腕中关节桡侧（MCR）入路的探针定位。E. 经皮 Bennett's 骨折复位。Freer 剥离子经 D–2 入路插入，通过 1–R 入路观察，在 1–U 入路里插入探针探测。APL—拇长展肌腱；EPB—拇短伸肌腱；EPL—拇长伸肌腱；RA—桡动脉

的沟。AOL撕裂进行开窗术时可通过关节镜观察到FCR肌腱（图2.5）。UCL是一种囊外韧带，位于sAOL的偏尺侧和浅层，关节镜下可通过其斜行纤维行至AOL尺侧识别（图2.6）。UCL撕裂会露出走行在其后方的大鱼际肌纤维。拇指背侧由两条主要韧带覆盖：POL和DRL。POL是囊内韧带，起源于大多角骨背尺侧的扇形基座，直接走行到DRL的尺侧，并可从改良的桡侧入路看到（图2.7）。它斜

穿入第一掌骨基底部的尺背侧和尺掌侧结节内。DRL是横跨关节的最短、最粗、最宽的韧带（图2.8），是一种扇形的囊状韧带，起源于大多角骨桡背侧结节，在拇指掌骨背侧底部有一个宽阔的附着点。从改进的桡侧入路也可以看到，其向桡侧横卧至POL。如果背侧韧带复合体被切断或撕裂（如单纯TMJ脱位），即使AOL完好无损，也会出现严重的TMJ不稳定及关节脱位（图2.9）。

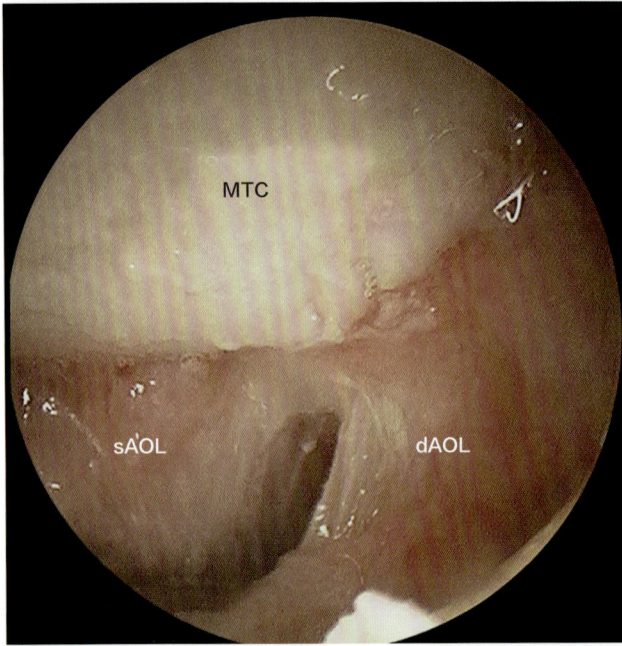

图 2.4 从 1-U 入路桡掌侧观察右侧拇指的视野。可见浅层前斜韧带（sAOL）和深层前斜韧带（dAOL）。MTC—掌骨基部

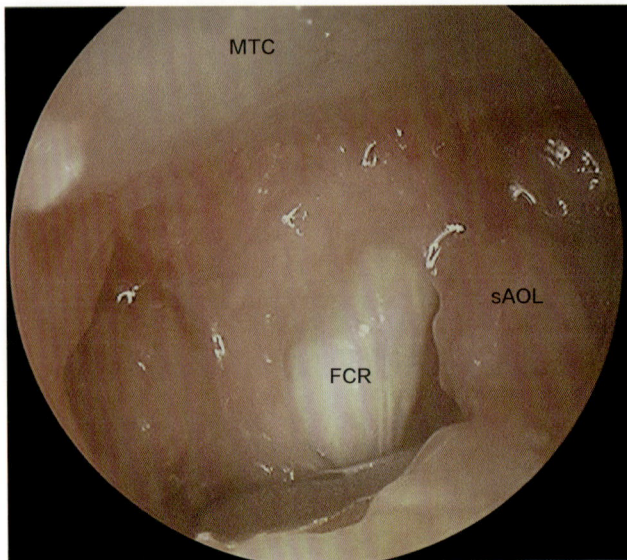

图 2.5 从 1-U 入路桡掌侧观察右侧拇指的视野。浅层前斜韧带（sAOL）撕裂时，可见桡侧腕屈肌（FCR）。MTC—掌骨基部

舟骨大小多角骨关节

　　患者全身麻醉，仰卧位，手臂在止血带控制下外展。拇指被中式指套用4.5 kg的对抗牵引悬吊起来。笔者更喜欢使用2.7 mm的30°的关节镜，特别是关节间隙部分扩大后，1.9 mm的关节镜会被替代。触诊需要一个3 mm的探钩。如果临床怀疑同时存在舟月骨不稳定，

则应进行标准的腕关节镜检查，并处理舟月骨韧带存在的病理改变。误入多角骨掌骨关节是很常见的，因此操作时需要耐心和毅力。术中可使用透视辅助评估骨切除的充分性，并根据需要定位入路。STT-U入路的定位是通过22G针在拇长伸肌腱尺侧找到STT关节，与示指掌骨一致。注射2mL生理盐水，然后在皮肤上做一个小切

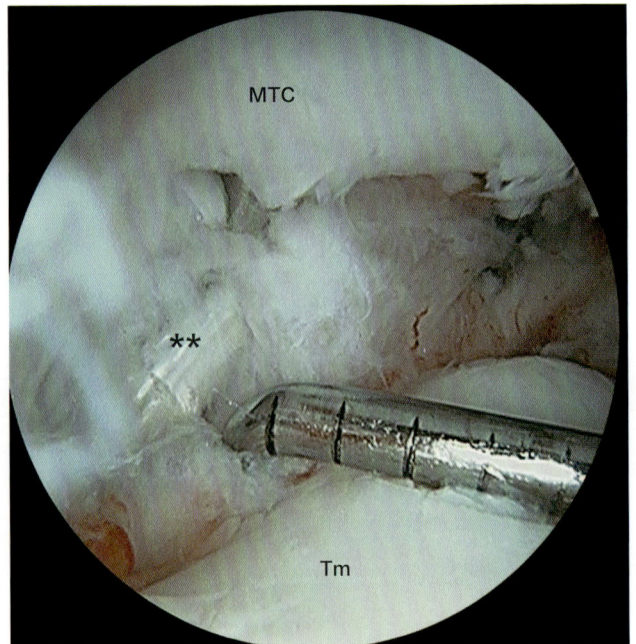

图 2.6 从改良的鱼际入路尺侧观察右侧拇指 UCL 的斜纤维（双星号）的视野。MTC—掌骨基部；Tm—大多角骨

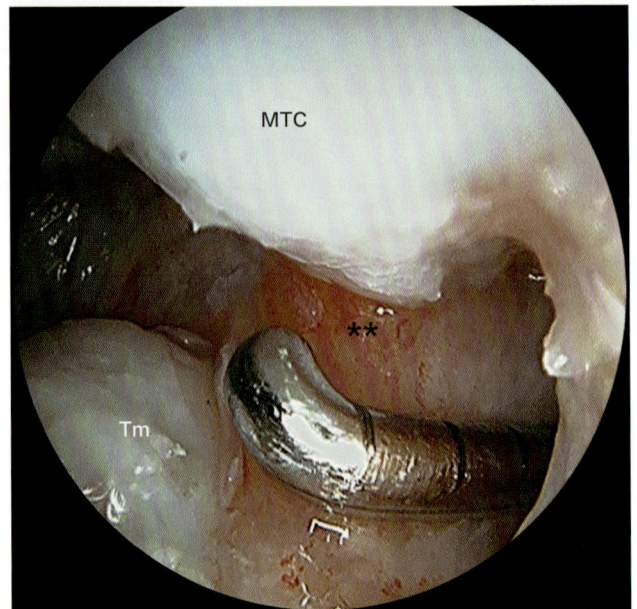

图 2.7 从改良的桡侧入路的尺侧观察右侧拇指的视野，背侧关节囊在右侧。POL（双星号）被 1-U 入路里的探针拉紧。MTC—掌骨基部；Tm—大多角骨

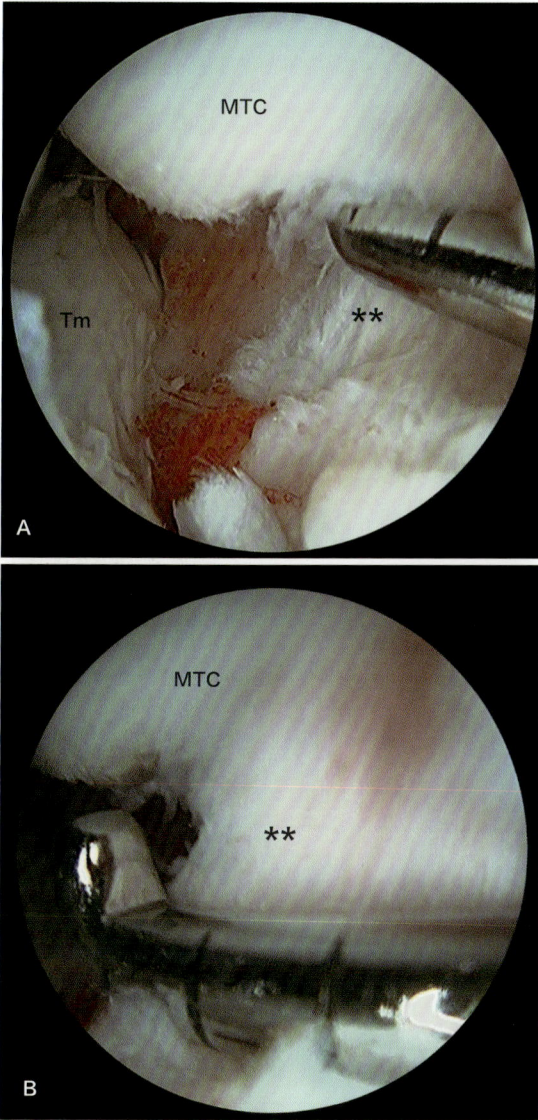

图 2.8 A. 从改良的桡侧入路的尺侧观察右侧拇指的关节囊背侧的视野。DRL（双星号）的纤维被在 1-R 入路里的探针牵引。B. DRL 的纤维（双星号）的特写。MTC—掌骨基部；Tm—大多角骨

口。使用血管钳钝性分离软组织，刺穿关节囊，然后插入套管和钝套针，进行关节镜检查。使用相同的步骤建立 STT-P 入路，该入路被粗略定位于距 APL 肌腱尺侧约 3 mm 处和距舟骨结节桡侧 6 mm 处（图 2.10）。通过 STT-U 入路将关节镜向前推进并穿过关节，直到它照亮关节囊间隔，由此建立入路。两个入路之间的夹角为130°，这利于进行三角操作。两个入路可以互换，以便详细检查。

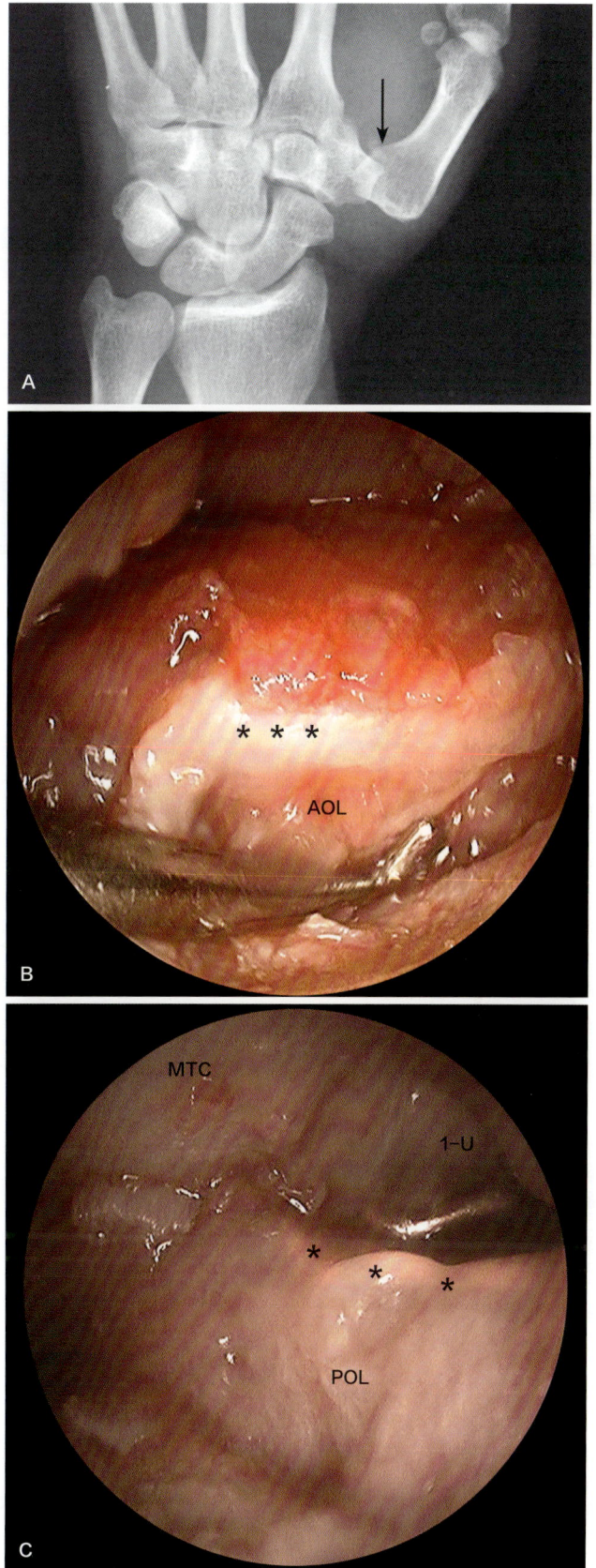

图 2.9 A. 右侧大多角骨掌骨脱位的后前正位 X 线片。箭头所示为前斜韧带（AOL）附着处的撕脱性骨折。B. 关节镜下通过 1-R 入路展现 AOL 附着处的撕脱性骨折（星号）。C. 从改良桡侧入路观察后斜韧带（POL）撕脱（星号）的视野。探针位于 1-U 入路。MTC—掌骨基部

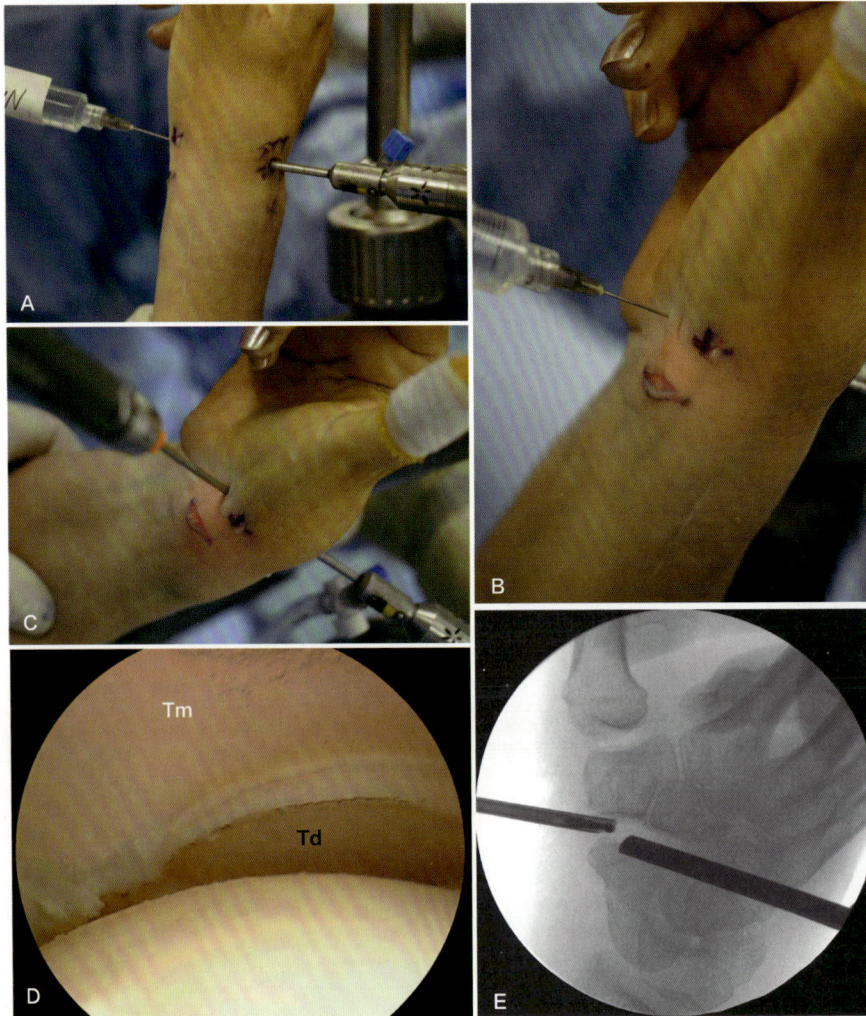

图 2.10 STT 关节镜检查。A. 关节镜已被插入 STT–U 入路。B. STT–P 入路的针头定位。C. 在 STT–P 入路内插入关节镜刨削器。D. STT 关节的视野，显示远端舟骨的软骨保存相对好，但大多角骨（Tm）和小多角骨（Td）的近端软骨明显丢失，只余关节间隙附近的一个边缘。E. 透视视野

参考文献

1. Menon J. Arthroscopic evaluation of the first carpometacarpal joint. J Hand Surg [Am]. 1998; 23:757.

2. Menon J. Arthroscopic management of trapeziometacarpal joint arthritis of the thumb. *Arthroscopy*. 1996; 12:581-587.

3. Berger RA. A technique for arthroscopic evaluation of the first carpometacarpal joint. *J Hand Surg* [Am]. 1997; 22:1077-1080.

4. Bettinger PC, Berger RA. Functional ligamentous anatomy of thetrapezium and trapeziometacarpal joint (gross and arthroscopic). *Hand Clin*. 2001; 17:151-168 , vii.

5. Orellana MA, Chow JC. Arthroscopic visualization of the thumb carpometacarpal joint: introduction and evaluation of a new radial portal. *Arthroscopy*. 2003; 19:583-591.

6. Walsh EF, Akelman E, Fleming BC, DaSilva MF. Thumb carpometacarpal arthroscopy: A topographic, anatomic study of the thenar portal. *J Hand Surg* [Am]. 2005; 30: 373-379.

7. Steinberg BD, Plancher KD, Idler RS. Percutaneous Kirschner wire fixation through the snuff box: An anatomic study. *J Hand Surg* [Am]. 1995; 20:57-62.

8. Bowers WH WT. Arthroscopic anatomy of the wrist. In: McGinty J, ed. *Operative Arthroscopy*. New York:Raven Press; 1991:613-623.

9. Carro LP, Golano P, Farinas O, Cerezal L, Hidalgo C. The radial portal for scaphotrapeziotrapezoid arthroscopy. *Arthroscopy*. 2003; 19:547-553.

10. Bare J, Graham AJ, Tham SK. Scaphotrapezial joint arthroscopy: a palmar portal. *J Hand Surg* [Am]. 2003; 28:605-609.

11. Ashwood N, Bain GI, Fogg Q. Results of arthroscopic debridement for isolated scaphotrapeziotrapezoid arthritis. *J Hand Surg* [Am]. 2003; 28:729-732.

第二篇 尺腕关节

3

三角纤维软骨和尺三角韧带的撕裂

三角纤维软骨撕裂

相关解剖学与生物力学

TFCC已经被很好地描述。它由软骨盘、类半月板结构、掌侧桡尺韧带（palmar radioulnar ligament，PRUL）、背侧桡尺韧带（dorsal radioulnar ligament，DRUL）、尺侧腕伸肌腱鞘、尺侧关节囊以及尺月韧带和尺三角韧带构成。[1] PRUL及DRUL分别包括浅层和深层部分，均在桡骨附着处结合在一起。浅层部分包绕着软骨盘，但在尺骨茎突上并没有清晰可辨的止点结构。DRUL和PRUL的深层纤维与尺头韧带在尺骨茎突基底部的小凹止点处汇聚，相互交织形成一个联合腱（图3.1）。Kauer[2]提出，Henle和Fick最初认为的韧带隔膜是位于尺骨茎突和小凹深层纤维之间的血管化的裂隙样结构，Kleinman[3]认为这个组织其实就是深层纤维本身。小凹深层纤维比浅层纤维对腕关节的旋转稳定性具有更重要的作用，深层止点撕脱可能造成下尺桡关节不稳定。

前骨间动脉的背侧及掌侧支供应TFCC的桡侧边缘及在桡骨远端的附着点。[4]尺动脉的背侧及掌侧支供应尺骨茎突和TFCC掌侧缘的尺侧部分。[5]20%尺侧缘附近的TFCC血运最丰富，因此修复、愈合的能力最强。TFCC的中央部分血供较差，因此一般不进行

修复，而关节滑液的营养可起到一定的修复作用。在尺骨短缩截骨术（ulnar shortening osteotomy，USO）的临床研究中，Tatebe等[6]在对13例TFCC中央撕裂患者行尺骨短缩截骨术后二次关节镜探查时发现10例已愈合。TFCC桡侧及中央部分神经支配最少[7]，神经支配最丰富的区域是周边部分，神经主要来源于后骨间神经、尺神经及尺神经的背侧感觉支。

损伤机制及分型

TFCC损伤多由腕关节背伸及旋前时受到轴向暴力导致，这种姿势一般出现在跌倒手伸展撑地时，多由强力扭转或牵拉分离力量导致损伤[8]。凡是会引起手部到前臂的快速扭转使尺腕处负荷增加的运动，例如网球或高尔夫球，都可能损伤TFCC。Palmer[1]将创伤性TFCC撕裂分为4类：ⅠA型损伤为软骨盘中央部分的撕裂（图3.2）；ⅠB型损伤为TFCC边缘撕裂（图3.3）；ⅠC型损伤为TFCC从尺腕掌侧外的韧带处断裂，可能导致尺骨头的旋后畸形（图3.4）；ⅠD型损伤为TFCC从桡骨乙状切迹附着点撕脱，通常发生于桡骨远端骨折时（图3.5）。这种分型方法应用广泛，可为治疗提供指导依据，但在应用过程中发现有多种撕裂类型并不能被这种分类方法涵盖。

Abe等[9]检查了173例腕关节创伤性TFCC撕裂的病例，将软骨盘撕裂细分为4种类型（条形撕裂、瓣状撕裂、水平撕裂以及卡入下尺桡关节内的撕裂）；将边缘

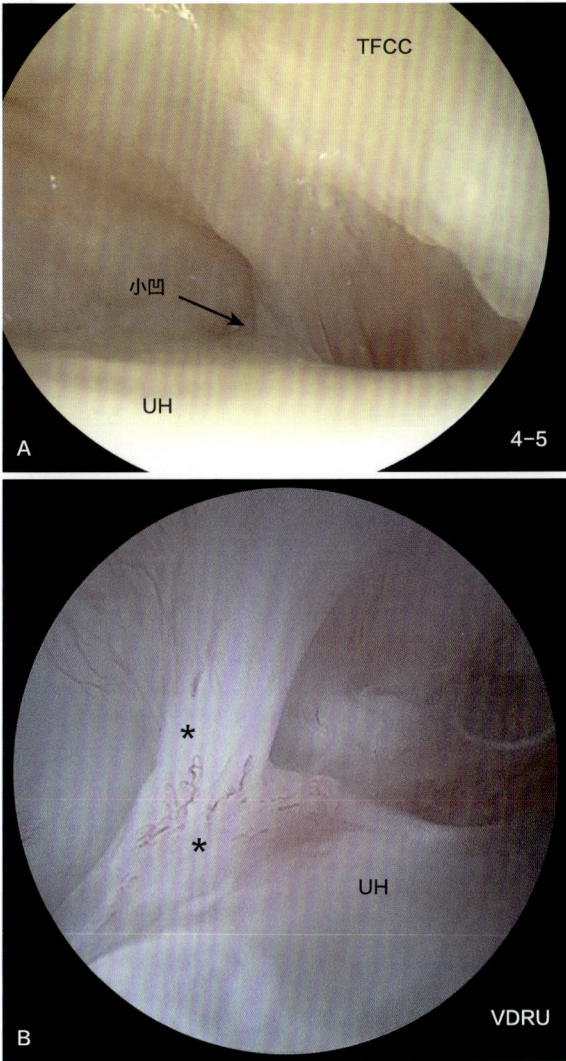

图3.1 A.镜头从4-5入路进入并从三角纤维软骨复合体（TFCC）桡侧撕裂缘插入至下尺桡关节观察 TFCC 深层纤维在小凹的附着处。B.从下尺桡关节掌侧入路（VDRU）观察，可见 TFCC（星号）深层纤维止于小凹。UH—尺骨头

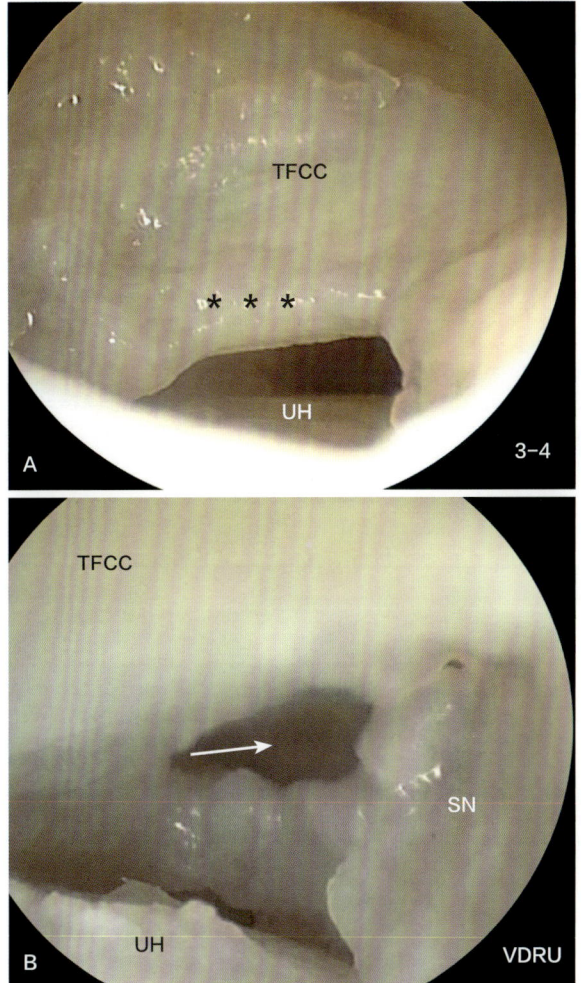

图3.2 A.从3-4入路观察到三角纤维软骨复合体（TFCC）中央撕裂，可见尺骨头（UH）。B.从下尺桡关节掌侧入路（VDRU）观察同一个病例的 TFCC 中央撕裂，可见 TFCC 下表面与撕裂（箭头）的位置关系，以及 UH 和乙状切迹（SN）

撕裂细分为6种类型（尺腕韧带撕裂、背侧撕裂、桡侧缘撕裂、尺骨茎突处撕裂、小凹处撕裂及远桡尺韧带撕裂）。这些类型的复合型损伤在32个腕关节中发现。正如Tay等[10]描述的，尺三角韧带的纵向条形撕裂可为 IC 型的一个亚型。

诊断及非手术治疗

典型症状为腕尺侧疼痛，有时出现弹响，腕关节尺偏及前臂用力旋转时症状加重。边缘撕裂的患者在尺骨小凹处有压痛，痛点在尺侧关节囊的尺侧腕屈肌腱和ECU肌腱之间的软点处。据Berger报道，小凹处的压痛

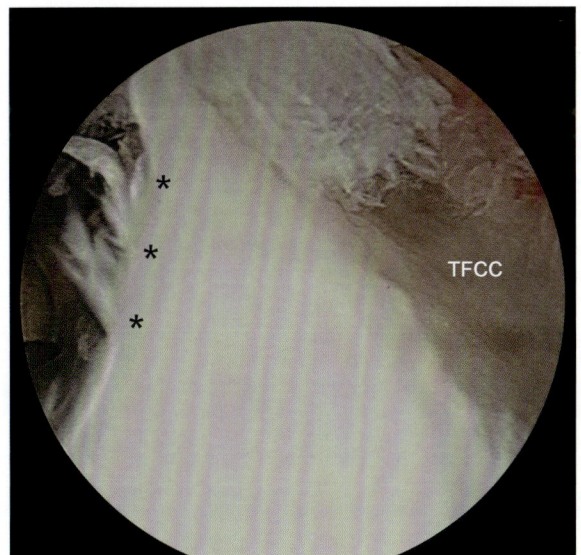

图3.3 从4-5入路观察三角纤维软骨复合体（TFCC）边缘撕裂（星号）

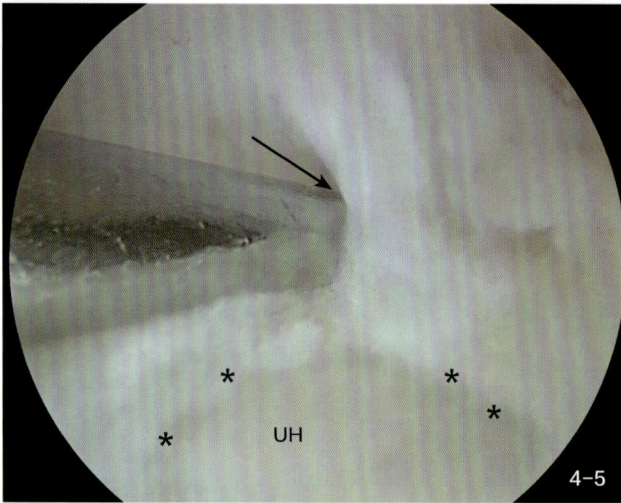

图 3.4 从 4–5 入路观察 IC 型撕裂（箭头），同时存在 TFCC 中央撕裂（星号），可见显露的尺骨头（UH）

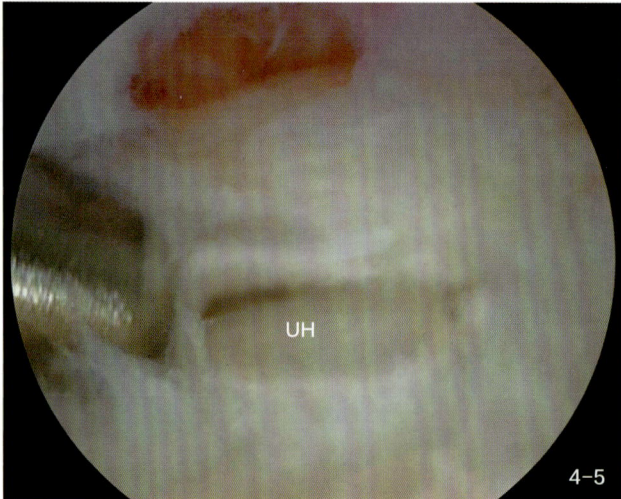

图 3.5 从 4–5 入路观察 TFCC 桡侧缘撕裂，可见尺骨头（UH）外露。刨削器从 3–4 入路进入并靠在乙状切迹处

在检查小凹撕裂和（或）尺三角韧带纵向撕裂时具有95%的灵敏度和86%的特异性。[10]患者的TFCC挤压试验呈阳性，表现为在腕关节尺偏时若给予轴向应力则出现关节疼痛。给予尺骨头一定压力，在前臂旋前及旋后时可检查下尺桡关节的稳定性。检查时患者将手以旋前的姿势平放于桌面，用力向下推压桌面（按压试验），阳性表现为尺骨头相对桡骨向掌侧移动，在桡骨和尺骨间形成一个沟槽（图3.6）。与之相关的月三角韧带撕裂也会导致局部压痛，此时月三角剪切试验阳性。

所有患者应行后前正位与侧位X线检查，包括握拳旋前位检查，以判断是否存在尺骨正变异。[11]由于在旋前位时桡骨围绕尺骨旋转，相当于桡骨相对于尺骨短缩了1.25 cm，因此尺骨的负变异在旋前位时可能表现为尺骨正变异，这个姿势就容易发生尺骨撞击。MR关节造影术并未明显提高对TFCC中央软骨盘的评估能力[12]，据报道其灵敏度仅为74%，特异性为80%。[13]CT关节造影对检查TFCC中央撕裂有着较高的灵敏度，但检查TFCC边缘撕裂的准确率不高。[14]一项近期的meta分析对21篇已发表的文献进行了回顾，涉及982例腕关节，总结出MRI的综合灵敏度为0.75，而MRA为0.84；MRI的综合特异性为0.81，而MRA为0.95，因此MRA的灵敏度及特异性均优于MRI。[15]大多数急性撕裂的愈合或恢复至症状消失需要腕关节制动4~6周。活动改善是3个月非手术治疗成功的标志。尺腕关节内可的松注射对亚急性病例可能有效。关节镜依然是诊断及治疗TFCC撕裂的金标准。

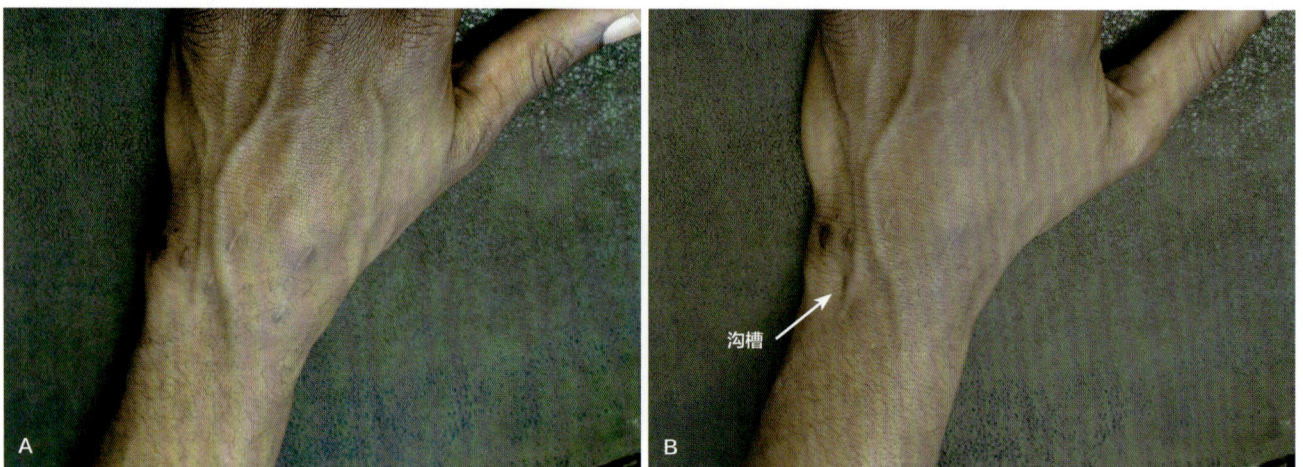

图 3.6 按压试验。A. 尺骨头的正常位置。B. 当患者按压桌面时，尺骨头向掌侧移位，形成与 ECU 走行一致的沟槽（箭头）

关节镜手术适应证

无下尺桡关节不稳定的患者经3个月非手术治疗失败是关节镜手术的指征，而存在下尺桡关节不稳定的患者则需立即接受关节镜手术。确定损伤部位属于桡侧撕裂、中央撕裂还是边缘撕裂。如果尺骨头在镜下可见，则可能为桡侧撕裂或中央撕裂。在边缘撕裂的病例中，尺骨头通常被软骨盘覆盖。可修复的TFCC边缘撕裂为IB型和IC型损伤。有症状的TFCC桡侧撕裂，若无下尺桡关节不稳定，则可单纯行关节镜下清创，而合并下尺桡关节不稳定的病例则需要修复撕裂部位。

关节镜手术禁忌证

存在严重的下尺桡关节不稳定、桡腕关节炎及尺腕联合者都不宜行镜下修复。但术前关节镜检查对指导后续开放性手术治疗是有益的。

手术技术

IB型损伤

IB型损伤是TFCC撕裂最常见的类型。将关节镜置于3-4入路，从4-5入路或6R入路置入器械进行操作。尺背侧撕裂通常被滑膜掩盖（图3.7），需要清理滑膜后才能显露撕裂位置。VU入路有利于使用器械进行三角操作，并可更好地观察TFCC的尺掌侧角（图3.8）。

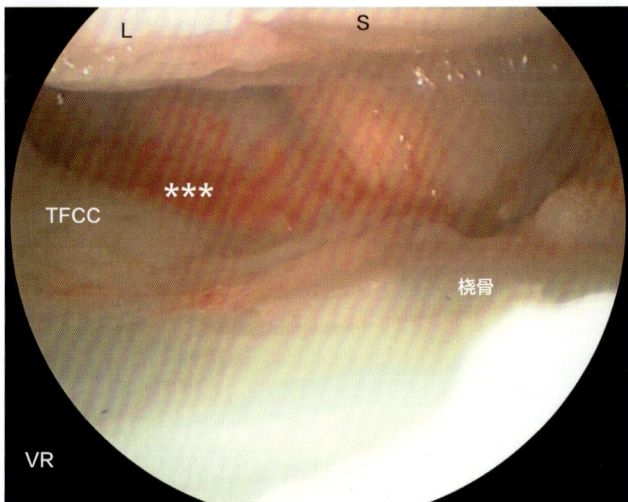

图3.7 从桡掌侧（VR）入路观察尺背侧关节囊，可见一片滑膜炎区域（星号）。L—月骨；S—腕舟骨；TFCC—三角纤维软骨复合体

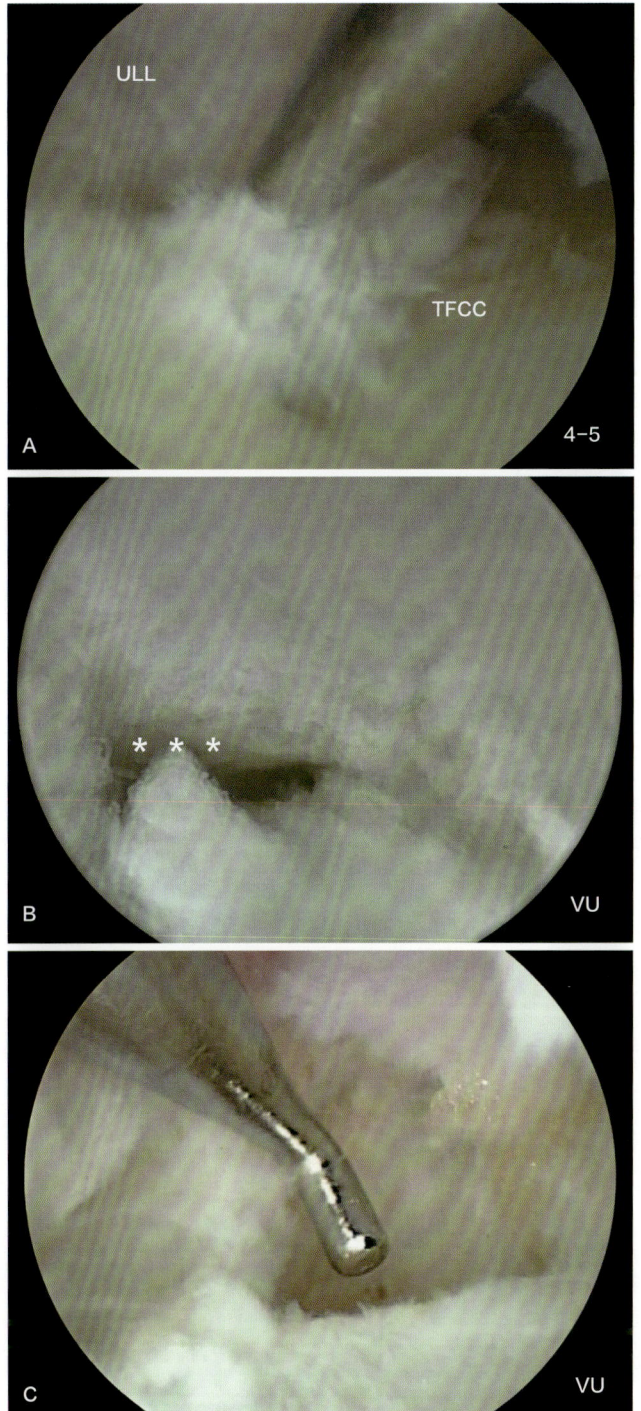

图3.8 A. 从6R入路进入探钩可插入三角纤维软骨复合体（TFCC）掌侧裂口，这从4-5入路较难观察到。B. 从尺掌侧（VU）入路观察TFCC的掌侧裂口（星号所示）。C. 从VU入路观察清创后探钩置于TFCC掌侧撕裂口。ULL—尺月韧带

一旦确认为边缘撕裂，就可对其进行清创，促使待修复部位的纤维蛋白凝块形成。笔者喜欢Trumble等[16]描述的从外到内的缝合修复技术，可用垂直或水平褥式缝合（图3.9）。将1根22G针置于腕关节腔内的TFCC撕裂位置水平，然后在尺背侧做一个1~2 cm的

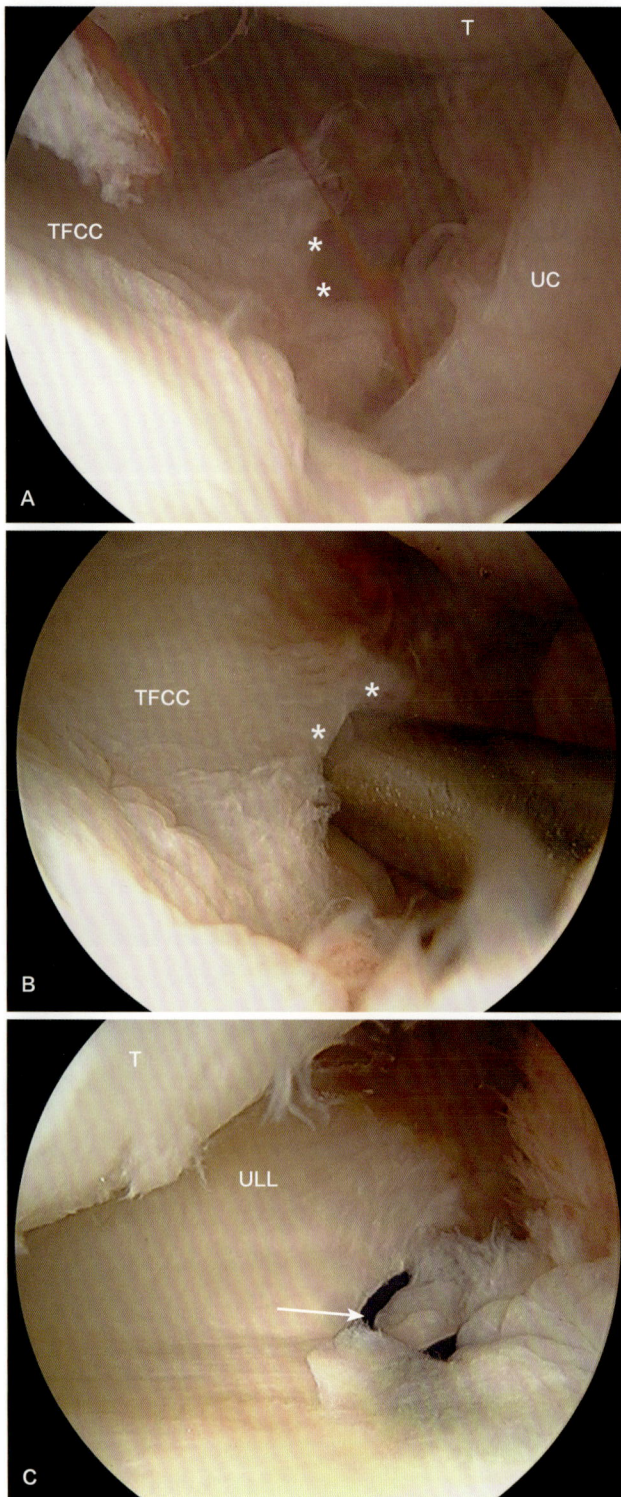

图 3.9 A. 从 6R 入路观察三角纤维软骨复合体（TFCC）边缘从尺侧关节囊（UC）附着处撕脱（星号）。B. 从 6R 入路用刨削器对 TFCC 尺侧缘撕裂（星号）进行清创。C. 缝线缝合（箭头）后，撕裂边缘与尺侧关节囊紧密结合。T—三角骨；ULL—尺月韧带

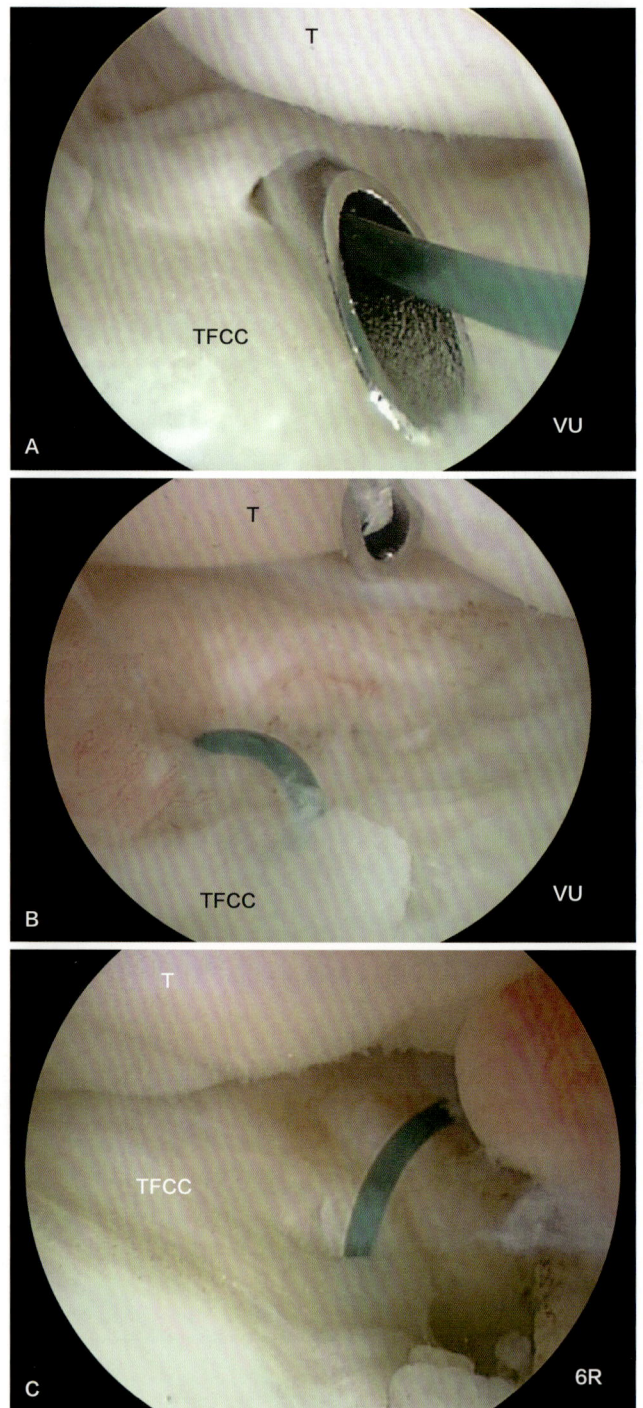

图 3.10 A. 从尺掌侧入路（VU）观察尺背侧三角纤维软骨复合体（TFCC）撕裂。用 1 根 22G 针从 TFCC 撕裂缘插入。B. 缝合 1 针后撕裂缘与关节囊结合紧密。C. 从 6R 入路观察修复情况。T—三角骨

纵向切口，切口以针头为中心，深达关节囊，避免损伤尺神经背侧支。将 1 根 18G 针从 TFCC 撕裂缘的下方（水平撕裂）或桡侧（垂直撕裂）穿过，然后用 2-0 PDS 线（Ethicon，Somerville，NJ）穿入 18G 针，再用关节镜抓钳或钢丝缝合套圈从一个关节镜入路里拉出。位于抓钳和 18G 针之间的组织是缝线打结的区域。缝合 2~3 针后将牵引塔放松并进行打结。如果为尺背侧撕裂，则从 3-4 入路较难观察，利用 VU 入路可使操作更方便（图

3.10）。患肢置于过肘支具中使腕关节保持中立位4周，然后使用前臂不过肘支具再继续固定2周。6周后开始被动活动训练，从轻柔的力量训练开始，10~12周后恢复全范围活动。部分行TFCC修复后腕尺侧仍存在持续疼痛的患者，还需行开放的尺骨短缩截骨术作为补救性手术。

ⅠC型损伤

ⅠC型撕裂为沿着TFCC掌侧附着点断裂或从尺月韧带和尺三角韧带处撕裂，非常少见。大多数为近端的撕裂，如果韧带损伤是垂直方向的可在关节镜下修复；但远端的横向撕裂或尺三角韧带从三角骨上撕脱则需要切开修复。Culp等描述，损伤可以修复时，可在ECU肌腱掌侧三角形的鼻烟窝凹陷区内做一个1cm长的切口，针头穿过位于尺侧骨间外韧带缺乏处的关节囊，然后从关节内拉出2-0 PDS线缝线圈并在关节囊上打结[17]。

将患肢固定于特殊支具中，该支具允许肘关节屈伸但限制前臂旋转，4周后可开始腕关节活动。

ⅠD型损伤

清创　若下尺桡关节稳定，桡侧撕裂时仅清创即可。刨削器或射频头可从3-4入路、6R入路或6U入路进入，清理增生滑膜并将TFCC磨损边缘打磨平整（图3.11）。不稳定的软骨瓣可用适用于小关节带吸引的空心刮匙切除。完成腕关节镜下清理修整后，需重新检查腕关节，

排除下尺桡关节不稳定。术后腕关节可马上活动，也可佩戴腕关节功能支具制动4周再逐渐开始力量训练，这样会使腕部更舒适。

修复　若下尺桡关节不稳定，则需考虑修复桡侧撕裂。小凹处深层纤维一般可通过将镜头从TFCC撕裂口处插入评估。将镜头从4-5入路或VU入路置入，将TFCC桡侧撕裂缘清创直至边缘稳定，然后用刮匙或磨钻将乙状切迹打磨粗糙、新鲜化。将关节镜空心鞘管从6U入路插入，在直视下将一个2.5 mm钻头从鞘管置入，斜向桡骨干骺端钻入乙状切迹，这样可钻出2个独立的孔洞。用1根双臂半月板缝合针带着2-0可吸收线穿过鞘管，第1针从距离TFCC撕裂缘5 mm的桡侧进针然后进入第一次钻的孔洞中，再从腕部的近端桡侧穿出并带出第1针缝线；第2针以同样的缝合方式穿过TFCC边缘及第二次钻的孔洞（图3.12），带出第2针缝线。在腕桡侧第一、第二间室之间做1个小的皮肤切口，注意保护SRN，牵引塔放松后，将2针缝线打结。整个修复过程在关节镜下完成，如果有必要可以增加缝合针数。还有一种方法，将1根导针从乙状切迹钻入，然后用空心钻沿导针钻出一个孔洞，两条缝线均从这个洞进入再从桡骨桡侧穿出，然后用挤压螺钉固定在桡骨上。将患肢用特殊支具固定，可屈伸活动肘关节但限制前臂旋

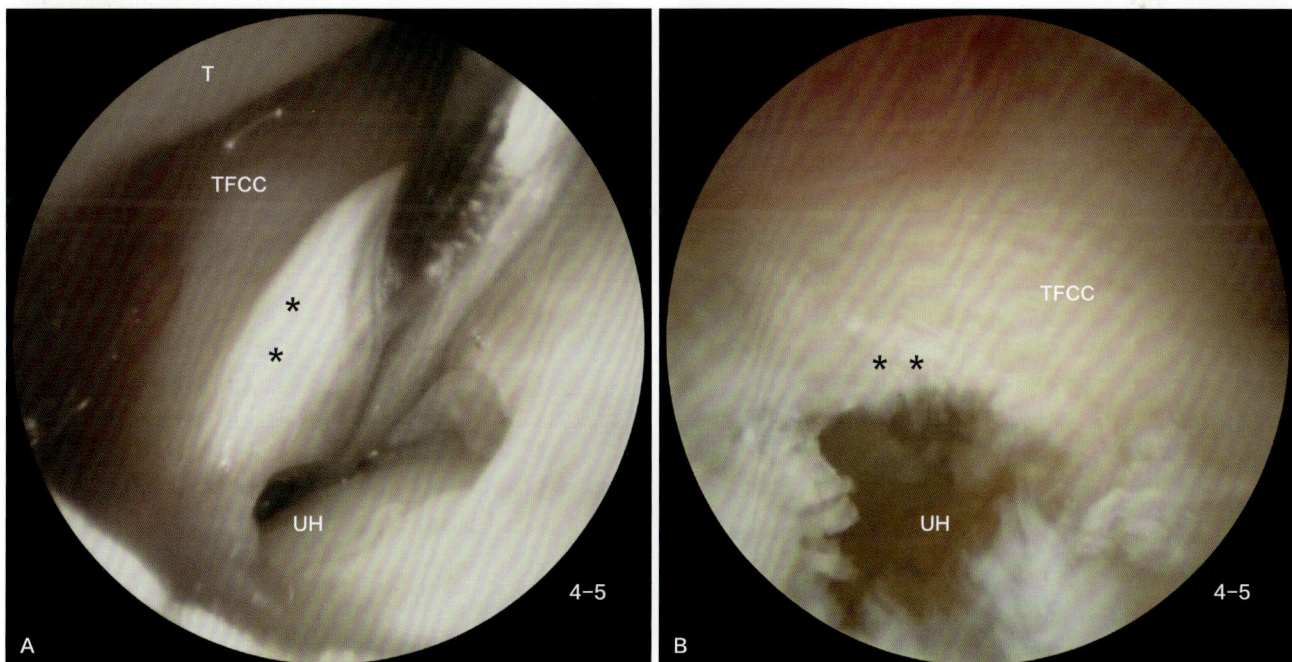

图3.11　A.从4-5入路观察三角纤维软骨复合体（TFCC）桡侧撕裂（星号），可见尺骨头（UH）显露。B.将撕裂缘清创至稳定边缘。T—三角骨

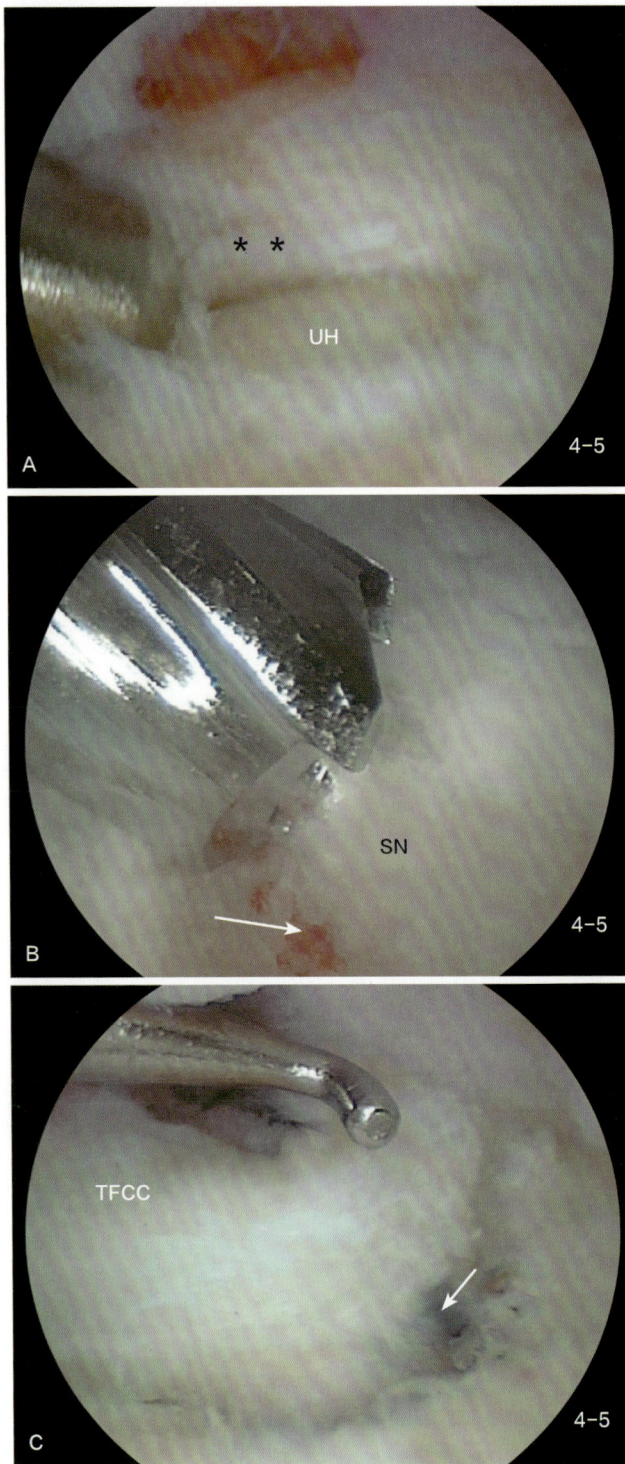

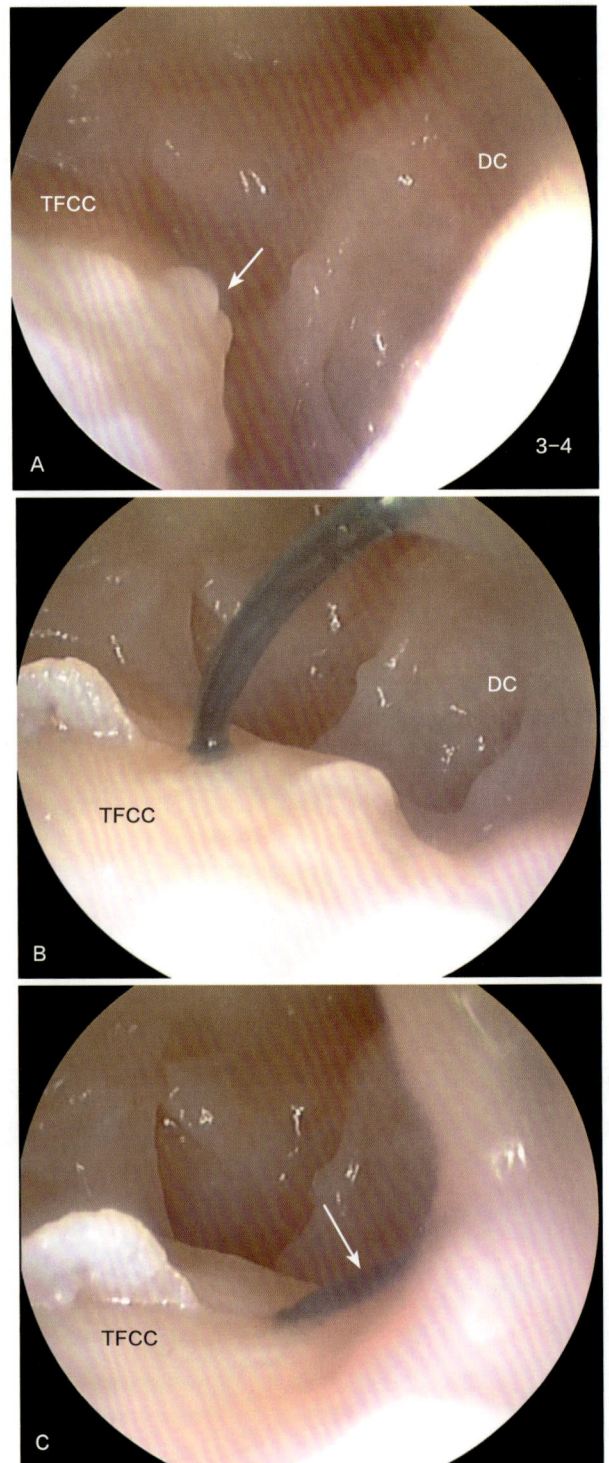

图3.12 A. 从4-5入路观察三角纤维软骨复合体（TFCC）桡侧撕裂（星号），可见尺骨头（UH）显露。B. 将乙状切迹（SN）清创至骨面渗血（箭头），钻孔前放置1个2.5 mm的钻头。C. 修复完成。注意经骨缝线（箭头）将TFCC边缘拉向并固定在清创后的乙状切迹上

图3.13 A. 从3-4入路观察水平方向的三角纤维软骨复合体（TFCC）撕裂（箭头），可见TFCC背侧缘从背侧关节囊（DC）分离。B. 在撕裂缘置入可吸收缝线。C. 修复完成

转，4周后开始腕关节活动训练。

一种位于ECU肌腱及小指固有伸肌腱之间的TFCC背侧撕裂由Estrella等[4]在2007年报道。Abe等[9]报道了205例TFCC创伤性撕裂的不同类型，其中包括8例背侧

撕裂。背侧撕裂多位于TFCC软骨盘与远桡尺韧带浅层之间（图3.13）。组织学上，这种撕裂发生在关节软骨盘的交织胶原纤维和桡尺韧带浅层的横向胶原纤维之间。他们发现撕裂多被反应性的滑膜炎掩盖，将增生滑

膜清理后才可看清。他们还报道了尺骨头有时会被撕裂的软骨盘卡住，此时前臂旋转受限，可从掌侧入路观察到这种情况。患者的临床表现多样，包括以下几点：所有患者都存在腕关节尺背侧压痛；5例有小凹征阳性；1例有下尺桡关节背侧压痛。

所有患者在前臂旋转时有腕部疼痛，并且尺骨头冲击式按压触诊可诱发疼痛，而尺骨头背侧不稳定仅表现在1例患者中。5例患者尺腕应力试验呈阳性。轴位及矢状面MRI发现5例患者存在背侧撕裂。这5例患者均接受关节镜下经关节囊缝合修复，平均随访16.1个月，最终经改良Mayo腕关节功能评分（modified Mayo wrist score，MMWS）评价，有4例优秀、1例良好。

结果

Reiter等[18]报道了46例Palmer B型损伤，关节镜下由内向外的修复结果。患者平均年龄为34岁（范围为10~58岁），平均随访11个月（范围为6~23个月），平均伤后9.7个月进行手术。术后伸腕/屈腕活动度平均为128°±23°，桡/尺偏活动度平均为41°±11°，旋前/旋后活动度平均为171°±19°。但未发现尺骨长度与临床结果具有相关性。MMWS评分显示，优秀占22%，良好占41%，一般占27%，差占10%。平均DASH评分为（21.70±17.17）分（范围为0~58.33分）。手术延迟并不影响临床结果。

Estrella等回顾了35例接受腕关节镜下TFCC修复术的患者资料[19]。患者平均年龄为33岁（范围为13~51岁），平均随访39个月（范围为4~82个月）。根据Palmer分型，IB型11例、IC型5例、ID型1例，还有18例无法进行Palmer分型。74%患者术后疼痛缓解，握力和日常活动改善（P<0.05）。MMWS评分显示，优秀占54%，良好占20%，一般占12%，差占14%。在就业的患者中，28例中有19例回到了原来的工作岗位。尺神经背侧支神经炎发生率为17%。9例患者行二次关节镜探查，其中7例发现TFCC撕裂已愈合。10例患者（29%）接受了额外的治疗以改善腕关节功能。

Tatebe等对32例TFCC中央撕裂行尺骨短缩截骨术的患者行二次关节镜探查。[20]有趣的是，13例TFCC中央撕裂患者中10例已愈合，这证明了尽管受累部位缺乏

血液供应，但关节滑液对愈合也具有一定的作用。

关节镜下全内修复技术早期已有报道，但缺乏系列临床研究。Yao和Lee近期报道了使用FasT-Fixa缝合器（Smith and Nephew Endoscopy，Andover，MA）缝合修复TFCC撕裂，这种缝合器需将2个可吸收的聚乳酸锁扣置于关节囊外。[21]12例Palmer IB型撕裂的患者，平均年龄为42岁（范围为19~69岁），TFCC修复术后用过肘支具固定6周，平均随访时间为17.5个月（范围为11~27个月），其中11例有非常好的主观感受，QuickDASH平均得分为11分（范围为0~43分），PRWE平均得分为19分（范围为2~53分）。腕关节活动正常，平均旋后78°（范围为60°~90°），平均握力为对侧的64%（范围为38%~86%）。1例患者由于持续性疼痛在初次修复术后1年又行尺骨短缩截骨术。

Osterman[22]报道了他对19例无下尺桡关节不稳定的Palmer ID型TFCC撕裂患者进行的回顾性研究的结果。该研究比较了TFCC桡侧止点重建术和单纯清创术的临床结果，得出的结论是单纯清创术在减轻腕关节疼痛、改善握力及恢复关节活动度方面与TFCC桡侧止点重建术有着同样的效果。

Nakamura报道了4种放射状TFCC撕裂的类型[22]，其中仅有中央软骨盘损伤且稳定的类型，可行单纯清创治疗。合并掌侧和（或）背侧桡尺韧带损伤者，可能引起下尺桡关节不稳定，则需要进行修复手术。若下尺桡关节不稳定，在前臂用力和被动旋转时有明显咔嗒声，且同时存在尺骨茎突骨折，则需要进行内固定治疗。

Wolf等[17]随访了5例持续尺腕疼痛的Palmer IB型TFCC撕裂患者，患者均进行了关节镜下缝合修复术。患者均有尺骨正变异，平均在镜下修复后17个月（范围为13~29个月）又行尺骨短缩截骨术。在进行尺骨短缩截骨术之前，静态尺骨正变异平均为（0.2±1.3）mm（范围为-1~2 mm），动力型尺骨正变异平均为（1.4±0.5）mm（范围为1~2 mm）。第二次随访在尺骨短缩截骨术后平均7个月（范围为5~9个月）进行，尺骨短缩截骨术后平均VAS疼痛评分为2.2分（范围为0.7~5.0分），静态尺骨变异平均为-3.4 mm（范围为-5~-1 mm）。术后关节活动度平均为对侧的90%，伸腕/屈腕活动度为对侧的80%，

旋前/旋后活动度与对侧相同。MMWS评分显示，3例患者优秀，2例患者一般，平均DASH评分为（22±22）分（范围为0~53分）。

尺三角韧带纵向撕裂

相关解剖学和生物力学

Tay等[23]描述了一种能引发腕尺侧疼痛但却不会引起下尺桡关节不稳定的损伤，称为尺三角韧带纵向撕裂（图3.14）。尽管这种损伤没有被Palmar分类涵盖，但仍被定义为TFCC损伤的一种，因为月三角韧带从掌

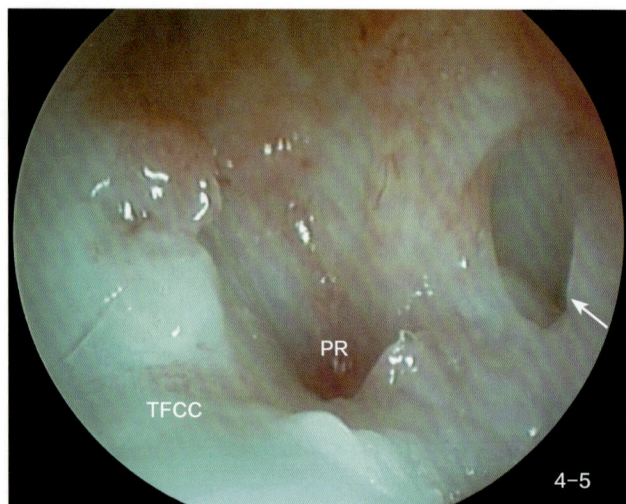

图3.14 在尺三角韧带上可见纵向撕裂口（箭头）。PR—茎突前隐窝；TFCC—三角纤维软骨复合体

侧桡尺韧带发出。月三角韧带通常包括两个孔隙：尺骨茎突前隐窝，位于掌侧桡尺韧带及尺三角韧带接合点尺侧[24]；豌豆三角骨孔，位于尺骨茎突前隐窝前方远端、三角骨关节面近端前方（图3.15），该裂孔易被误认为TFCC撕裂。Tay等[23]认为尺三角韧带纵向撕裂多发生在腕关节桡偏时，由前臂旋后撑地时作用于腕关节的轴向力量所致。

诊断

典型的表现为腕尺侧的慢性疼痛，用力抓握并前臂旋前和旋后时加剧，抬举重物时也会诱发疼痛。临床诊断基于尺侧隐窝征阳性[10]：在尺骨头凹处直接按压时

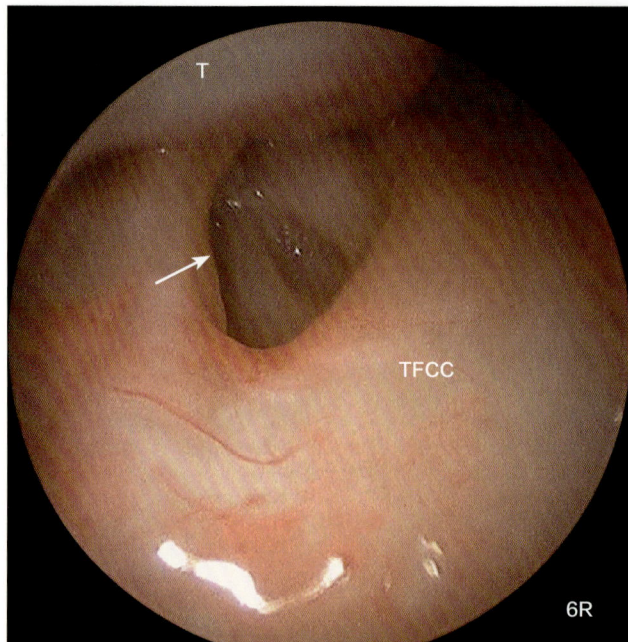

图3.15 正常豌豆三角骨孔（箭头），位于三角骨近端。TFCC—三角纤维软骨复合体

出现异常疼痛，这个小凹点位于尺骨茎突、尺侧腕屈肌腱、尺骨头掌侧面及豌豆骨之间，而下尺桡关节应该是稳定的。Tay等发现在检查TFCC小凹止点撕脱和（或）尺三角韧带纵向撕裂时，隐窝征检查的灵敏度为95%，特异性为87%。腕部的影像学检查对诊断的帮助不大，但高分辨率MRI可发现信号的改变，这与尺三角韧带和（或）TFCC小凹积液的表现是吻合的（图3.16）。但腕关节镜检查依然是确诊的唯一方法。

手术技术

可以用18G针和2-0 PDS线进行缝合修复。3-4或4-5入路可提供观察撕裂的最佳视野，可发现增生的滑膜从茎突前隐窝蔓延至豌豆三角骨孔。将滑膜清理后，即可看到尺三角韧带中的纵向缺损。尺三角韧带内部的纵向纤维可从缺损的两侧观察到。在ECU前方做1个1 cm的切口，从尺骨茎突远端开始用从外向里的缝合方法进行修复。将2根18G针分别置于撕裂口的两侧，一根针穿入2-0 PDS线，另一根针引入缝线圈，将PDS线拉出，将缝线在关节囊外打结，这样可闭合撕裂口（图3.17）。术后用肘下支具固定6周，然后开始关节活动度训练及力量训练。

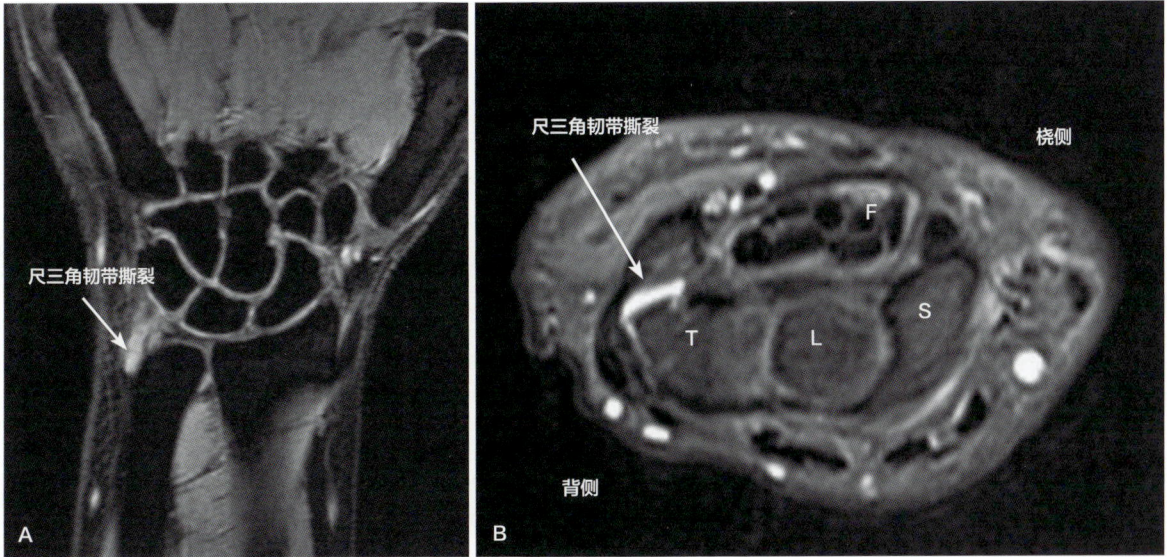

图 3.16 A. MRI T$_2$ 加权像。后前正位可见尺骨头凹附近的积液（箭头）。B. MRI T$_2$ 加权像。轴位在腕管水平可见尺骨茎突附近尺三角韧带撕裂所致的积液（箭头）。F—屈肌腱；L—月骨；S—腕舟骨；T—三角骨

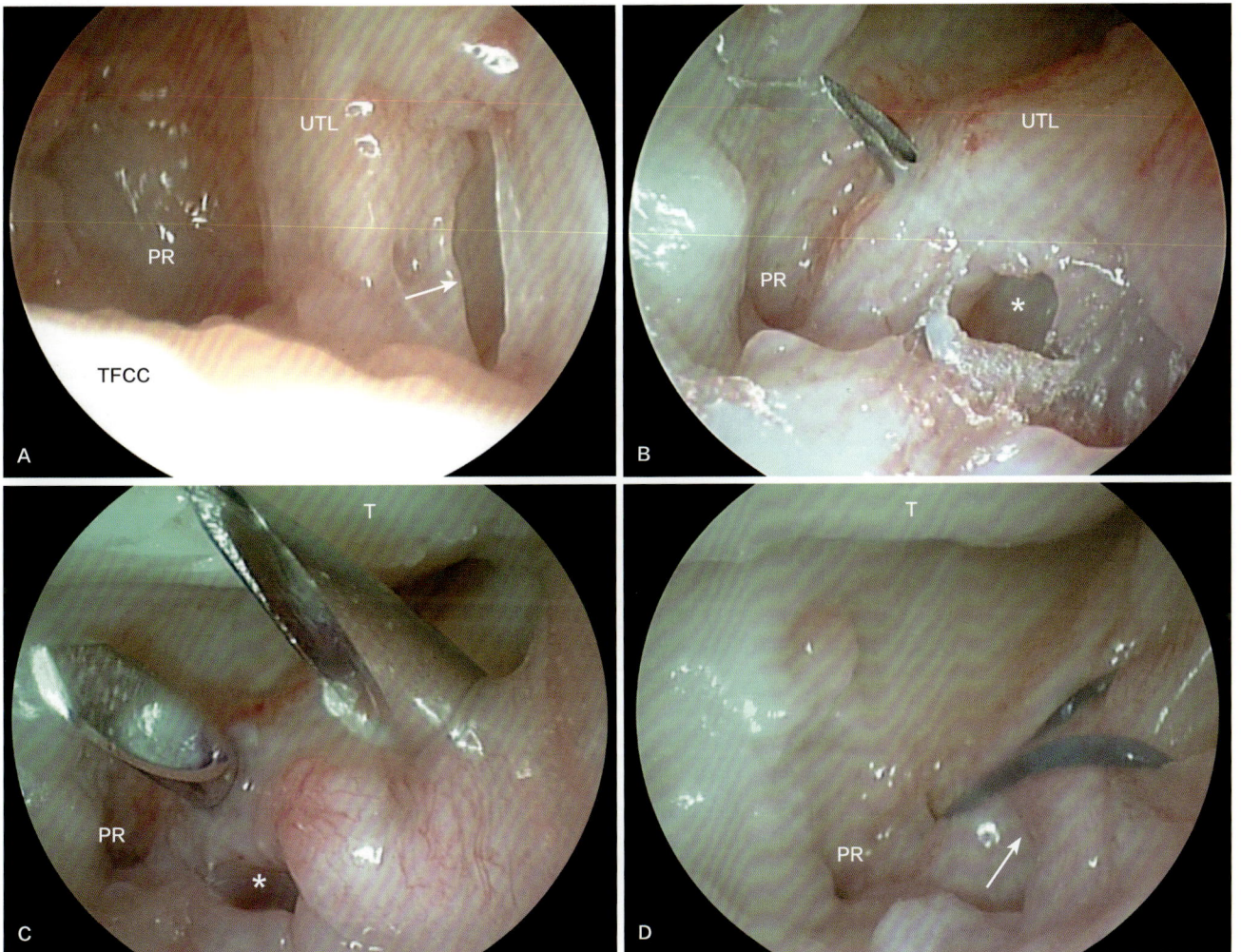

图 3.17 A. 可见尺三角韧带（UTL）纵向撕裂。B. 在 UTL 纵向撕裂的裂口（星号）掌侧插入 18G 针。C. 在撕裂口（星号）背侧插入第 2 根 18G 针。D. 拉紧缝线关闭撕裂口（箭头）。PR—茎突前隐窝；T—三角骨

结果

Tay等[23]对36例接受手术治疗的患者进行了回顾性分析，患者平均年龄为36岁（范围为14~70岁），1/2为男性，1/3为运动员。疼痛持续时间平均为14.9个月（范围为14天~6年）。平均随访时间为28.2个月，平均DASH评分为7.5分（SD9.8），平均PRWE评分为14.8分。抓握力量可轻度改善，腕关节活动度改变较小。90%的患者无活动受限，患者满意率达89%，但有2例患者最终行开放性肌腱移植术以稳定下尺桡关节。

参考文献

1. Palmer AK. Triangular fibrocartilage complex lesions: a classification. *The Journal of hand surgery*. 1989;14(4):594-606.

2. Kauer JM. The articular disk of the hand. *Acta anatomica*.1975; 93(4):590-605.

3. Kleinman WB. Stability of the distal radioulna joint: biomechanics, pathophysiology, physical diagnosis, and restoration of function what we have learned in 25 years. *J Hand Surg*. 2007;32(7):1086-1106.

4. Thiru RG, Ferlic DC, Clayton ML, McClure DC. Arterial anatomy of the triangular fibrocartilage of the wrist and its surgical significance. *J Hand Surg*. 1986;11(2):258-263.

5. Bednar MS, Arnoczky SP, Weiland AJ. The microvasculature of the triangular fibrocartilage complex: its clinical significance. *J Hand Surg*. 1991;16(6):1101-1105.

6. Tatebe M, Nishizuka T, Hirata H, Nakamura R. Ulnar shortening osteotomy for ulnar-sided wrist pain. *Journal of Wrist Surgery*. 2014;3(2):77-84.

7. Gupta R, Nelson SD, Baker J, Jones NF, Meals RA. The innervation of the triangular fibrocartilage complex: nitric acid maceration rediskovered. *Plastic and Reconstructive Surgery*. 2001;107(1):135-139.

8. Adams BD, Samani JE, Holley KA. Triangular fibrocartilage injury: a laboratory model. *J Hand Surg*. 1996;21(2):189-193.

9. Abe Y, Tominaga Y, Yoshida K. Various patterns of traumatic triangular fibrocartilage complex tear. *Hand Surg*. 2012;17(2): 191-198.

10. Tay SC, Tomita K, Berger RA. The "ulnar fovea sign" for defining ulnar wrist pain: an analysis of sensitivity and specificity. *J Hand Surg*. 2007;32(4):438-444.

11. Tomaino MM. Ulnar impaction syndrome in the ulnar negative and neutral wrist. Diagnosis and pathoanatomy. *J Hand Surg*. 1998;23(6):754-757.

12. Haims AH, Schweitzer ME, Morrison WB, et al. Internal derangement of the wrist: indirect MR arthrography versus unenhanced MR imaging. *Radiology*. 2003;227(3):701-707.

13. Joshy S, Ghosh S, Lee K, Deshmukh SC. Accuracy of direct magnetic resonance arthrography in the diagnosis of triangular fibrocartilage complex tears of the wrist. *International Orthopaedics*. 2008;32(2):251-253.

14. Bille B, Harley B, Cohen H. A comparison of CT arthrography of the wrist to findings during wrist arthroscopy. *J Hand Surg*. 2007;32(6):834-841.

15. Smith TO, Drew B, Toms AP, Jerosch-Herold C, Chojnowski AJ. Diagnostic accuracy of magnetic resonance imaging and magnetic resonance arthrography for triangular fibrocartilaginous complex injury: a systematic review and meta-analysis. *J Bone Joint Surg Am*. 2012;94(9):824-832.

16. Trumble TE, Gilbert M, Vedder N. Isolated tears of the triangular fibrocartilage: management by early arthroscopic repair. *J Hand Surg*. 1997;22(1):57-65.

17. Culp R OA, Kaufmann RA. Wrist Arthroscopy: Operative Procedures. In: Hotchkiss GD, Pederson WC, Wolfe SW, eds. *Green's Operative Hand Surgery*. Vol 1. Philadelphia: Elsevier, 2005:781-803.

18. Reiter A, Wolf MB, Schmid U, et al. Arthroscopic repair of palmer 1B triangular fibrocartilage complex tears. *Arthroscopy*. 2008;24(11):1244-1250.

19. Estrella EP, Hung LK, Ho PC, Tse WL. Arthroscopic repair of triangular fibrocartilage complex tears. *Arthroscopy*. 2007;23(7):729-737, e721.

20. Tatebe M, Horii E, Nakao E, et al. Repair of the triangular fibrocartilage complex after ulnar-shortening osteotomy: second-look arthroscopy. *J Hand Surg Am*. 2007;32(4):445-449.

21. Yao J, Lee AT. All-arthroscopic repair of Palmer 1B triangular fibrocartilage complex tears using the FasT-Fix device. *J Hand Surg Am*. 2011;36(5):836-842.

22. Nakamura T. Radial sided tears of the triangular fibrocartilage. In: Del Pinal F LR, Mathoulin C, eds. *Arthroscopic Management of Distal Radius Fractures*. Heidlberg: Springer-Verlag; 2010:89-98.

23. Tay SC, Berger RA, Parker WL. Longitudinal split tears of the ulnotriquetral ligament. *Hand Clin*. 2010;26(4):495-501.

24. Ishii S, Palmer AK, Werner FW, Short WH, Fortino MD. An anatomic study of the ligamentous structure of the triangular fibrocartilage complex. *J Hand Surg*. 1998;23(6):977-985.

4

三角纤维软骨复合体深层撕裂及下尺桡关节镜技术

相关解剖学及生物力学

三角纤维软骨复合体解剖学

TFCC由软骨盘、类半月板结构、掌侧桡尺韧带、背侧桡尺韧带、尺侧腕伸肌腱鞘、尺侧关节囊、尺月韧带和尺三角韧带组成。[1-2]掌侧桡尺韧带和背侧桡尺韧带对下尺桡关节的稳定起主要作用。这两条桡尺韧带从桡侧向尺侧延伸，分别发出深、浅层两支：深层附着于尺骨头凹（fovea），浅层则附着于尺骨茎突。因此，TFCC在尺骨上有4个附着结构：掌侧桡尺韧带深、浅层和背侧桡尺韧带深、浅层（图4.1）。背侧桡尺韧带浅层较其深层的附着处更宽广，一并组成尺侧腕伸肌腱鞘的底部，遮盖尺骨头凹。尺腕韧带由尺三角韧带、尺头韧带和尺月韧带组成并部分与掌侧桡尺韧带汇合。尺三角韧带的中部纤维与掌侧桡尺韧带浅层一起附着于尺骨茎突，尺头韧带与掌侧桡尺韧带深层一起附着于尺骨头凹。[3]Nakamura等[4]的组织学研究表明，桡尺韧带深层部分在尺骨头凹平坦区域走行时与Sharpey纤维垂直，在尺骨茎突基底狭窄区域走行时则与Sharpey纤维平行。桡尺韧带深层由3部分组成，即背侧、中间和掌侧部分[5]，可呈扇形、V形或漏斗形（图4.2）。前臂的旋

转轴穿过尺骨头凹，其起始点与桡尺韧带深层一致，因此当前臂做180° 旋前/旋后活动时，深层纤维可不受限制地随之转动。尺侧腕伸肌腱鞘底部起自尺骨头凹背侧的Sharpey纤维，尺侧关节囊处增厚的松散排列的纤维起自尺骨茎突尖的类透明软骨基质并附着在无Sharpey纤维的三角骨上。尺月韧带和尺三角韧带并非起自尺骨，而是起自TFCC的掌侧。桡尺韧带深层是下尺桡关节的内在稳定因素[6]，外在稳定因素则包括穿过尺骨头远端的尺侧腕伸肌腱、尺侧腕伸肌腱鞘（产生动态张力）、旋前方肌浅头和深头（提供动态支持），以及骨间膜的远侧部分。在一项对30具尸体标本进行的前臂解剖学研究中，Noda等[7]发现，骨间膜含有5类纤维：中央束、副束、远侧斜索、近侧斜束和背侧副斜束。[7]远侧斜索是一条容积不恒定的韧带，位于骨间膜远侧部，研究发现接近40%的标本存在远侧斜索。远侧斜索起自尺骨干远端1/6处、旋前方肌的近侧缘，汇合到下尺桡关节囊的远侧并附着于乙状切迹下缘及背侧桡尺韧带和掌侧桡尺韧带。Moritomo等[8]报道，当对下尺桡关节稳定起主要作用的TFCC撕裂后，骨间膜远侧部分或远侧斜索（如果存在）可起到辅助稳定下尺桡关节背侧的作用。当TFCC损伤伴有桡骨远端骨折时，桡骨干近端的尺侧移位也是引起下尺桡关节不稳定的潜在因素，因为这可导致远侧骨间膜/远侧斜索松弛，所以纠正桡骨干

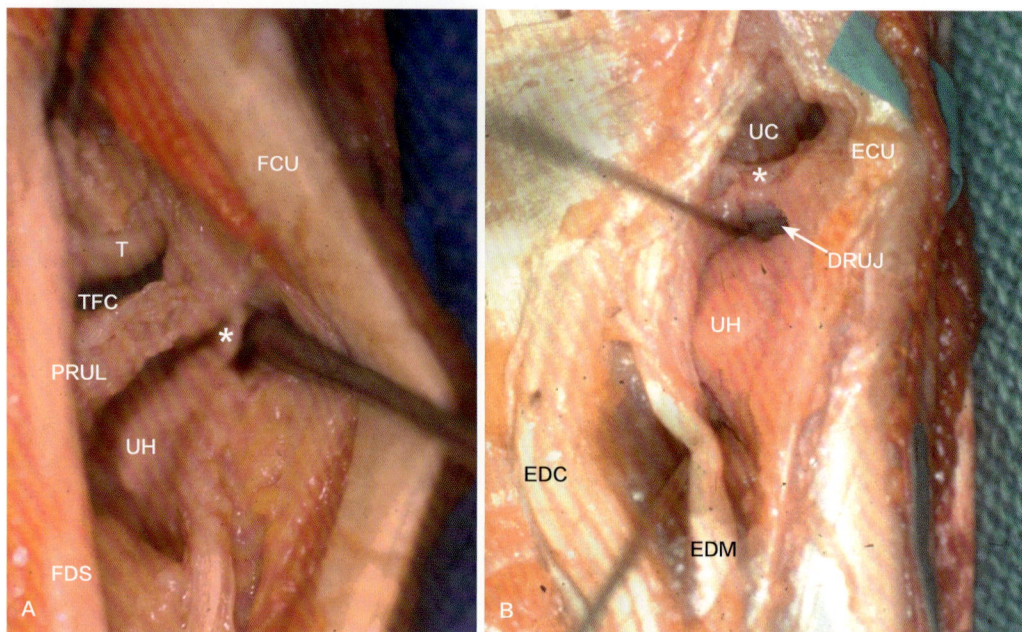

图 4.1 桡尺韧带。A. 下尺桡关节掌侧面显示掌侧桡尺韧带浅层（PRUL）和深层（星号）。B. 下尺桡关节背侧面显示背侧桡尺韧带浅层（星号）与尺侧腕伸肌腱鞘（ECU）基底和背侧桡尺韧带深层汇合。DRUJ—下尺桡关节；ECLI—尺侧腕伸肌；EDC—指总伸肌腱；EDM—小指固有伸肌腱；FCU—尺侧腕屈肌腱；FDS—指浅屈肌腱；T—三角骨；TFC—三角纤维软骨；UC—尺腕关节；UH—尺骨头

近端的尺侧移位是关键，因其可以恢复远侧骨间膜/远侧斜索的张力，从而使尺骨头与乙状切迹的凹面保持紧密贴合。这就是与下尺桡关节不稳定有关联的桡骨远端骨折需进行准确复位及牢固固定的原因。

　　冠状位影像可显示尺骨茎突位于尺骨头末端偏背侧。背侧桡尺韧带覆盖于尺骨头的背侧面并汇合于尺骨头凹。采用腕背侧入路观察此区域时，视野会受到限制，但乙状切迹及附近的尺骨头表面则可以清晰显示（图4.3）。下尺桡关节掌尺侧有较大的间隙可插入关节镜，所以有更好的视野来观察软骨盘近侧面和尺骨头凹止点。下尺桡关节远侧入路则主要作为出水口及器械置入通道。

　　尺骨头凹止点在稳定下尺桡关节方面比尺骨茎突止点的作用更大。[6]最近的一项动态运动分析显示[9]，在前臂旋前时，背侧桡尺韧带浅层和掌侧桡尺韧带深层处于紧张状态，以保持下尺桡关节稳定。[9]而在前臂旋后时，掌侧桡尺韧带浅层和背侧桡尺韧带深层会拉紧以保持关节稳定。当腕关节背伸时，尺头韧带会拉伸绷紧，这一点支持当手伸展位跌落撑地时，腕部过伸、尺头韧带过度牵拉从而导致尺骨头凹处韧带深层撕裂的观点。Moritomo等[10]对15例深层撕裂行切开止点重建的患者进行了损伤机制的外科临床对照研究，发现TFCC深层尺骨头凹处撕裂最常见的损伤机制是手伸展位跌落撑地（10例），其次是前臂旋转受力（5例）。他们推断，造成深层尺骨头凹处撕裂的原因至少有4个：①前臂背伸旋前位受力，先造成深层尺骨头凹止点撕裂，然后造成背侧浅支撕裂；②前臂背伸旋后位受力，先造成深层尺骨头凹止点撕裂，然后造成掌侧浅支撕裂；③前臂旋前位受力，先造成背侧浅支撕裂，然后造成深层尺骨头凹止点撕裂；④前臂旋后位受力，先造成掌侧浅支撕裂，然后造成深层尺骨头凹止点撕裂。他们认为，这个理论也可以解释为什么这种损伤机制多表现为掌侧的压痛（小凹征阳性），因为尺头韧带附着在尺骨头凹的掌侧。

诊断

　　Kleinman[11]描述了一组具有挑战性的可测试桡尺韧带深层纤维完整性的试验。检查者坐在患者对面，患者肘部放在检查桌上，前臂完全旋后，手指朝上，此时桡尺韧带深层的背侧纤维处于最大张力状态，检查者向患者方向推动尺骨远端，同时向自己的方向拉动桡腕关节处进行对

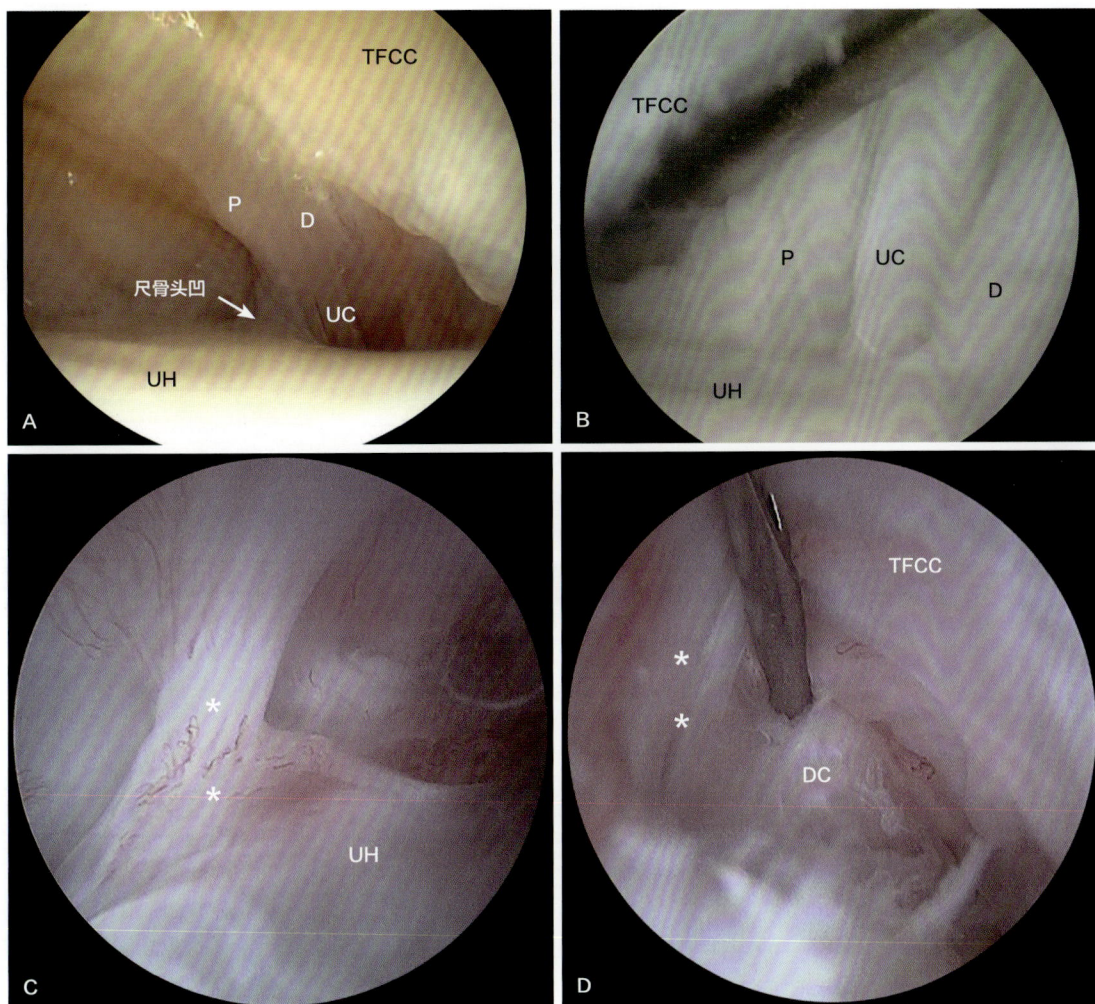

图 4.2 镜下桡尺韧带深层的不同形态。A. 下尺桡关节观，桡尺韧带深层的掌侧（P）及背侧（D）部分和尺腕韧带（UC）汇合后附着于尺骨头凹。B.VDRU 入路观，呈扇形的尺骨头凹附着点恰好证明了桡尺韧带深层的掌侧（P）及背侧（D）部分与尺腕韧带汇合后形成联合止点附着于尺骨头凹。C.VDRU 入路观，漏斗型桡尺韧带深层（星号）。D.VDRU 入路观，位于下尺桡关节入路的一根 22G 针正在碰触桡尺韧带深层（星号）。DC—下尺桡关节背侧关节囊；TFCC—三角纤维软骨复合体；UH—尺骨

抗，这个动作可以对下尺桡关节施加一个超生理性负荷，只有在桡尺韧带深层的背侧纤维完好时才不会出现疼痛。如果其有炎症或相对较小的损伤，在张力测试中，虽然前臂两骨的稳定性没有问题，但是当给下尺桡关节施加超生理性负荷时，患者也会感到明显疼痛。当桡尺韧带深层的背侧纤维有严重扭伤或从尺骨头凹处撕裂时，这个检查方法不但会诱发疼痛，还可使尺骨脱离乙状切迹位置，造成超出生理范围的移位；在背侧纤维严重损伤时，还会出现半脱位乃至严重的关节不稳定。前臂完全旋前位时，可从尺骨远端向背侧方向直接施以超生理性负荷，然后将患者的手–前臂单元一起拉向检查者，来测试桡尺韧带深层

的掌侧纤维的完整性。前臂完全旋前位，检查者用拇指将尺骨推向患者方向，如果深层的掌侧纤维断裂或变细薄，则会出现疼痛及关节不稳定（图4.4）。若尺骨头凹处完全撕裂，在推拉尺骨头时则无终末抵抗感，下尺桡关节有多方位不稳定表现。部分桡尺韧带撕裂时，虽然临床检查时终末抵抗感存在，但在背侧或掌侧方向上活动度增大。进行掌侧压力试验时，若旋前位存在尺骨头漂浮现象，也有助于诊断尺骨头凹处撕裂（图4.5）。Moritomo等[10]将下尺桡关节不稳定根据其严重程度分为4级：无异常（与健侧相同）、轻度（比健侧稳定性差，但无半脱位）、中度（较健侧更加不稳定且有半脱位）、重度（脱位）。Jupiter强

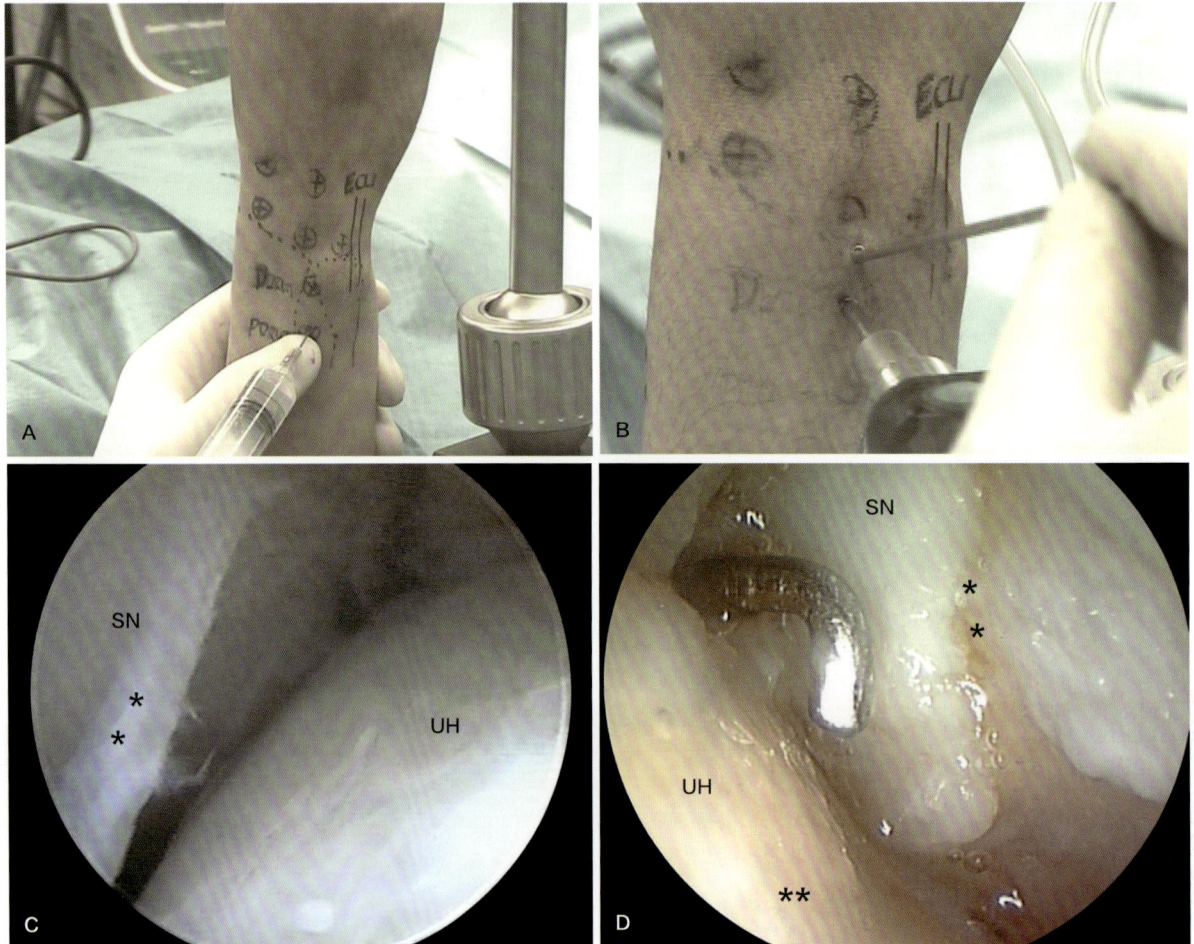

图4.3 A.下尺桡关节远侧入路表面解剖标志。B.关节镜位于下尺桡关节远侧入路的近侧，探针位于下尺桡关节远侧入路。C.下尺桡关节远侧入路观，可见尺骨头（UH）和乙状切迹（SN），桡尺韧带（星号）的浅层背侧跨过观察区。D.通过下尺桡关节远侧入路观察尺骨头（UH）和乙状切迹（SN）。探针通过VDRU入路进入。注意附近关节面的软骨缺失（星号）

调，下尺桡关节不稳定的严重程度很难量化，检查结果会受到检查者的主观意识以及检查者之间缺乏一致性的影响。[12]

在一个腕关节标准侧位X线片上，可见尺骨远端向背侧或掌侧移位。标准侧位为豌豆骨掌侧皮质位于舟骨远极掌侧皮质与头状骨掌侧皮质之间的中1/3区域（图4.6A、B）[13]。尺骨远端移位会影响前臂的旋转（图4.6C）。同样，通过与健侧比较腕关节的旋前/旋后位CT扫描轴位图，可以评估下尺桡关节的此类损伤（图4.7）。[14]可通过MR成像中尺骨头凹处扫描的T_2加权高信号区，和（或）关节造影检查中造影剂在尺骨头凹处积存并无渗漏到桡腕关节的现象来发现这类撕裂[15]。

对X线显示无异常但表现为腕尺侧痛及下尺桡关节不稳定、TFCC周围有压痛的患者，开始即应制动。如果

患者制动2~3个月后仍有症状，则需制订进一步的诊断措施，关节镜是准确评估桡尺韧带深层完整性的一种敏感、特异的方法。Ruch等[16]在应用关节镜辅助治疗桡骨远端骨折时，首先描述了采用探钩试验检测TFCC尺骨头凹止点完整性的方法。应用探钩进入茎突前隐窝并进行牵拉，如果TFCC可被向上拉起并向桡侧移动，则为尺骨头凹处止点撕裂（图4.8）。Tay[17]、Atzei和Luchetti[18]等也描述了如果可以用探钩将TFCC拉向背侧，则说明为尺骨头凹处止点撕裂。但这两种方法最终仍需切开下尺桡关节囊或在下尺桡关节镜直视下观察到桡尺韧带的深部纤维，才能明确诊断。Atzei[19]建议将PalmerB型损伤再细分为5种类型：1型，可修复的远侧撕裂；2型，可修复的远、近侧完全撕裂；3型，可修复的近侧撕裂；4型，不可修复的撕裂；5型，合并出现下尺桡关节炎的撕裂（图4.9）。

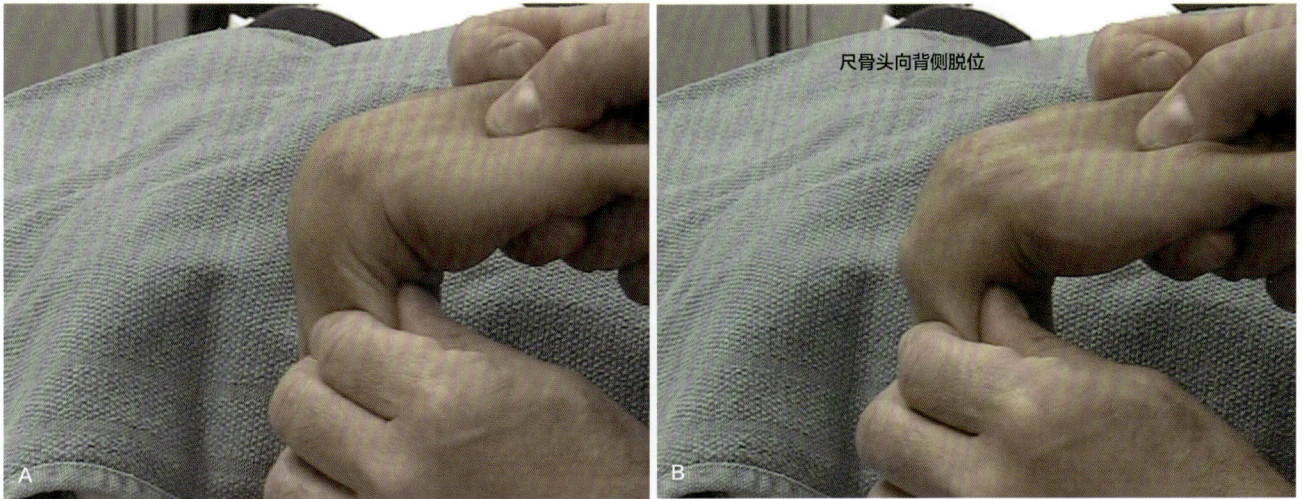

图 4.4 下尺桡关节不稳定。A. 前臂旋前尺骨头复位。B. 当手－前臂单位被拉向检查者时，尺骨头向背侧脱位

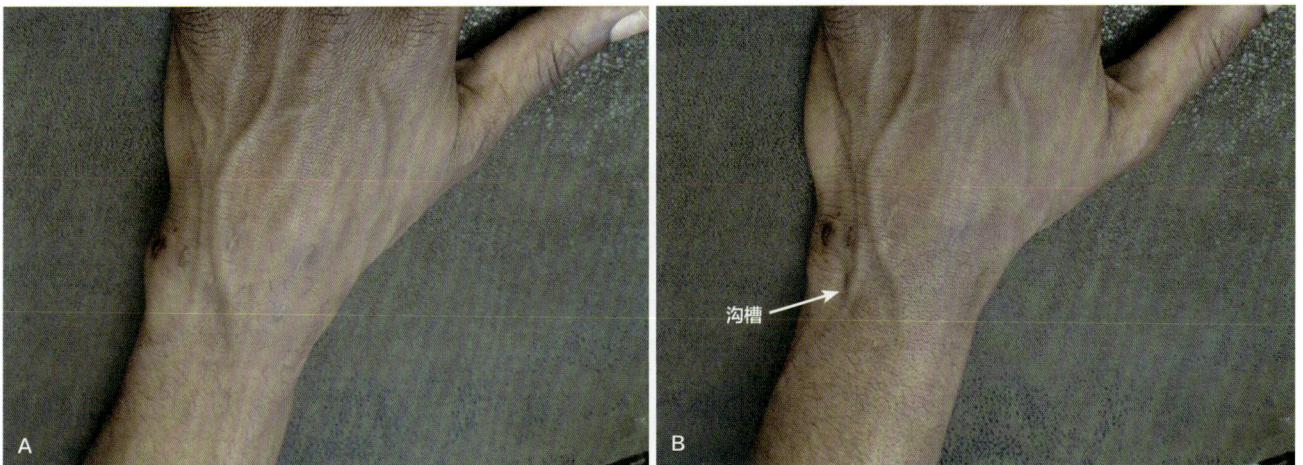

图 4.5 压力试验。A. 尺骨头位于正常位置。B. 患者将手腕掌侧压向桌面，尺骨头向掌侧脱位并可见与尺侧腕伸肌腱走行一致的沟槽（箭头）

下尺桡关节镜技术

沿指屈肌腱尺侧做一个 2 cm 的纵向切口，近端腕横纹位于切口中间，建立 VU 入路。将肌腱拉向桡侧，用一根 22G 针确认桡腕关节间隙。用钝头肌腱剪或手术钳突破掌侧关节囊后插入套管及钝头套管针，再插入关节镜。插入时，先用拉钩将指屈肌腱拉向桡侧，再小心地将套管从指屈肌腱的尺侧边缘插入，以避免损伤尺神经和尺动脉，向桡侧牵拉指屈肌腱也可起到保护正中神经的作用。略向入路的桡远侧转动镜头，可看到月三角韧带的掌侧部分。探钩则从 6R 或 6U 入路进入。

下尺桡关节掌侧入路

体表标志及 VDRU 入路的建立，可参照 VU 入路，关节囊的穿入点位于 VU 入路近端 5～10 mm 处。[20]

建立 VDRU 入路时，可通过 VU 入路的皮肤切口，采用直径 1.9 mm 的小关节镜进入较难进的下尺桡关节，特别是小的腕部关节。但笔者发现，直径 2.7 mm 的标准镜头可以提供更好的视野。正如上述，首先应确认尺腕关节，在这个步骤中，在尺腕关节留置一个针头或套管作为标记是很有用处的；然后向近侧倾斜 45°插入 22G 的注射针以确定下尺桡关节间隙并注入生理盐水，或将掌侧皮肤切口向近侧延长 1 cm，这个平面就是 VDRU 入路中关节囊的穿入点。确认位置后，先用肌腱剪刺入

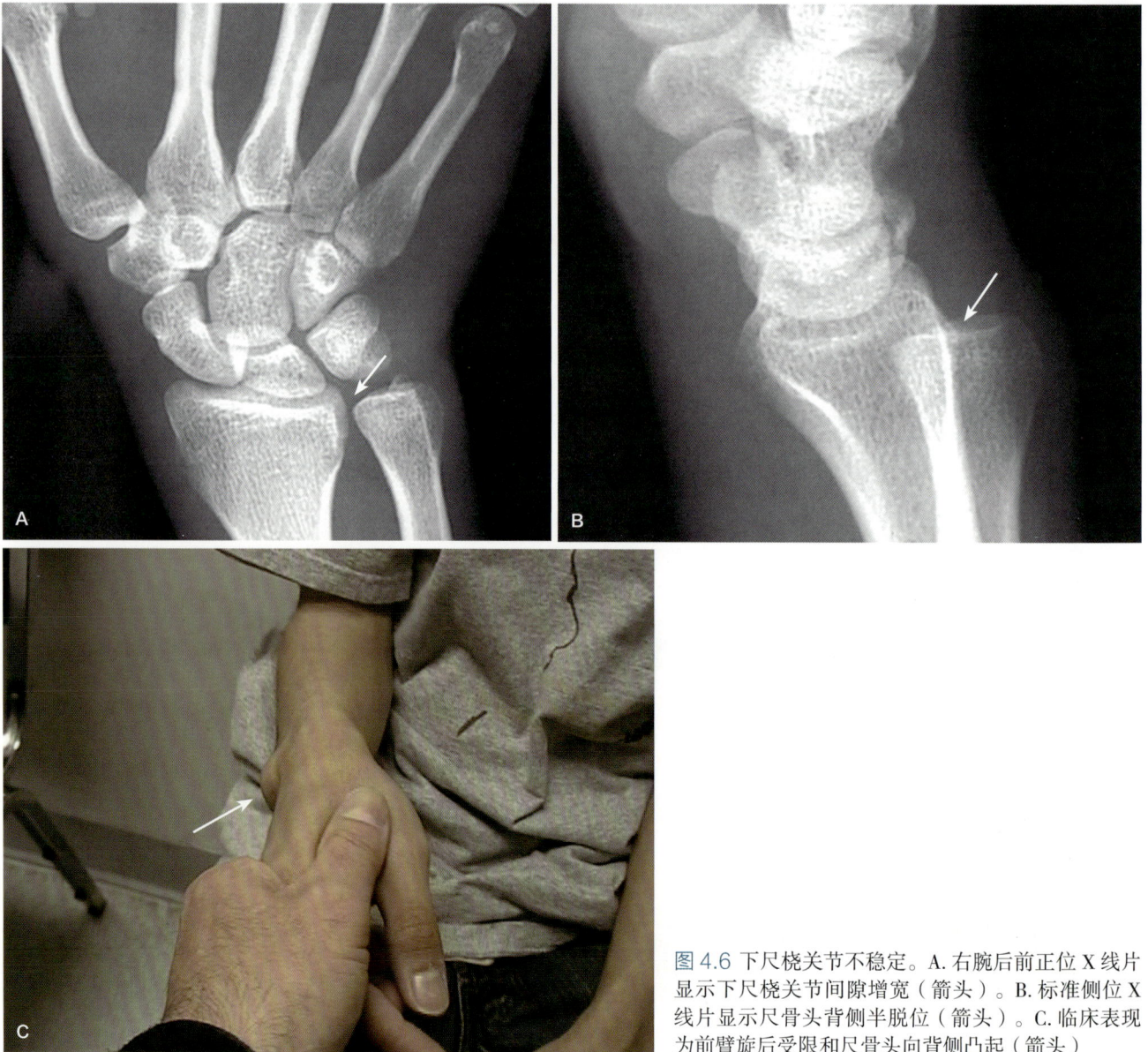

图 4.6 下尺桡关节不稳定。A. 右腕后前正位 X 线片显示下尺桡关节间隙增宽（箭头）。B. 标准侧位 X 线片显示尺骨头背侧半脱位（箭头）。C. 临床表现为前臂旋后受限和尺骨头向背侧凸起（箭头）

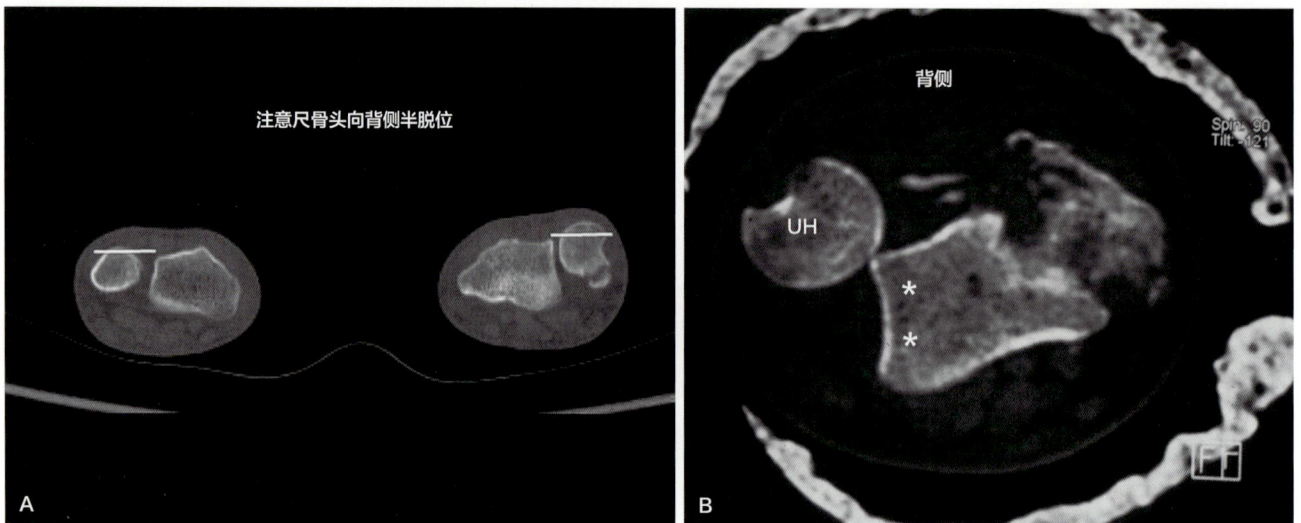

图 4.7 A. 轴位 CT 扫描图像，显示正常右腕关节与半脱位伴尺骨茎突新鲜骨折的左腕关节的对比，可见尺骨头相对于乙状切迹向背侧半脱位。B. 轴位 CT 扫描图像，显示桡骨远端骨折，尺骨头（UH）相对于乙状切迹（星号）向背侧半脱位

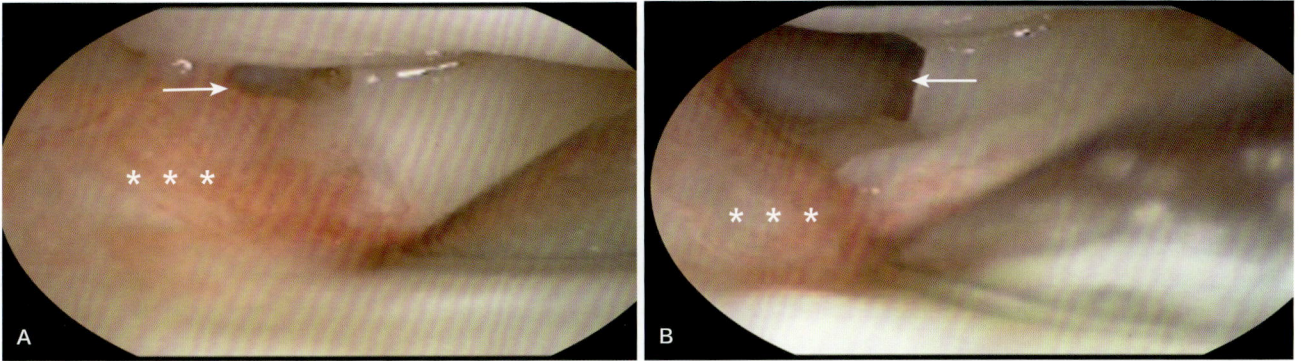

图 4.8 探钩试验。A. 从 3-4 入路观察 TFCC（星号）及茎突前隐窝（箭头）。B. 探针向桡背侧牵拉 TFCC（星号），当 TFCC 与关节囊分离时，可见茎突前隐窝明显增宽（箭头）

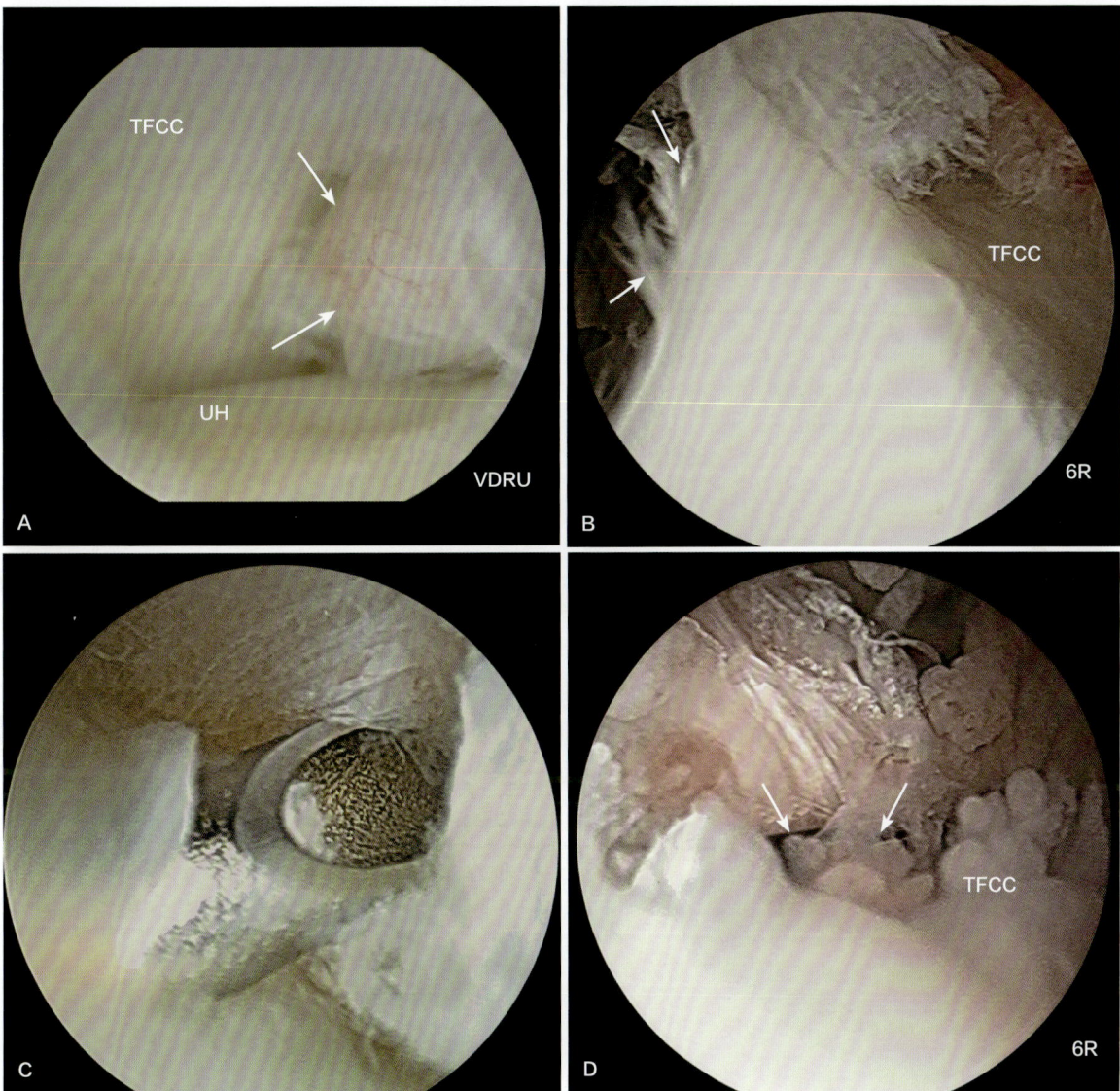

图 4.9 尺骨头凹处止点撕裂。A. 通过下尺桡关节掌侧（VDRU）入路观察，桡尺韧带深层近侧撕裂。B. 从 6R 入路观察桡腕关节，可见明显不稳定的 TFCC 近侧及远侧复合撕裂（箭头）。C. 18G 针穿过尺骨头凹并刺穿复合撕裂的游离缘。D. 将撕裂处重新缝回尺骨头凹。UH—尺骨头；TFCC—三角纤维软骨复合体

探针从下尺桡关节远侧入路进入

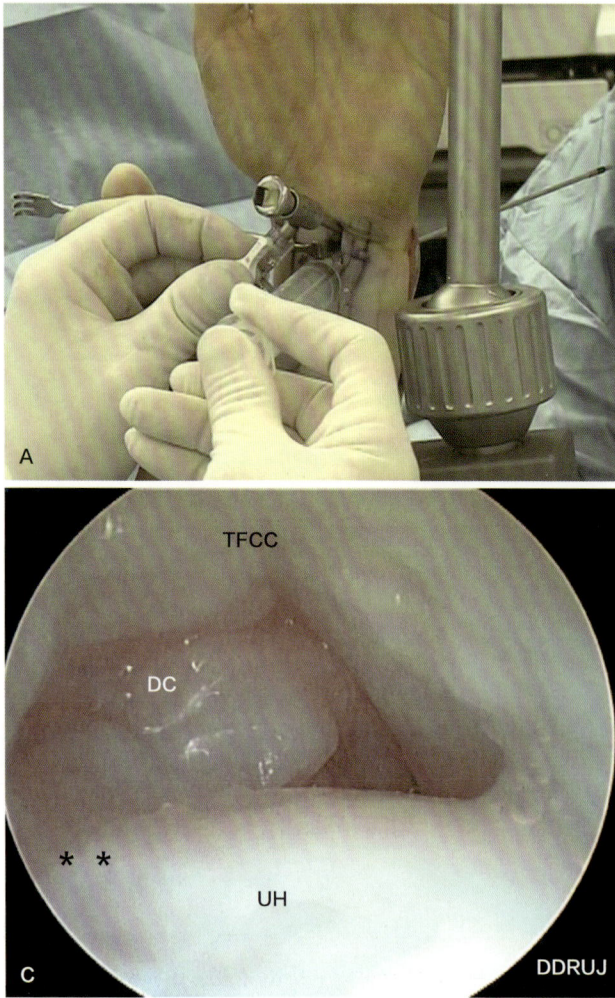

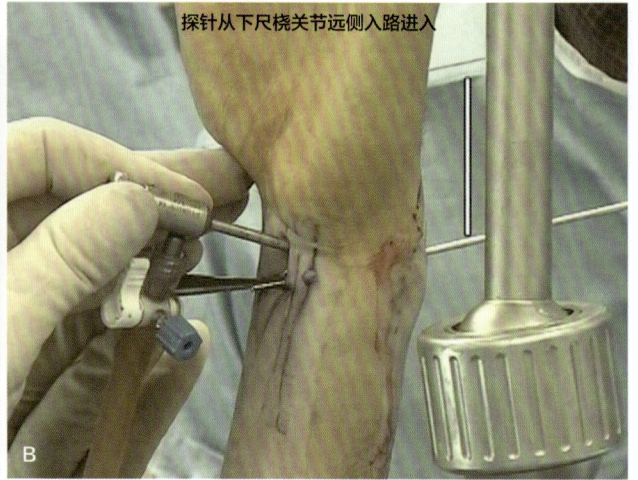

图 4.10　A. 关节镜套管针进入 VU 入路。插入 22G 针定位下尺桡关节并注入生理盐水。B. 探针从下尺桡关节远侧（DDRUJ）入路进入，从 VDRU 入路穿出。C. 干性关节镜操作，通过 VDRU 入路可见尺骨头凹的空虚征象，桡尺韧带深层止点缺失（星号）。DC—背侧关节囊；UH—尺骨头；TFCC—三角纤维软骨复合体

关节间隙，再置入套管及钝头锥，最后插入关节镜。或者，探针先从下尺桡关节远侧（DDRUJ）入路进入，穿过关节间隙到掌侧切口以确定关节间隙的位置。也可以用转换棒来引导关节通道。起初，下尺桡关节间隙的显露十分局限，但经过3~5分钟的液体灌注，关节间隙会扩大，可见范围明显改善（图4.10A、B）。必要时，3 mm探钩可换成磨球或热射频头从下尺桡关节远侧入路进入。也可采用干性关节镜操作（图4.10C）。

　　Atzei描述的直接尺骨头小凹（direct foveal，DF）入路对使用器械探测桡尺韧带深层尺骨头凹止点的完整性很有帮助，而且能观察到TFCC的下面和尺骨头。[19]直接尺骨头小凹入路的建立步骤：在6U入路的近侧、尺侧腕伸肌腱的掌侧做一个1 cm的纵切口（图4.11）。经入路进入下尺桡关节囊即可见邻近的桡尺韧带深层的尺骨头凹止点。如果将之作为观察通道，需在腕关节完全旋后位时插入关节镜，此时尺骨茎突及尺侧腕伸肌移向

背侧，尺骨头凹及尺骨远端最尺侧区域则位于皮下。下尺桡关节可以采用干性关节镜技术而无须灌流液体。对于一些不确定的病例，下尺桡关节镜有助于确定下尺桡关节炎的严重程度。

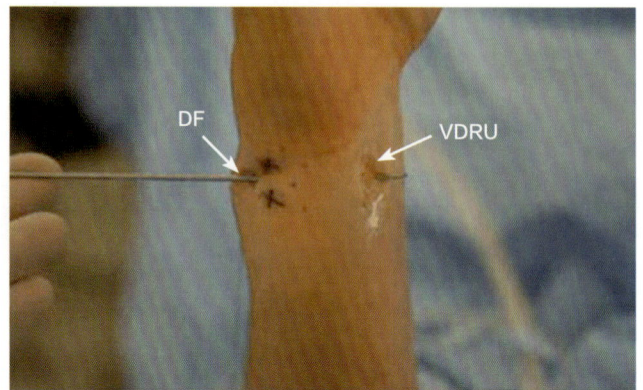

图 4.11　直接尺骨头小凹入路（DF）。探针 DF 进入并从下尺桡关节掌侧入路（VDRU）穿出

下尺桡关节远侧入路

下尺桡关节可通过近侧和远侧入路进入。[21]下尺桡关节近侧（PDRUJ）入路位于关节的腋部、乙状切迹及尺骨干骺端膨大处以近。这个入路较易进入，最初的作用是防止套管针穿入时损伤软骨。前臂保持旋后位，可使背侧关节囊松弛、尺骨头移向掌侧，也可使中央软骨盘向远侧抬离尺骨头。首先用22G针在尺骨颈处垂直刺入以确认关节间隙，可采用X线透视协助针头定位。关节内注入生理盐水，做一个小切口，用肌腱剪略撑开关节囊。插入1.9 mm或2.7 mm关节镜配套的套管及套管针，然后以30°角插入1.9 mm或2.7 mm关节镜。通过这个入路可以观察乙状切迹近侧的软骨和尺骨颈处的软骨面。术者需常规观察关节内游离体或滑膜增生等情况。

下尺桡关节远侧（DDRUJ）入路位于下尺桡关节近侧入路以远6~8 mm、6R入路以近，可用22G注射针进行确认，这个入路可用于引流或器械操作。TFCC在前臂位于中立位时张力较低，此时可观察尺骨头处的关节穹隆、TFCC的下方结构和掌侧桡尺韧带的尺骨头凹止点。因为关节镜从背侧进入，无法观察背侧桡尺韧带的走行，而只能看到其在尺骨头凹的止点。[22]

关节镜辅助桡尺韧带深层止点重建

适应证

腕部急慢性疼痛、尺骨头凹处压痛、损伤后超过6个月且保守治疗无效的临床下尺桡关节不稳定者，适合采用关节镜辅助手术。而受伤后出现下尺桡关节明显不稳定或桡骨远端骨折或盖氏（Galeazzi）骨折后虽然及时固定，但下尺桡关节仍持续不稳定的患者，则需要尽快治疗。下尺桡关节不稳定超过6个月的慢性患者，其尺骨头凹的深支止点修复术预后较差，更适合采用开放的肌腱移植术进行重建。

禁忌证

TFCC已回缩的巨大撕裂，TFCC已难以重新附着回原来解剖位置的患者，或慢性撕裂且韧带组织条件很差的患者，都需要行肌腱移植术。3~6个月以内、愈合能力不能肯定的亚急性损伤，超过6个月、愈合可能性很小的慢性损伤。[18]症状轻微的患者，体力要求低、身体不够健康难以进行手术的患者，以及有桡腕关节或下尺桡关节退行性变的患者，建议行保守治疗。严重的下尺桡关节不稳定和尺骨正向变异≥2 mm的尺骨征阳性则属于相对禁忌证。

关节镜辅助缝合修复技术

Iwasaki和Minami[23]描述了关节镜辅助经骨通道进行尺骨头凹处止点重建技术。首先依据正常蹦床效应的丧失以及探钩试验阳性来确定TFCC尺骨头凹处止点撕裂。透视下应用1.5 mm导针从尺骨颈经皮穿至尺骨头凹处，在导针穿皮处切一个1.5 cm的切口，用2.9 mm空心钻头（DePuy，Warsaw，IN）向远侧沿导针钻透尺骨头凹处，建立骨通道。从3-4入路插入关节镜进行引导，将2-0不可吸收缝线（Prolene，Ethicon，Somerville，NJ）穿入21G针，并经过骨通道穿过TFCC，用另一根2-0不可吸收缝线套环同法穿过骨通道及TFCC，第一根缝线尾部穿过套环后从骨通道引出，拉紧缝线使TFCC止点牢固固定在尺骨头凹处。前臂呈中立位时，将缝线固定于骨通道近端入口的尺骨骨膜处。术后，以前臂旋后45°位石膏固定长臂制动4周，再改为佩戴腕部支具2周，然后开始增加活动范围训练及力量训练等康复锻炼。

Nakamura等[24]报道了类似的通过导向器建立骨通道的TFCC关节镜辅助重建技术。TFCC先通过桡腕关节和下尺桡关节镜观察，确认存在TFCC深层尺骨头凹处止点撕裂后，再将导向器通过4-5入路或6R入路置入关节间隙，在尺骨皮质的尺侧、尺骨茎突尖以近15 mm处做一个1 cm的纵向切口，剥离骨膜，将导向器上的尖钩置于TFCC的尺侧部分。将1.2 mm克氏针穿过导向器套筒，从尺骨尺侧皮质穿至TFCC尺侧，制作同样的2条并行骨通道。将一根4-0尼龙缝线套环穿过21G针，从外侧穿过其中一条骨通道，另一根缝线套环同法穿过另一条骨通道，用蚊式钳通过4-5入路或6R入路将两套环拉出到关节外，将2根3-0不可吸收聚酯缝线（Ticron，Covidien，Mansfield，MA）穿过两套环后拉入桡腕关节间隙，继续向近侧牵拉两套环，使2根3-0不可吸收聚酯缝线先经过TFCC，再经2条骨通道穿出尺骨的尺侧皮质，最后拉紧TFCC至尺骨头凹。此技术可使TFCC与尺骨头凹牢固缝合，进而稳定下尺桡关节。

Atzei和Luchetti[18]采用关节镜辅助的带线锚钉技术修复尺骨头凹处止点撕裂。关节镜自3-4入路进入，以6R入路和6U入路作为器械的操作入路。在6U入路近侧1 cm处建立DF入路，此入路在前臂完全旋后时刚好位于尺骨茎突的掌侧。插入关节镜同样需要前臂位于完全旋后位，因为此时的尺骨茎突、尺侧腕伸肌腱会移向背侧，而尺骨头凹和尺骨远端最尺侧部位则位于皮下。通过6R入路和DF入路对撕裂的边缘清创，用2 mm的动力刨削器和（或）刮匙清除尺骨头凹处的残存纤维，并使止点处形成新鲜的渗血表面。将一枚带双线（4股）的自攻丝锚钉通过DF入路打入尺骨头凹，双线之一的桡侧股先穿入25G针或图伊（Tuohy）针，然后在位于下尺桡关节远侧入路的关节镜的指引下，将针导入DF入路。针头斜向上穿过桡尺韧带深层的掌侧纤维和背侧桡尺韧带浅层，进入桡腕关节。将镜头转到3-4入路并确定进针位置正确，然后将双线经6U入路拉出关节外。以同样的方法，将每条线的尺侧股穿过尺骨茎突前隐窝后从6U入路引出。打结器从6U入路置入，在前臂中立位、腕部不牵引的状态下，滑至尺骨茎突前隐窝处并将两条线缝分别打结。前臂以Munster支具固定4周后可开始活动范围训练及力量训练。

Geissler发展了pushlock免打结锚钉全关节镜下修复技术[25]（图4.12）。腕关节屈曲20°~30°位悬吊于4.5 kg牵引力的牵引塔上，镜头从3-4入路进入，探针从6R入路进入。在6R入路以远同一条线上近1.5 cm处做一个6R辅助入路，18G针从此处向尺骨头方向穿入以确定入路位置。腕关节保持屈曲位，以便留出更多空间置入锚

钉。缝合套索（Arthrex，Naples，FL）从6R辅助入路进入桡腕关节间隙，由近到远穿过撕裂的软骨盘边缘，穿线器穿过缝合套索并用钩针从6R入路引出。然后用抓线器将2.0的纤维缝线穿过缝合套索向远侧经手柄拉出。缝合套索退出软骨盘（注意不是关节），从先前穿出点的前面或后面的位置再穿出，以便做水平褥式缝合。当缝合套索重新穿过软骨盘时，可看到缝合套索从软骨盘进入桡腕关节腔。用钩针将缝合套索从6R入路拉出，使两条缝线从6R入路退出。套管锥插入6R辅助入路，钩针穿过套管，经套管向远侧通过通道将两条缝线从6R辅助入路拉出，应确定通道穿过软骨盘撕裂处的外围至尺骨头。透视位置满意后，用空心钻头沿导针在尺骨基底钻孔。保持位置后将2.0纤维缝线穿过微型pushlock免打结锚钉（Arthrex，Naples，FL）。锚钉置入钻好的骨通道中并收紧缝线，拧入尺骨远端。腕关节呈前臂稍旋位用过肘支具固定3~4周，再改用可拆护腕支具固定3周。

结果

Iwasaki等[26]回顾了12例关节镜辅助TFCC深层尺骨头凹止点重建的病例，患者平均年龄为31岁（范围为20~50岁）。平均随访30个月，其中6例疼痛消失，5例有轻度疼痛，1例有中度疼痛；所有患者下尺桡关节不稳定消除。MMWS评分显示，平均为（92.5±7.5）分，优秀8例，良好4例。DASH评分从术前的（59.5±18.5）分到术后的（7.7±11.9）分，有明显改善（$P<0.0001$）。2例患者术后偶发尺侧腕伸肌腱炎。术后12周MRI成像可见尺骨头凹处的TFCC止点征象。

Nakamura等[24]报道了24例采用关节镜辅助经骨技术修复和64例采用切开经骨修复的患者资料。在关节镜辅助修复组，有13例男性和11例女性，平均年龄为27岁，损伤部位包括右腕13例、左腕11例。从最初受伤到手术的时间平均为8个月（范围为1个月~4年）。尺骨正变异（+2 mm）者5例，无变异（0 mm）者17例，负变异（-1 mm）者2例。平均随访3.5年（范围为12~60个月）。术后，24例患者中有15例疼痛消失，2例仍存在严重的疼痛。4例在术后8~12个月疼痛复发。术前前臂旋转无异

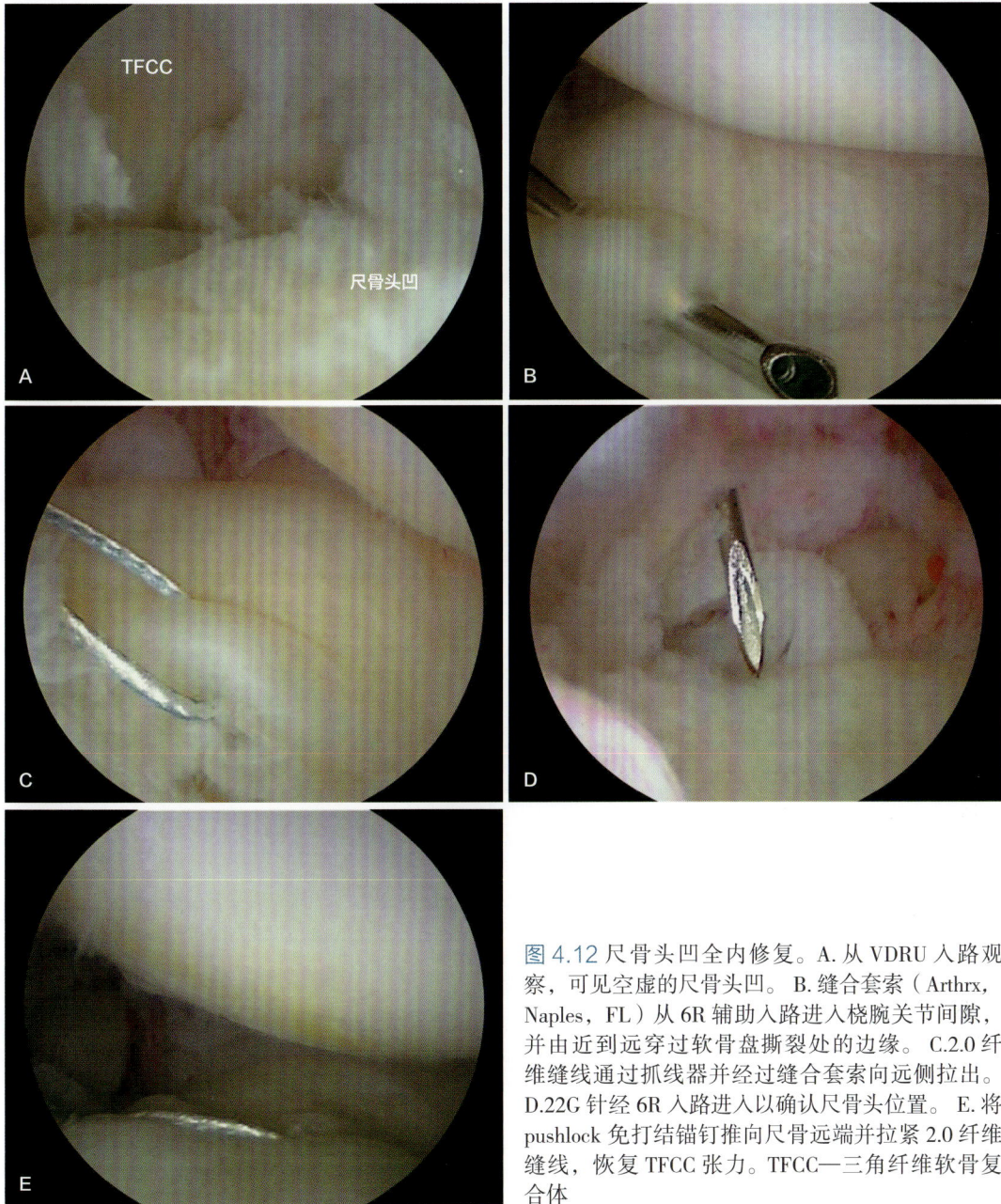

图 4.12 尺骨头凹全内修复。A. 从 VDRU 入路观察，可见空虚的尺骨头凹。 B. 缝合套索（Arthrx, Naples, FL）从 6R 辅助入路进入桡腕关节间隙，并由近到远穿过软骨盘撕裂处的边缘。 C.2.0 纤维缝线通过抓线器并经过缝合套索向远侧拉出。 D.22G 针经 6R 入路进入以确认尺骨头位置。 E. 将 pushlock 免打结锚钉推向尺骨远端并拉紧 2.0 纤维缝线，恢复 TFCC 张力。TFCC—三角纤维软骨复合体

常，术后有1例出现旋后45°受限。17例术后无下尺桡关节不稳定，7例仍存在中到重度的不稳定。在切开修复组，有36例男性和28例女性，平均年龄为31岁，损伤部位包括右腕37例、左腕25例、双腕2例。从最初受伤到手术的时间平均为5个月（范围为0~25年）。尺骨正变异者13例，无变异者50例，负变异者3例。平均随访3年（范围为24~108个月）。此组64例患者中有60例无疼痛，2例仍有严重疼痛。1例患者术后前臂45°旋后受限。64例患者中有56例无下尺桡关节不稳定，4例仍存在中到重度的不稳定。

使用著者自建下尺桡关节治疗结果评分分析上述研究资料，关节镜组在受伤后7个月（平均4个月）内进行手术者，可获得优良的治疗效果；而在受伤后平均19个月（范围为7个月至4年）才进行手术者，治疗结果为一般或差。研究还发现，尺骨正变异在2 mm或以上的病例，治疗效果只能达到一般，此类情况应属关节镜手术禁忌证。现在此类患者都采取切开修复以及尺骨短缩截骨术或尺骨头wafer薄片切除术进行治疗。而在切开修复组，手术的时机或是否为尺骨征阳性对其疗效没有显著影响。

Shinohara等[27]改良了Nakamura的技术，采用下尺桡关节镜更精准地在尺骨头凹处制作骨通道。该研究对11例患者在术后平均30个月的随访中进行了Hand20评分评估。在关节稳定性评估中，9例下尺桡关节不稳定消失，2例仍存在轻微不稳定；7例疼痛完全消失，4例活动时有轻微疼痛。MMWS显示，优秀7例，良好3例，一般1例。研究还提出，优良的疗效可部分归因于患者属于创伤性TFCC深层尺骨头凹处止点撕裂所致的中度下尺桡关节不稳定，且不伴有尺骨撞击。另外，如果患者有严重的下尺桡关节不稳定，不仅尺骨头凹处止点会有损伤，其他次要的稳定结构（如关节囊、尺腕韧带、旋前方肌和骨间膜远侧部分）也会受损，这种情况下TFCC是不可修复的。对于严重下尺桡关节不稳定的患者，推荐行开放的TFCC重建手术，而非关节镜辅助尺骨头凹处止点重建术。

Atzei和Luchetti[28]回顾了48例（男性28例、女性20例）关节镜辅助重建患者的资料，平均随访33个月（范围为6~52个月），其中27例为利手损伤。手术时患者平均年龄为34岁（范围为17~54岁），从受伤到手术的平均时间为11个月（范围为5~19个月）。所有患者的致伤原因均为跌落或腕部暴力扭伤等。静息时的VAS评分：术前平均为（3±2）分，术后平均为（1±1）分，疼痛明显缓解，具有统计学意义（$P<0.05$）。活动时的VAS评分，术前平均为（8±3）分，术后平均为（3±3）分，疼痛亦明显缓解，具有统计学意义（$P<0.05$）。仍有4例为中等疼痛，1例为严重疼痛。平均MMWS从术前（48±13）分提高到术后的87分（$P<0.05$），35例为优秀，5例为良好，6例为一般，2例为差。DASH评分从术前的平均（42±20）分到术后的平均（15±15）分，疼痛明显改善，具有统计学意义（$P<0.05$）。48例患者中有44例的下尺桡关节不稳定获得治愈，有4例患者在浮球（ballottement）试验中表现为"软终末抵抗"（softendpoint）。2例主诉在前臂旋转时有咔嗒响及疼痛。腕部活动及前臂旋转情况，在术前和术后无差异。5例患者有尺神经背侧支一过性失用症的表现。

参考文献

1. Palmer AK, Werner FW. The triangular fi brocartilage complex of the wrist-anatomy and function. *J Hand Surg* [Am]. 1981; 6（2）:153-162.

2. Ishii S, Palmer AK, Werner FW, Short WH, Fortino MD. An anatomic study of the ligamentous structure of the triangular fibrocartilage complex. *J Hand Surg* [Am]. 1998；23（6）: 977-985.

3. Berger RA. The ligaments of the wrist. A current overview of anatomy with considerations of their potential functions. *Hand clin*. 1997; 13(1): 63-82.

4. Nakamura T, Takayama S, Horiuchi Y, Yabe Y. Origins and insertions of the triangular fi brocartilage complex: a histological study. *J Hand Surg*. 2001; 26（5）: 446-454.

5. Nakamura T, Makita A. The proximal ligamentous component of the triangular fibrocartilage complex. *J Hand Surg*. 2000; 25(5): 479-486.

6. Haugstvedt JR, Berger RA, Nakamura T, Neale P, Berglund L, An KN. Relative contributions of the ulnar attachments of the triangular fi brocartilage complex to the dynamic stability of the distal radioulnar joint. *J Hand Surg*. 2006; 31（3）: 445-451.

7. Noda K, Goto A, Murase T, Sugamoto K, Yoshikawa H, Moritomo H.Interosseous membrane of the forearm: an anatomical study of ligament attachment locations. *J Hand Surg*. 2009; 34（3）: 415-422.

8. Moritomo H, Omori S. Infl uence of ulnar translation of the radial shaft in distal radius fracture on distal radioulnar joint instability. *J Wrist Surg*. 2014; 3（1）: 18-21.

9. Xu J, Tang JB.I n vivo changes in lengths of the ligaments stabilizing the distal radioulnar joint. *J Hand Surg*. 2009; 34（1）: 40-45.

10. Moritomo H, Masatomi T, Murase T, Miyake J, Okada K, Yoshikawa H. Open repair of foveal avulsion of the triangular fibrocartilage complex and comparison by types of injury mechanism. *J Hand Surg*. 2010; 35（12）: 1955-1963.

11. Kleinman WB. Stability of the distal radioulna joint: biomechanics, pathophysiology, physical diagnosis, and restoration of function what we have learned in 25 years. *J Hand Surg*.2007; 32（7）: 1086-1106.

12. Jupiter JB. Commentary: the effect of ulnar styloid fractures on patient-rated outcomes after volar locking plating of distal radius fractures. *J Hand Surg Am*. 2009; 34（9）: 1603-1604.

13. Yang Z, Mann FA, Gilula LA, Haerr C, Larsen CF. Scaphopisocapitate alignment: criterion to establish a neutral

lateral view of the wrist. *Radiology*. 1997; 205 (3): 865-869.

14. Mino DE, Palmer AK, Levinsohn EM. Radiography and computerized tomography in the diagnosis of incongruity of the distal radio-ulnar joint. A prospective study. *J Bone Joint Surg Am*. 1985; 67 (2): 247-252.

15. Amrami KK, Felmlee JP. 3-Tesla imaging of the wrist and hand: techniques and applications. *Semin Musculoskelet Radiol*. 2008; 12 (3): 223-237.

16. Ruch DS, Yang CC, Smith BP. Results of acute arthroscopically repaired triangular fibrocartilage complex injuries associated with intra-articular distal radius fractures. *Arthroscopy*.2003; 19 (5): 511-516.

17. Tay SC, Tomita K, Berger RA. The "ulnar fovea sign" for defining ulnar wrist pain: an analysis of sensitivity andspecificity. *J Hand Surg*.2007; 32(4):438-444.

18. Atzei A, Luchetti R. Foveal TFCC tear classification and treatment. *Hand clin*. 2011; 27 (3): 263-272.

19. Atzei A. New trends in arthroscopic management of type 1-B TFCC injuries with DRUJ instability. *J Hand Surg Eur vol*. 2009; 34 (5): 582-591.

20. Slutsky DJ. Distal radioulnar joint arthroscopy and the volar ulnar portal. *Tech Hand Up Extrem Surg*. 2007; 11 (1):38-44.

21. Whipple TL.A rthroscopy of the distal radioulnar joint. Indications, portals, and anatomy. *Hand Clin*. 1994; 10 (4): 589-592.

22. Berger RA. A rthroscopic anatomy of the wrist and distal radioulnar joint. Hand Clin. 1999; 15 (3): 393-413, vii.

23. Iwasaki N, Minami A. Arthroscopically assisted reattachment of avulsed triangular fibrocartilage complex to the fovea of the ulnar head. *J Hand Surg*. 2009; 34 (7): 1323-1326.

24. Nakamura T, Sato K, Okazaki M, Toyama Y, Ikegami H.Repair of foveal detachment of the triangular fibrocartilage complex: open and arthroscopic transosseous techniques. *Hand clin*. 2011; 27 (3): 281-290.

25. Geissler WB. A rthroscopic knotless peripheral ulnar-sided TFCC repair. *Hand clin*. 2011; 27 (3) : 273-279.

26. Iwasaki N, Nishida K, Motomiya M, Funakoshi T, Minami A.Arthroscopic-assisted repair of avulsed triangular fibrocartilage complex to the fovea of the ulnar head: a 2- to 4-year follow-up study. *Arthroscopy*. 2011; 27 (10): 1371-1378.

27. Shinohara T, Tatebe M, Okui N, Yamamoto M, Kurimoto S, Hirata H. Arthroscopically assisted repair of triangular fibrocartilage complex foveal tears.*J Hand Surg*. 2013; 38 (2): 271-277.

28. Atzei A, Luchetti R, Braidotti F. Arthroscopic foveal repair of the triangular fibrocartilage complex. *J Wrist Surg*. 2015; 4 (1): 22-30.

5

尺腕撞击综合征及尺骨茎突撞击综合征

尺腕撞击综合征

相关解剖学及生物力学

尺骨撞击可导致腕关节尺侧疼痛，并且被认为与尺骨正变异所致的尺腕撞击（ulnocarpal impaction，UCI）相关（图 5.1）。Palmer 等[1]证实三角纤维软骨（triangular fibrocartilage，TFC）的厚度与尺骨变异存在负相关关系：尺骨正变异越大，TFC 越薄。Hara 等[2]发现在中立位时，50% 的力通过舟骨窝传导，35% 通过月骨窝传导，15% 通过 TFC 传导。Werner 等[3]证实尺骨每延长 2.5 mm，通过尺骨传递的力从轴向负荷的 18.4% 增加至 41.9%。尺骨每缩短 2.5 mm，尺骨承受的轴向负荷降低至 4.3%。去除 TFCC 的软骨盘部分，可以减少 6.2%~18.4% 的尺骨力量传导。当尺骨延长 2.5 mm 时，尺月关节的峰值压力会由 1.4 N/mm^2 增加到 3.3 N/mm^2。

随着年龄增长，软骨盘中央退行性损伤的发生率也会相应增高。在一项对 180 例尸体腕关节的研究中，Mikic 等[4]发现该损伤在 60 岁以上人群中的发生率为 53%，而在 30 岁以上人群中的发生率为 7%。临床经验提示，不是所有的这种类型的损伤都会表现出临床症状。绝大多数有症状的退行性 TFCC 撕裂与尺腕关节长期过度承重相关。原发的尺骨撞击与尺骨变异相关。Viegas 和 Ballantyne[5]解剖了 100 具尸体的腕关节，发现在尺骨正变异的标本中 TFCC 撕裂的发生率为 73%，在尺骨负变异的标本中发生率为 17%。

获得性尺骨正变异畸形可发生于桡骨远端骨折后桡骨短缩愈合、桡骨远端生长滞后、前臂骨间韧带损伤、盖氏骨折等。尺骨撞击也可能为动态型，例如在旋前位用力抓握时出现。[6]这是因为在旋前位中桡骨沿尺骨旋转时，桡骨有约 1.95 cm 的相对短缩，这可以导致动态撞击。[7]UCI 综合征通常包括 TFCC 撕裂、月三角韧带撕裂以及尺骨正变异。月骨的近端关节面通常有软骨软化（如亲吻损伤），尺骨头也可能有软骨软化（图 5.2）。

机制和分型

获得性尺骨正变异畸形可发生于桡骨远端骨折后桡骨短缩愈合、桡骨远端生长滞后、前臂骨间韧带损伤、盖氏骨折等。该畸形也可继发于应用桡骨头切除术治疗先天性尺骨正变异（如 Madelung 畸形）、桡骨远端生长板的过早闭合和腕关节融合时。尺骨撞击也可能为动态型，甚至发生于尺骨中性变异或负变异的患者进行旋前位用力抓握时。[6]Friedman 等[7]发现，无症状的志愿者尽最大努力抓握时，尺骨平均正变异可达 1.95 cm。

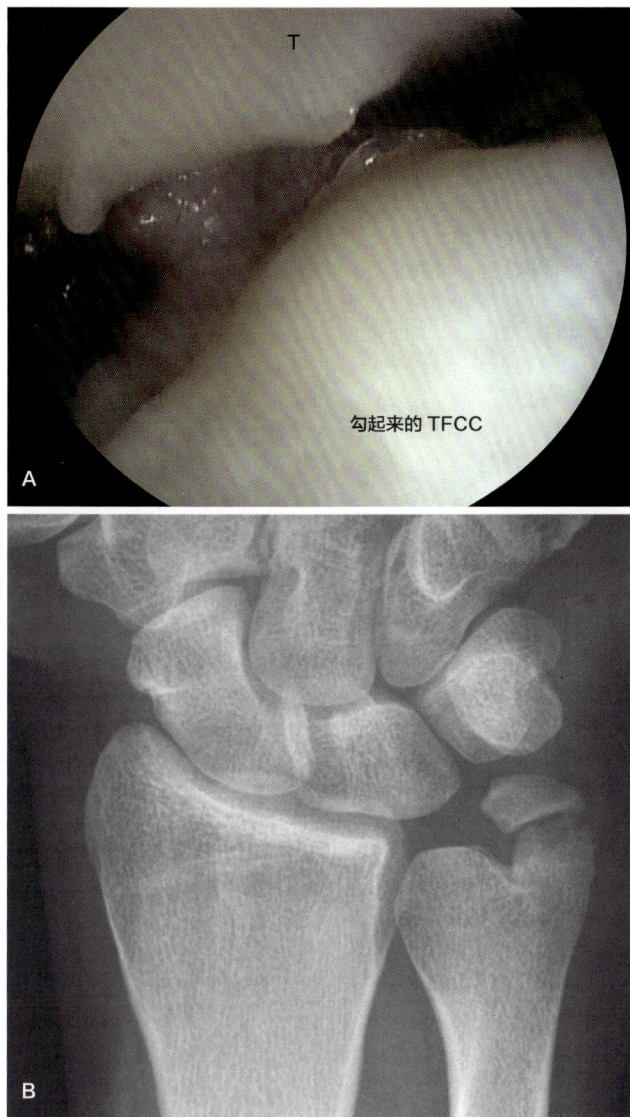

图 5.1 1 例尺骨正变异的患者，关节镜下勾起 TFCC 进行检查。
T—三角骨

这是因为在旋前位桡骨沿着尺骨旋转时，桡骨会出现
1.95 cm 短缩而导致动态撞击。在 Palmer 分型中，退行
性 TFCC 损伤分为 5 种亚型：ⅡA，主要是 TFCC 水平
部分和（或）近侧软骨面的磨损，无穿孔；ⅡB，TFCC
水平部分存在磨损，伴有月骨的尺骨面或尺骨头的桡
侧面磨损或软骨软化；ⅡC，TFCC 水平部分进一步退
化后出现穿孔，多为卵圆形，位于 TFCC 的乏血管区；
ⅡD，TFCC 水平部分有穿孔，月骨和尺骨头关节面有
退行性变并有月三角韧带断裂等；ⅡE，TFCC 尺骨撞
击综合征的最后阶段，尺腕关节可见退行性变，TFCC
水平部分通常缺如，月三角韧带完全撕裂。

诊断

　　UCI 综合征患者表现为慢性腕关节尺侧疼痛，并且
在前臂旋转（或不旋转）、用力握、腕关节尺偏时症状
加重，其主诉一般为腕关节疼痛、活动后肿胀、力量减
弱、腕关节和前臂活动度减小。患者可能存在尺骨头凹
处压痛，也可能在三角骨及尺骨头处存在压痛。主动或
被动尺偏也会产生疼痛。尺腕压力试验有助于诊断 UCI
综合征，方法是在腕关节旋前 / 旋后时，通过轴向加压
使腕关节达到最大限度尺偏。尺骨茎突三角骨撞击(ulnar
styloid triquetral impingemert，USTI) 在旋后时发生，并
且容易与 UCI 混淆（讨论见后）。ECU 肌腱炎的症状
可能类似 USTI。ECU 协同试验具有较高的特异性 [8]，
该试验利用在腕关节中立位前臂旋后、拇指对抗桡侧外
展时，ECU 等长收缩来检测。若在腕关节尺背侧再次出
现疼痛，则为试验阳性，可诊断为 ECU 肌腱炎。诊断
性注射局部麻醉药也可以辅助确定疼痛来源。

　　标准的腕关节 X 线片可用于评估腕骨间关节及下
尺桡关节的关节炎，还可用于测量尺骨变异程度。在评
估腕尺侧病理时，无旋转的后前正位片很重要。拍摄时
需使肩关节外展 90°，肘关节屈曲 90°，腕关节处于
中立位。因为尺骨变异可以是动态的，应力位的 PA 位
片有助于评估。旋前握力位有助于再次显现尺骨的动态
变异。[6] 尺腕关节可见 OA 改变，如关节间隙变窄、骨
硬化、骨囊肿及骨赘等。

　　MRI 是诊断 UCI 综合征的可选检查方法。[9] 退行性
TFCC 损伤中也可能看到局灶性的软骨缺损。磁共振静
脉造影更有利于对骨髓病理改变的观察。骨髓水肿通常
会影响月骨的尺骨面，也可能波及三角骨的桡骨面及尺
骨头。软骨下囊肿改变表现为 T_1 加权像低信号、T_2 加
权像高信号（图 5.3）。[10] 如果存在硬化，那么 T_1 及 T_2
加权像都是低信号。采用 MRI 测量尺骨变异可能并不精
确，因为在磁共振仪器中很难获得真正的解剖位置。MR
关节造影术可以通过注射钆造影剂至下尺桡关节以检查
TFCC 的损伤情况，23 mm 的专用线圈及 3.0T 磁共振可
以提高检查精确度。有研究提示，MRI 检查中出现 UCI
信号可能是腕关节镜下尺骨头 wafer 薄片切除术后临床结

果良好的预测因子。[11]

关节尺侧有显著的降低负荷的效应。

关节镜下尺骨头 wafer 薄片切除术

Wnorowski 等[12] 在 9 具尺骨正变异的前臂尸体标本中检测了腕关节镜下尺骨头 wafer 薄片切除术的生物力学效应。每个标本均采用轴向负荷单元以及压力敏感胶片进行生物力学评估，以评价连续切除 TFCC 和尺骨远端对轴向负荷和尺腕压力的影响。切除 TFCC 中央部以及切除尺骨头桡侧 2/3 宽度（深度至软骨下骨），对腕

适应证

腕关节镜以及尺骨短缩截骨术适用于尺骨中性变异或正变异且伴有持续性腕尺侧疼痛的患者，这些患者通常经过保守治疗（如夹板固定、NSAID 止痛药以及选择性注射可的松等）无明显效果。目的是通过尺骨短缩截骨术或尺骨头 wafer 薄片切除术，减少尺腕关节的负荷。在一项生物力学研究中，切除 3 mm 的软骨下骨，可以减轻 50% 由尺骨头传递的负荷，而进一步的骨切

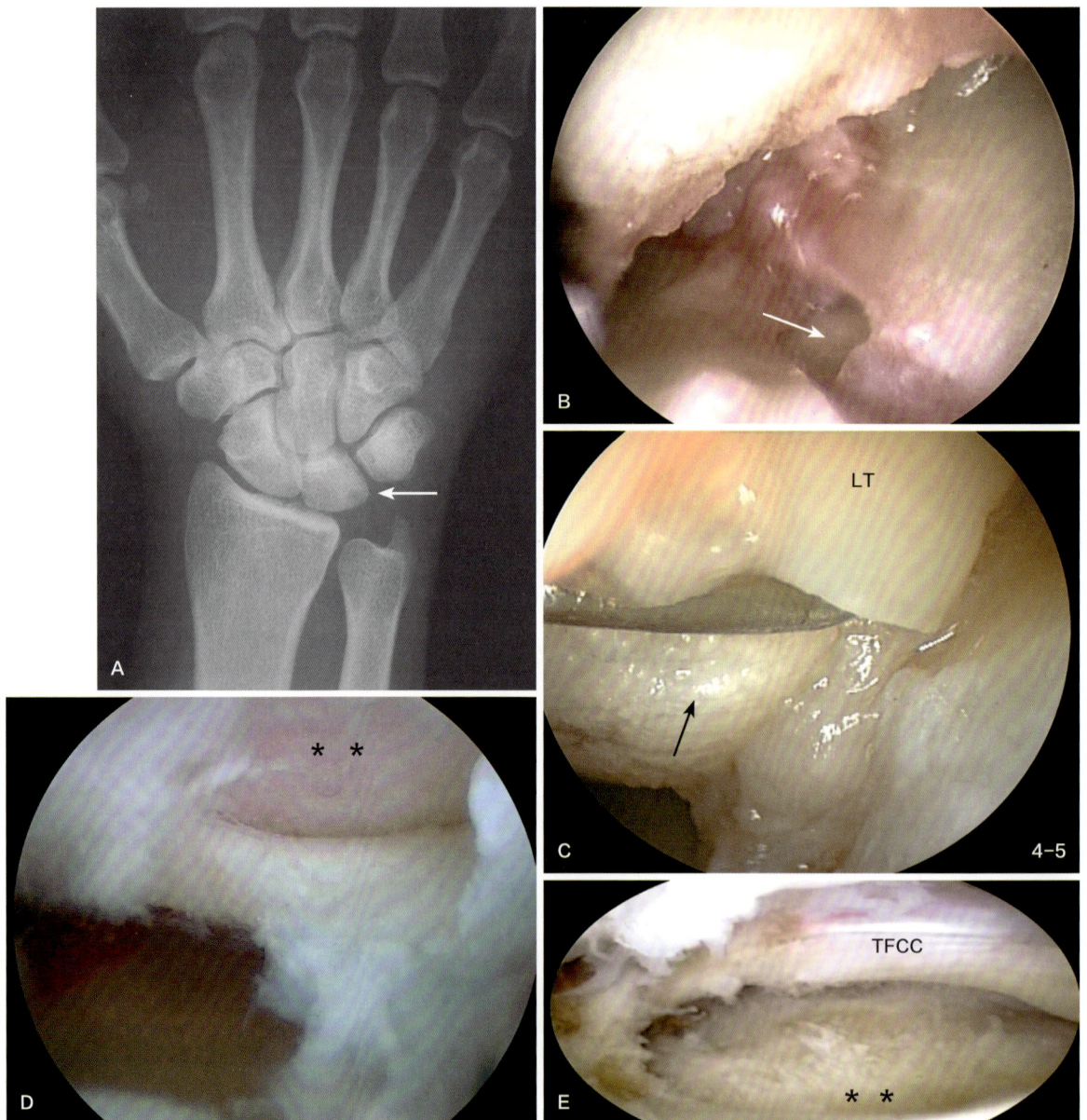

图 5.2 UCI 综合征。A. 后前正位 X 线片显示骨囊肿（箭头），位于月骨近端内侧。B. 通过 4–5 入路可见三角纤维软骨复合体（TFCC）中央撕裂，尺骨头（箭头）显露。C. 探针被置于月三角韧带（LT）撕裂处下方。注意月骨近端纤维化的软骨（箭头）。D. 通过 4–5 入路观察到软骨下骨的一个区域（星号），伴月骨近端的全层软骨撕裂。E. 对撕裂的 TFCC 清创后，显露出尺骨头软骨软化区域（星号）

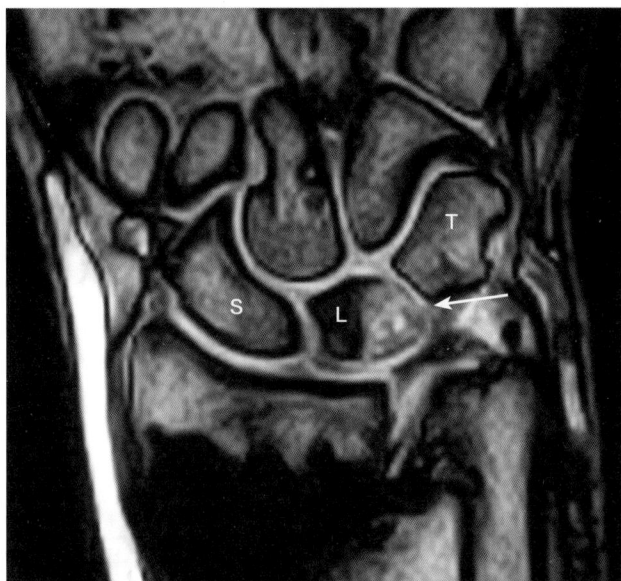

图 5.3 MRI T$_2$ 加权像显示月骨近端内侧极存在信号增强区域（箭头）。L—月骨；S—舟骨；T—三角骨

除对减轻负荷的帮助甚微[12]，其目标是切除足够的尺骨以产生 2 mm 的尺骨负变异。关节镜辅助下的尺骨短缩截骨术为微创手术，不会有截骨后钢板固定的相关并发症（例如骨不愈合）以及后续的钢板取出手术。

有症状的 TFCC 不完全撕裂（Palmer 分型 ⅡA、ⅡB）可采用清创治疗。关于尺骨短缩截骨术在这类患者中的作用尚无统一意见。Osterman 和 Terrill[13] 推荐对这些患者行尺骨短缩截骨术。Tomaino 和 Elfar[14] 的报道显示对完整的软骨盘中央进行清创，随后进行 wafer 薄片切除术，可取得较好的临床效果。通过下尺桡关节入路进行 wafer 薄片切除术是一种选择。TFCC 完全损伤（Palmer 分型 ⅡC、ⅡD）且合并动态/静态尺骨正变异的患者，可采用清创及尺骨短缩截骨术。如果月三角关节稳定，则任何月三角韧带撕裂都可进行清创处理。如果月三角关节不稳定，则可用钢针固定 6~8 周。部分研究者推荐行开放性尺骨短缩截骨术，因为尸体模型提示其可以使尺腕韧带收紧[15]，这或许能够稳定月三角关节。然而，Iwatsuki 等[16] 的研究显示，月三角关节不稳定的程度似乎对临床结果无影响。一项对尺骨短缩截骨术的研究纳入了 25 例月三角韧带撕裂的患者（A 组）和 25 例无撕裂的患者（B 组），这些患者均进行了二次关节镜检查。在 B 组的 25 例腕中，11 例的 Geissler 等级有所改善，9 例无明显改变，2 例变得更差。临床上，患者在尺骨短缩截骨术后，不管月三角韧

带的退行性变程度如何，Geissler 等级均得到了改善。

禁忌证

关节镜下尺骨头 wafer 薄片切除术的限度是 4 mm。[17] 如果需要缩短 4 mm 以上，则推荐行开放性尺骨短缩截骨术。患者如果有明显的尺腕关节和（或）下尺桡关节的关节炎（Palmer 分型 ⅡE），则关节切除成形术或尺骨头置换术更合适。下尺桡关节不稳定应该在尺骨短缩截骨术之前进行治疗。关节镜下尺骨短缩截骨术或尺骨头 wafer 薄片切除术不能解决月三角关节或尺腕韧带不稳定的问题。在这些情况下，可以考虑行尺骨短缩截骨术，该术式经试验证实可以使尺腕韧带更紧凑，可能有助于稳定 LT 关节。

手术技术

在初步的桡腕关节及腕中关节镜检查之后，将镜头置入 4-5 入路中。6R 入路及 6U 入路可用来置入操作器械，将镜头置入 6U 入路来评估尺骨头切除的全面性更为实用。当磨头被置入 4-5 入路或 6R 背侧入路时，VU 入路也可以用于观察，这样可以增加三角操作空间。快速灌洗可以清除组织碎片，再将 TFCC 撕裂的边缘清创至稳定。用 2.9 mm 的磨头来回活动可以切除 2~3 mm 的尺骨头（图 5.4）。可根据磨头的直径粗估骨切除的量，但仍需要 C 臂机透视进行确认。前臂需要进行旋前、旋后检查以避免遗留某处未切除的骨组织。需要小心谨慎操作，以避免损伤 TFCC 进入小凹的深支以及乙状切迹。镜头从 6R 入路进入可评估月三角韧带的情况并清创处理撕裂的月三角韧带。腕中关节镜检查可用于评估月三角关节不稳定的程度。Geissler Ⅲ级不稳定者，可用克氏针固定 6 周，虽然该方式近期也受到了置疑。[16]月骨、三角骨近端区域的软骨软化可以通过关节镜检发现。如果有 1 cm 以上的全层软骨缺损，可以采用 0.045 mm 克氏针进行微骨折处理，以此刺激纤维软骨的形成。

TFCC 完整（Palmer 分型 ⅡA、ⅡB）时，可以通过下尺桡关节入路进行 wafer 薄片切除术操作。[18]处理 TFCC 撕裂（Palmer 分型 ⅡC）时，需要更保守的 TFCC 清创。因为尺骨头切除不是通过 TFCC 操作的，而是在其下方进行的。通过下尺桡关节入路进行 wafer 薄片切除术，便于保留掌侧及背侧桡尺韧带和桡尺韧带深部小凹的止

点。术后予以短臂石膏外固定 4 周，而后可在保护下进行包括旋前及旋后在内的锻炼。

替代手术

Yin 等[19] 报道了用关节镜下远端尺骨干骺端短缩截骨术治疗尺骨撞击的病例。这也是基于 Slade 和 Gillon 等[20] 提出的尺骨远端骨软骨短缩截骨术。如图 5.5 所示，在尺骨头背侧皮肤上画一个三角形 ABC 以标记截骨范围，AB 线位于尺骨穹隆近端 3 mm，A 点是尺骨皮质内 1 mm 的点，BC 线是将要缩短的范围（箭头）。需要缩

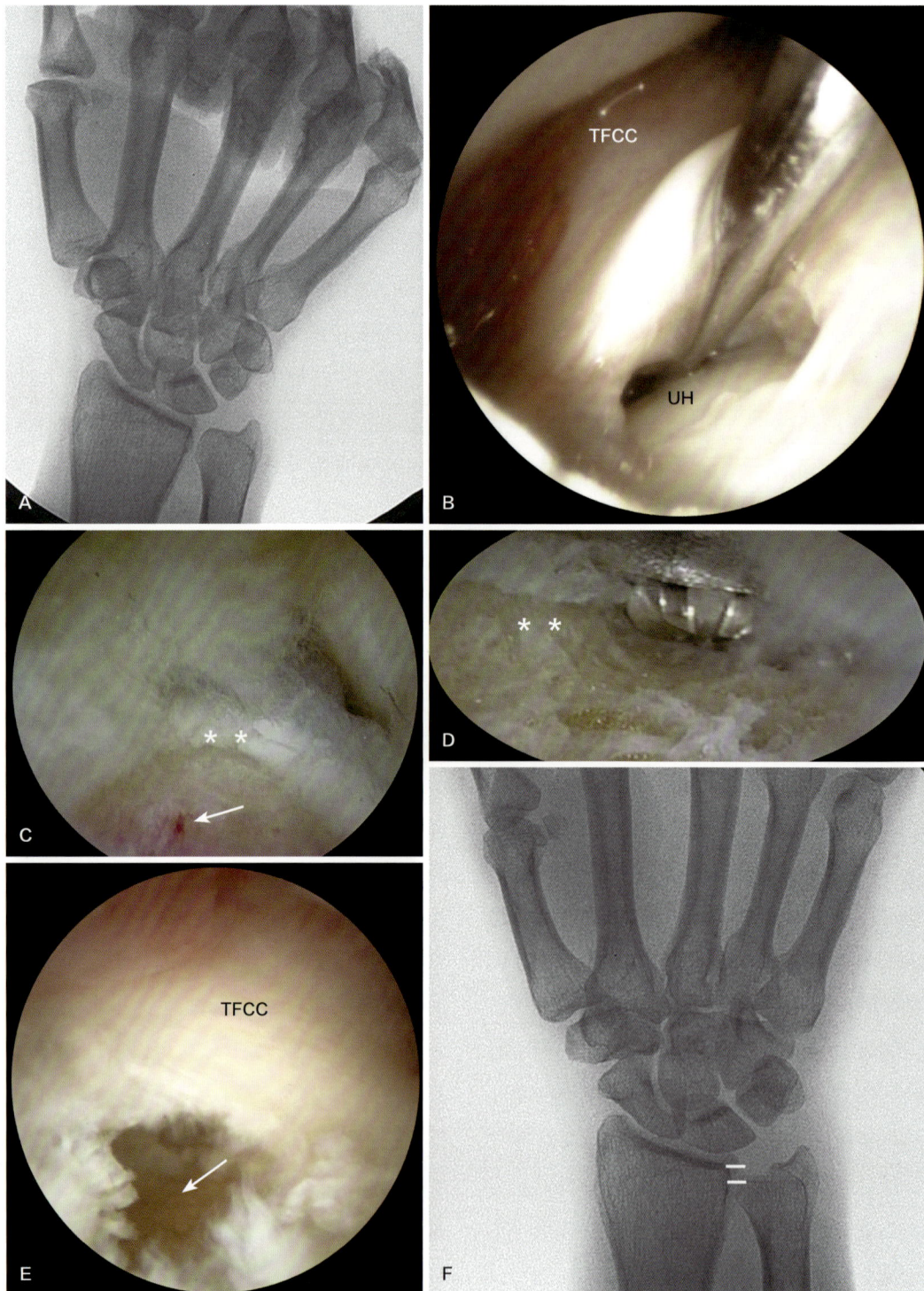

图 5.4 A. UCI 患者的腕关节后前正位 X 线片显示尺骨正变异。B. 从 4~5 入路观察到三角纤维软骨复合体（TFCC）中央部撕裂，并可见尺骨头（UH）。C. 尺骨头部分切除后，可见软骨下骨渗血（箭头）以及关节软骨边缘（星号）。D. 从下尺桡关节入路掌侧观察，使用磨头将尺骨头内侧面部分骨质磨除（星号）。E. 在 wafer 薄片切除术后，撕裂的 TFCC 得到减压（箭头）。F. 腕关节后前正位 X 线片提示术后尺骨负变异

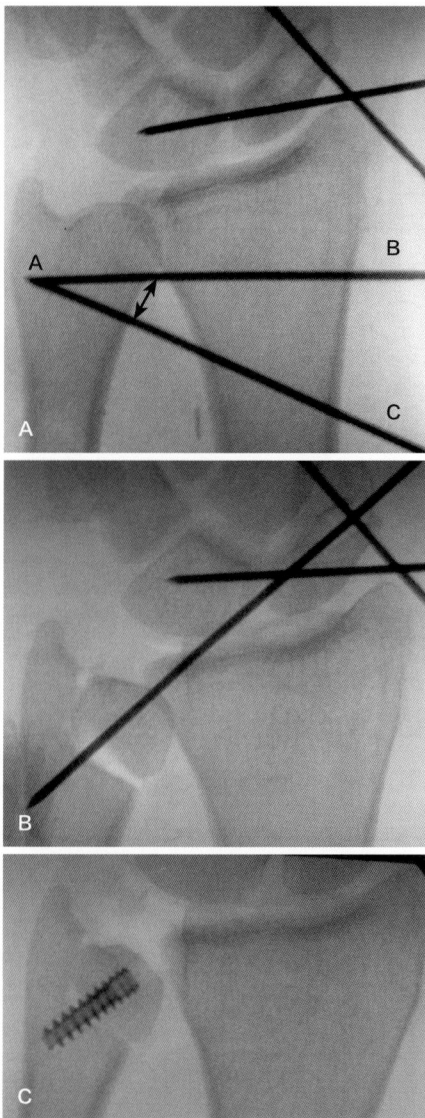

图 5.5 A. 三角形 ABC 描绘出将要截骨的轮廓。B. 移除线之间的骨质并闭合截骨处。C. 截骨处采用埋头空心钉支撑固定。术后尺骨显示负变异

短的长度可以通过∠CBA 来计算。通常∠CBA 为 15° 时，短缩的距离约为 4 mm。在 C 臂机透视下，根据标记截骨范围边界的三角形，经皮置入 3 枚克氏针。然后，将关节镜置入 PDRUJ 入路，确定克氏针的位置。将 1.9 mm机械磨头通过 DDRUJ 入路置入，磨除 2 枚克氏针之间的骨质，注意保持尺骨头表面皮质完整。取出这 3 枚克氏针，用蚊式血管钳由 DDRUJ 入路进入按压尺骨头穹隆以闭合截骨处。通过位于 TFCC 近端的 DDRUJ 入路，朝掌侧及近端方向置入一根 1.2 mm 导针以固定尺骨头穹隆。如此，TFCC 并没有穿孔。采用 1 枚埋头加压空心钉进行加压固定。螺钉头穿入骨对侧骨皮质但不穿出。采用长臂石膏外固定 4 周之后再进行锻炼。

结果

Meftah 等[11] 回顾了 1998—2005 年的 26 例尺骨撞击综合征的患者资料，患者平均年龄为 38.5 岁（范围为 18 ~ 59岁），这些患者均经过保守治疗无效。变量包括患者年龄、既往腕关节骨折史、MRI 信号表现以及尺骨变异。测量结果包括患者术后的腕部力量（与对侧腕比较）以及疼痛缓解程度。22 例（84.6%）患者疼痛缓解结果为良好或优秀（中位数 4，范围为 1 ~ 4）。MRI 信号表现以及术后疼痛缓解结果之间呈显著的相关性（r=0.53，P<0.01）。既往桡骨远端骨折史与疼痛缓解呈负相关（r=-0.50，P<0.01）。术后腕部力量与其他变量之间无明显相关性。UCI 综合征的 MRI 征象是关节镜下 wafer薄片切除术后良好结果的预测指标。

关于应该采用关节镜下 wafer 薄片切除术还是开放性尺骨短缩截骨术的争论较为激烈。在 Bernstein 等[21]开展的一项研究中，11 例 UCI 综合征患者进行了关节镜下 TFCC 清创及关节镜下 wafer 薄片切除术，16 例患者进行了关节镜下 TFCC 清创及开放性尺骨短缩截骨术，平均随访时间分别为 21 个月及 15 个月。9/10 单纯镜下治疗的患者结果为良好到优秀，而 11/16 行开放性尺骨短缩截骨术的患者，结果为良好到优秀。该研究总结指出，关节镜下 TFCC 清创结合 wafer 薄片切除术，可以获得与开放性尺骨短缩截骨术类似的疼痛缓解及功能恢复结果，但是二次手术率更低。Vandenberghe 等[22] 也得出类似的结论。他们回顾了 28 例经尺骨短缩截骨术以及 12 例经关节镜下 wafer 薄片切除术治疗的患者的结果，平均随访时间为 29 个月（范围为 7 ~ 60 个月），尺骨短缩截骨术组的患者平均 DASH 分从 40 分改善至26 分（标准差 18.3 分，P<0.01），MMWS 结果为 11例优秀、10 例良好、6 例一般、1 例差，平均 VAS 分数为 4.4 分（标准差为 1.9 分）。wafer 薄片切除术组患者的平均 DASH 分数改善至 34 分（标准差为 19.4 分，P<0.01），MMWS 结果为 4 例优秀、4 例良好、4 例一般，平均 VAS 分数为 4.6 分（标准差为 2.65 分）。较显著的差异是在尺骨短缩截骨术组患者中，21 例患者需要再次手术，总再次手术量为 27 次，其中有 3 例患者出

现骨不愈合。尺骨短缩截骨术组及 wafer 薄片切除术组的误工时间分别为 7 个月（范围为 0.5 ～ 30 个月）和 6.1 个月（范围为 0 ～ 26 个月）（$P<0.001$）。

尺骨茎突撞击综合征

相关解剖学及病因

尺骨茎突撞击（ulnar styloid impaction，USI）综合征的特点为三角骨撞击尺骨茎突，引起软骨软化、滑膜炎以及腕尺侧疼痛。从解剖学上讲，尺骨茎突尖被半月板同系物覆盖。当过长的尺骨茎突碰触三角骨时，在完整解剖结构存在的情况下，半月板同系物会夹在尺骨茎突尖及三角骨之间。因此，在早期 TFCC 完整且腕屈曲、尺偏时，发生的是软组织撞击而不是骨–骨撞击。[23] 随着挤压时间的延长则会出现骨–骨撞击。在 TFCC 被破坏及尺骨茎突尖显露时，尺骨茎突会直接碰触三角骨，从而发生 USI。在完全旋前位时，三角骨的掌侧部分朝向尺骨茎突尖；在完全旋后位时，三角骨的背侧部分朝向尺骨茎突尖。腕关节屈曲及尺偏仅会增加三角骨及尺骨茎突之间的距离。因此，在腕关节旋后位时，USI 仅在腕背伸及尺偏时发生。

Biyani 等 [24] 研究了 400 例无腕关节症状的 USI 综合征患者的 X 线片，描述了 5 种形态变异，其中最常见的是延长的尺骨茎突。他们定义标准的尺骨茎突长度为 3 ～ 6 mm，且内侧成角不超过 15°。Giachino 等 [25] 回顾分析了 1000 例无骨创伤的 USI 综合征患者的 X 线片，从尺骨茎突基底向尺骨茎突尖测量距离，测量线平行于尺骨纵轴，以此作为尺骨茎突的长度，发现该距离范围为 0 ～ 14.8 mm，平均值为 6.31 mm（标准差为 1.82 mm）。该研究确诊了 56 例 USI 综合征，并且将病因分为以下类型。

（1）尺骨茎突过长撞击三角骨，发生于先天性尺骨茎突过长的患者，或桡骨远端生长停滞及 Madelung 畸形的患者中。USI 也可发生于尺骨茎突不愈合后过度生长时（图 5.6）。

（2）三角骨撞击尺骨茎突，发生于以下情况：近排腕骨塌陷，腕骨移向近端时；远端桡骨畸形愈合后桡骨长度缩短，桡骨向近端移动时；腕骨向尺侧移位；或者手–腕–桡骨复合体作为一个完整单元向尺侧移位，这种情况发生于全部或部分尺骨头切除术后；也可以发生于腕关节融合后以及 Kienböck 病。

（3）韧带松弛、不稳或负重活动（如进行高尔夫及其他球拍类运动）所致的动态 USI。

（4）以上情况的任意组合。

诊断

USI 发生于前臂旋后时，此时腕骨及桡骨沿着尺骨头旋转，使尺骨茎突朝着桡侧活动从而更加靠近三角骨。典型的有症状的 USI 患者通常会主诉腕关节尺侧疼痛，并且在进行腕关节伸展或类似活动时疼痛症状加重，如将手放在臀部或背侧口袋中、连续翻书等动作，以及在冰棍球运动中击打时手负载的情况。患者可能有远端桡骨或尺骨创伤史、针对腕骨的腕关节手术史或者韧带松弛。

触诊尺骨茎突尖时会有明确压痛点，通常在精确触压尺骨茎突尖表面时疼痛会加重。疼痛来源于 ECU 肌腱深部及掌侧方向。USI 易与 UCI 混淆，两者都可表现为腕关节尺侧疼痛。UCI 是尺骨头和月骨撞击的结果，疼痛位于尺背侧，并且按压月骨的近端尺侧时疼痛加重，疼痛并不位于尺骨茎突上方。USI 和 UCI 可以共存。在侧位 X 线片中，腕骨位于尺骨茎突的掌侧。腕关节背伸会使三角骨离尺骨茎突更近，从而引起撞击。Topperet 等 [23] 描述了一个诱发试验，检测时腕关节背伸、旋前，然后将前臂旋后至最大限度，并保持腕关节背伸。提示 USI 的 X 线检查征象包括尺骨茎突硬化、生长、扁平、小的"亲吻囊肿"以及可能存在的游离体。骨扫描提示尺骨茎突骨吸收增强。MRI 可以显示局灶性软骨下骨硬化，以及尺骨茎突尖和三角骨的软骨软化。

治疗

非手术治疗包括使用 NSAID 药物、理疗、支具制动以及注射皮质类固醇。手术治疗则视具体情况各异。如果出现尺骨茎突过长，那么一般切除尺骨茎突即可。如果 USI 是混合病因所致，或多种诊断并存，那么外科治疗方法也会有所不同，此时单纯尺骨茎突切除术已不

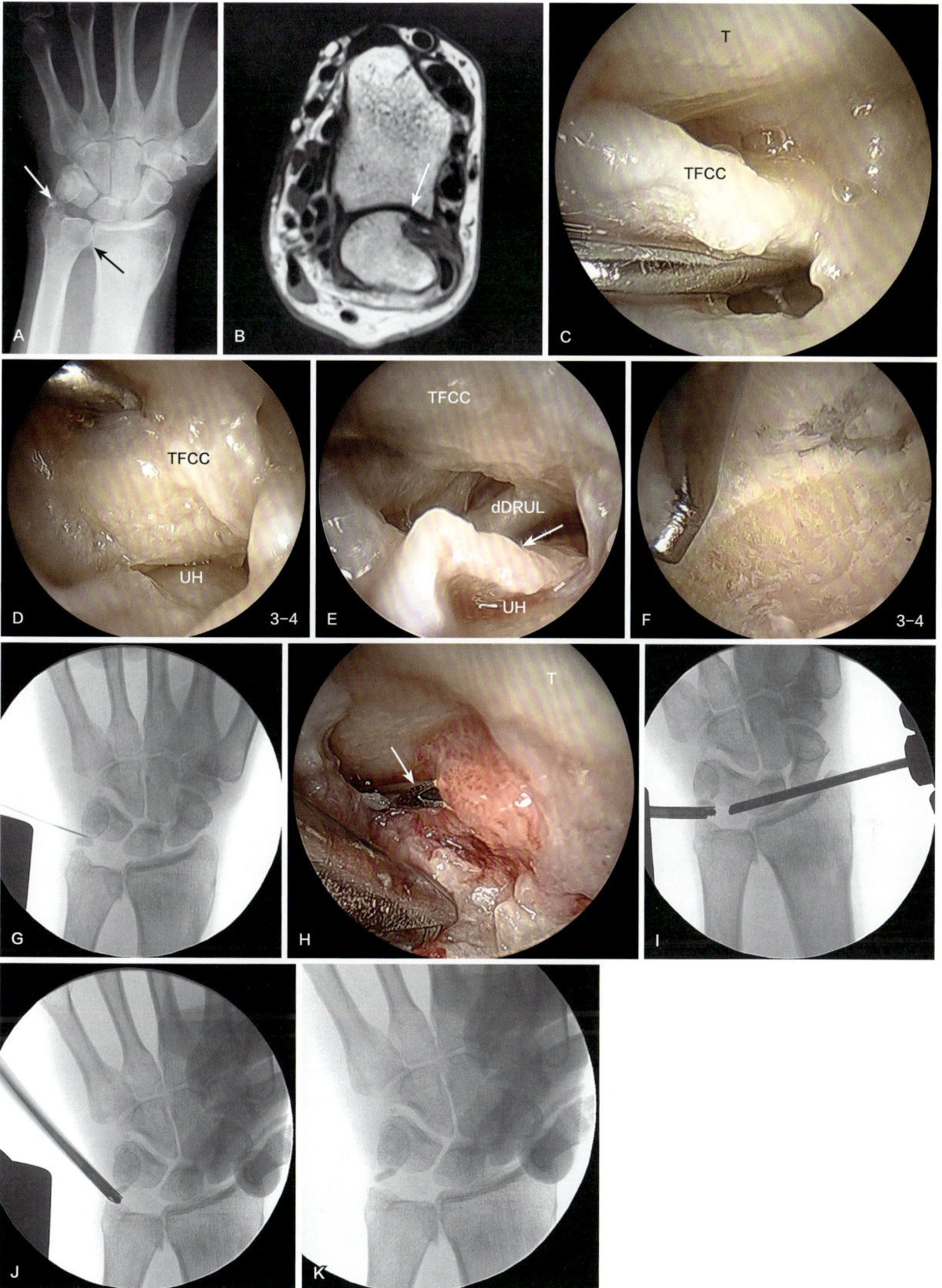

图 5.6 53 岁男性患者，USI。A. USI（白色箭头）、先前存在早期下尺桡关节（DRUJ）骨性关节炎（黑色箭头）以及尺骨茎突尖不愈合。B. CT 显示保留的尺腕关节空间以及一个小的骨赘（箭头）。C. 从 3-4 入路观察，可见三角纤维软骨复合体（TFCC）瓣状撕裂。D. 评估 TFCC 时可见尺骨头（UH）。E. 镜头置入 DRUJ 后可见一个不稳定的瓣状关节软骨（箭头）从尺骨头（UH）剥脱下来。桡尺韧带深层（dDRUL）仍坚强附着。F. wafer 薄片切除术后的尺骨头。G. 尺骨茎突采用 22G 针进行透视定位。H. 从 3-4 入路可见针头刺入覆盖在尺骨茎突上的尺骨关节囊。I. 通过术中透视及关节镜查看磨头的位置。J. 尺骨茎突经皮进行切除。K. 完成 wafer 薄片切除术以及尺骨茎突切除操作。T—三角骨

能满足要求。

关节镜辅助下尺骨茎突切除术

Bain 和 Bidwell[26] 报道了应用关节镜辅助下尺骨茎突切除术治疗茎突 – 腕骨撞击，以解决尺骨茎突过长影响三角骨的情况。该手术可以结合关节镜下 wafer 薄片切除术。将关节镜置于 3-4 入路，将 22G 注射针插入 6U 入路，然后置入 3.5 mm 磨头至尺骨茎突尖，并经术中透视确定位置。经皮切除尺骨茎突的过长部分，以避免发生撞击（图 5.6）。对于尺骨茎突肥大且长期不愈合伴下尺桡关节不稳定的病例，开放性尺骨茎突切除术联合关节镜下修复是较为有用的方法。

结果

目前尚没有关于应用关节镜辅助下尺骨茎突切除术的病例报道。Topper 等[23] 报道了 8 例经过开放性尺骨茎突切除术的患者，其中 7 例有良好结果，VAS 评分由术前的 3.5 分降低至术后的 1.3 分。Zahiri 等采用尺骨茎突切除术治疗了 5 例 USI 患者，这些患者均存在尺骨茎突过长。5 例患者在术后 10~16 周时腕关节疼痛感彻底缓解，平均随访 36 个月后，患者仍能保持无症状。

尺骨茎突不愈合

尺骨茎突不愈合偶尔发生于有症状的 USI 综合征患者中（图 5.7）。一项最近的 meta 分析纳入了 6 项研究，共涉及 365 例患者，比较了尺骨茎突愈合与不愈合的桡

骨远端骨折患者的结果，发现尺骨茎突愈合情况与功能之间无相关性[27]。虽然在桡骨远端骨折中，常见尺骨茎突骨折，但是有症状的尺骨茎突不愈合病例只占其中很小一部分。可能单独存在，也可能与 TFCC 撕裂有关。在这种病例中，尚不能确定疼痛是由尺骨茎突不愈合还是 TFCC 撕裂导致的。类似地，也尚不能确定切除不愈合的尺骨茎突和（或）修复 TFCC 是否会使疼痛缓解。在这类病例中，笔者倾向于用关节镜检查下尺桡关节并评估 RUL 深支的附着点（图 5.8）。

Reeves[28] 回顾分析了 197 例既往有桡骨远端骨折的患者的资料，发现在 12 例腕关节持续疼痛的患者中，7 例患者有尺骨茎突不愈合的影像学证据。而这 7 例患

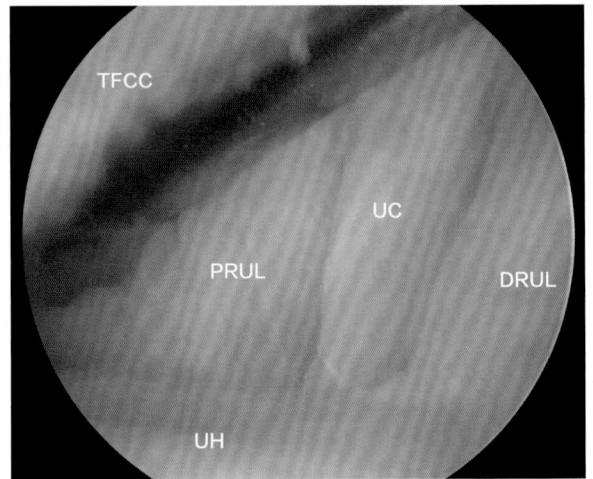

图 5.8 1 例 USI 患者，从 VDRU 入路观察，显示桡尺韧带深层完整。也可以观察到共同结合的掌侧桡尺韧带（PRUL）、背侧桡尺韧带（DRUL）以及尺侧支（UC）韧带很好地附着在尺骨头（UH）。TFCC—三角纤维软骨复合体

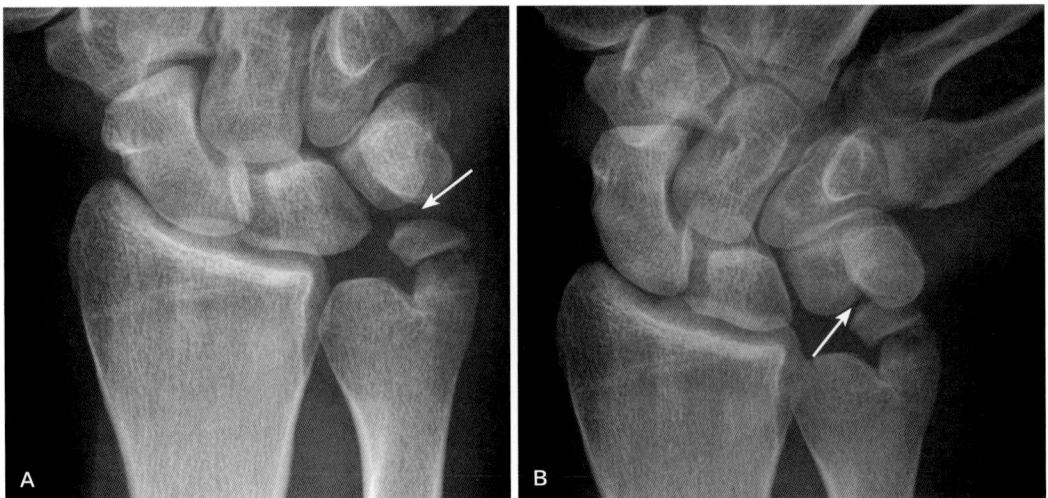

图 5.7 A. 腕关节后前正位 X 线片显示三角骨及不愈合的尺骨茎突骨块之间的撞击（箭头）。B. 在腕关节尺偏时，可以看到尺骨茎突不愈合骨块（箭头）与三角骨发生撞击

者中有 4 例在切除不愈合的尺骨茎突后，疼痛得到缓解。Burgess 和 Watson[29] 报道了 9 例腕关节尺侧疼痛及有尺骨茎突肥大不愈合影像证据的患者，患者均行骨膜下切除不愈合骨块治疗，手术缓解了局部疼痛，但没有改变桡腕关节或下尺桡关节的稳定性。Hauck 等 [30] 将尺骨茎突不愈合且下尺桡关节稳定者定义为 1 型，将尺骨茎突不愈合且下尺桡关节半脱位者定义为 2 型。该研究中 11 例 1 型患者均采用切除手术进行治疗。

Protopsaltis 和 Ruch[31] 报道了 8 例有症状的尺骨茎突不愈合伴 TFCC 损伤的患者，患者行腕关节镜下 TFCC 修复术以及开放性尺骨茎突不愈合骨块切除术后，功能获得改善（图 5.9）。从受伤到手术的时间为 8 ~ 120 个月，关节镜检查发现 8 例患者都存在以下两种情况：

患者的 TFCC 尺侧缘有尺侧腕伸肌腱鞘撕裂，三角骨的背侧有全层软骨损伤。他们在关节镜下采用 outside-in 技术进行修复，使用 3 根 2-0 可吸收缝线经皮缝合修复撕裂的软骨盘周缘至关节囊及尺侧腕伸肌腱鞘。

在置入缝线后，通过一个 1 cm 的切口将尺骨茎突经骨膜下切除（图 5.10）。修复 TFCC 的缝线于关节囊及支持带处打结固定，在腕关节旋后 60° 体位下采用定制的支具固定 4 周，然后进行活动锻炼。最后一次随访评估时间，8 例患者中有 7 例为术后平均 23 个月（范围为 11~28 个月）。术后 DASH 评分为平均 3.69 分（标准差为 9.68 分），术前 DASH 评分为平均 32.3 分（标准差为 11.5 分），改善具有统计学意义（$P<0.05$）。术前 VAS 评分为平均 6.14 分（标准差为 1.49 分），术后 VAS 评分为平均 1.0 分（标准差为 0.83 分），两者之间的差异具有统计学意义（$P<0.05$）。最后一次随访未见患者存在下尺桡关节不稳定的情况。

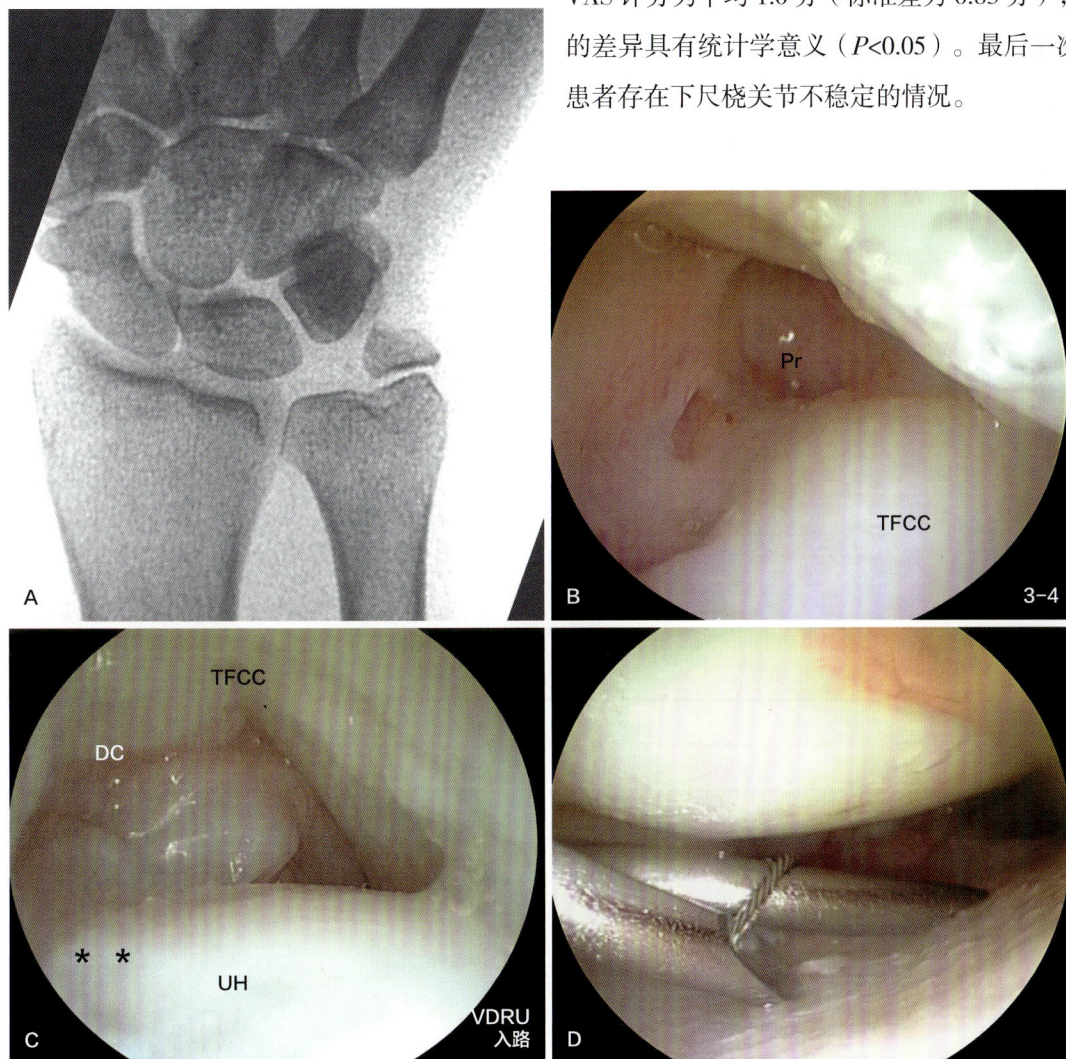

图 5.9 尺骨茎突不愈合伴下尺桡关节（DRUJ）不稳定。A. 1 例 39 岁女性患者，有症状的尺骨茎突不愈合及 DRUJ 掌侧不稳定。B. 桡腕关节镜观察证实三角纤维软骨复合体（TFCC）外形正常，但是 hook 试验阳性。C. 通过 VDRU 入路进行 DRUJ 检查，证实了空小凹征，无桡尺韧带深层附着（星号）。D. 关节镜辅助下小凹再附着固定。DC—背侧关节囊；UH—尺骨头；Pr—茎突前隐窝

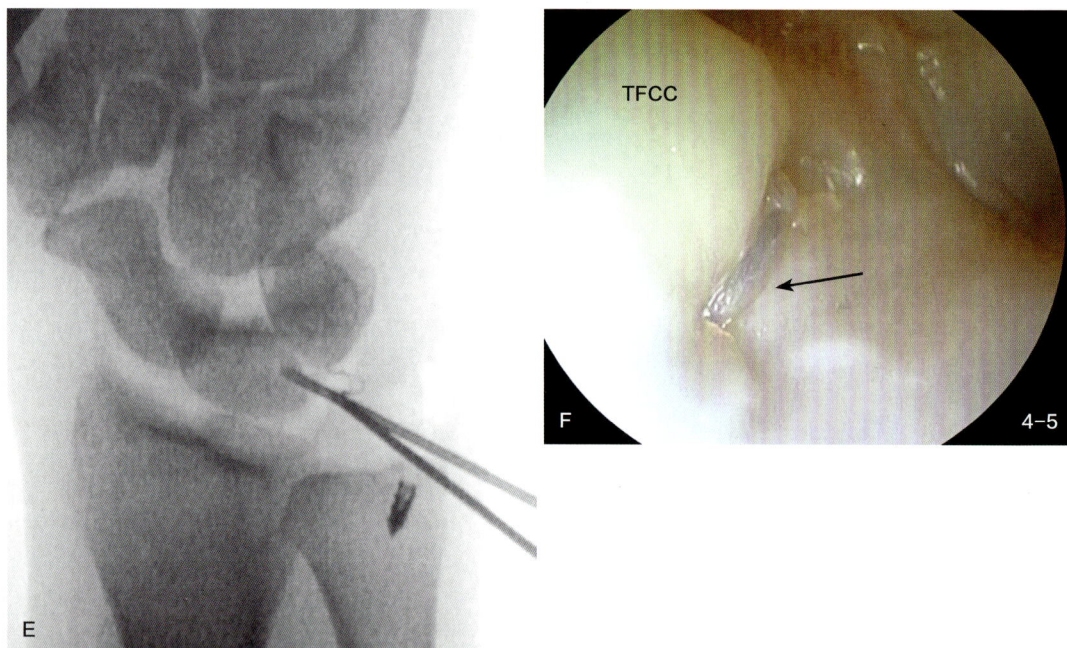

图 5.9 续 E. 开放切除不愈合的尺骨茎突后，术中透视确认骨锚钉以及采用 18G 针置入缝线的位置。F. 用水平褥式缝合的 TFCC 再附着

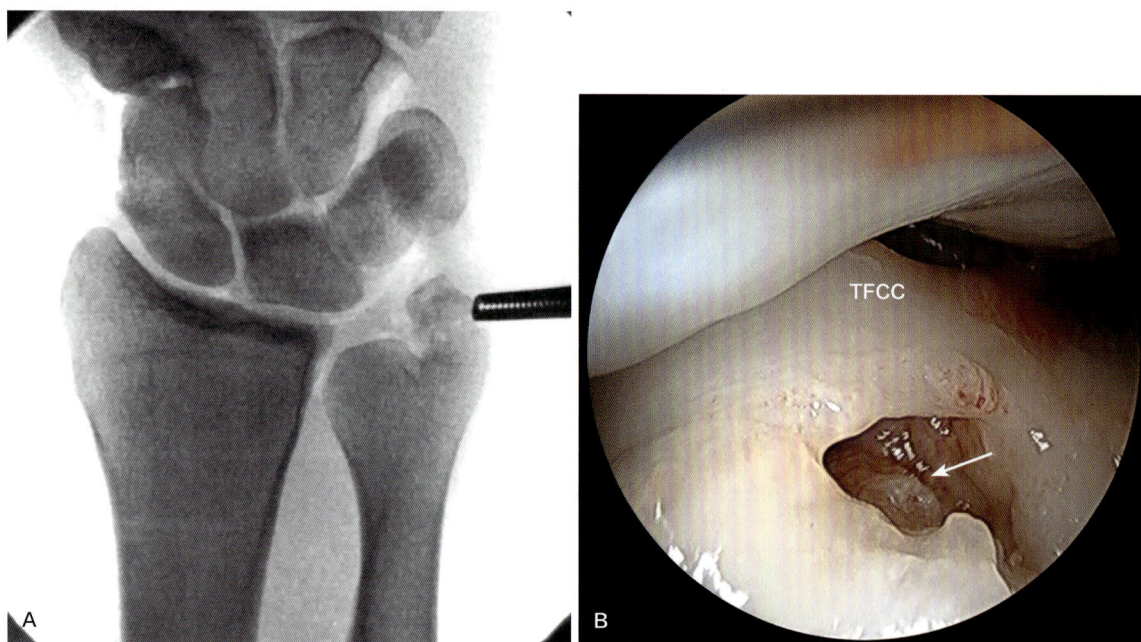

图 5.10 A.尺骨茎突不愈合(血管钳处)。B.关节镜下可见三角纤维软骨复合体(TFCC)撕裂和显露的尺骨头(箭头)

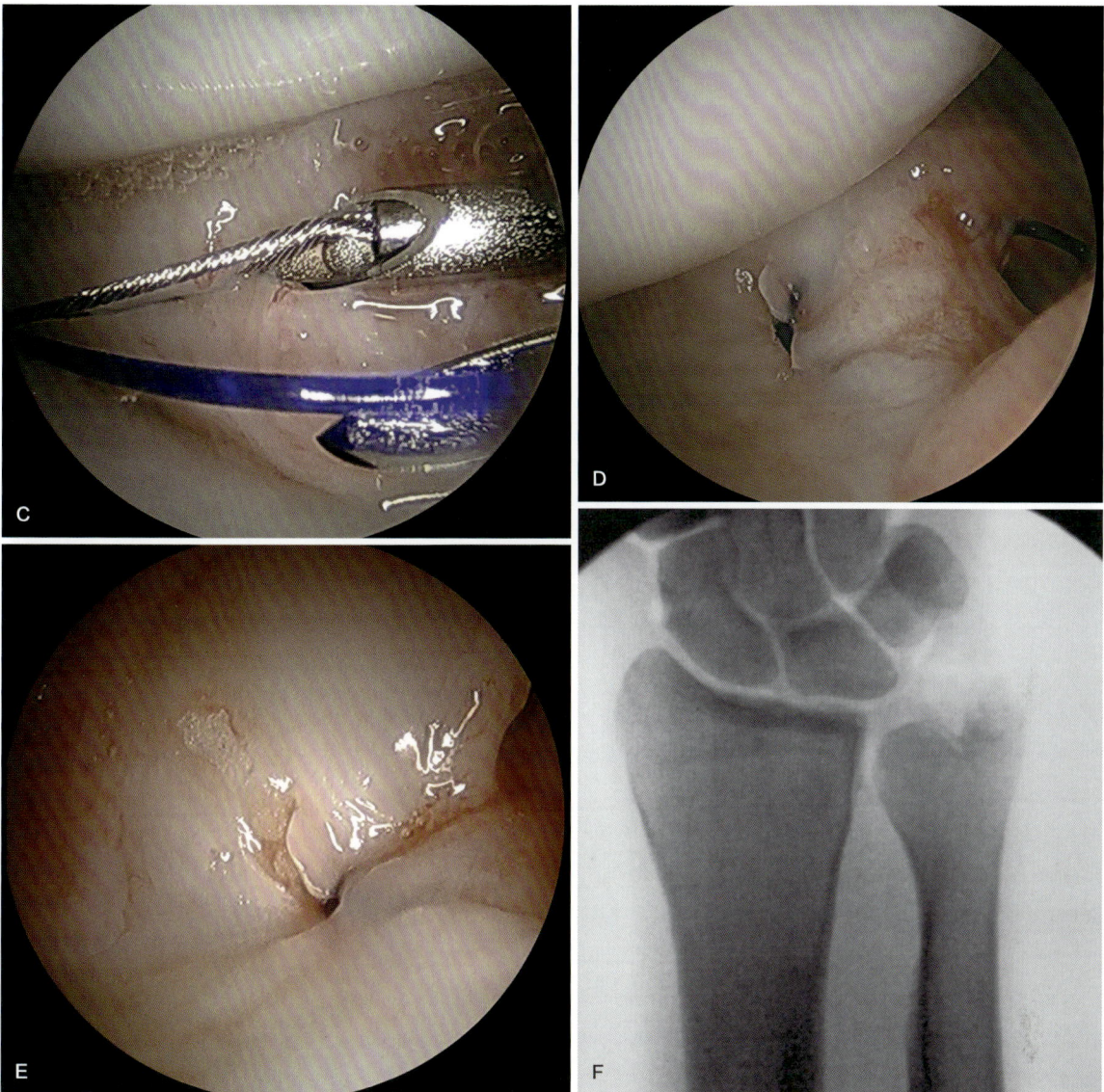

图 5.10 续 C. 置入可吸收缝线。D. 用缝线修复撕裂的 TFCC。E. 拉紧缝线使撕裂的 TFCC 闭合。F. 开放性切除不愈合的尺骨茎突后腕关节的后前正位 X 线片

参考文献

1. Palmer AK, Glisson RR, Werner FW. Relationship between ulnar variance and triangular fibrocartilage complex thickness. *J Hand Surg Am*. 1984 Sep ; 9 (5): 681 - 682.

2. Hara T, Horii E, An KN, Cooney WP, Linscheid RL, Chao EY. Force distribution across wrist joint: application of pressure-sensitive conductive rubber. *J Hand Surg Am*. 1992 Mar ; 17 (2): 339 - 347.

3. Werner FW, Glisson RR, Murphy DJ, Palmer AK. Force transmission through the distal radioulnar carpal joint: effect of ulnar lengthening and shortening. *Handchir Mikrochir Plast Chir*. 1986 Sep ; 18 (5): 304 - 308.

4. Mikic ZD. Age changes in the triangular fibrocartilage of the wrist joint. *J Anat*. 1978 Jun ; 126 (Pt 2): 367 - 384.

5. Viegas SF, Ballantyne G. Attritional lesions of the wrist joint. *J Hand Surg Am*. 1987 Nov ; 12 (6): 1025 - 1029.

6. Tomaino MM. Ulnar impaction syndrome in the ulnar negative and neutral wrist. Diagnosis and pathoanatomy. *J Hand Surg Br*. 1998 Dec ; 23 (6): 754 - 757.

7. Friedman SL, Palmer AK, Short WH, Levinsohn EM, Halperin LS. The change in ulnar variance with grip. *J Hand Surg Am*. 1993 Jul ; 18 (4): 713 - 716.

8. Ruland RT, Hogan CJ. The ECU synergy test: an aid to diagnose

ECU tendonitis. *J Hand Surg Am*. 2008 Dec；33（10）：1777 - 1782. doi:10.1016/j.jhsa.2008.08.018.

9. Steinborn M, Schurmann M, Staebler A, Wizgall I, Pellengahr C, et al. MR imaging of ulnocarpal impaction after fracture of the distal radius. *AJR Am J Roentgenol*. 2003 Jul；181（1）：195 - 198. doi:10.2214/ajr.181.1.1810195.

10. Cerezal L, del Pinal F, Abascal F. MR imaging findings in ulnar-sided wrist impaction syndromes. *Magn Reson Imaging Clin N Am*. 2004 May；12（2）：281 - 299, vi. doi:10.1016/j. mric. 2004.02.005.

11. Meftah M, Keefer EP, Panagopoulos G, Yang SS. Arthroscopic wafer resection for ulnar impaction syndrome: prediction of outcomes. *Hand Surg*. 2010；15（2）：89 - 93. doi:10.1142/ S0218810410004631.

12. Wnorowski DC, Palmer AK, Werner FW, Fortino MD. Anatomic and biomechanical analysis of the arthroscopic wafer procedure. *Arthroscopy*. 1992；8（2）：204 - 212.

13. Osterman AL, Seidman GD. The role of arthroscopy in the treatment of lunatotriquetral ligament injuries. *Hand Clin*. 1995 Feb；11（1）：41 - 50.

14. Tomaino MM, Elfar J. Ulnar impaction syndrome. *Hand Clin*. 2005 Nov；21（4）：567 - 575. doi:10.1016/j.hcl.2005.08.011.

15. Gupta R, Bingenheimer E, Fornalski S, McGarry MH, Osterman AL, et al. The effect of ulnar shortening on lunate and triquetrum motion—a cadaveric study. *Clin Biomech*. 2005 Oct；20（8）：839 - 845. doi:10.1016/ j.clinbiomech.2005.05.009.

16. Iwatsuki K, Tatebe M, Yamamoto M, Shinohara T, Nakamura R, et al. Ulnar impaction syndrome: incidence of lunotriquetral ligament degeneration and outcome of ulnar-shortening osteotomy. *J Hand Surg Am*. 2014 Jun；39（6）：1108 - 1113. doi:10.1016/j. jhsa.2014.03.006.

17. Markolf KL, Tejwani SG, Benhaim P. Effects of wafer resection and hemiresection from the distal ulna on load-sharing at the wrist: a cadaveric study. *J Hand Surg Am*. 2005 Mar；30 (2)：351 - 358. doi:10.1016/j. jhsa.2004.11.013.

18. Slutsky DJ. Distal radioulnar joint arthroscopy and the volar ulnar portal. *Tech Hand Up Extrem Surg*. 2007 Mar；11（1）：38 - 44.

19. Yin HW, Qiu YQ, Shen YD, Xu JG, Gu YD, et al. Arthroscopic distal metaphyseal ulnar shortening osteotomy for ulnar impaction syndrome: a different technique. *J Hand Surg Am*. 2013 Nov；38（11）：2257 - 2262. doi:10.1016/j. jhsa.2013.08.108.

20. Slade JF, 3rd; Gillon TJ. Osteochondral shortening osteotomy for the treatment of ulnar impaction syndrome: a new technique. *Tech Hand Up Extrem Surg*. 2007 Mar；11（1）：74 - 82.

21. Bernstein MA, Nagle DJ, Martinez A, Stogin JM, Jr., Wiedrich TA. A comparison of combined arthroscopic triangular fibrocartilage complex debridement and arthroscopic wafer distal ulna resection versus arthroscopic triangular fi brocartilage complex debridement and ulnar shortening osteotomy for ulnocarpal abutment syndrome. *Arthroscopy*. 2004 Apr；20(4)：392 - 401. doi:10.1016/j.arthro.2004.01.013.

22. Vandenberghe L, Degreef I, Didden K, Moermans A, Koorneef P, et al. Ulnar shortening or arthroscopic wafer resection for ulnar impaction syndrome. *Acta Orthop Belg*. 2012 Jun；78（3）：323 - 326.

23. Topper SM, Wood MB, Ruby LK. Ulnar styloid impaction syndrome. *J Hand Surg Am*. 1997 Jul；22（4）：699 - 704. doi: 10.1016/S0363-5023(97)80131-1.

24. Biyani A, Mehara A, Bhan S. Morphological variations of the ulnar styloid process. *J Hand Surg Br*. 1990 Aug；15（3）：352 - 354.

25. Giachino AA, McIntyre AI, Guy KJ, Conway AF. Ulnar styloid triquetral impaction. *Hand Surg*. 2007；12（2）：123 - 134. doi:10.1142/S0218810407003456.

26. Bain GI, Bidwell TA. Arthroscopic excision of ulnar styloid in stylocarpal impaction. *Arthroscopy*. 2006 Jun；22（6）：677, e1 - 3. doi:10.1016/j.arthro.2006.04.083.

27. Wijffels MM, Keizer J, Buijze GA, Zenke Y, Krijnen P, et al. Ulnar styloid process nonunion and outcome in patients with a distal radius fracture: a meta-analysis of comparative clinical trials. *Injury*. 2014 Dec；45（12）：1889 - 1895. doi:10.1016/ j.injury. 2014.08.007.

28. Reeves B. Excision of the ulnar styloid fragment after Colles' fracture. *Int Surg*. 1966 Jan；45（1）：46 - 52.

29. Burgess RC, Watson HK. Hypertrophic ulnar styloid nonunions. *Clin Orthop Relat Res*. 1988 Mar；（228）：215 - 217.

30. Hauck RM; Skahen J, 3rd; Palmer AK. Classifi cation and treatment of ulnar styloid nonunion. *J Hand Surg Am*. 1996 May;21（3）：418-422. doi:10.1016/S0363-5023(96)80355-8.

31. Protopsaltis TS, Ruch DS. Triangular fi brocartilage complex tears associated with symptomatic ulnar styloid nonunions. *J Hand Surg Am*. 2010 Aug；35（8）：1251 - 1255. doi:10.1016. j.jhsa.2010.05.010.

第三篇 腕韧带损伤

6

腕关节镜在舟月关节不稳定中的应用

相关解剖学及生物力学

SL 位于舟骨及月骨之间，在矢状位上呈 C 形，舟月关节的背侧、近端及掌侧被 SL 连接起来，而舟月关节的远端无韧带存在。因此，SL 可分为背侧部分、近端部分及掌侧部分。[1] 其中，背侧部分非常强韧；近端部分为膜状结构，在舟月关节的生物力学上无重要作用，主要由纤维软骨组成；SL 的背侧和掌侧部分为韧带结构。SL 背侧部分的生物力学作用最大，掌侧部分次之，再次为近端部分。[2] 许多尸体解剖研究表明，切断 SL 掌侧和近端部分会引起舟骨、月骨间剪切应力的变化，临床表现为腕关节滑膜炎和腕关节疼痛。SL 为舟月关节的主要稳定结构，如果它的 3 个部分全部被切断会引起显著的舟月关节运动学改变，但并不会立即出现腕骨排列紊乱，这是由于舟月关节存在次级稳定结构。影像学检查结果显示有明显的舟月关节不稳定时，次级稳定结构会有急性或慢性损伤，此时次级稳定韧带可有断裂或松弛。Elsaidi 和 Ruch[3] 在一项研究中顺序切断桡舟头韧带、长短桡月韧带、SL 及背侧关节囊的舟骨止点，影像学上未发现腕关节有明显改变。之后再切断背侧桡腕韧带时，出现嵌合体背伸不稳定（dorsal intercalated segmental instability，DISI）。[4]Short 等[5] 认为 SL 是舟月关节的主要稳定韧带，而背侧桡腕韧带、背侧腕骨间韧带、舟大多角骨韧带和桡舟头韧带是舟月关节的次级稳定韧带。该研究表明，单独切断背侧桡腕韧带后，腕关节极度屈曲仅引起月骨桡偏，切断上述次级稳定韧带后再切断 SL 时才会引起舟骨屈曲尺偏和月骨背伸。由此得出，舟月关节的稳定性与多条韧带的复合体相关，复合体中的每条韧带都有独立的作用，它们互相协调以维持舟月关节的稳定性。桡舟头韧带在舟骨屈伸中起支点作用。背侧桡腕韧带和背侧腕骨间韧带非常强韧，具有防止腕骨向背侧移位的作用。当 SL 损伤合并其他外在韧带损伤时，舟骨就会因失去限制而产生屈曲和旋前移位。

单纯的 SL 撕裂虽然在影像学检查中可无明显异常改变，但会导致腕关节的受力和运动学发生变化，还会导致次级稳定韧带的拉伸、松弛，使舟骨与月骨逐渐分离和旋转。当腕关节长时间承受轴向压力时，头状骨会向近端移位，进一步引起舟骨与月骨的分离，从而导致腕中关节不稳定、腕关节高度改变，以及桡腕关节、腕骨间关节和腕中关节的各关节面的异常受力，最后导致舟月骨进行性塌陷性（scapholunate advanced collapse，SLAC）腕。[6]SLAC 腕早期表现为桡骨茎突鸟嘴样改变及桡骨茎突与舟骨之间的关节间隙狭窄（1 期）；关节炎向近端进展，表现为桡骨的舟状窝及其相对的舟骨关节面的关节炎改变（2 期）；最终发展到腕中关节的头月关节炎改变（3 期）。

腕关节本体感觉对舟月关节的稳定性也很重要。SL 背侧部分能承受平均约 260 N 的力，而一个 81.0 kg 的体操运动员在前手翻时 SL 承受的力要远远大于 260 N，但 SL 却仍能完好无损。这个现象说明，尽管 SL 是舟月关节稳定的重要因素，但前臂肌肉在舟月关节的稳定中也具有重要作用。[7]SL 中含有本体觉感受器，由骨间背侧神经和骨间掌侧神经的分支支配，这些感受器将受力信息传导至感觉运动中枢，从而调节肌肉使之协助抵抗舟月关节所承受的应力。[8]

诊断

SL 急性损伤的病因一般是跌倒时手部过伸位着地。急性损伤时，腕关节疼痛、肿胀明显且疼痛会导致关节活动受限。慢性损伤时疼痛症状更集中于舟月关节，腕关节略肿胀，关节活动可正常。SL 长期损伤时，鼻烟窝处的慢性滑膜炎易被误诊为关节囊肿，表现为舟月关节和（或）鼻烟窝处压痛，有的患者压痛不明显。Watson[6] 描述的舟骨漂移试验（scaphoid shift test）有助于诊断 SL 的部分或完全撕裂。具体操作：检查者面向患者，以大拇指按压患者腕掌侧舟骨结节并施加压力，此过程中腕关节由尺偏转向桡偏，若舟骨近端背侧半脱位导致出现疼痛弹响则为阳性，有时只有疼痛不伴有弹

响。行动态放射线检查时，若观察到在腕关节主动活动和握拳时舟月间隙存在开合变化，则说明舟月关节不稳定，在静态放射线检查中观察不到此现象。

当 SL 完全撕裂时，正侧位 X 线片可能仍显示无异常。在腕关节尺偏和旋前握拳位时，可观察到大于 3 mm 的舟月间隙（图 6.1）。舟月角大于 60° 和舟骨环形征提示 SL 慢性损伤，舟骨环形征的出现是 SL 慢性损伤后关节的次级稳定韧带松弛失去作用，引起舟骨屈曲，导致舟骨结节和舟骨近端 X 线成像重叠而出现的现象（图 6.2）。MRI 诊断准确与否，有赖于线圈尺寸、设备解析度及影像报告医师的相关经验。轴位扫描有助于对 SL 完整性的评估。具备专用腕关节线圈的高解析度 3.0T 的 MRI 设备的轴位扫描，可以清晰显示 SL 背侧部分的撕裂，但难以对韧带掌侧部分的损伤进行评估。

治疗

前动态性不稳（predynamic instability）由 Watson 等首先提出，体格检查显示舟骨漂移试验阳性，但影像学检查无明显异常。该阶段损伤与 Geissler 分级的 I 级或 II 级不稳定（见韧带损伤性不稳定的关节镜下分级）相对应。此类损伤的病理发展过程目前不详，O'Meeghan 等[9] 曾做过相关报道[9]，轻度舟月关节不稳定未必会最终导致静态腕关节不稳定。该研究共纳入了 11 名关节镜下确诊为

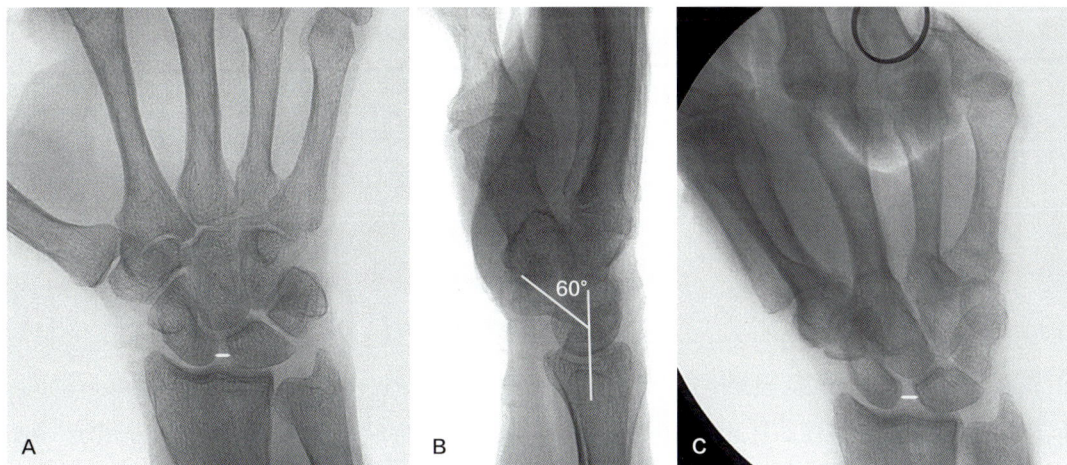

图 6.1 舟月关节动态不稳定。A. 后前正位 X 线片示 3 mm 的舟月间隙。B. 侧位 X 线片示正常的舟月角。C. 握拳位示舟月间隙增宽

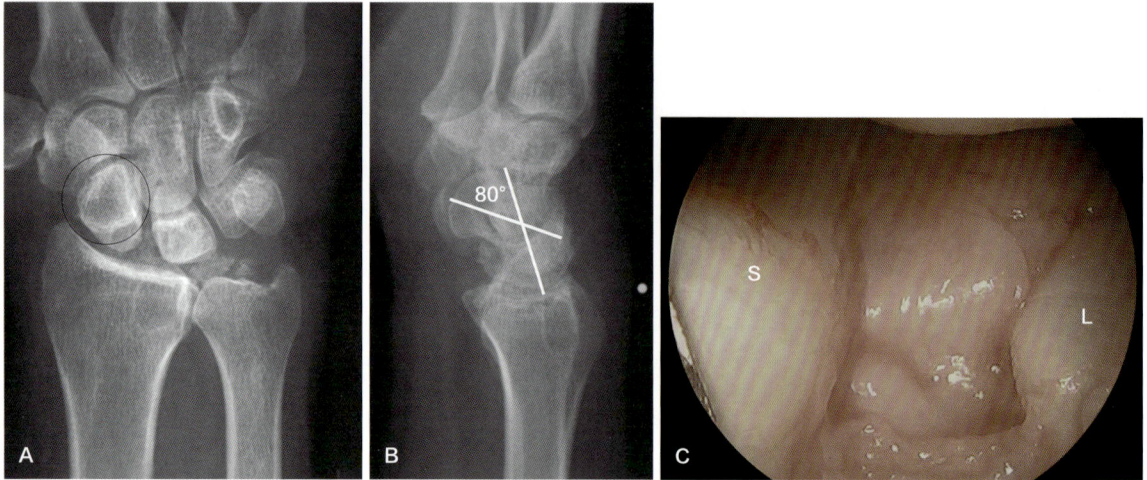

图 6.2 A. 右腕后前正位 X 线片示舟骨环形征（圆圈），舟骨屈曲，其近端和远端 X 线成像重叠。B. 侧位 X 线片示舟月角增加至 80°。C. 关节镜下见舟骨与月骨完全分离。L—月骨；S—舟骨

Geissler Ⅰ级或Ⅱ级轻度舟月关节不稳定但影像学无不稳定征象的患者，均未进行特殊治疗，7 年随访期间患者均出现持续疼痛、关节活动丧失及功能受限。对于出现腕关节局部异常疼痛、压痛并且静态及动态的 X 线检查皆无明显异常的患者，可予 4～6 周的拇指人字夹板或石膏固定，定期复查。对于腕关节疼痛及压痛等症状持续 3 个月以上伴舟骨漂移试验阳性且保守治疗效果不明显者，可考虑通过 MRI 进一步评估。目前多数研究者认为，慢性疼痛超过 6 个月是关节镜诊断检查的指征。疼痛和压痛局限于舟月关节并且有明显舟月间隙、疑似 SL 完全撕裂，是关节镜手术探查的指征，因为 SL 完全撕裂仅通过制动是无法愈合的。患者腕部出现 DISI 畸形，也是手术指征，这类患者可能在慢性 SL 损伤的基础上合并急性损伤，应告知患者陈旧性无法修复的 SL 撕裂可能需要行韧带重建术或关节挽救术。

诊断性关节镜检查

适应证

舟月韧带复合体（scapholunate ligament complex，SLLC）的关节镜评估适用于腕关节桡侧疼痛、舟骨漂移试验阳性且保守治疗无效的患者。舟月间隙增宽但未出现 DISI 畸形也是适应证之一。关节镜下评估韧带损伤分级及不稳定的严重程度对进一步治疗具有指导意义。

禁忌证

SL 的可修复性完全撕裂、关节静态不稳定、合并桡腕关节及腕中关节 OA，应行开放手术。关节镜有助于评估关节面的状态，指导下一步治疗。

手术技术

局部麻醉或全身麻醉下，通过滑车或牵引塔对患手施加 4.5～6.8 kg 的反向牵引力。Ong 等[10]曾报道，如预计止血带应用时间超过 2 小时，多数关节镜手术可在入路局部麻醉条件下顺利进行，而无须应用止血带，此时可在 0.5% 布比卡因中加入 1∶200 000 单位肾上腺素进行入路部位局部浸润麻醉。如应用止血带则应在上臂驱血后将气压止血带充气加压至 250 mmHg。笔者习惯采用干法关节镜检查，此法由 del Pinal[11]描述，可用 10 mL 注射器间歇性冲洗代替湿法的持续性灌洗，刨削器可用于负压吸引及维持视野清晰。

术者面向患者腕关节背侧而坐。3-4 入路位于 Lister 结节远端、拇长伸肌腱和 EDC 肌腱之间的桡腕关节凹陷处，位于第二指蹼延长线上。用 22G 注射针定位桡腕关节，为与桡骨掌倾角保持一致，角度应向掌侧倾斜 10°。在注射针定位处做入路切口，切口要表浅以免损伤 SRN 的小分支或浅静脉。用肌腱剪分离软组织并穿透背侧关节囊。镜头经 3-4 入路进入观察，桡舟头韧带和长桡月韧带位于与 3-4 入路相对的掌侧略偏桡侧方

向，由血管簇组成的桡舟月韧带位于与3-4入路相对的掌侧方向，桡舟月韧带的上方即可见到SL的膜性部分。注射针用同样方法定位4-5入路，该入路位于EDC肌腱和小指固有伸肌腱之间、第四掌骨延长线处，由于存在桡骨尺偏角，该入路位于3-4入路尺侧约1cm的略近端。6R入路位于尺侧腕伸肌腱桡侧、尺骨小头远端，镜头进入6R入路时应向近侧倾斜10°以免撞击三角骨。镜头由6R入路进入，向桡侧观察可见背侧关节囊在SL背侧的止点（图6.3），若观察到SL背侧撕裂、背侧关节囊撕脱，则意味着损伤较严重。6U入路位于尺侧腕伸肌腱尺侧，用注射针定位时应将针尾略向远端成角刺入关节囊，以避开三角骨。MCR入路位于3-4入路远端1cm处，屈曲腕关节后在舟骨近端与头状骨近端之间以拇指按压可发现此点，镜头转向桡侧可观察STT关节，镜头转向近端尺侧可观察舟月关节，探钩可以探查舟月关节稳定性及舟月关节是否存在台阶样错位；再往尺侧观察，可见月三角关节。MCU入路位于4-5入路远端1cm，MCR入路尺侧1.5cm的稍近侧，与第四掌骨轴一致。当患者为Ⅰ型月骨时，此入路位于月骨、三角骨、钩骨和头状骨的交界处；当患者为Ⅱ型月骨时，此入路位于月三角关节上方，为观察月三角关节的优先入路。MCU入路的掌侧可观察到弓状韧带的2条分支。

关节不稳定的镜下分级

关节镜在评估舟月关节不稳定时具有很大优势。

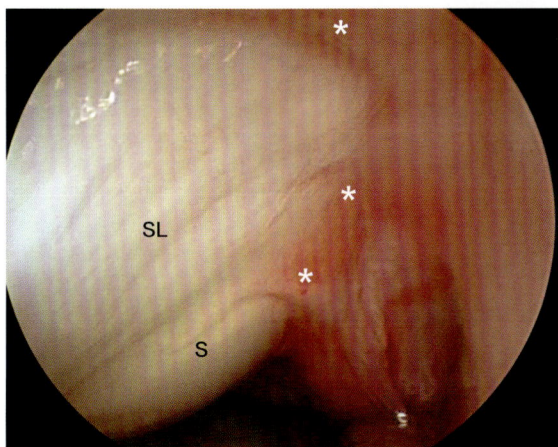

图6.3 从6R入路观察背侧关节囊（星号）与舟月韧带（SL）相连的穹隆部。S—舟骨

Geissler等[12]提出了腕骨间韧带损伤所致关节不稳定的镜下分级的方法，该方法用于评估不稳定的程度而非韧带撕裂的尺寸，至今仍广泛应用。腕中关节镜检查是评估其不稳定程度的必要手段。正常情况下舟月关节远端关节面几乎不存在台阶，镜头的直接压力及腕关节的牵引力会导致腕骨失去正常的对位、对线，故应解除关节牵引，镜头从MCU入路进入观察，以避免镜头从MCR入路进入而引起人为的舟月分离。Geissler Ⅰ级损伤时，从桡腕关节观察，SL失去了稍微凹陷进入舟月关节的正常外观，出现了韧带突入桡腕关节的外观；从腕中关节观察，舟月间隙仍然紧实，舟月关节远端关节面高度一致，此阶段腕关节轻微扭伤，石膏外固定即可取得满意疗效。Geissler Ⅱ级损伤时，SL受到持续被动牵拉，从桡腕关节可观察到SL突入桡腕关节；从腕中关节可观察到舟月关节远端关节面出现台阶，舟骨掌屈且背侧唇缘转至月骨远端水平；通过MCU入路观察可以很好地评估舟骨、月骨的旋转程度。Geissler Ⅲ级损伤时，SL已从过度牵拉进展到撕裂，镜头在桡腕关节和腕中关节观察时均可见舟骨与月骨的间隙明显增大，此时SL的撕裂从掌侧进展到背侧；从腕中关节探查时，1mm探钩可以通过舟月间隙并可在舟月间隙内旋转，这个阶段的SL仍然连续。Geissler Ⅳ级损伤时，SL完全撕裂，镜头可以从腕中关节经舟月间隙直接进入桡腕关节（图6.4）。

此类病例也可以进行腕关节镜下舟月关节动态观察，类似实时X线检查下的动作检查。镜头从MCU入路进入，腕关节除去牵引后在被动屈曲及伸展、尺偏及桡偏时观察舟骨与月骨的相对运动；若局部麻醉患者清醒，还可以在腕关节主动运动及舟骨漂移试验时进行上述观察。在无牵引力时，术者可以更好地判断舟月关节运动是正常的还是病理性的。笔者曾观察到当腕关节解除牵引时，在腕中关节可观察到舟月关节台阶消失，这是在鉴别Geissler Ⅱ级和Ⅲ级损伤时可能发生错误的原因。

一般来说，关节镜治疗适用于急性的Geissler Ⅰ~Ⅲ级损伤，而Geissler Ⅳ级损伤需要行开放手术治疗。慢性Geissler Ⅲ级损伤也应考虑行开放手术。目前的文献报

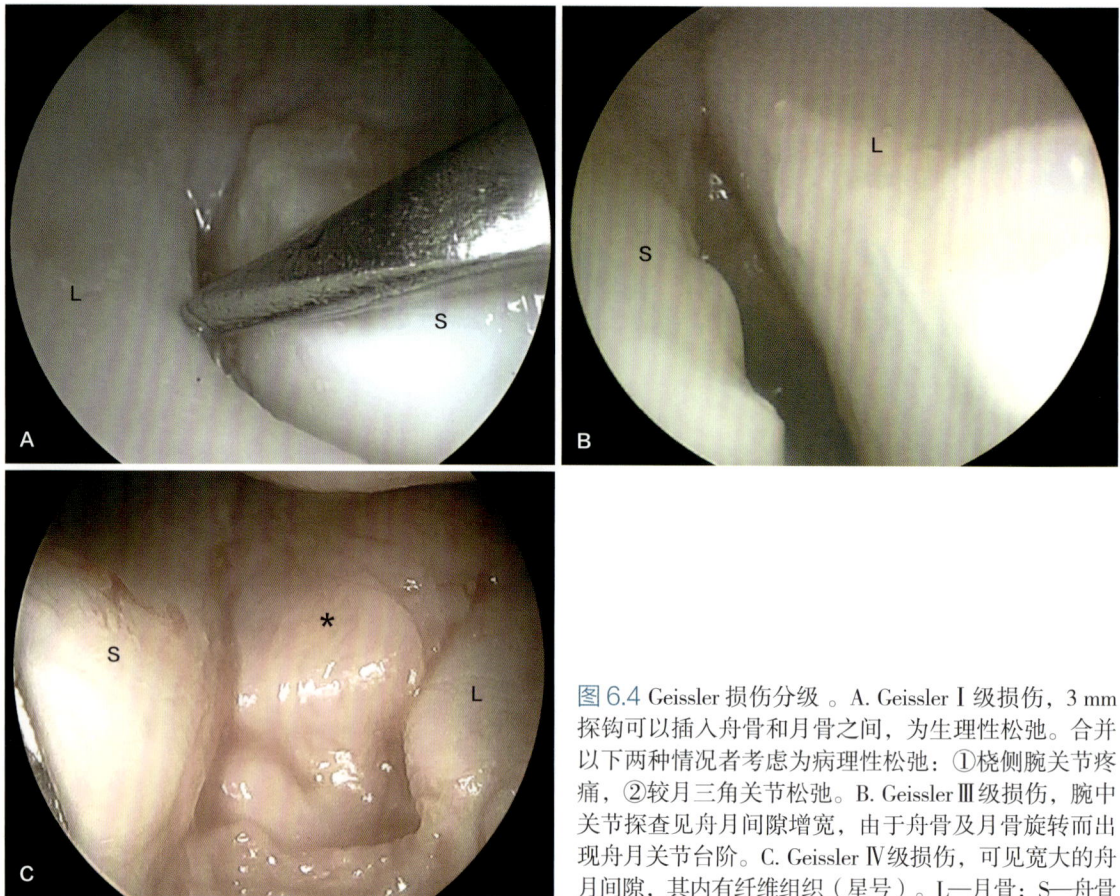

图 6.4 Geissler 损伤分级 。A. Geissler Ⅰ级损伤，3 mm 探钩可以插入舟骨和月骨之间，为生理性松弛。合并以下两种情况者考虑为病理性松弛：①桡侧腕关节疼痛，②较月三角关节松弛。B. Geissler Ⅲ级损伤，腕中关节探查见舟月间隙增宽，由于舟骨及月骨旋转而出现舟月关节台阶。C. Geissler Ⅳ级损伤，可见宽大的舟月间隙，其内有纤维组织（星号）。L—月骨；S—舟骨

道大部分使用的是循证医学中的Ⅳ级证据，一般为回顾性分析、短期随访及小样本量研究，因此得出的结论具有局限性。其中很多研究都是在 Geissler 损伤分级提出之前进行的，因此采用的治疗方法也不尽相同，很难进行对比研究。舟月关节不稳定的关节镜治疗方法包括韧带清创、韧带热皱缩、克氏针经关节固定、关节囊成形术及舟月复位固定术，以上方法可单独或联合使用。有修复可能的 SL 完全撕裂应行开放手术治疗。

关节镜下清创术

适应证

单纯的关节镜下清创术的适应证是有临床症状的 SL 掌侧或膜部的急性或慢性部分撕裂，但舟月关节稳定性良好（图 6.5）。此类患者通常有舟月关节背侧局部可重复引出的疼痛，腕关节活动时疼痛加剧，X 线检查无异常表现。治疗上应首先行数个月石膏夹板制动。

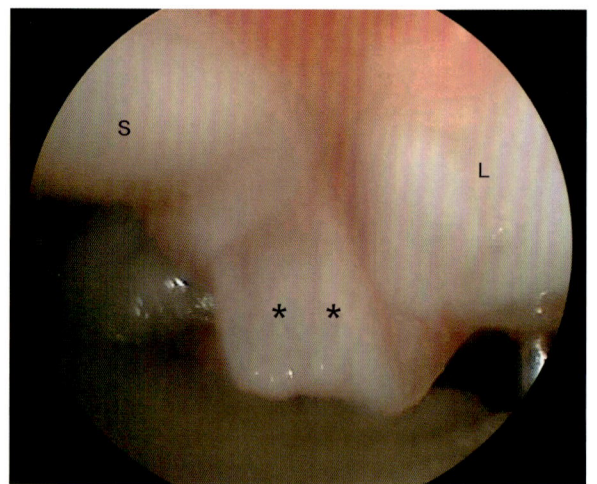

图 6.5 撕裂的 SL（星号）突入桡腕关节。L—月骨；S—舟骨

腕中关节镜下探查通常可见轻度舟月关节台阶和间隙增宽，舟月关节稳定，为 Geissler Ⅰ级、Ⅱ级损伤。患者的临床症状是由于不影响稳定性但可在关节活动时产生的机械撞击导致的部分韧带实质撕裂造成的，可导致腕背局部疼痛，有时还会引起滑膜炎及背侧关节囊增厚。韧带瓣清创以及滑膜清除会使症状缓解。

禁忌证

绝对禁忌证为可修复的 SL 完全撕裂或 Geissler Ⅲ级、Ⅳ级的严重损伤。合并关节炎的舟月关节静态不稳定还需要进行其他治疗。

手术技术

SL 掌侧撕裂可通过 VR 入路获得更好的视角（图 6.6），SL 背侧撕裂可通过 3–4 和 4–5 入路进行手术。镜头及刨削器在 VR、3–4 及 4–5 入路间切换操作，将漂浮的撕裂韧带瓣清创，保留正常的韧带纤维。掌侧 SL 和（或）SL 膜部可能存在松弛或撕裂，如果舟月关节稳定，则单纯韧带清创即可取得满意疗效。术后腕关节可行早期活动。

结果

近来已有不少关于单纯镜下清创的临床报道。Ruch 和 Poehling[13] 报道了 14 例 SL 膜部撕裂的患者，经关节镜下韧带清创，术后随访 34 个月未见舟月关节不稳定，其中 13 例患者临床症状得到缓解。Weiss 等[14] 报道了 43 例 SL 部分撕裂且无舟月关节不稳定的患者，行关节镜下 SL 撕裂边缘清创后临床症状得到缓解，术后随访 27 个月发现 85% 的部分韧带撕裂患者及 66% 的完全韧带撕裂患者未出现舟月关节不稳定。

韧带热皱缩术

SL 主要由Ⅰ型胶原组成，Ⅰ型胶原由 3 条多肽链重构的螺旋体结构构成，而螺旋体则由热不稳定的共价键在分子内交联形成。这种分子内交联在 $60 \sim 65\,^\circ\text{C}$ 时会断裂，发生蛋白变性而成为有机凝胶状态[15]，最终变性的胶原会被瘢痕组织替代。这就是韧带热皱缩术的原理。

生物力学研究表明，热变性的胶原的抗拉力明显下降，变性 12 周后仍无法恢复正常。[16]热变性后 6 周的胶原的抗拉力可恢复到正常的 80%。因此，胶原热变性后短期内不能对其施加应力。胶原热皱缩后过早承受应

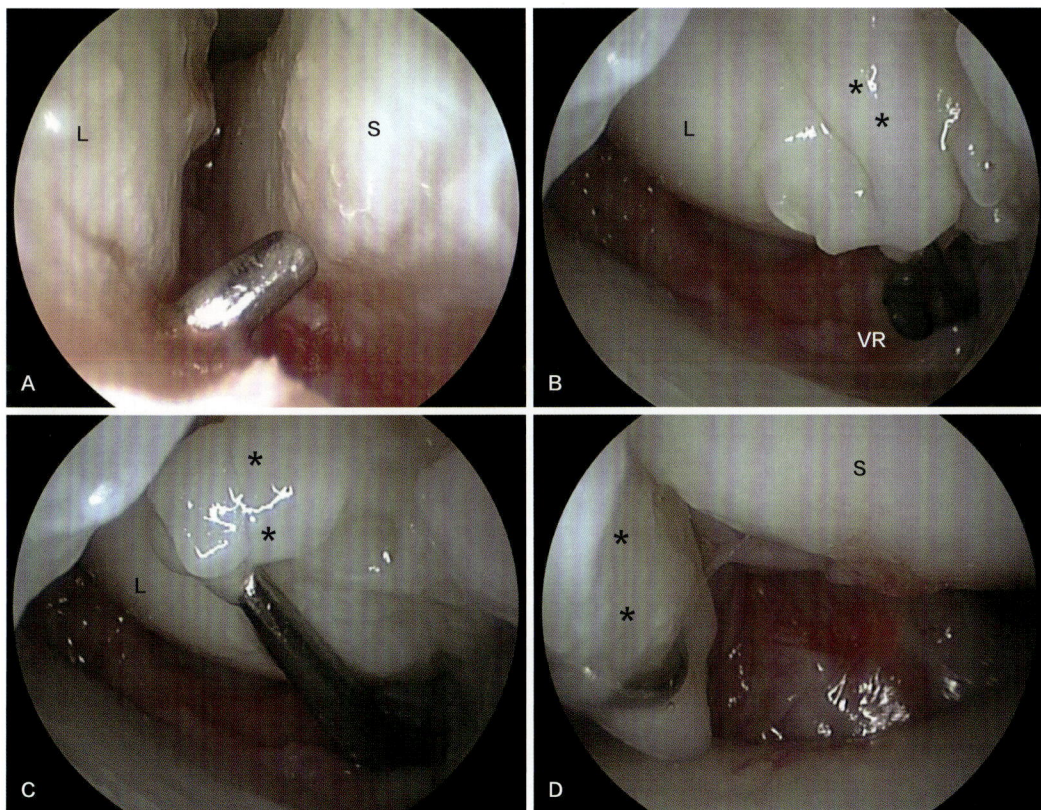

图 6.6　A. 掌侧 SL 撕裂，舟月关节掌侧分离的桡掌侧（VR）入路观。探钩自 3–4 入路进入并插入舟月关节间隙，探钩所示部位未见韧带残端残留。B. 掌侧 SL 撕裂（星号）。C. 探钩所示为不稳定的撕裂韧带瓣。D. 掌侧及膜部 SL 撕裂。L—月骨；S—舟骨

力会导致胶原拉长，这已在动物实验中证实。[17] 基于以上研究数据，临床上韧带热皱缩术后给予腕关节固定 6~8 周是合理的。但临床上热皱缩术后是否确实需要腕关节固定还存在争议，因为有些临床研究报道腕关节术后可仅用软敷料处理且可立即行关节活动训练，另有一些研究则报道术后腕关节应固定 6~8 周。热皱缩术可以使松弛的韧带和关节囊挛缩，从而提高关节稳定性，进而使临床症状得到改善。近来，Huber 等 [18] 进行的一项尸体研究表明，应用 60W 射频 30 秒后，距离射频头 0.9 mm 深度的组织温度降到 45 ℃，这说明热变性可能只发生在韧带组织的浅层。

适应证

韧带热皱缩术的适应证与镜下清创术类似，主要为 Geissler Ⅰ级和Ⅱ级损伤。膜部 SL 的部分撕裂或韧带松弛非常适合采用热皱缩术治疗。术中评估或镜下清创后发现舟月关节不稳定，但无明显舟骨、月骨旋转者，可以在 SL 完整处采用射频热皱缩术来紧缩并提高关节稳定性。另外，SL 松弛的 Geissler Ⅰ级损伤伴关节不稳定时，可采用射频热皱缩术，也可同时行镜下韧带清创术。

禁忌证

韧带组织撕裂后出现明显的不稳定韧带瓣，是韧带热皱缩术的禁忌证。此类损伤需要行镜下韧带清创术，以减少韧带瓣的机械撞击。腕骨明显旋转、可修复的韧带撕裂以及明显的腕关节炎，也都是热皱缩术的禁忌证。

手术技术

背侧 SL 热皱缩术可使用 4-5 入路置入入射频探头（图 6.7）；掌侧 SL 热皱缩术可使用 3-4 入路置入探头，VR 入路置入镜头。行韧带热皱缩术的同时进行快速关节灌洗以防止关节软骨出现热损伤，但目前为止还未见此类并发症的报道。射频头的操作与应用画笔类似，1 次皱缩数秒钟即可。在腕中关节操作时，可见到弓状韧带桡侧支与掌侧 SL 汇合，Danoff 等 [19] 证实该汇合处实际为掌侧 SL 的延续。在该汇合处行热皱缩术可以紧缩

舟月关节和头舟月关节。[20] 腕中关节内见舟月关节相合度好并且无明显间隙时，即可结束热皱缩术。热皱缩术也可应用于次级稳定韧带。对背侧腕骨间韧带进行热皱缩术时，可以将掌侧腕中关节入路作为监视入路，MCU 及 MCR 入路作为射频头的操作入路，此时韧带热皱缩的作用类似关节囊切开固定术中的拉紧背侧腕骨间韧带的操作。同样，将 VR 入路作为监视入路，3-4 及 4-5 入路作为射频头操作入路，可以进行背侧桡腕韧带的热皱缩。由于皱缩后胶原纤维短期内的生物力学功能下降，故笔者建议采用克氏针内固定或石膏外固定 6~8 周对腕关节进行保护，之后再进行腕关节活动。

结果

Lee 等 [21] 对采用关节镜下清创术和韧带热皱缩术治疗的单纯性腕骨间韧带部分撕裂的 14 例患者（16 例腕关节，其中 SL 损伤 6 例，月三角韧带损伤 10 例）进行了一项回顾性分析，其中 3 例腕关节为 Geissler Ⅰ级损伤，13 例腕关节为 Geissler Ⅱ级损伤，平均随访时间为 52.8 个月。术后患者在休息、日常生活及重体力劳动时的 VAS 疼痛评分显著提高（$P<0.05$）。术后腕关节屈伸活动范围达 136.5°，握力平均达到 47.7 kg，较术前显著提高。平均 MMWS 为术前 70 分，术后 94.7 分，其中 13 例达到优秀，3 例为良好。在 Darlis 等 [22] 的报道中，平均年龄为 34 岁的 16 例 Geissler Ⅰ级及Ⅱ级 SL 损伤病例，采用关节镜下清创术及韧带热皱缩术治疗，术后进行 2 周固定，术后 19 个月随访时 MMWS 结果为 14 例优秀 / 良好、2 例一般 / 差。Hirsh 等 [23] 报道了平均年龄为 37 岁的 10 例因 Geissler Ⅱ级舟月关节不稳定而行热皱缩术的患者治疗结果，术后固定制动 4~6 周，其中 8 例患者临床症状持续超过 6 个月，术后 28 个月时 9 例患者疼痛完全缓解。Shih 和 Lee[24] 也进行了相似研究，19 例患者平均年龄为 23 岁，伴有临床症状的动态和前动态舟月关节不稳定，韧带热皱缩术后随访 28 个月，15 例患者对治疗效果满意并回归到社会工作中，4 例患者舟月关节松弛复发，腕关节活动度平均丢失 5°。

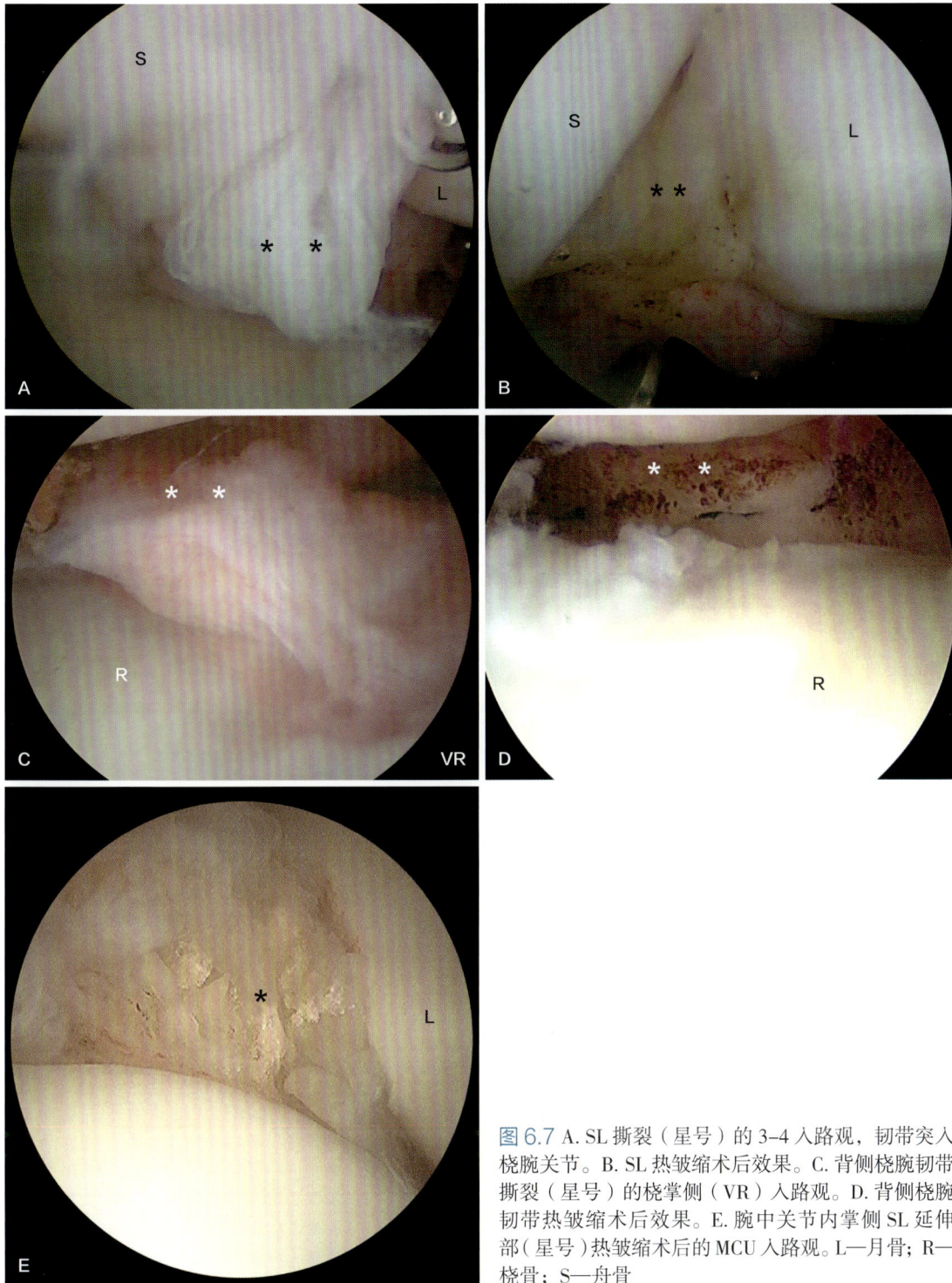

图 6.7 A. SL 撕裂（星号）的 3-4 入路观，韧带突入桡腕关节。B. SL 热皱缩术后效果。C. 背侧桡腕韧带撕裂（星号）的桡掌侧（VR）入路观。D. 背侧桡腕韧带热皱缩术后效果。E. 腕中关节内掌侧 SL 延伸部（星号）热皱缩术后的 MCU 入路观。L—月骨；R—桡骨；S—舟骨

关节镜辅助下的经关节克氏针内固定术

适应证

轻度的舟月关节不稳定病例，经关节克氏针内固

定可以使关节韧带硬化，并沿针道纤维化，从而提高关节稳定性并缓解临床症状。该术式适用于合并轻度舟月骨旋转和部分 SL 损伤所致的轻度舟月分离。经关节克氏针内固定可以帮助腕骨维持解剖复位直至韧带软组织愈合。对于无腕骨旋转的 SL 部分撕裂，克氏针内固定可提高舟月关节稳定性，是韧带热皱缩术之外的另一选择。对于 SL 撕裂后止点处几乎无韧带残端的情况，经关节

克氏针内固定可提高舟月关节稳定性。

禁忌证

该术式没有绝对禁忌证。无腕骨异常旋转时，无须行经关节克氏针内固定术。

手术技术

于鼻烟窝处做 1 个 1 cm 的小切口，注意保护 SRN，克氏针进针点应位于安全区，也就是距离第一伸肌间室背侧 4.5 mm 以内、距离桡骨茎突 4.5 mm 以内的区域。[25] 可先用克氏针徒手刺透软组织至舟骨表面，注意保护周围软组织。在透视辅助下将 2 枚 0.45 mm 克氏针钻入舟骨至腰部，暂不进入舟月关节，此时以 MCU 入路为监视入路，解除牵引后利用桡侧克氏针尾及剥离子辅助复位舟月关节，同时通过自掌侧向背侧方向的手法按压舟骨结节以矫正舟骨掌屈，通过自桡侧向尺侧方向的手法按压舟骨以闭合舟月间隙，用关节镜及透视辅助确认舟月关节的解剖复位情况（图 6.8）。如果侧位方向上月骨处于背屈位，则手法复位无法达到舟月关节的解剖复位，此时需要分别在舟骨和月骨内打入克氏针作为手柄以调整舟骨及月骨的位置。作为舟骨手柄的克氏针从远端、背侧向近端、掌侧的方向斜行打入舟骨；作为月骨手柄的克氏针从近端、背侧向远端、掌侧打入月骨，对舟骨手柄施加由远端向近端的压力即可使之复位，对月骨手柄施加相反方向的压力可使之复位。舟骨及月骨复位后，之前打入舟骨腰部的 2 枚克氏针继续进针以固定舟月关节。以此种方式使用多枚克氏针多方向固定舟月关节，再使用 1 枚克氏针固定头舟关节以保持矢状位稳定，关节镜及透视辅助可确认关节复位效果。

结果

该术式尤其适用于 Geissler Ⅰ级、Ⅱ级损伤。Darlis 等[26] 发现关节镜下清创加克氏针固定对更严重的舟月关节不稳定的治疗效果不甚理想，他们对 11 例 Geissler Ⅲ级或Ⅳ级舟月关节不稳定的病例进行了韧带扩大清创直至软骨下骨出血，然后用克氏针经皮固定舟月关节 4～8 周。其中 3 例在术后 9～11 个月分别进行了背侧关节囊

固定术、四角融合术和腕关节融合术，其他 8 例患者的 MMWS 结果为 2 例优秀、4 例良好、1 例一般、1 例差，平均关节活动度为背伸 65°、屈曲 59°，平均握力为健侧的 82%。8 例患者术后握拳位 X 线检查显示仍存在异常的舟月间隙，但未进展为静态不稳定和 DISI 畸形。术后随访 3 年，11 例患者中 6 例结果为良好，无须进行进一步手术。

关节镜下背侧关节囊韧带成形术

适应证

舟月韧带严重撕裂时，背侧关节囊穹隆可能从其在舟月韧带背侧的止点上撕脱，Mathoulin 等[27] 设计了针对此类损伤的关节镜下修复方法，该方法适用于 Geissler Ⅱ级不稳定，Mathoulin 已将该方法成功应用于 Geissler Ⅲ级损伤。

禁忌证

Geissler Ⅳ级损伤以及合并桡腕关节炎和（或）腕中关节炎为该术式禁忌证。如果舟月韧带止点撕脱后无断裂韧带残端，此法也不适用。

手术技术

18G 注射针自背侧近端向掌侧远端刺入 3-4 入路并斜行刺穿舟月韧带桡侧残端，直至针尖进入腕中关节，然后将镜头切换至 MCU 入路，用 3-0 可吸收缝线穿入空心针并用止血钳将缝线从 MCR 入路拉出；以同样的方法，将缝线自舟月韧带尺侧残端平行穿入腕中关节并从 MCR 入路拉出。两根缝线远端互相打结，牵拉两根缝线近端将远端线结拉回腕中关节的舟骨、月骨之间并自掌侧向背侧方向拉紧，然后将两根缝线近端互相拉紧并在 3-4 入路关节囊的背侧打结，该线结位于背侧关节囊外。此方法可修复舟月韧带与背侧关节囊韧带之间的包括关节囊和韧带的穹隆部。

预后

Mathoulin 等[27] 回顾了 36 例使用该术式治疗的患

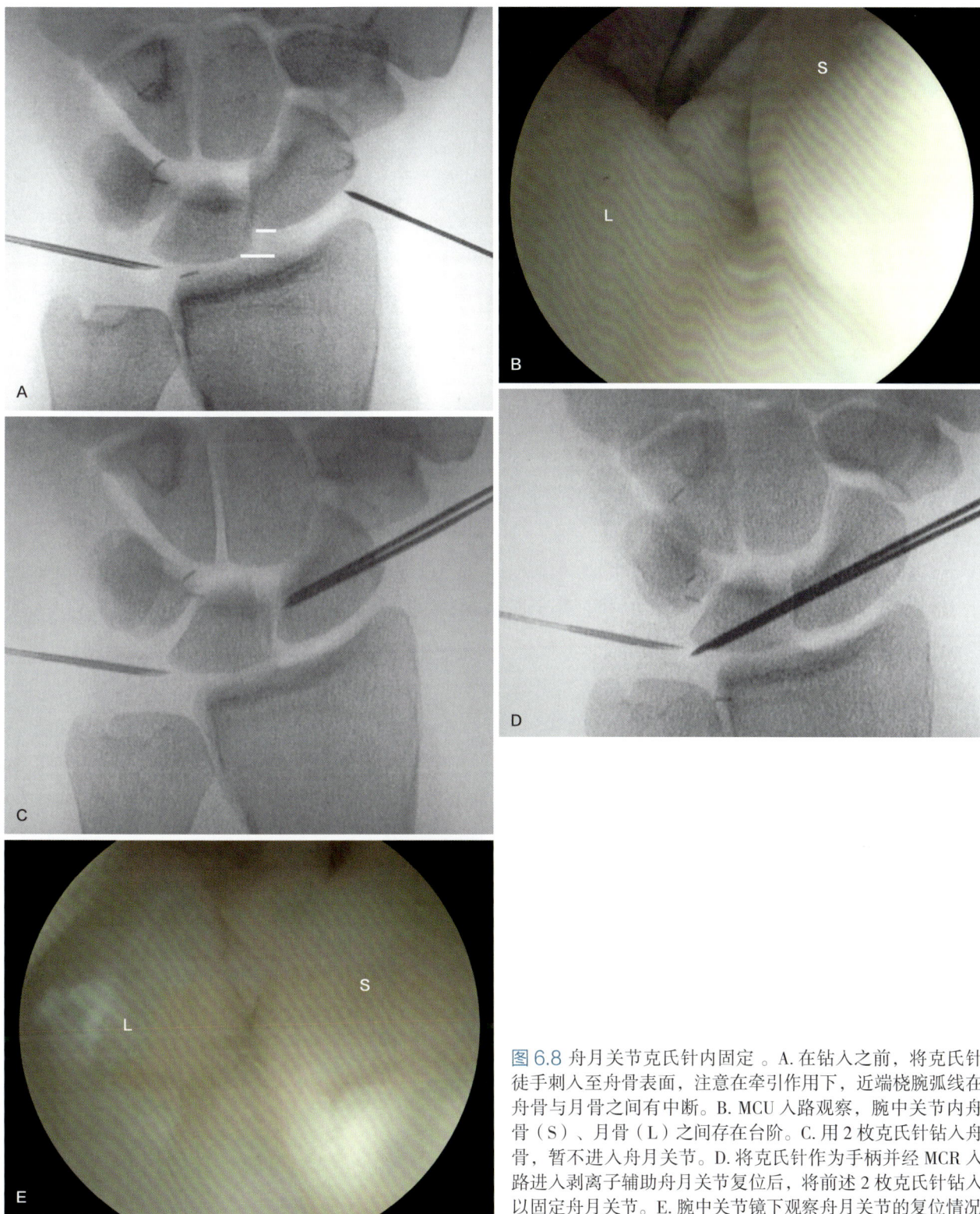

图 6.8 舟月关节克氏针内固定 。A. 在钻入之前，将克氏针徒手刺入至舟骨表面，注意在牵引作用下，近端桡腕弧线在舟骨与月骨之间有中断。B. MCU 入路观察，腕中关节内舟骨（S）、月骨（L）之间存在台阶。C. 用 2 枚克氏针钻入舟骨，暂不进入舟月关节。D. 将克氏针作为手柄并经 MCR 入路进入剥离子辅助舟月关节复位后，将前述 2 枚克氏针钻入以固定舟月关节。E. 腕中关节镜下观察舟月关节的复位情况

者资料，其中 16 例 Geissler Ⅲ级损伤患者同时行舟月关节经皮克氏针内固定，患者平均年龄为 38.5 岁（范围为 25~58 岁），术后平均随访时间为 11.4 个月（范围为 7~19 个月），DASH 得分平均为 6.1 分（范围为 0~100 分），19 例患者的腕关节活动度恢复到对侧的 85% 以上，VAS 疼痛评分从术前的平均 3.4 分（范围为 0~10 分）改善为术后的平均 0.31 分，伤侧平均握力恢复至对侧的 96%。

近来，Del Pinal 等 [28] 描述了通过关节镜下掌侧关节囊韧带成形术来修复 SL 掌侧部分。该术式的禁忌证为韧带止点撕脱且无韧带残端。

关节镜下掌侧关节囊韧带成形术

手术技术

先用刨削器清创 SL 的两侧残端，然后在 MCU 入路和 MCR 入路用磨钻打磨邻近的骨面使其再新鲜化。将 MCU 入路作为监视入路，以 22 G 针作为定位针从远端腕横纹或其稍近端水平、FCR 肌腱的尺侧刺入腕中关节，定位准确后换用 Tuohy 腰穿针沿同样的路径刺入，用 2–0 PDS 缝线沿空心针穿入关节内，用抓钳从 MCR 入路将缝线一端抓出，将 Tuohy 腰穿针稍微撤出至关节囊外但仍处于皮下，然后在第一根缝线的桡侧、舟骨掌侧缘远端再次刺入腕中关节，PDS 缝线随针进入关节腔形成一个线套，用抓钳将此线套自 MCR 入路抓出即可使缝线两端均经 MCR 入路位于关节外，从而在关节掌侧舟月关节两侧形成水平的褥式缝合，掌侧关节囊韧带也包含在褥式缝合内，系一滑结并以推结器将其推紧，该线结位于舟骨与月骨的掌侧面附近，拉紧后可以闭合舟月关节掌侧间隙（图 6.9）。

Del Pinal 等[29]应用此技术修复了 8 例舟月掌侧韧带，其中 6 例联合应用了背侧关节囊韧带修复术，由于合并其他腕关节损伤并联合应用了其他术式，因此无法单独评估掌侧关节囊韧带修复术的效果，相关疗效还需要进一步观察研究。

关节镜下舟月复位固定术

Herbert[30]描述了开放手术修复急性 SL 撕裂并以 Herbert 空心钉固定舟月关节的技术，Herbert 钉需要植入 12～18 个月，以便 SL 愈合及舟月关节恢复稳定性。Rosenwasser 等[31]通过 Herbert 空心钉复位并稳定舟月关节使之形成了稳定的纤维连接，这使该项技术再受关注，他将这项技术命名为舟月复位固定（reduction association of scaphoid–lunate，RASL）术。Aviles 等[32]报道了关节镜下行 RASL 术的相关经验，对比开放式 RASL 术，关节镜下 RASL 术后腕关节可以更早进行关节活动，且并发症少、镜下操作准确、软组织损伤少。该项技术的关键在于 Herbert 空心钉的置放及适应证的选择。该技术的学习曲线陡峭，即便极小的螺钉错位也会导致不理想的疗效。

适应证

关节镜下 RASL 术适用于动态舟月关节不稳定，由于舟月关节的主要及次要稳定韧带均断裂，应力位下的 X 线检查会提示舟月间隙增宽。静态舟月分离不合并 DISI 畸形也是该术式的适应证。

禁忌证

SLAC 腕 1 期是相对禁忌证，可以同时行镜下桡骨

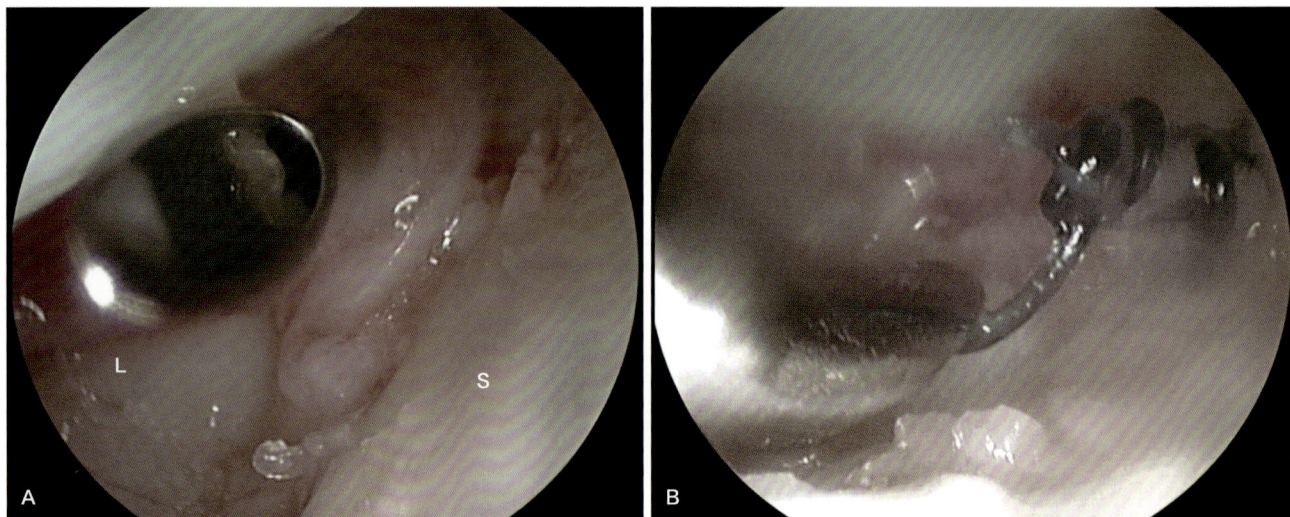

图 6.9 A. 18 G Tuohy 腰穿针自腕中关节掌侧刺入关节腔的 MCR 入路观。B. 推紧掌侧缝线的线结。L—月骨；S—舟骨

茎突切除术和RASL术治疗SLAC腕1期。SLAC腕2期、3期及DISI畸形是该术式的禁忌证。

手术技术

以MCR入路作为监视入路，2.9 mm刨削器自3-4入路进入，舟月关节面裸化去除软骨，直至可见骨面渗血，但并非将全部舟月关节面去皮质化。关节面打磨完毕后，尝试舟月关节复位，将1枚0.062 mm克氏针自腕背侧打入舟骨远端，此方向进针可避免干扰空心钉植入，然后屈曲腕关节再将1枚0.062 mm克氏针打入月骨背侧，当腕关节背伸时桡骨背侧缘可通过限制此枚克氏针而使月骨保持屈曲位（图6.10），2枚克氏针可作为手柄帮助舟月关节复位。在慢性病例中，使舟骨远端活动化可能是必要的。这可以通过将关节镜放置

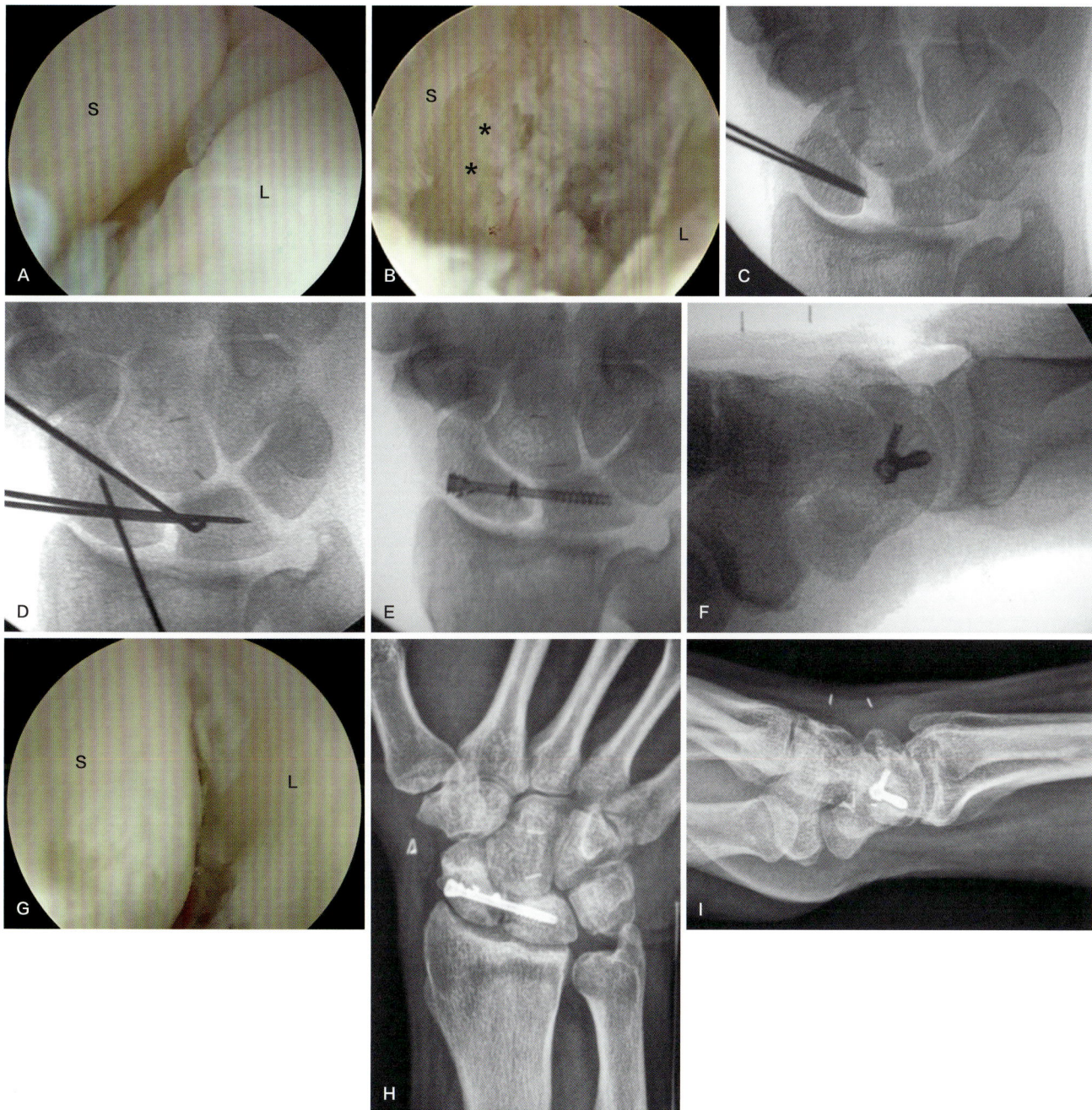

图6.10 关节镜下RASL术。A.舟骨（S）和月骨（L）间隙的MCU入路观。B.舟月关节面的去皮质化（星号）。C.舟月关节复位前预置克氏针。D.舟月关节复位后进行克氏针固定及导针置入，导针应接近月骨的近端内侧关节面，避免破坏腕中关节面。E.空心钉的光滑部分可允许舟骨旋转，螺纹部分可限制舟月分离。F.侧位透视见空心钉位于舟月轴线上。G.以空心钉固定舟月关节后的腕中关节观。H、I.术后10个月舟月关节维持复位状态，空心钉未见松弛

在 MCR 入路来实现，在 STT 关节处创建一个附加的掌骨入路，用于局部软组织的清创和活动化。下一步，在 APL 肌腱背侧建立 1-2 入路，该入路内可置入 Herbert 空心钉导针，以小拉钩牵开皮下组织，置入 0.35 mm 导针，可从 3-4 入路或在透视下打入导针，导针从舟骨腰部附近进入，在外侧位投影上导针应位于舟骨的中部，这里的关键点是空心钉必须位于月骨的中心轴位置，否则容易产生螺钉松弛；导针应该从舟骨内侧缘的软骨下骨表面穿出，可以在 3-4 入路或 MCR 入路看到导针自舟骨穿出，导针的位置对于手术成功至关重要，因此打入导针可能需要消耗较多手术时间；确认导针位置正确后将其退回至舟骨内，防止干扰舟月关节复位，通过舟骨和月骨上的克氏针手柄调整舟骨、月骨的位置，完成复位后用克氏针将舟骨和月骨分别与头状骨和桡骨固定，然后将导针经舟月关节打入月骨近端内侧角；镜下检查导针位置并确认舟月关节位置，如正确无误，另外将 1 枚克氏针沿导针从相同方向自 1-2 入路钻入至舟骨内侧面，测量与导针的长度差，螺钉应比此长度短 4～5 mm；用导针打穿月骨以防其跟随空心钻退回；用空心钻钻透舟骨两层皮质后，加大电钻钻数钻至月骨以防已复位的舟月关节被电钻顶开，一直钻至月骨内侧角，在此过程中通过舟骨及月骨上的克氏针手柄挤压舟月关节防止关节分离，透视下再次确认舟月关节的位置后，即可将空心加压螺钉拧入，如果舟骨与月骨间有小的间隙，可通过无头钉加压矫正；螺钉拧入过程中可通过透视逐步确认位置。螺钉置入后关闭各入路，以短臂石膏固定。术后 3 周拆石膏，开始轻度关节活动训练，术后 6 周内应避免用力抓握、抬举重物等负重活动。

最近，Geissler 开发出一种 SLIC 螺钉（Acumed Portland, Oregon），该螺钉可用于固定舟月关节以保护其修复效果，6~9 个月后取出螺钉。这种螺钉可以维持舟骨和月骨的解剖复位，并允许舟骨和月骨旋转，因此可用于 RASL 术（图 6.11），但该螺钉在 RASL 术中的应用效果尚无报道，故其疗效有待进一步验证。

结果

Rosenwasser 等 [31] 推广了 RASL 术，其团队最近报道了对 31 例慢性静态舟月关节不稳定患者长期随访的满意结果 [33]，平均随访时间为 6.4 年（范围为 16 个月~18 年），DASH 评分平均为 17 分（范围为 0～50.8 分），适度活动时 VAS 疼痛评分平均为 1.65 分（范围为 0～7.3 分）。Aviles 等 [32] 对采用关节镜下 RASL 术治疗的 7 例年龄在 28～77 岁的患者进行了报道，其中 4 例患者为舟月关节静态不稳定、3 例为 SLAC 腕（2 例为 SLAC 腕 2 期、1 例为 SLAC 腕 3 期），平均 19 个月的随访结果显示腕关节活动范围减少 22.5%。SLAC 3 期患者结果为差，腕关节活动度减少 47% 并且持续疼痛，该患者在行关节挽救术之前采用关节镜下 RASL 术使关节活动丢失最小化。其他 6 例患者的腕关节活动度减少 17.6%，X 线检查显示平均舟月间距从 4.2 mm 减少至 1.75 mm，平均舟月角从 81.6° 减少至 61.8°。研究者们均强调手术成功的关键在于空心钉的置入位置。Caloia 等 [34] 报道了 8 例（9 例腕关节）因慢性 SL 撕裂行关节镜下 RASL 术的患者，平均年龄为 44.5 岁（范围为 38～56 岁），平均随访时间为 34.6 个月（范围为 12～43 个月），VAS 疼痛评分从术前的 5.4 分（范围为 0～10 分）降到术后的 1.5 分（范围为 1～3 分），术后握力为对侧的 78%，平均腕关节活动度减少 20%，舟月角从 70.5° 减少至 59.3°，3 例患者由于螺钉松弛或激惹行手术取出螺钉。Cognet 等 [35] 对 7 例慢性 Geissler Ⅱ级～Ⅳ级舟月关节不稳定患者进行了关节镜下 RASL 术治疗，7 例患者在 6 个月内均因月骨和（或）舟骨部分破坏而取出螺钉。该术式的预后与不同的术者及患者适应证选择有关。

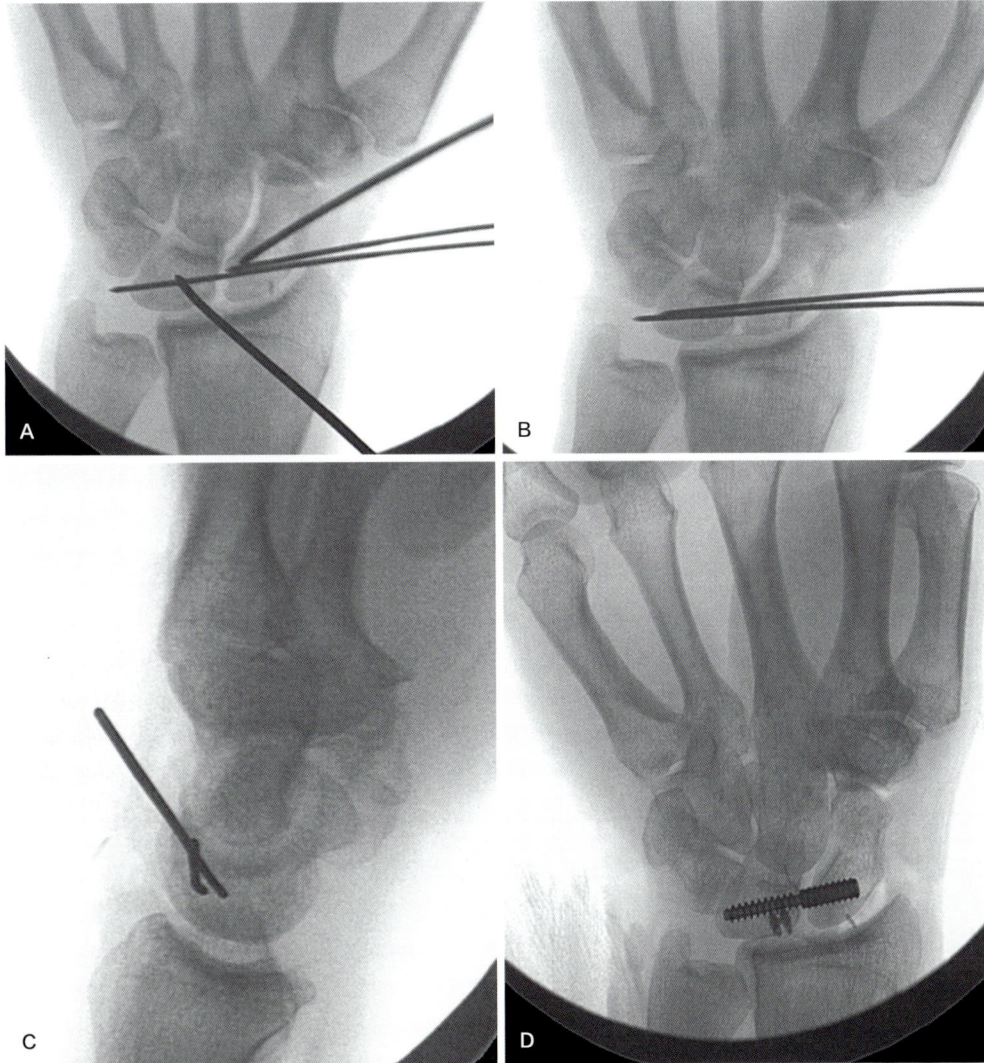

图 6.11 SLIC 螺钉的应用。A. 从舟骨和桡月关节打入克氏针维持舟月关节复位。B、C. 沿舟月关节中心轴置入导针。D. SLIC 螺钉置入后的效果

参考文献

1. Berger RA. The ligaments of the wrist. A current overview of anatomy with considerations of their potential functions. *Hand clinics*. 1997；13（1）: 63 - 82.

2. Berger RA, Imeada T, Berglund L, An KN. Constraint and material properties of the subregions of the scapholunate interosseous ligament. *J Hand Surg*. 1999；24（5）: 953 - 962.

3. Elsaidi GA, Ruch DS, Kuzma GR, Smith BP. Dorsal wrist ligament insertions stabilize the scapholunate interval: cadaver study. *Clinical Orthopaedics and Related Research*. 2004（425）: 152 - 157.

4. Slutsky DJ. Incidence of dorsal radiocarpal ligament tears in the presence of other intercarpal derangements. *Arthroscopy*. 2008；24（5）: 526 - 533.

5. Short WH, Werner FW, Green JK, Sutton LG, Brutus JP. Biomechanical evaluation of the ligamentous stabilizers of the scaphoid and lunate: part III. *J Hand Surg Am*. 2007；32（3）: 297 - 309.

6. Watson H, Ottoni L, Pitts EC, Handal AG. Rotary subluxation of the scaphoid: a spectrum of instability. *J Hand Surg*. 1993；18（1）: 62 - 64.

7. Salva-Coll G, Garcia-Elias M, Leon-Lopez MT, Llusa-Perez M, Rodriguez-Baeza A. Effects of forearm muscles on carpal stability. *J Hand Surg Eu*. 2011；36（7）: 553 - 559.

8. Hagert E, Garcia-Elias M, Forsgren S, Ljung BO. Immunohisto-chemical analysis of wrist ligament innervation in relation to their structural composition. *J Hand Surg*. 2007；32（1）: 30 - 36.

9. O'Meeghan CJ, Stuart W, Mamo V, Stanley JK, Trail IA. The natural history of an untreated isolated scapholunate interosseus ligament injury. *J Hand Surg*. 2003；28（4）: 307 - 310.

10. Ong MT, Ho PC, Wong CW, Cheng SH, Tse WL. Wrist arthroscopy under portal site local anesthesia (PSLA) without tourniquet. *J Wrist Surg*. 2012 ; 1 (2): 149 - 152.

11. del Pinal F, Garcia-Bernal FJ, Pisani D, Regalado J, Ayala H, Studer A. Dry arthroscopy of the wrist: surgical technique. *J Hand Surg*. 2007 ; 32 (1): 119 - 123.

12. Geissler WB, Freeland AE, Savoie FH, McIntyre LW, Whipple TL. Intracarpal soft-tissue lesions associated with an intra-articular fracture of the distal end of the radius. *J Bone Joint Surg Am*. 1996 ; 78 (3): 357 - 365.

13. Ruch DS, Poehling GG. Arthroscopic management of partial scapholunate and lunotriquetral injuries of the wrist. *J Hand Surg*. 1996 ; 21 (3): 412 - 417.

14. Weiss AP, Sachar K, Glowacki KA. Arthroscopic debridement alone for intercarpal ligament tears. *J Hand Surg*. 1997 ; 22(2): 344 - 349.

15. Medvecky MJ, Ong BC, Rokito AS, Sherman OH. Thermal capsular shrinkage: Basic science and clinical applications. *Arthroscopy*. 2001 ; 17 (6): 624 - 635.

16. Hecht P, Hayashi K, Lu Y, et al. Monopolar radiofrequency energy effects on joint capsular tissue: potential treatment for joint instability. An in vivo mechanical, morphological, and biochemical study using an ovine model. *Am J Sports Med*. 1999 ; 27 (6): 761 - 771.

17. Hayashi K, Markel MD. Thermal capsulorrhaphy treatment of shoulder instability: basic science. *Clinical Orthopaedics and Related Research*. 2001;(390): 59 - 72.

18. Huber M, Loibl M, Eder C, et al. Temperature in and around the scapholunate ligament during radiofrequency shrinkage: a cadaver study. *J Hand Surg*. 2015 ; 40 (2): 259 - 265.

19. Danoff JR, Karl JW, Birman MV, Rosenwasser MP. The use of thermal shrinkage for scapholunate instability. *Hand Clin*. 2011; 27 (3): 309 - 317.

20. Rosenwasser MP GS, Riansuwan K. Arthroscopic treatment of scapholunate ligament tears. In: Slutsky DJ ND, ed. Techniques in Hand and Wrist Arthroscopy. Philadelphia : Elsevier ; 2007.

21. Lee JI, Nha KW, Lee GY, Kim BH, Kim JW, Park JW. Longterm outcomes of arthroscopic debridement and thermal shrinkage for isolated partial intercarpal ligament tears. *Orthopedics*. 2012 ; 35 (8): e1204 - e1209.

22. Darlis NA, Weiser RW, Sotereanos DG. Partial scapholunate ligament injuries treated with arthroscopic debridement and thermal shrinkage. *J Hand Surg*. 2005 ; 30 (5): 908 - 914.

23. Hirsh L, Sodha S, Bozentka D, Monaghan B, Steinberg D, Beredjiklian PK. Arthroscopic electrothermal collagen shrinkage for symptomatic laxity of the scapholunate interosseous ligament. *J Hand Surg*. 2005 ; 30 (6): 643 - 647.

24. Shih JT, Lee HM. Monopolar radiofrequency electrothermal shrinkage of the scapholunate ligament. *Arthroscopy*. 2006 ; 22 (5): 553 - 557.

25. Steinberg BD, Plancher KD, Idler RS. Percutaneous Kirschner wire fixation through the snuffbox: an anatomic study. *J Hand Surg Am*. 1995 ; 20 (1): 57 - 62.

26. Darlis NA, Kaufmann RA, Giannoulis F, Sotereanos DG. Arthroscopic debridement and closed pinning for chronic dynamic scapholunate instability. *J Hand Surg*. 2006 ; 31 (3): 418 - 424.

27. Mathoulin CL, Dauphin N, Wahegaonkar AL. Arthroscopic dorsal capsuloligamentous repair in chronic scapholunate ligament tears. *Hand clin*. 2011 ; 27 (4): 563 - 572, xi.

28. del Pinal F, Studer A, Thams C, Glasberg A. An all-inside technique for arthroscopic suturing of the volar scapholunate ligament. *J Hand Surg*. 2011 ; 36 (12): 2044 - 2046.

29. Del Pinal F. Arthroscopic volar capsuloligamentous repair. *J Wrist Surg*. 2013 ; 2 (2): 126 - 128.

30. Herbert TJ. Acute rotary dislocation of the scaphoid: a new technique of repair using Herbert screw fixation across the scapholunate joint. *World Journal of Surgery*. 1991 ; 15 (4): 463 - 469.

31. Rosenwasser MP, Miyasajsa KC, Strauch RJ. The RASL procedure: reduction and association of the scaphoid and lunate using the Herbert screw. *Techniques in Hand & Upper Extremity Surgery*. 1997 ; 1 (4): 263 - 272.

32. Aviles AJ, Lee SK, Hausman MR. Arthroscopic reductionass-ociation of the scapholunate. *Arthroscopy*. 2007 ; 23 (1): 105, e101 - e105.

33. White NJ, Raskolnikov D, Crow SA, Swart E, Rosenwasser MP. Reduction and association of the scaphoid and lunate (RASL): Long-term follow-up of a reconstruction technique for chronic scapholunate dissociation. *J Hand Surg*. 2010 ; 35 (10): 16 - 17.

34. Caloia M, Caloia H, Pereira E. Arthroscopic scapholunate joint reduction. Is an effective treatment for irreparable scapholunate ligament tears? *Clin Orthop Relat Res*. 2007 ; 470 (4): 972 - 978.

35. Cognet JM, Levadoux M, Martinache X. The use of screws in the treatment of scapholunate instability. *J Hand Surg Eu*. 2011 ; 36 (8): 690 - 693.

7

月三角韧带损伤的关节镜治疗

相关解剖学及生物力学

LT 呈 C 形，与 SL 类似，由背侧韧带、掌侧韧带和中间纤维软骨膜部组成。[1] 与 SL 不同的是，LT 掌侧部分最厚、最强韧，在生物力学上是由三角骨向月骨传递负荷及应力的最重要区域[2]，这也支持月骨是悬挂在舟骨和三角骨之间的说法。在正常的腕关节中，舟骨向近排腕骨施加屈曲力矩，而三角骨施加背伸力矩，这对相反方向的力矩通过附着于月骨的韧带调节平衡。当 LT 损伤时，舟骨和月骨出现屈曲，而三角骨趋向背伸，并通过 SL 施加屈曲力矩、通过 LT 施加背伸力矩。[3]LT 背侧韧带的主要作用为限制月三角关节旋转，LT 掌侧部分最强韧，在三角骨与钩骨之间起到传递背伸力矩的作用。LT 近端膜部几乎没有任何生物力学意义。其他次要稳定结构包括三角钩韧带、三角头（triquetrocapitate，TC）韧带、尺月韧带、尺三角韧带、背侧桡腕韧带和DIC 韧带。

一些研究者提出了 LT 撕裂的损伤机制。Mayfield 等[4] 通过对尸体标本的生物力学研究发现，腕关节背伸和尺偏时，桡侧应力可能导致 LT 撕裂。鱼际部位首先与地面接触，迫使腕关节旋后，他们认为 LT 撕裂是月骨周围脱位病程的一部分（Ⅲ期）。Stanley 和 Trail[5] 认为单独的 LT 撕裂是反向 Mayfield 损伤的一部分，Ⅰ期包括 TFCC 撕脱，Ⅱ期应力由三角骨和月骨的背侧部分向掌侧部分传递。Garcia-Elias[6] 提出了另外一种可能的损伤机制：跌倒时，小鱼际撞击地面，豌豆骨向背侧挤压三角骨，而月骨受到背侧桡骨及掌侧长桡月韧带的限制不会出现移位，但产生的剪切应力导致 LT 撕裂。

单独 LT 撕裂使月骨和三角骨出现不稳定，但不足以引起腕骨的静态塌陷。Ritt 等[7] 报道单独切断 LT 的近端或背侧部分，腕关节并不会发生明显的运动学改变；但切断韧带的近端和掌侧部分则会导致舟骨和月骨掌屈，出现嵌合体掌屈不稳定（volar intercalated segment instability，VISI）。完全切断 LT 后，三角骨会相对月骨旋后。而切断 DRCL 和 DIC 韧带后，则会出现严重的 VISI 畸形。Horii 等[8] 报道了类似的结果，完全切断 LT 后，还需要同时切断 DRCL 和 DIC 韧带才会导致静态 VISI 畸形。失去背侧韧带的限制，月骨更容易向掌侧屈曲，头状骨与月骨的接触点也会向月骨旋转轴的掌侧移位。引起 VISI 畸形的原因还包括月骨周围脱位、反向月骨周围脱位、桡骨远端骨折或腕骨骨折、尺骨撞击引起的退行性磨损、长期反复应力、关节炎或滑膜炎。并非所有的 LT 撕裂都是创伤造成的，在一项对 100 例尸体腕关节的解剖学研究中，Viegas 等[9] 发现 60 岁以上的标本中 LT 撕裂的发生率为 27.6%，45 岁以下的标本中则未发现 LT 撕裂。这也强调了术前详细进行临床检查的重要性，要确定疼痛的来源，以便区分无症状的韧带穿孔和病理性的韧带撕裂。

诊断

LT 撕裂所致的不稳定的程度不同，患者会相应出现一系列不同的临床症状和体征。典型的 LT 撕裂的患者一般会有急性外伤史或反复应力刺激病史。腕关节背伸时，小鱼际部位着地可能导致 LT 撕裂。腕关节出现间歇性尺侧疼痛，腕关节旋转及尺偏时疼痛加重，腕关节桡偏、尺偏时出现疼痛、弹响，患者会有腕关节不稳定的感觉。体格检查常显示月三角关节背侧压痛，按压尺侧鼻烟窝时会出现疼痛。尺侧鼻烟窝位于尺侧腕屈肌腱（flexor carpi ulnaris，FCU）和尺侧腕伸肌腱之间，尺骨茎突的远端。尺侧隐窝压痛通常与 TFCC 撕裂相关。月三角关节激惹试验会引起疼痛或捻发音。月三角关节冲击试验[10]：检查者用一只手的拇指和示指固定月骨，用另一只手的拇指和示指将三角骨及豌豆骨向掌侧、背侧推移，如果诱发疼痛和出现松弛则提示 LT 撕裂。剪切试验的原理与之类似，检查者用一只手固定月骨背侧，另一只手将豆三角关节向背侧挤压，若存在 LT 撕裂则月三角关节间产生的剪切应力会诱发疼痛。诊断性的腕中关节局部注射麻醉剂可以改善疼痛。

腕关节的标准 X 线检查通常表现正常，但是慢性病例中可能出现尺骨正变异、尺骨撞击合并月骨囊变（图 7.1）。LT 撕裂可导致三角骨向近端移位和（或）月骨与三角骨重叠，导致 Gilula 弧线中断，但月骨和三角骨的间隙增宽并不常见。正常情况下，三角骨与月骨的夹角平均为 +14°，但是 Reagan 等[10]发现月骨与三角骨分离时该角度平均可达 -16°。应力位 X 线检查包括桡偏位、尺偏位及握拳后前正位，对诊断有辅助意义。VISI 畸形的出现提示长期的不稳定状态（图 7.2）。关节造影或关节 MRI 造影可能显示 LT 穿孔，但这也可能

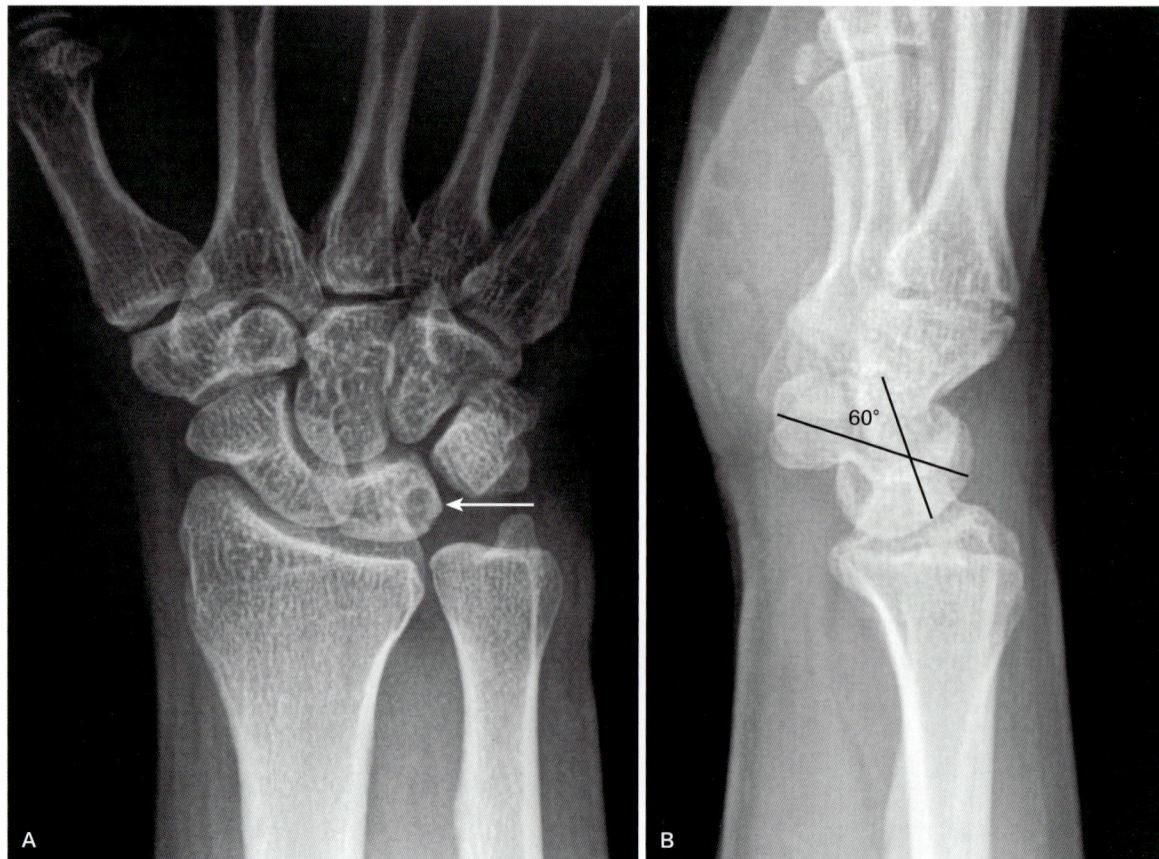

图 7.1 A. 尺腕撞击的患者，伴 LT 撕裂，X 线检查显示月骨内囊肿（箭头）和尺骨正变异。B. 舟月角正常，为 60°

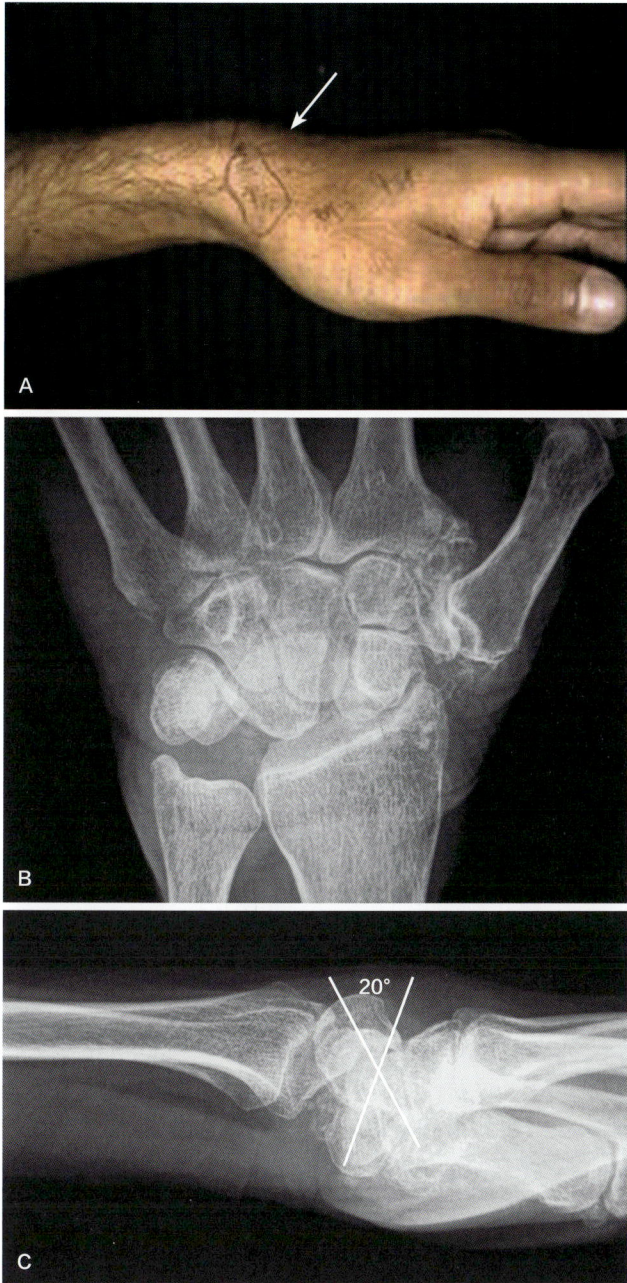

图 7.2 A. VISI 畸形患者，临床显示腕骨掌侧下垂（箭头）。
B. 后前正位 X 线片显示整个近排腕骨掌屈，舟骨显像变短。
C. 侧位 X 线片显示月骨和舟骨明显屈曲，舟月角的角度减小
为 20°（正常范围为 30°~60°）

发生在无症状的尺骨正变异患者中。关节镜检查对于评
估动态不稳定的程度非常必要。Viegas 等[11] 提出了创
伤后撕裂的分期方案：Ⅰ期，韧带部分或完全撕裂，没
有 VISI 畸形；Ⅱ期，韧带完全撕裂，有动态 VISI 畸形；
Ⅲ期，韧带完全撕裂，同时伴有 DRCL 和 DIC 韧带的撕
裂，导致静态 VISI 畸形。Geissler 分级方案[12] 量化了
关节不稳定的程度，而非韧带撕裂的大小，很大程度上

取代了以上分期方案。

治疗

　　急性或慢性损伤不合并月三角分离或 VISI 畸形的患
者，可以尝试支具固定和口服非甾体抗炎药 6 周的保守
治疗。腕中关节注射可的松可以减轻滑膜炎症状。而对
于腕关节尺侧合并其他损伤，特别是软骨退行性改变的
患者，治疗方案有所改变。可选治疗方案包括韧带修复术、
自体肌腱移植韧带重建术[13-14]、月三角关节融合术、腕
中关节融合术（图 7.3）和尺骨短缩截骨术。[15] 使用伸肌
支持带[16] 或 DRCL[17] 关节囊固定术的情况也有少量报道。

关节镜适应证

　　关节镜适用于保守治疗失败和急性损伤伴有月三
角分离的患者。关节镜在评估 LT 损伤和继发性病理改
变中有着不可或缺的作用，有助于确定手术时间和手术
方案。急性和慢性的稳定韧带撕裂可以在关节镜下行单
纯清创治疗，急性不稳定撕裂可在关节镜下行韧带清创
和经皮克氏针固定月三角关节。退行性 LT 撕裂通常与
TFCC 撕裂和尺骨正变异共存，可以在关节镜下进行 LT
清创，必要时可结合 TFCC 清创术、wafer 薄片切除术
或开放性尺骨短缩截骨术。

禁忌证

　　静态腕关节不稳定的患者可以使用关节镜进行分
期，但通常最终仍需要开放手术治疗。

手术技术

　　局部神经阻滞麻醉或全麻下，患者的手垂直悬挂
并用牵引塔牵引，牵引力为 4.5~6.8 kg。持续液体灌洗
的湿式关节镜操作可以与干式关节镜操作交替进行。如
前面章节所述，建立标准的关节镜入路，4-5 入路为常
用的操作入路，6R 入路和 6U 入路可以更加直接地观察
LT（图 7.4）。与 SL 损伤类似，腕中关节镜检查可用
于评估关节不稳定的程度，MCR 入路可用于观察和评
估月三角关节。Geissler Ⅰ级损伤，3 mm 的关节镜探钩

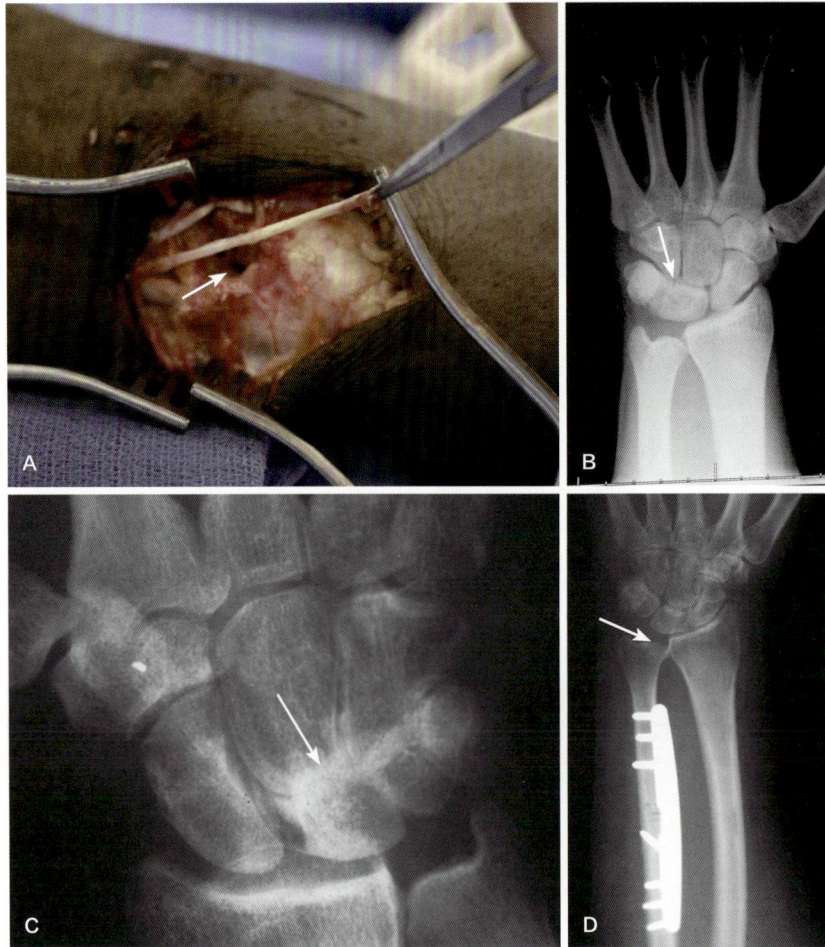

图 7.3 慢性 LT 撕裂的外科手术选择。A. 止血钳夹持一束尺侧腕伸肌腱准备插入三角骨的骨隧道（箭头）。B. 月三角关节融合（箭头）。C. 腕中关节融合（箭头）。D. 尺骨短缩截骨术导致的尺骨负变异（箭头）

可以插入月三角间隙；Geissler Ⅱ 级损伤，关节镜探钩可以插入月三角间隙并旋转 90°；Geissler Ⅲ 级损伤，三角骨背伸，月骨掌屈，腕中关节可见台阶；Geissler Ⅳ 级损伤，可以通过分离的月三角间隙看见桡腕关节（图 7.5）。

单纯关节镜清创适用于 Geissler Ⅰ 级伴有临床症状的急性或慢性部分 LT 撕裂患者。LT 掌侧撕裂的最佳观察入路为 VU 入路（图 7.6），也可以通过 6U 入路斜向观察。有时，探查腕中关节时可以观察到明确的弓形韧带的尺侧部分（即三角钩头韧带）撕裂（图 7.7）。LT 背侧撕裂一般通过 4–5 入路、6R 入路和 6U 入路操作，镜头和刨削器在上述入路之间切换，将韧带清创至边缘稳定、新鲜，保留所有完整的纤维。如果没有关节不稳定，关节镜下单独清创即可，术后可早期进行腕关节活动。Geissler Ⅱ 级损伤且关节不稳定的患者，可以选择经皮克氏针固定月三角关节 8 周。关节镜下热皱缩术适用于

Geissler Ⅰ 级和 Ⅱ 级的患者。急性 Geissler Ⅲ 级撕裂和一些 Geissler Ⅳ 级撕裂（可以视为月骨周围损伤的一部分）的治疗与 Geissler Ⅱ 级撕裂相同。慢性 Geissler Ⅲ 级撕裂，以及急性和慢性 Geissler Ⅳ 级撕裂患者最好应用切开手术治疗。单独的 LT 撕裂并不常见，治疗方案的选择和预后取决于 TFCC、SL、月骨和（或）三角骨的软骨软化等相关的病理改变情况。

结果

大多数报道的系列病例研究很少设立对照组并且随访时间短，过去十年中鲜有应用腕关节镜治疗 LT 撕裂的报道。Ruch 和 Poehling[18] 报道的 14 例因 SL 和 LT 的膜部撕裂而行关节镜治疗的患者中，13 例术后症状缓解，随访 34 个月未出现腕关节不稳定。Weiss 等 [19] 在对 43 例患者的研究中发现，患者术后 27 个月症状改善，未出

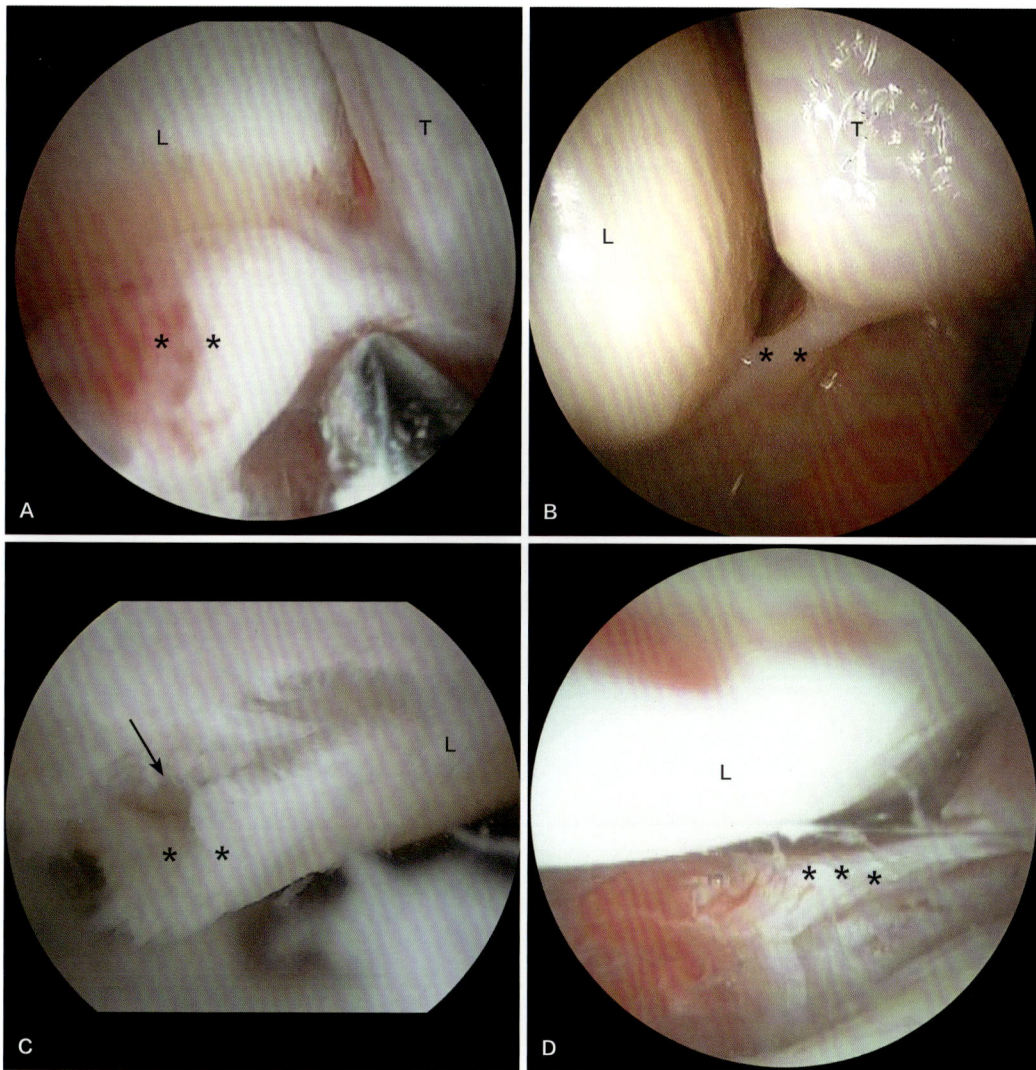

图7.4 自桡腕关节观察月三角关节损伤。A.自4-5入路观察LT完全撕裂,残端(星号)附着在三角骨(T)上。B.慢性LT撕裂伴有韧带的背侧部分缺损,但膜部完好(星号)。C.月骨(L)撕裂的关节软骨瓣(星号),软骨下骨暴露(箭头)。D.尺月韧带撕脱(星号)

现明显的腕关节不稳定,所有LT部分撕裂的患者症状得到缓解,而LT完全撕裂的患者症状缓解率为78%。Lee等[20]回顾性分析了14例(16例腕关节)因单纯腕骨间韧带部分撕裂(6例SL撕裂,10例LT撕裂)而进行关节镜下清创和热皱缩治疗的病例,其中3例为Geissler Ⅰ级撕裂,13例为Geissler Ⅱ级撕裂,平均随访52.8个月。在休息、日常生活活动和繁重体力劳动中,所有病例的VAS评分显著改善($P<0.05$),MMWS为术前平均70分,术后平均94.7分,术后结果13例为优秀,3例为良好。

　　腕关节镜治疗亚急性和慢性Geissler Ⅲ级和Ⅳ级撕裂的效果并不确定。Geissler[21]回顾性分析了19例应用热皱缩术治疗的单纯慢性LT撕裂患者的资料,9例月三角关节稳定的LT部分撕裂患者中7例效果良好,Ⅱ级韧带撕裂患者的治疗效果远优于月三角关节不稳定的Ⅲ级患者。因此,他建议对Geissler Ⅲ级撕裂患者不应使用热皱缩术治疗。Osterman等[22]回顾性分析了20例LT撕裂患者的资料,平均年龄为36岁(范围为17~52岁),合并病变包括滑膜炎(17例)、月三角关节软骨软化(8例)、三角钩关节软骨软化(6例)、TFCC撕裂(8例)和尺月韧带撕裂(6例)。应用腕关节镜进行LT清创和克氏针固定,其他手术包括滑膜切除术(20例)、TFC清创术(5例)、软骨成形术(3例)和Darrach术(3例)。平均随访20个月,80%的患者

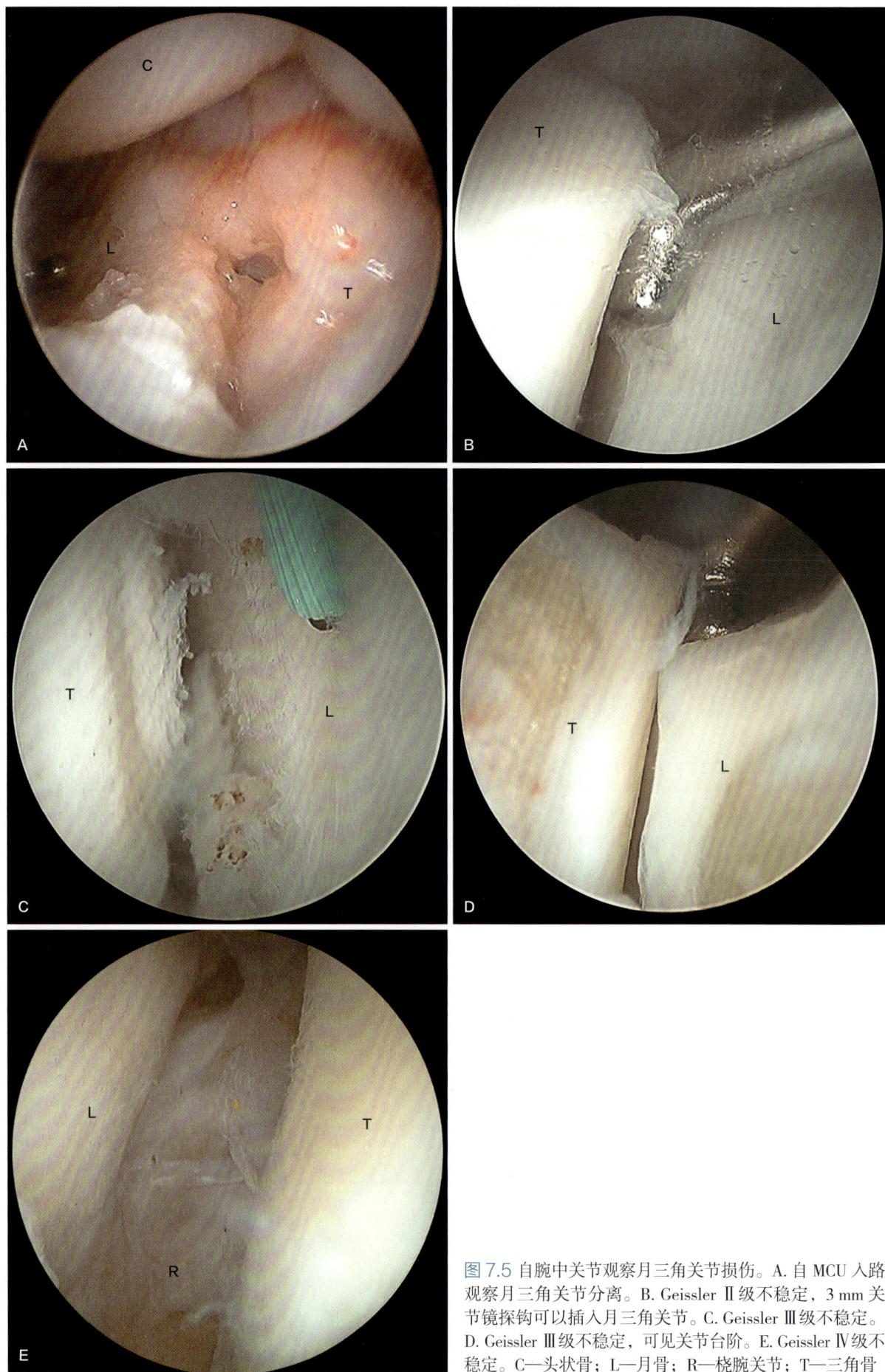

图 7.5 自腕中关节观察月三角关节损伤。A. 自 MCU 入路观察月三角关节分离。B. Geissler Ⅱ级不稳定，3 mm 关节镜探钩可以插入月三角关节。C. Geissler Ⅲ级不稳定。D. Geissler Ⅲ级不稳定，可见关节台阶。E. Geissler Ⅳ级不稳定。C—头状骨；L—月骨；R—桡腕关节；T—三角骨

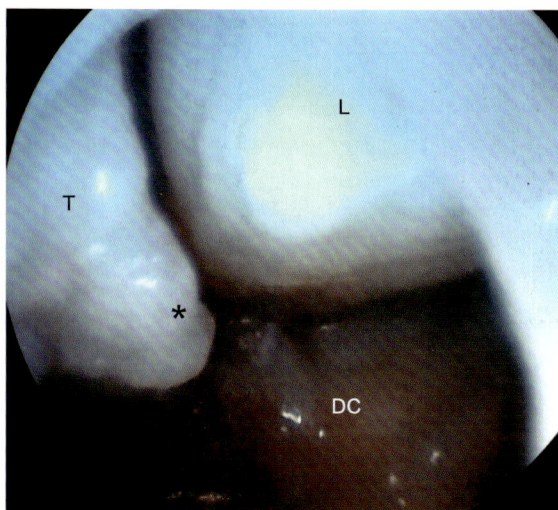

图 7.6 自 VU 入路观察 LT 掌侧撕裂（星号），可见韧带残端附着于三角骨（T）上。DC—背侧关节囊；L—月骨

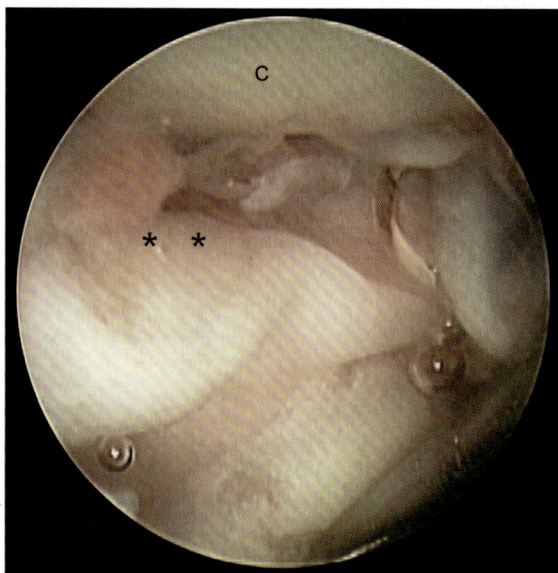

图 7.7 弓形韧带撕脱（星号）。C—头状骨

在疼痛缓解方面的评估结果为优秀或良好，4 例治疗失败。腕关节屈曲活动度平均丧失 25%，伸直活动度平均丧失 17%，握力平均丧失 30%。由于病变的异质性，无法单独确定 LT 清创术的效果。

关节镜下韧带折叠紧缩术

尺腕韧带自其掌侧 TFCC 起点向远端分开呈 V 形走行，分别止于三角骨和月骨。Savoie[23] 报道了一种关节镜下尺腕韧带折叠紧缩术，他认为该手术可以闭合 V 形走行的韧带、缩短尺腕韧带、加强月三角关节的掌侧关节囊。

适应证

关节镜治疗静态月三角关节不稳定的适应证包括单纯性月三角关节不稳定和月三角关节不稳定伴 TFC 撕裂和尺骨撞击。

禁忌证

关节镜治疗月三角关节不稳定的主要禁忌证是 VISI 畸形和严重的掌侧外在韧带撕裂。

手术技术

工作入路包括 3-4 入路、4-5 入路、6R 入路、掌侧 6U 入路，以及 MCR 和 MCU 入路。通过腕中关节评估不稳定程度，必要时可清创月三角关节。在掌侧韧带水平建立缝合所用的尺侧入路，即掌侧 6U 入路（v6U 入路），要注意不要损伤尺神经背侧支。v6U 入路与正常的 6U 入路相似，位于 TFCC 掌侧。尺腕韧带折叠紧缩术中关节镜放置在 3-4 入路，将尺月韧带和尺三角韧带轻柔清创以诱导血管反应。通过 v6U 入路将 18G 脊髓穿刺针自尺腕韧带掌侧，沿尺月韧带桡侧缘、桡骨远端关节面远端进入腕关节。用针将 2-0 PDS 缝线置入关节，自 6R 入路或 v6U 入路取出并标记。以类似的方式，将第 2 根缝线于第 1 根缝线远端约 5 mm 处置入，缝线套索与月骨和三角骨平行，也进行标记。每根缝线穿出并拉紧后，评估缝线的张力及其对月三角骨间隙稳定性的影响。最后，脊髓穿刺针从茎突前隐窝最掌侧处、TFCC 最掌侧缘水平穿入关节，然后带缝线进入关节，再将缝线拉出关节，形成第 3 针缝线。在月三角关节完全复位并用克氏针固定后，将 3 组缝线打结固定。合并 TFCC 损伤的病例，必要时可行修复术或清创术；合并尺骨撞击的病例，可同时行关节镜下 wafer 薄片切除术。术后使用长臂支具固定于肘关节屈曲 90° 位、前臂和腕关节中立位。术后 6 周去除克氏针并开始腕关节活动。

结果

Moskal 等[23] 对 21 例平均年龄为 33 岁的患者进行了

关节镜下韧带折叠紧缩术。17 例患者有明确的损伤史（过伸位损伤 12 例，扭伤 2 例，未知 3 例），4 例患者描述症状为逐渐出现，但无具体的急性损伤病史。3 例患者患肢有其他的严重损伤（肘关节脱位、肱骨干骨折和肩关节前脱位）。患者临床表现为月三角关节压痛，9 例月三角关节不稳定激惹试验为阳性，6 例 TFCC 损伤试验为阳性；10 例旋前、旋后或尺偏时有捻发音。手术距受伤时间平均为 2.5 年（范围为 1 周~5.5 年）。术前 MMWS 平均为 50 分，术后随访时间平均为 3.1 年（范围为 2.2~5.8 年），MMWS 平均为 88 分，结果为优秀 13 例、良好 5 例、一般 2 例。运动范围与另一侧相当。3 例出现并发症，包括尺侧腕伸肌腱长期压痛，1 例出现尺神经背侧支持续性神经炎。

参考文献

1. Berger RA. The ligaments of the wrist. A current overview of anatomy with considerations of their potential functions. *Hand Clin*. 1997；13（1）: 63 - 82.

2. Ritt MJ, Bishop AT, Berger RA, Linscheid RL, Berglund LJ, An KN. Lunotriquetral ligament properties: a comparison of three anatomic subregions. *J Hand Surg*. 1998；23（3）: 425 - 431.

3. Shin AY, Battaglia MJ, Bishop AT. Lunotriquetral instability: diagnosis and treatment. *J Am Acad Orthop Surg*. 2000；8（3）: 170 - 179.

4. Mayfield JK, Johnson RP, Kilcoyne RK. Carpal dislocations: pathomechanics and progressive perilunar instability. *J Hand Surg*. 1980；5（3）: 226 - 241.

5. Stanley JK, Trail IA. Carpal instability. *J Bone Joint Surg Br*. 1994；76（5）: 691 - 700.

6. Garcia-Elias M. Green's operative hand surgery. Vol 2. Sixth ed., 2010.

7. Ritt MJ, Linscheid RL, Cooney WP 3rd, Berger RA, An KN. The lunotriquetral joint: kinematic effects of sequential ligament sectioning, ligament repair, and arthrodesis. *J Hand Surg*. 1998；23（3）: 432 - 445.

8. Horii E, Garcia-Elias M, An KN, et al. A kinematic study of lunotriquetral dissociations. *J Hand Surg*. 1991；16（2）: 355 - 362.

9. Viegas SF, Ballantyne G. Attritional lesions of the wrist joint. *J Hand Surg*. 1987；12（6）: 1025 - 1029.

10. Reagan DS, Linscheid RL, Dobyns JH. Lunotriquetral sprains. *J Hand Surg*. 1984；9（4）: 502 - 514.

11. Viegas SF, Patterson RM, Peterson PD, et al. Ulnar-sided perilunate instability: an anatomic and biomechanic study. *J Hand Surg*. 1990；15（2）: 268 - 278.

12. Geissler WB, Freeland AE, Savoie FH, McIntyre LW, Whipple TL. Intracarpal soft-tissue lesions associated with an intra-articular fracture of the distal end of the radius. *J Bone Joint Surg Am*. 1996；78（3）: 357 - 365.

13. Shahane SA, Trail IA, Takwale VJ, Stilwell JH, Stanley JK. Tenodesis of the extensor carpi ulnaris for chronic, posttraumatic lunotriquetral instability. *J Bone Joint Surg Br*. 2005；87（11）: 1512 - 1515.

14. Shin AY, Weinstein LP, Berger RA, Bishop AT. Treatment of isolated injuries of the lunotriquetral ligament. A comparison of arthrodesis, ligament reconstruction and ligament repair. *J Bone Joint Surg Br*. 2001；83（7）: 1023 - 1028.

15. Mirza A, Mirza JB, Shin AY, Lorenzana DJ, Lee BK, Izzo B. Isolated lunotriquetral ligament tears treated with ulnar shortening osteotomy. *J Hand Surg*. 2013；38（8）: 1492 - 1497.

16. De Smet L, Janssens I, van de Sande W. Chronic lunotriquetral ligament injuries: arthrodesis or capsulodesis. *Acta Chir Belg*. 2005；105（1）: 79 - 81.

17. Omokawa S, Fujitani R, Inada Y. Dorsal radiocarpal ligament capsulodesis for chronic dynamic lunotriquetral instability. *J Hand Surg*. 2009；34（2）: 237 - 243.

18. Ruch DS, Poehling GG. Arthroscopic management of partial scapholunate and lunotriquetral injuries of the wrist. *J Hand Surg*. 1996；21（3）: 412 - 417.

19. Weiss AP, Sachar K, Glowacki KA. Arthroscopic debridement alone for intercarpal ligament tears. *J Hand Surg*. 1997；22（2）: 344 - 349.

20. Lee JI, Nha KW, Lee GY, Kim BH, Kim JW, Park JW. Longterm outcomes of arthroscopic debridement and thermal shrinkage for isolated partial intercarpal ligament tears. *Orthopedics*. 2012; 35（8）: e1204 - e1209.

21. Geissler W. Combined lunotriquetral and triangular fibrocartilage complex ligamentous injuries. *Atlas Hand Clin*. 2004；22(5): 39 - 58.

22. Osterman AL, Seidman GD. The role of arthroscopy in the treatment of lunatotriquetral ligament injuries. *Hand Clin*. 1995；11（1）: 41 - 50.

23. Moskal MJ, Savoie FH 3rd, Field LD. Arthroscopic capsulodesis of the lunotriquetral joint. *Clin Sports Med*. 2001；20（1）: 141 - 153, ix - x.

8

背侧桡腕韧带撕裂的关节镜治疗

很多研究者阐述了 DRCL 在维持腕关节稳定中的重要作用。[1-4]DRCL 撕裂与 VISI、DISI 的发生有关，可能导致腕中关节不稳定。[5-7]

相关解剖学及生物力学

DRCL 是腕关节背侧关节囊外韧带，起自 Lister 结节，尺向远侧斜行附着于三角骨结节，桡侧束附着于月骨及 LT。DIC 韧带起于三角骨，桡向延伸附着至月骨、舟骨背侧沟及大多角骨。Viegas 等 [5] 研究了由 DRCL 和 DIC 韧带形成的外侧 V 形结构（背侧桡舟韧带）的功能，其通过夹角的变化来改变长度从而维持腕关节屈伸过程中舟月关节的稳定，其长度变化远远大于单一固定韧带。Elsaidi 和 Ruth 等 [8] 通过一系列韧带切断研究阐述了 DRCL 在舟骨运动学上的重要性，他们依次切断了桡舟头韧带、长桡月韧带、桡舟月韧带、短桡月韧带，接着切断中心韧带及近侧 SL，然后切断背侧 SL，最后切断背侧关节囊在舟骨上的止点，都未造成腕关节影像学上的明显改变，但当 DRCL 被切断后，出现 DISI。Short 等 [9] 使用 24 具尸体进行了生物力学研究，发现 SL 是舟月关节首要的稳定结构，而 DRCL、DIC 韧带、舟大多角韧带以及桡舟头韧带是次级稳定结构。该研究发现，单独切断 DIC 韧带或舟大多角韧带后，令腕关节屈伸、尺桡偏活动循环 1000 次，对舟骨与月骨的运动学几乎没有影响；但单独切断 DRCL，腕关节最大屈曲时，的确会引起月骨桡偏增大；无论切断上述哪条韧带后再切断 SL，在月骨背伸时都会引起舟骨屈曲、尺偏增大。该研究还假设，由于维持舟月关节的其他稳定结构发生形变，周期性的运动会进一步引起腕关节动力学恶化。

本章所述 DRCL 撕裂包括其韧带止点撕裂，Tomita 等 [10] 发现超过 76% 的神经末梢分布在 DRCL 的两个头之间，其中 23.3% 分布在中 1/3，大约 80% 分布在浅层。Hagert 等 [11] 的研究显示，DRCL 有 Ruffini 和 Pacini 样触觉感受器（触觉小体）以及神经纤维束等丰富的神经支配，这是腕关节重要的本体觉感受器。在进行背囊切开术时，韧带的背侧部分一般看起来正常。笔者相信，继发于 DRCL 撕裂的疼痛是一种撞击现象的结果，由腕部运动中撕裂的 DRCL 在桡骨和月骨间撞击引起，而经关节镜修复不一定能使腕部运动学恢复正常，但没有任何生物力学数据支持这个观点。

诊断

单独 DRCL 撕裂是排他性诊断，典型患者表现为无明显诱因下腕背间歇性疼痛，疼痛常突然发作且持续 1~2 天，接下来的数周或数月无任何症状，一般无明确的受伤史或跌倒史。体格检查表现与相应的病理情况相关，例如，Watson 试验阳性与舟月关节不稳定有关，中央凹压痛与 TFCC 撕裂有关。单纯 DRCL 撕裂的患者通常没有局部的阳性体征，并且体格检查常表现为完全正常。在笔者接触的所有病例资料中，没有一例患者腕关节的 X 线片显示腕关节静态不稳定，术前关节造影或 MRI 也均未发现 DRCL 撕裂。有一例 DRCL 撕裂患者，还在术前磁共振检查后被误诊为腕背侧囊肿（图 8.1）。DRCL 确诊需要在腕关节镜 VR 入路直视下看到撕裂。

治疗

早期腕背部疼痛可采用保守治疗，包括腕部支具制动、改变活动方式及使用 NSAID，也可以考虑局部使用激素注射。还应进行 X 线平片和透视下活动检查排除

潜在的舟月关节不稳定，MRI 检查可以排除早期月骨无菌性坏死或者隐匿性腕背侧囊肿。对那些影像学检查正常、病程在 6 个月以上、腕背疼痛反复发作且保守治疗无效的患者，可以考虑进行腕关节镜诊治。接下来讨论 DRCL 撕裂的关节镜手术治疗。

适应证

关节镜手术治疗适用于单独 DRCL 撕裂，当伴有其他腕部病损时，其修复作用尚不明确。

禁忌证

如合并两个或者多个腕部病损时，仅仅修复 DRCL 无法明显改善腕部功能，其治疗效果很大程度上取决于伴发的腕部病变的治疗情况。

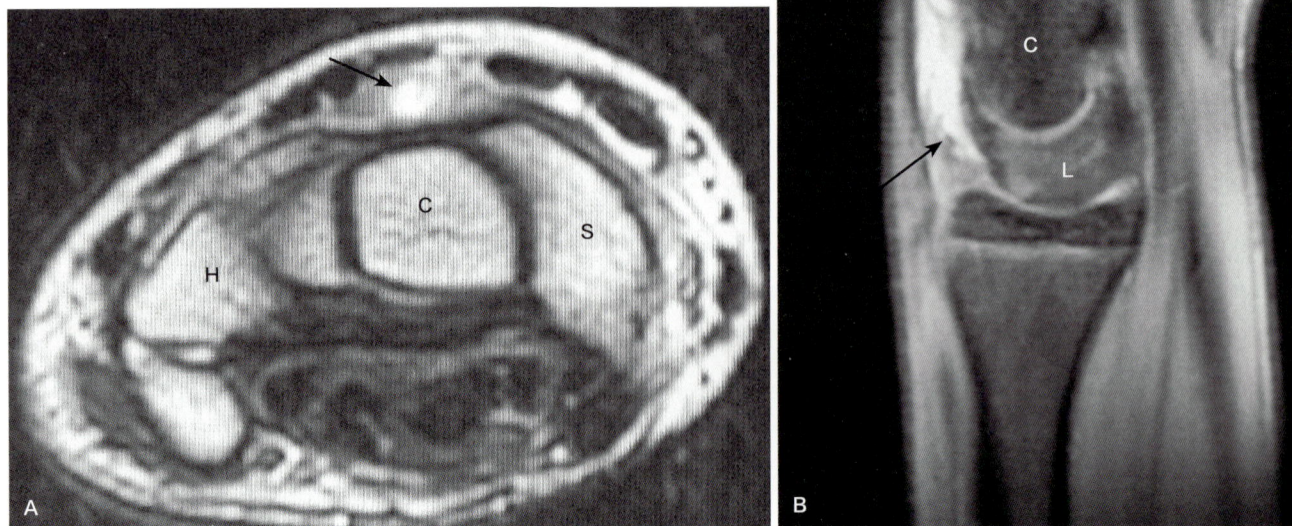

图 8.1 A. 正位 MRI T_1 加权像显示继发于 DRCL 撕裂，背侧出现增强的液体信号（箭头所示）。B. 侧位像。C —头状骨；H—钩骨；L—月骨；S—舟骨

手术技术

在常规背侧入路很难看到 DRCL 撕裂，通过 3-4 入路和 4-5 入路观察时，撕裂边缘会浮起，这将使探查和修复 DRCL 的操作都非常困难。可以通过 1-2 入路或 6R 入路斜行观察 DRCL，但桡腕关节间隙狭窄，尤其当存在滑膜炎时，视野不清。VR 入路是非常理想的路径，可以直视评估 DRCL。[12-17]

手术在止血带下进行，牵引重量控制在 4.5~6.8 kg，主刀医师坐在手掌侧位置。在腕横纹近端纵向切开 2 cm 皮肤建立 VR 入路，暴露 FCR 肌腱鞘后，切断腱鞘，向尺侧牵开 FCR 肌腱，用 22G 针尖探寻桡腕关节间隙，通过 FCR 肌腱鞘壁插入钝性套管及套针，这是桡舟月韧带和长桡月韧带交汇覆盖的地方。手术使用 2.7 mm 的 30° 关节镜，可以使用干性关节镜技术，但在液体灌洗下更容易看到 DRCL 的撕裂边缘。月骨下方、3-4 入路的桡侧就是 DRCL（图 8.2），背侧关节囊常显得丰满而凸向关节腔内，当 DRCL 出现撕裂时，可以见到纤维分层（图 8.3）。DRCL 长期撕裂后，远端边缘会变圆（图 8.4），沿 3-4 入路插入 3 mm 有助于建立方向感，探针

还可以把撕裂的 DRCL 拉入关节腔，以此与肥大的背侧关节囊相鉴别（图 8.5）。使用 22G 腰穿针通过 3-4 入

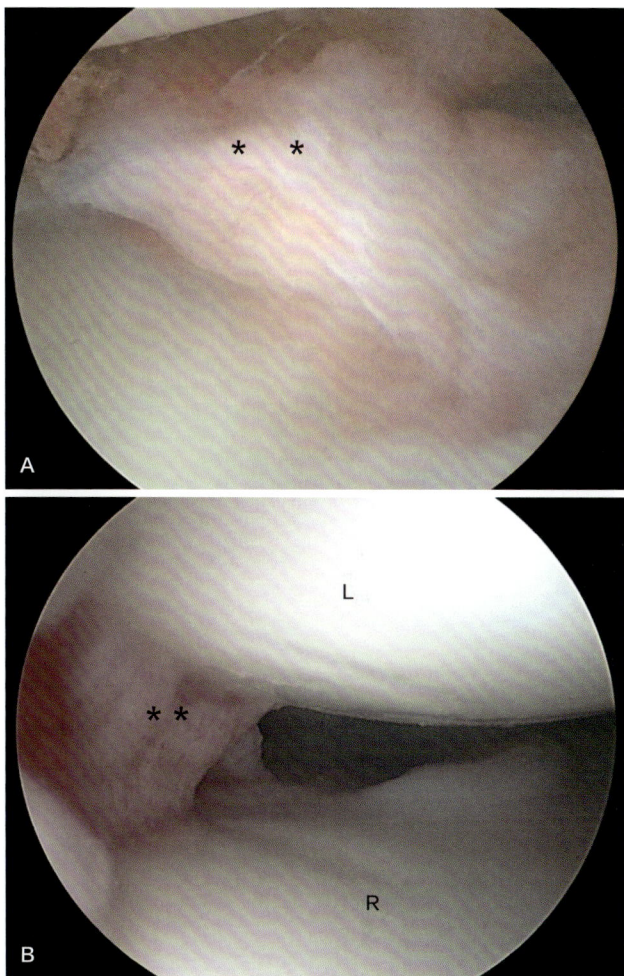

图 8.3 A. VR 入路可见 DRCL 撕裂，注意远侧撕裂的纤维（星号）。B. 从 6R 入路斜行观察可见 DRCL 撕裂（星号）。L—月骨；R—桡骨

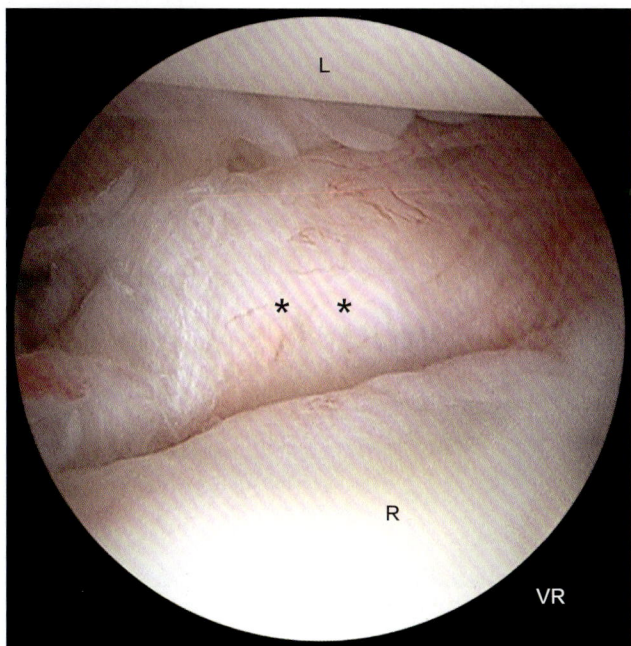

图 8.2 桡掌侧（VR）入路可见正常 DRCL（星号）。L—月骨；R—桡骨

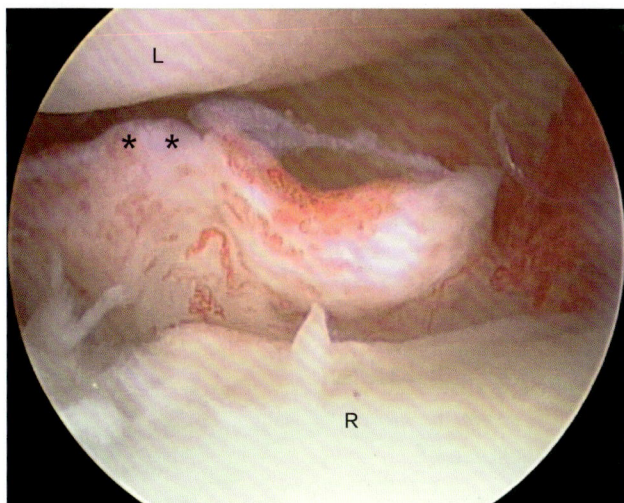

图 8.4 慢性 DRCL 撕裂边缘变圆滑（星号）。L—月骨；R—桡骨

路或者 4-5 入路进行缝合，将 2-0 可吸收缝线穿入腰穿针，用抓物钳或钩线器从其他入路抓出（图 8.6），用弯血管钳从伸肌腱鞘下方拉住缝线的一头，在 3-4 入路或 4-5 入路处打结。通常缝一针就够了，也可以根据需要添加其他缝线将 DRCL 的撕裂边缘向上拉至背侧关节囊。如果折叠缝合没有缝到 DRCL 撕裂处，则可以用针刺穿 DRCL 撕裂的远端，然后将其折叠缝合在背侧关节囊上（图 8.7）。

缝合结束，使用肘下支具将腕关节固定于中立位，然后立即开始进行手指活动及控制水肿治疗。术后第一次随访时拆除缝线，继续使用肘下管型石膏固定 4 周，随后进行腕关节活动锻炼。

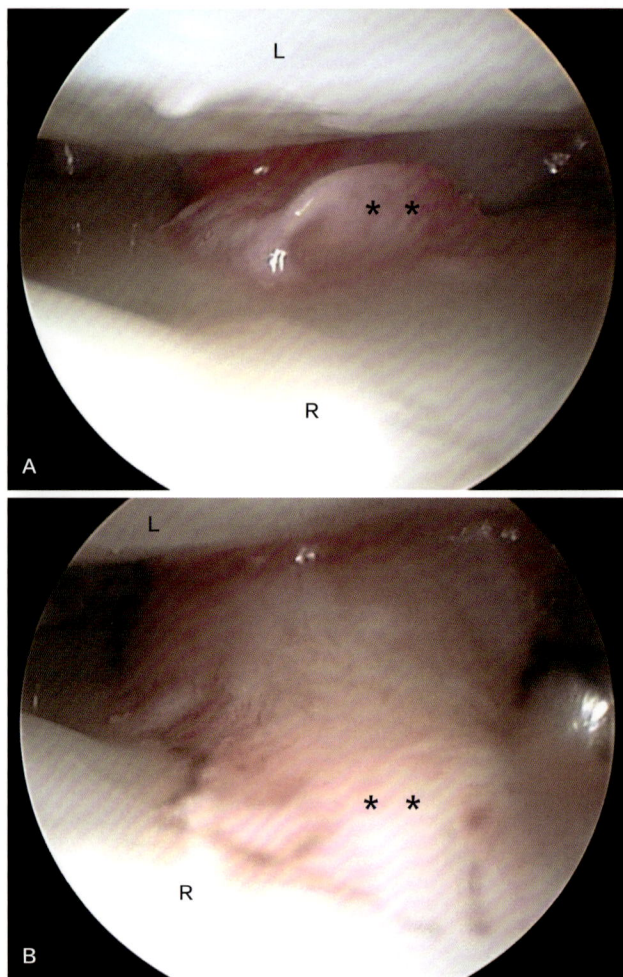

图 8.5 A. 干性关节镜下，DRCL 撕裂（星号）变细且不清楚。B. 用探针把撕裂的 DRCL（星号）拉入关节腔，这些组织会引起桡骨和月骨的撞击。L—月骨；R—桡骨

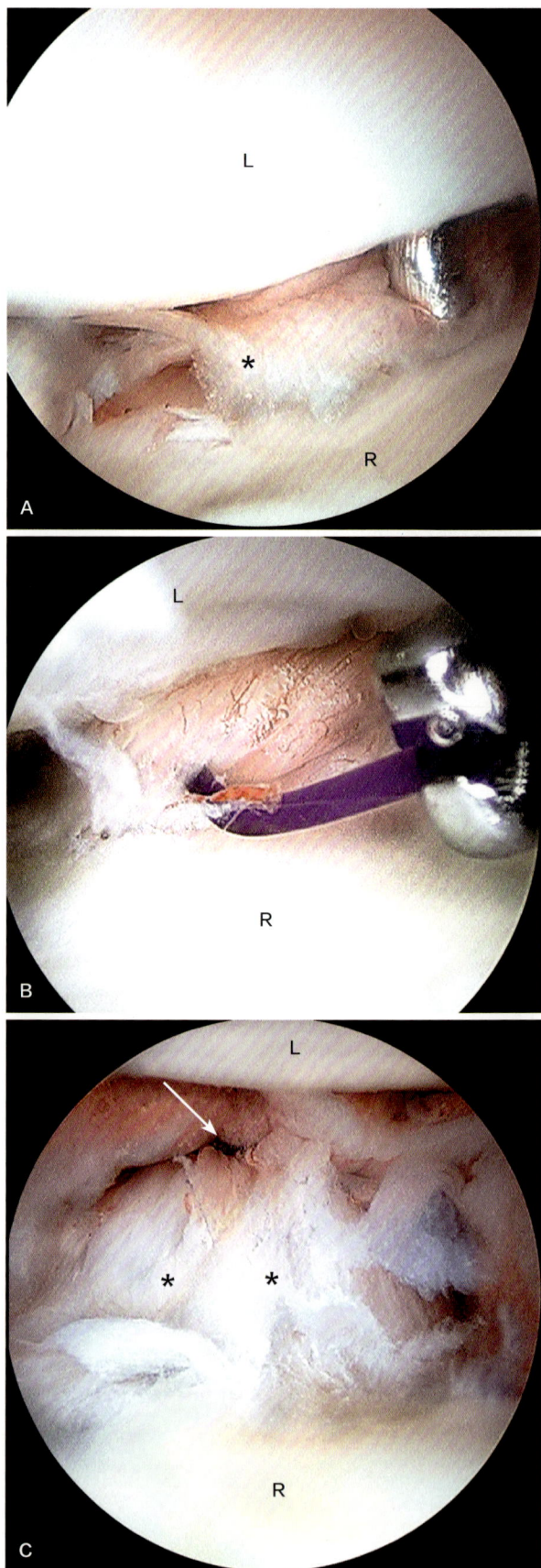

图 8.6 A. 关节镜下 VR 入路所见 DRCL 撕裂（星号）。B. 1 根 2-0 缝线通过腰穿针从 4-5 入路进入，用血管钳将之从 3-4 入路拉出。C. 缝合完成，注意观察撕裂的 DRCL（星号）如何跟背侧关节囊（箭头）缝合在一起。L—月骨；R—桡骨

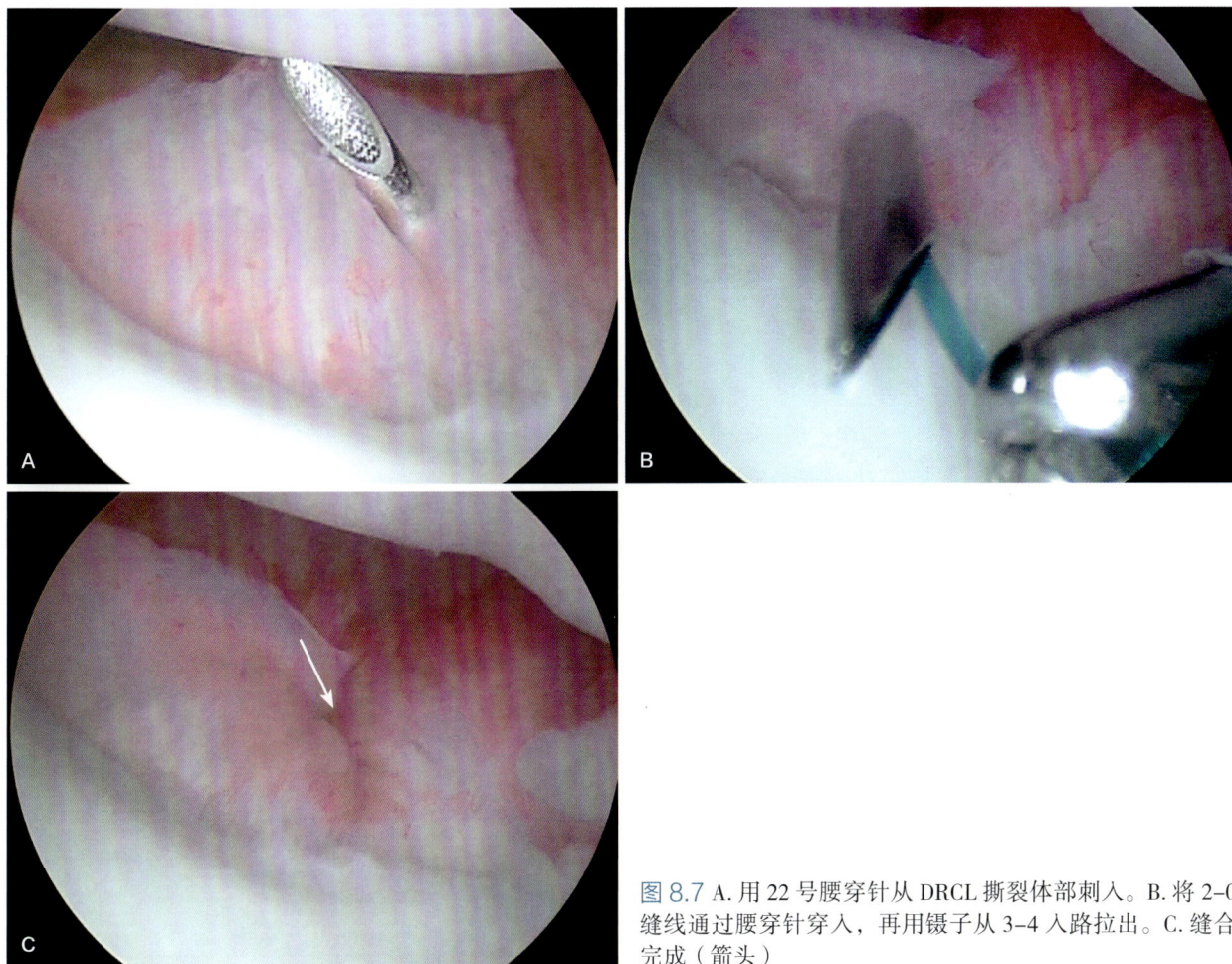

图 8.7 A. 用 22 号腰穿针从 DRCL 撕裂体部刺入。B. 将 2–0 缝线通过腰穿针穿入，再用镊子从 3–4 入路拉出。C. 缝合完成（箭头）

效果

绝大多数病例在进行一般的腕关节镜检查时，都会忽视 DRCL。有一项研究回顾了 64 例接受了腕关节镜检查的腕关节疼痛患者[18]的资料，顽固性疼痛经过支具以及改变活动方式等保守方式治疗无效。

16 例患者经过激素注射治疗没有任何改善，体格检查异常与相应的腕关节病变相关，没有临床体征可以诊断 DRCL 撕裂，术前也无法通过体格检查发现撕裂，病程无法精确估算，仅 10% 的患者回忆有确切的外伤史，平均保守治疗 7 个月，从受伤到手术的时间平均为 25 个月（范围为 8~53 个月），该研究排除了急性桡骨远端骨折或者舟骨、月骨影像学有缺血性坏死表现者。对所有患者都进行了静态的腕关节 X 线平片检查，包括旋转中立位的正侧位片，但未见 VISI 或 DISI。在腕关节疼痛的诊断检查中，29 例患者于术前进行了关

造影检查。有 16 例患者（其中 8 例为双侧腕关节疼痛）在医师的建议下进行了磁共振平扫或者增强检查，术前影像学检查均未诊断出 DRCL 撕裂。3 例患者在术前为了排除腕关节缺血性坏死进行了磁共振检查，最终发现是单独 DRCL 撕裂。对每一例患者通过标准的背侧入路进行桡腕关节及腕中关节的关节镜操作，VR 入路也可作为关节镜检查的常规操作入路，记录 SL 和 LT 稳定 / 撕裂的情况，并进行 Geissler 评分，所有 TFCC 撕裂和（或）DRCL 撕裂患者都被记录下来。

结果

64 例患者中有 35 例发现存在 DRCL 撕裂，平均年龄为 41 岁（范围为 19~62 岁），腕关节疼痛持续时间平均为 20 个月（范围为 4~60 个月），5 例为单独 DRCL 撕裂；SL 不稳定和（或）撕裂共 13 例，其中 7 例有 DRCL 撕裂；LT 不稳定和（或）撕裂共 7 例，其中 2 例有 DRCL 撕裂；

头钩骨间韧带撕裂共 2 例；单独 TFCC 撕裂共 7 例，另有 6 例伴有 DRCL 撕裂；1 例有慢性尺骨茎突骨不连及 DRCL 撕裂，其 TFCC 有磨损但没有撕裂或脱落；23 例有 2 处及以上损伤，其中 12 例有 DRCL 撕裂。值得注意的是，62% 的复合损伤与 DRCL 撕裂及 TFCC 撕裂相关。

腕关节疼痛的持续时间，单独 DRCL 撕裂者平均为 36 个月（范围为 12~60 个月），而伴有其他腕关节病变者平均为 12 个月（范围为 4~60 个月），5 例仅有 DRCL 撕裂者术后结果良好，所有患者术后疼痛极轻或无痛。而对于复合损伤的患者，DRCL 缝合的好处没有办法单独表现出来，这些患者的治疗结果与相关病变的治疗有关（表 8.1）。

✳ **表 8.1 手术及结果**

患者序号	DRCL 撕裂	SL 撕裂 / 不稳定	LT 撕裂	TFC 撕裂	CHIL 撕裂	其他	疼痛
1	缝合术 + 皱缩术						无
2	缝合术 + 皱缩术					腕管松解术	无
3	缝合术					腕管松解术	无
4	缝合术						偶尔，轻度
5	缝合术					游离体摘除术	偶尔，轻度
6	缝合术	皱缩术					失访
7	缝合术	皱缩术					无
8		关节囊固定术					失访
9		关节囊固定术					偶尔，轻度
10		关节囊固定术				腕管松解术	偶尔，轻度
11		关节囊固定术					无
12		关节囊固定术				第一伸肌腱鞘松解术	慢性，中度
13		关节囊固定术				第一伸肌腱鞘松解术	慢性，中度
14		SL 缝合术、关节囊固定术					慢性，重度
15		关节囊固定术	清理术				慢性，中度
16		关节囊固定术		清理术			慢性，中度
17		关节囊固定术		清理术			慢性，中度
18		关节囊固定术		缝合术			慢性，中度
19	皱缩术	清理术 + 针固定术	清理术 + 针固定术				慢性，中度

患者序号	DRCL 撕裂	SL 撕裂 / 不稳定	LT 撕裂	TFC 撕裂	CHIL 撕裂	其他	疼痛
20	缝合术		清理术 + 针固定术			腕管松解术	慢性，中度
21				缝合术			慢性，中度
22	缝合术			缝合术		腕管松解术	慢性，中度
23	缝合术			清理术			无
24	缝合术			缝合术			偶尔，轻度
25	缝合术			清理术 +wafer 薄片切除术			无
26	皱缩术			清理术 +wafer 薄片切除术		尺管松解术	无
27	缝合术		清理术	清理术 +wafer 薄片切除术			无
28			清理术	清理术 +wafer 薄片切除术			慢性，中度
29	缝合术 + 皱缩术		清理术	缝合术			失访
30	缝合术		清理术 + 针固定术	清理术			偶尔，轻度
31	缝合术 + 皱缩术		清理术	清理术 + 尺骨短缩术			慢性，中度
32	皱缩术			清理术			慢性，中度
33	缝合术						
34	缝合术 + 皱缩术		针固定术				慢性，中度
35	缝合术		针固定术			尺骨茎突切除术	无

注：CHIL—头钩骨间韧带；DRCL—背侧桡腕韧带；LT—月三角韧带；SL—舟月韧带；TFC—三角纤维软骨。

参考文献

1. Short WH, Werner FW, Green JK, Weiner MM, Masaoka S. The effect of sectioning the dorsal radiocarpal ligament and insertion of a pressure sensor into the radiocarpal joint on scaphoid and lunate kinematics. *J Hand Surg Am*. 2002；27：68 - 76.

2. Mitsuyasu H, Patterson RM, Shah MA, et al. The role of the dorsal intercarpal ligament in dynamic and static scapholunate

instability. *J Hand Surg Am*. 2004 ; 29 : 279 - 288.

3. Viegas SF, Yamaguchi S, Boyd NL, Patterson RM. The dorsal ligaments of the wrist: anatomy, mechanical properties, and function. *J Hand Surg Am*. 1999 ; 24 : 456 - 468.

4. Ruch DS, Smith BP. Arthroscopic and open management of dynamic scaphoid instability. *Orthop Clin North Am*. 2001; 32 : 233 - 240, vii.

5. Viegas SF, Patterson RM, Peterson PD, et al. Ulnar-sided perilunate instability: an anatomic and biomechanic study. *J Hand Surg Am*. 1990 ; 15 : 268 - 278.

6. Moritomo H, Viegas SF, Elder KW, et al. Scaphoid nonunions: A 3-dimensional analysis of patterns of deformity. *J Hand Surg Am*. 2000 ; 25A : 520 - 528.

7. Horii E, Garcia-Elias M, An KN, et al. A kinematic study of lunotriquetral dissociations. *J Hand Surg Am*. 1991 ; 16 : 355 - 362.

8. Elsaidi GA, Ruch DS, Kuzma GR, Smith BP. Dorsal wrist ligament insertions stabilize the scapholunate interval: cadaver study. *Clin Orthop Relat Res*. 2004 : 152 - 157.

9. Short WH, Werner FW, Green JK, Sutton LG, Brutus JP. Biomechanical evaluation of the ligamentous stabilizers of the scaphoid and lunate: part III. *J Hand Surg Am*. 2007 ; 32 : 297 - 309.

10. Tomita K, Berger EJ, Berger RA, Kraisarin J, An KN. Distribution of nerve endings in the human dorsal radiocarpal ligament. *J Hand Surg*. 2007 ; 32 (4): 466 - 473.

11. Hagert E, Garcia-Elias M, Forsgren S, Ljung BO. Immunohisto-chemical analysis of wrist ligament innervation in relation to their structural composition. *J Hand Surg Am*. 2007; 32 (1): 30 - 36.

12. Slutsky DJ. Arthroscopic repair of dorsal radiocarpal ligament tears. *Arthroscopy*. 2002 ; 18 : E49.

13. Slutsky D. Arthroscopic repair of dorsoradiocarpal ligament tears. *The Journal of Arthroscopic and Related Surgery*. 2005 ; 21 : 1486e1 - 1486e8.

14. Slutsky DJ. Management of dorsoradiocarpal ligament repairs. *Journal of the American Society for Surgery of the Hand*. 2005; 5 : 167 - 174.

15. Slutsky DJ. Wrist arthroscopy through a volar radial portal. *Arthroscopy*. 2002; 18 : 624 - 630.

16. Slutsky DJ. Volar portals in wrist arthroscopy. *Journal of the American Society for Surgery of the Hand*. 2002; 2 : 225 - 232.

17. Slutsky DJ. Clinical applications of volar portals in wrist arthroscopy. *Techniques in Hand and Upper Extremity Surgery*. 2004; 8 : 229 - 238.

18. Slutsky DJ. The incidence of dorsal radiocarpal ligament tears in patients having diagnostic wrist arthroscopy for wrist pain. *J Hand Surg*. 2008; 33 (3): 332 - 334.

9

关节镜在腕中关节不稳定中的应用

相关解剖学及生物力学

在阐述腕中关节不稳定（midcarpal instability，MCI）机制的研究中，许多研究者都做出过贡献；其中，Lichtman 综合了以往的研究并在此基础上做出了分类（表 9.1）。[1]MCI 是几种不同的临床疾病的集合，它们的致伤原因和关节半脱位方向不同，但是都具有腕中关节应力传导异常的特征。本章将集中讨论内源性 MCI。外源性 MCI 是由桡骨远端骨折背向畸形愈合引起的，可以通过桡骨远端截骨术治疗，不在本章讨论范围。

表 9.1 MCI 的分类

内源性	外源性
掌侧不稳定	桡骨远端骨折畸形愈合
背侧不稳定	
联合不稳定	

Lichtman 等详细地描述了掌侧腕中关节不稳定（palmar midcarpal instability，PMCI）时出现弹响的

机制。[2]掌侧弓状韧带复合体由位于桡舟头韧带远端并与之并行的桡侧支和三角钩头韧带（triquetrohamate-capitate ligament，TCL）即尺侧支组成（图 9.1）。通常，在腕部进行由桡偏向尺偏的运动时，近排腕骨会发生由屈曲转向背伸的平滑运动。这是由弓状韧带被拉长时的被动紧张作用（逐渐地将近排腕骨拉到背伸位置）和腕骨的几何形状决定的。此时，三角骨沿着钩骨的螺旋状关节面向背侧移位。当弓状韧带张力减弱时，这种同步运动的能力会下降。

Trumble 等[3] 和 Viegas 等[4] 的研究表明，切断 TCL 或 DRCL 可以造成 VISI 畸形并诱发 PMCI。Lichtman 的活体研究表明，单纯使 DRCL 紧张即可稳定近排腕骨并消除 PMCI 的弹响，因此他强调 DRCL 松弛可能在疾病的发生机制中发挥着重要作用。[5] 他认为 PMCI 是由 TCL 和 DRCL 松弛引起的，这会使在腕中关节处头状骨和钩骨的头部向掌侧过度下沉。这种情况下，未受应力的腕部也可出现近排腕骨的 VISI 模式不稳定。过度下沉会导致腕中关节处的关节对合松弛，在临床上表现为腕关节尺偏运动时近排腕骨从屈曲到背伸时的平滑运动丧失。因此，近排腕骨会一直处于屈曲位置直至尺偏终点，此时钩骨的螺旋状关节面迫使三角骨向背侧移位，月骨和舟骨迅速背伸，并导致 VISI 畸形突然反转（图 9.2）。近排腕骨的突然背伸是出现疼痛和复位弹响的原因。当腕关节回到中立位时，

三角骨在钩骨关节面下移动，使近排腕骨回到 VISI 畸形位置，而远排腕骨再次回到轻度掌侧半脱位的起始位置（图 9.3）。

背侧腕中关节不稳定（dorsal midcarpal instability, DMCI）模式尚未得到广泛的研究。目前的观点是，掌侧弓状韧带桡侧支的松弛会使头状骨和钩骨出现过度的背侧移位，尤其是在腕部进行尺偏运动时。[6-7] 值得注意的是，在 PMCI 和 DMCI 病例中，尺偏时近排腕骨均向背伸方向运动，而远排腕骨均向背侧移动。正是不同的运动时机和作用力造成了这两种损伤模式。在 PMCI 模式中，近排腕骨在腕关节中立位时处于掌侧半脱位的位置。腕关节由起始位置向尺偏运动时，掌侧半脱位会突然发生复位。在 DMCI 模式中，腕关节一开始的中立位即是复位状态，其在尺偏过程中会发生背侧半脱位。在上述任一种损伤模式下，不稳定主要由支持近排腕骨的特定腕关节的外在韧带松弛造成，韧带松弛会导致它们不能适当地调整腕中关节的关节面之间复杂的运动学关系。

诊断

临床表现

PMCI 患者通常有手腕弹响的病史。因为常存在广泛的韧带松弛，很多患者可以在掌、背两侧都出现弹响。有些患者可能在受到轻微损伤后加重原本轻微的韧带松弛，从而导致出现伴有疼痛的弹响。仔细的体格检查可以发现位于桡偏位时腕中关节的下沉半脱位，此时主动或被动尺偏可以观察到复位（图 9.4）。腕中关节轴移试验能再现弹响症状。[2] 进行这项试验时，将患者的腕关节置于中立位并使前臂旋前，在头状骨远端水平施加向掌侧的应力，手腕同时受力做尺偏运动。如果此时出现了类似患者症状的疼痛和弹响，那么腕中关节轴移试验结果为阳性。

在 DMCI 模式中，可能存在腕关节背伸损伤的病史。患者主诉包括创伤后的慢性疼痛、无力和腕关节"咔嗒"弹响，握拳特别是旋后位握拳，会加重这些症状。体格检查时也可见尺侧腕关节向掌侧下沉。头状骨背侧移位试验的方法是在腕关节屈曲受到纵向牵引力的同时，向舟骨结节施加背向的压力。在背侧不稳定时，随着月骨突然向背侧和尺侧移位，也会出现疼痛和"咔嗒"声。

影像学检查

静态 X 线检查通常表现正常，但在腕关节中立位时偶尔可见轻度的 VISI 模式不稳定。关节造影常表现正常，除非伴有腕关节内在韧带或 TFC 损伤。MRI 检查结果通常是非特异性的。尽管可以看到弓状韧带拉伤，

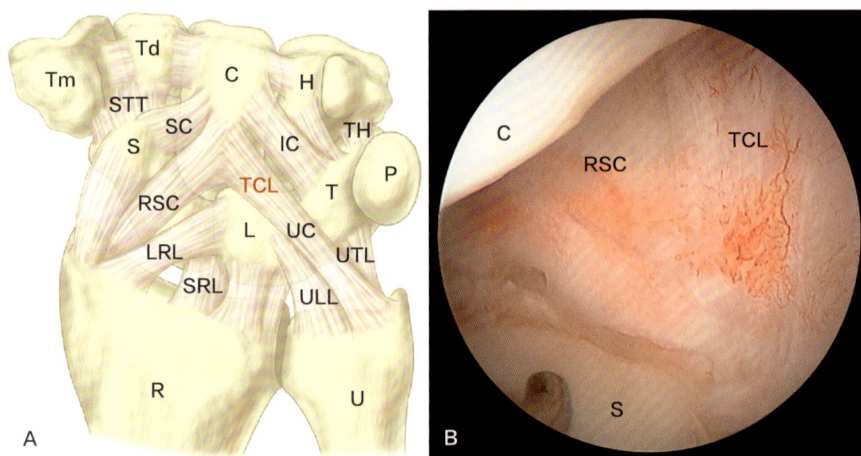

图 9.1 A. 掌侧韧带的示意图。B. 经 MCU 入路关节镜观察弓状韧带。
韧带：IC—腕骨间韧带；LRL—长桡月韧带；RSC—桡舟头（韧带）；SC—舟头韧带；SRL—短桡月韧带；TCL—三角钩头韧带；UC—尺头韧带；ULL—尺月韧带；UTL—尺三角韧带。
骨：C—头状骨；H—钩骨；L—月骨；P—豌豆骨；R—桡骨；S—舟骨；T—三角骨；Td—小多角骨；Tm—大多角骨；U—尺骨。
关节：STT—舟骨大小多角骨关节；TH—三角钩关节

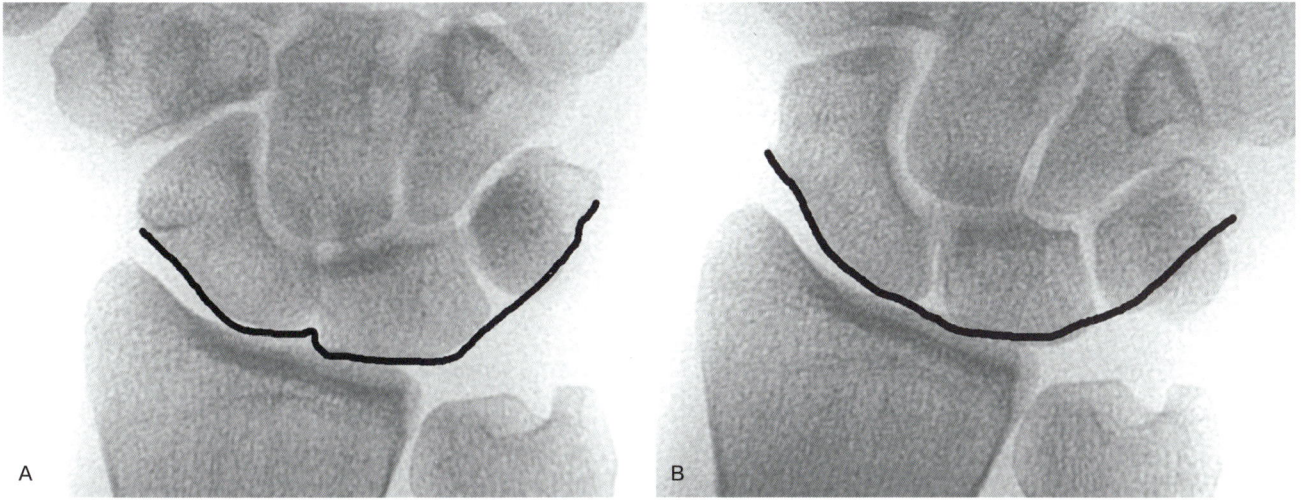

图 9.2 A. 后前正位 X 线片显示近排腕骨处于屈曲位。 注意舟骨轮廓缩小，近排腕骨排列的连续性（轮廓线）被破坏。B. 近排腕骨复位后，近排腕骨弧线（轮廓线）恢复

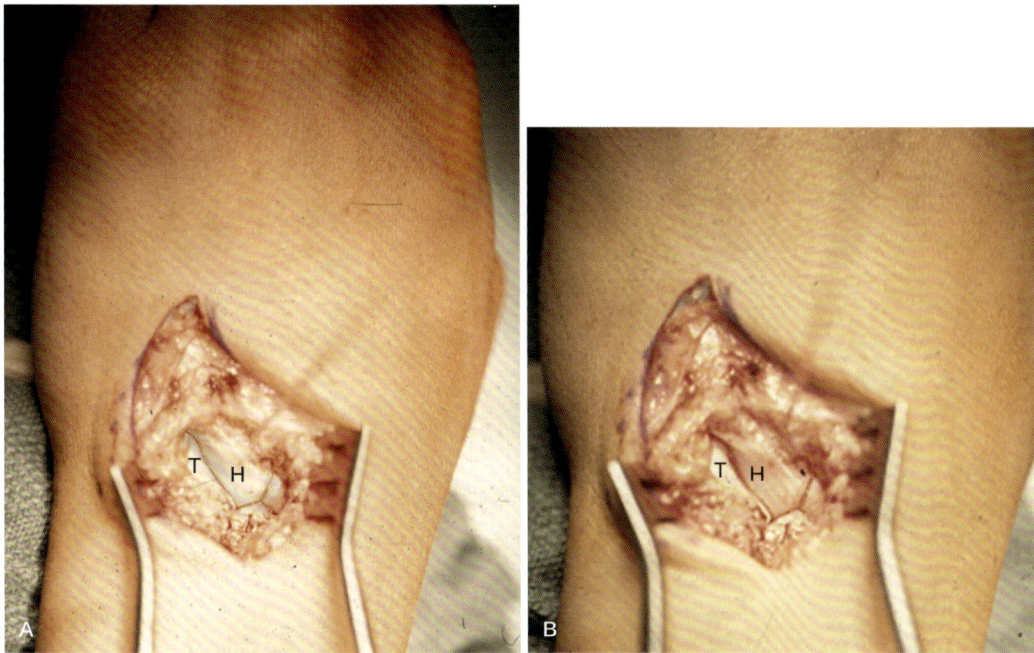

图 9.3 背侧切口显露左腕的腕中关节。A. 近排腕骨复位后的三角钩关节。B. 三角钩关节半脱位，近排腕骨向掌侧下沉。H—钩骨；T—三角骨

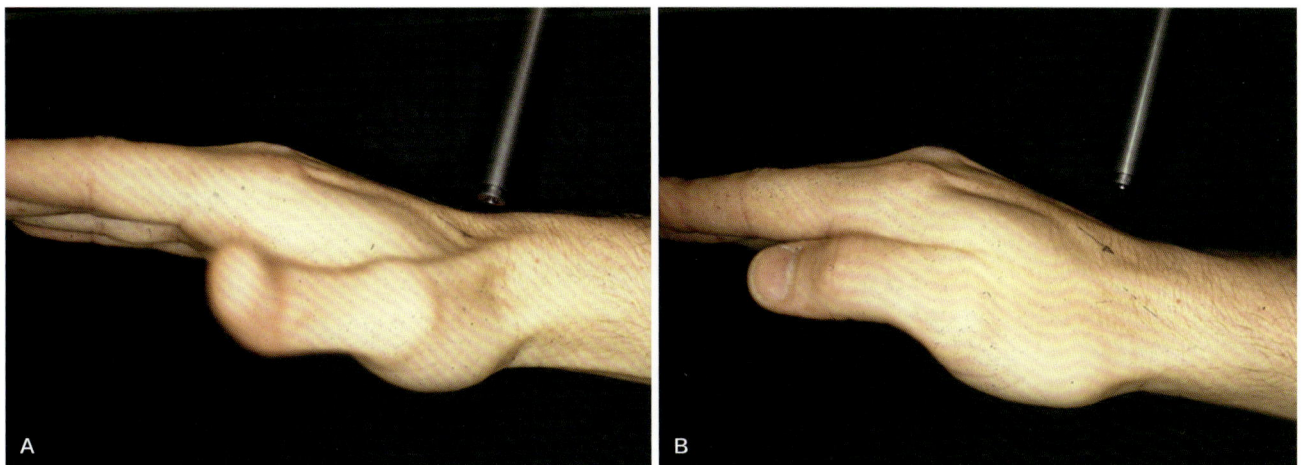

图 9.4 PMCI。A. 注意腕关节桡偏时腕中关节向掌侧下沉。B. 尺偏时复位，下沉消失

但是评估是否有韧带强度减弱则比较困难。透视下的动态运动研究可以为 MCI 的诊断提供证据。在腕部运动学正常时，随着腕关节尺偏，近排腕骨同步地由屈曲向背伸方向运动。在 PMCI 病例中，近排腕骨会保持屈曲直至尺偏终点，此时近排腕骨突然卡入背伸位置。

在动态 DMCI 病例中，X 线检查结果通常是正常的。在慢性病例的 X 线检查中，通常可见 VISI 模式不稳定（图9.5）。头月位移试验时，可见近排腕骨背侧半脱位，以及头状骨相对月骨向背侧半脱位（图 9.6）。[8] 因此，Louis 等又将之命名为头月不稳定模式或 CLIP 腕。[9]

治疗

非手术治疗包括改变活动方式、NSAID 药物治疗和支具固定。[10] 目前已经有多种豌豆骨支撑支具见诸报道。根据观察结果，在豌豆骨下方施加向背侧的应力能减轻腕骨下沉和近排腕骨的 VISI 畸形，因此得出了豌豆骨支撑支具治疗有效的结论。根据这一原理，在病情较轻的情况下，可以用三点支撑动态支具维持复位，同时允许手腕活动（图 9.7）。可能需要全天佩戴支具 6~8 周，以减轻腕中关节滑膜炎，然后根据需要决定是否继续固定。

Lichtman 观察到，尺侧腕伸肌、尺侧腕屈肌和小鱼际肌同时主动收缩可以减轻腕中关节下沉，有时通过主动收缩这些肌肉可以消除做尺偏动作时的复位弹响。治疗计划应包括指导患者进行相关肌肉等长收缩练习。但若要切实解决不稳定的问题，最终需要进行手术治疗。关节囊热皱缩术虽然在肩关节外科领域没有取得很大的成功[11-12]，但其在腕关节疾病治疗中有乐观的应用前景。热能作用可以松解关节囊和韧带结构中的三螺旋胶原蛋白，随后在短缩和拉紧的位置愈合。如果仅进行有限的皱缩，避免消融和局部过度皱缩，则关节囊和韧带组织的生物力学特性并不会遭到破坏。[13] 这一概念使热皱缩术成为一种可以应用于 MCI 的治疗方式。

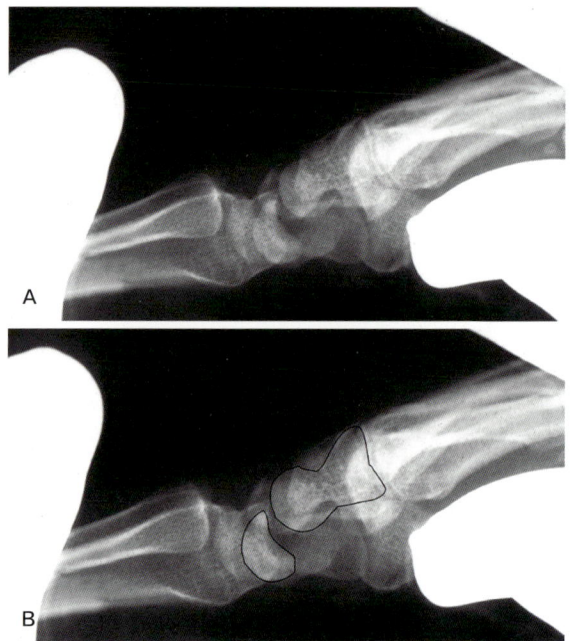

图 9.6 头月应力位移试验。A. 侧位 X 线片显示头状骨相对月骨背侧半脱位。B. 在同一张 X 线片上，勾勒出月骨和头状骨的轮廓以便清晰辨认

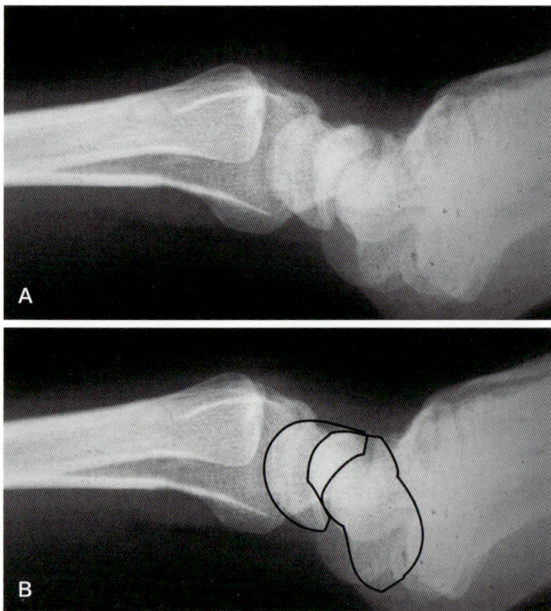

图 9.5 VISI。A. 侧位 X 线片显示月骨掌倾和舟骨背伸。B. 在同一张 X 线片上，勾勒出月骨和舟骨的轮廓以便清晰辨认

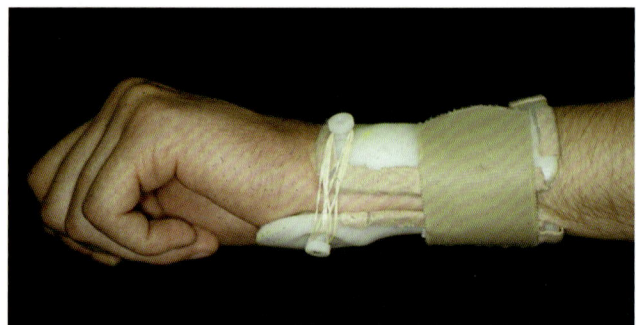

图 9.7 三点支撑动态支具

手术治疗

适应证

MCI 病例需要进行关节镜检查，以排除相关的腕骨间韧带病变，并检查腕中关节及评估软骨损伤情况。轻度的 PMCI 可用关节囊热皱缩术治疗。

禁忌证

对于重度 MCI 的病例，各种开放性软组织手术通常无效，此时应谨慎地进行关节镜手术。但是在严重病例中，腕中关节融合固定术应优先于开放性软组织手术（图9.8）。

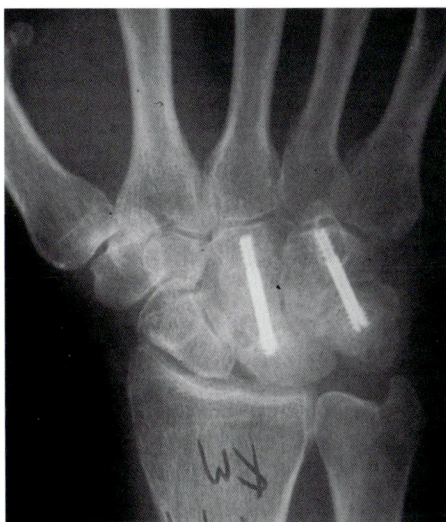

图 9.8 腕中关节融合固定术后的后前正位 X 线片

关节镜检查

关节镜检查并不能明确诊断 MCI。检查桡腕关节时可能提示非特异性的滑膜炎。笔者曾见过 DRCL 的相关撕裂（图 9.9），对该例患者进行了关节镜下 DRCL 修复术和热皱缩术，却未能纠正 MCI。腕中关节镜检查可观察到沿三角骨远端关节面和（或）钩骨近端关节面的磨损（图 9.10）。有时也可观察到月三角韧带（LT）松弛。腕中关节镜可能提示 TCL 松弛（图 9.11）。

关节镜下热皱缩术

患者仰卧在手术台上，驱血后将止血带充气至 250 mmHg。手术需要用到 2.7 mm 的 30° 关节镜和一套用于热皱缩的射频设备。应使用大口径的流出管道进行快速的关节冲洗，以最大限度地降低热坏死造成的软骨破坏风险。使用关节镜吊塔对示指和中指施加 4.5 kg 的牵引力。在 Lister 结节远端 1 cm 的 3–4 入路置入 2.7 mm 关节镜并撑开桡腕关节，通过 6R 入路建立流出道。用 3–4 入路和 4–5 入路这两条标准的背侧入路进行关节镜检查。观察是否有相关的 TFC 撕裂和 LT 损伤，并进行关节镜下清创或修复治疗。评估尺侧的外在韧带是否存在松弛。若有松弛，则需要经 6R 入路置入 1.5 mm 射频探头（ArthroCare, Sunnyvale, CA；或 Oratec, Menlo Park, CA）。用射频探头在尺月韧带和尺三角韧带上划出一些清晰的线条轨迹进行热皱缩，轨迹中间应留有间隔。联合应用关节镜和透视检查来评估 VISI 畸形是否被成

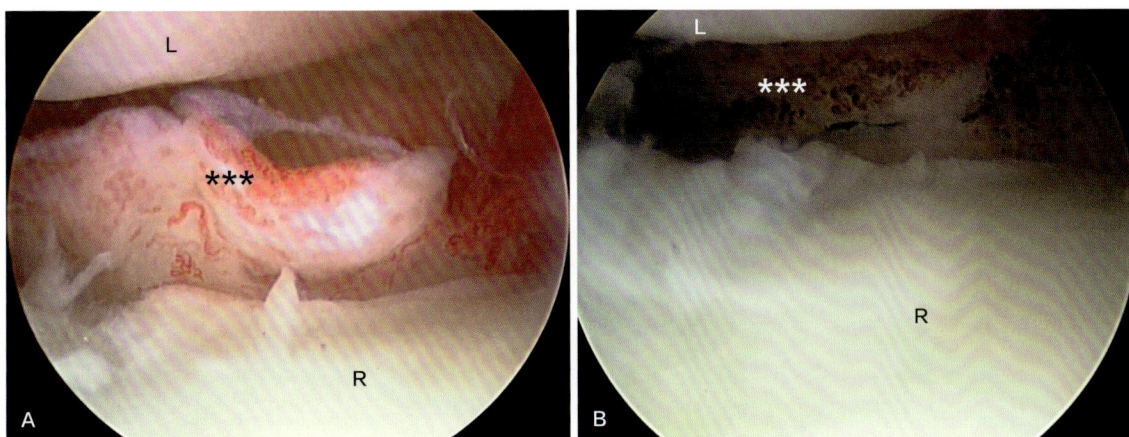

图 9.9 A. 从 VR 入路观察到的 DRCL 撕裂（星号）。B. 热皱缩术后的 DRCL 撕裂（星号）。L—月骨；R—桡骨

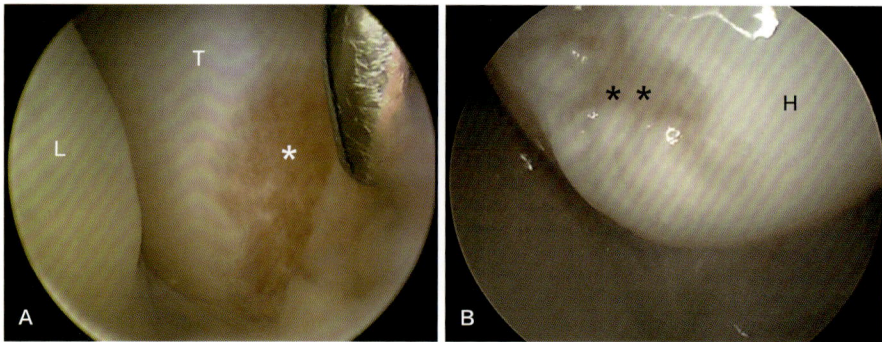

图 9.10 A. 从 MCU 入路观察到的三角骨掌背侧磨损（星号）。B. 从 MCU 入路观察到的钩骨近端关节面磨损（星号）。H—钩骨；L—月骨；T—三角骨

功矫正。然后建立 MCR 入路以检查舟月关节和月三角关节，如果存在松弛应用射频探头行热皱缩治疗。TCL 从三角骨附着处斜向走行，经钩骨的近端角行至头状骨的掌侧颈部，根据上述走行可以识别并检查 TCL。建立 MCU 入路并用于置入射频探头以热皱缩 TCL，同时纠正所有的 VISI 畸形以调整韧带张力。

建立 VR 入路以评估 DRCL。存在松弛时，可通过 6R 入路置入射频探头并热皱缩 DRCL，同样以线条状的轨迹进行热皱缩。可以通过透视下克氏针固定月骨、

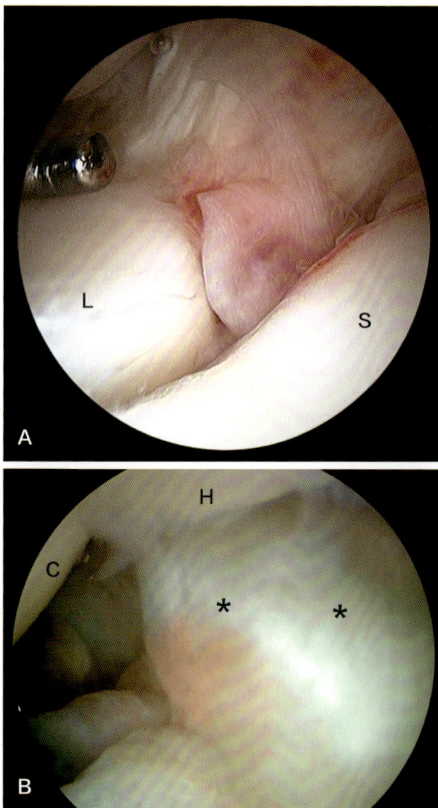

图 9.11 A. 从 MCR 入路观察到的正常弓状韧带。B. 弓状韧带松弛（星号），并且凸向腕中关节腔内。C—头状骨；H—钩骨；L—月骨；S—舟骨

纠正 VISI 畸形来调整 DRCL 的张力。在手术的最后，用 0.045 mm 克氏针将三角骨分别与头状骨和钩骨固定，维持在中立和复位后的位置。术后用短臂石膏固定 4 周，再拔出克氏针，随后开始进行活动度练习并逐渐进行力量练习。

结果

在 2003 年，Culp 等报道了 8 例接受了关节镜下关节囊热皱缩术的患者的临床治疗经验。[5] 这些患者的平均年龄为 33 岁（范围为 29 ~ 57 岁），平均随访 9 个月（范围为 3 ~ 18 个月）。所有患者的疼痛症状都得到了缓解，6（6/8）例患者腕中关节弹响消失。在屈曲 / 背伸运动平面内，平均活动范围减少了 20%，握力平均提高了 15%。

Mason 和 Hargreaves[14] 报道了一项前瞻性研究的临床结果，该研究纳入了 13 例 PMCI 并有腕关节痛性弹响的患者（共 15 例腕关节），这些患者在至少 6 个月的保守治疗失败后接受了关节镜下关节囊热皱缩术。症状的持续时间平均为 5 年（范围为 8 个月 ~ 20 年）。在术前，对患者进行临床评估和透视检查，X 线透视下可见尺偏位移试验呈阳性。在弓状韧带尺侧支（尺头韧带、尺三角韧带和三角头韧带）、桡侧支（桡舟头韧带、长桡月韧带和短桡月韧带）以及桡腕关节和腕中关节背侧关节囊的可及部位都可应用热探头进行热皱缩治疗。术后以支具固定患侧手腕 6 周。术后随访时间平均为 42 个月（范围为 14 ~ 67 个月），随访时，通过尺偏移位试验、握力和关节活动范围变化、DASH 评分问卷和一种结构

性问卷（包括询问患者是否能做到从沉重的水壶中倒水而不发生弹响）来评估患者的恢复情况。

在这项研究中，4例不稳定的腕关节实现了疼痛完全缓解，其他11例腕关节的疼痛也几乎完全缓解了。平均DASH评分术前为34分（13～67分，SD=16分），末次随访时降低至12分（0～48分，SD=14分），功能改善显著。在14例不稳定腕关节中，12例腕中关节轴移试验为阴性。与对侧相比，9例受伤腕关节的平均屈曲活动度减少了16°，平均背伸活动度减少了10°，但握力没有降低。

Atzei等[15]最近报道了用背侧关节镜下韧带折叠缝合术（arthroscopic ligament plication，ALP）治疗PMCI的临床结果。该技术应在标准的腕关节镜操作环境中实施，包括在桡腕关节处的背侧和掌侧ALP。背侧ALP是对Lichtman等[12]所描述的背侧关节囊热皱缩术的一种改良术式。该术式并不是分离之后再紧缩韧带，而是把DRCL和DIC韧带用两根不可吸收缝线进行折叠缝合。对于存在明显腕旋前和尺侧下沉的病例，可以对掌侧弓状韧带尺侧支的近端部分进行折叠缝合，正如Moskal等[16]首先描述的那样。术后患者须短臂石膏固定4周，再进行强化本体觉的康复锻炼，包括继续使用动态支具固定4周，这种支具能限制近排腕骨的活动，使其仅能在掷飞镖动作的平面活动。Moskal等提供的病例系列包括7例患者（4例男性，3例女性；年龄为20~29岁），主诉为掌侧腕中关节不稳定、疼痛，且保守治疗无效。平均随访时间为1.7年，此时MMWS结果显示，2例为优秀、4例为良好、1例为一般，所有患者的临床症状均得到缓解。除了1例患者外，其他患者都已经恢复了重体力工作，没有患者需要进一步手术治疗。

参考文献

1. Lichtman DM, Wroten ES. Understanding midcarpal instability. *J Hand Surg Am*. 2006；31：491 - 498.

2. Lichtman DM, Schneider JR, Swafford AR, Mack GR. Ulnar midcarpal instability-clinical and laboratory analysis. *J Hand Surg Am*. 1981；6：515 - 523.

3. Trumble TE, Bour CJ, Smith RJ, Glisson RR. Kinematics of the ulnar carpus related to the volar intercalated segment instability pattern. *J Hand Surg Am*. 1990；15：384 - 392.

4. Viegas SF, Patterson RM, Peterson PD, et al. Ulnar-sided perilunate instability: an anatomic and biomechanic study. *J Hand Surg Am*. 1990；15：268 - 278.

5. Lichtman DM, Culp RW, Joshi A. Palmar midcarpal instability. In: McGinty JB, ed. *Operative arthroscopy*. 3rd ed. Philadelphia：Lippincott Williams & Wilkins; 2003：737 - 742.

6. Johnson RP, Carrera GF. Chronic capitolunate instability. *J Bone Joint Surg Am*. 1986；68：1164 - 1176.

7. Apergis EP. The unstable capitolunate and radiolunate joints as a source of wrist pain in young women. *J Hand Surg [Br]*. 1996；21：501 - 506.

8. White SJ, Louis DS, Braunstein EM, Hankin FM, Greene TL. Capitate-lunate instability: recognition by manipulation under fluoroscopy. *AJR Am J Roentgenol*. 1984; 143：361 - 364.

9. Louis DS, Hankin FM, Greene TL. Chronic capitolunate instability. *J Bone Joint Surg Am*. 1987; 69：950 - 951.

10. Lichtman DM GE, Pollock GR. Midcarpal and proximal carpal instabilities. In: Lichtman DM, Alexander AH, eds. *The wrist and its disorders*. Philadelphia：W.B. Saunders; 1997：316 - 328.

11. D'Alessandro DF, Bradley JP, Fleischli JE, Connor PM. Prospective evaluation of thermal capsulorrhaphy for shoulder instability: indications and results, two- to five-year followup. *Am J Sports Med*. 2004；32：21 - 33.

12. Hayashi K, Markel MD. Thermal capsulorrhaphy treatment of shoulder instability: basic science. *Clin Orthop Relat Res*. 2001：59 - 72.

13. Medvecky MJ, Ong BC, Rokito AS, Sherman OH. Thermal capsular shrinkage: Basic science and clinical applications. *Arthroscopy*. 2001；17：624 - 635.

14. Mason WT, Hargreaves DG. Arthroscopic thermal capsulorrhaphy for palmer midcarpal instability. *The Journal of Hand Surgery, European volume*. 2007；32 (4): 411 - 416.

15. Atzei A HE, Braidotti F, Luchetti R. Arthroscopic ligament plication for palmar midcarpal instability. *Journal of Wrist Surgery*. 2015；4 (1): S4 - S5.

16. Moskal MJ, Savoie FH 3rd, Field LD. Arthroscopic capsulodesis of the lunotriquetral joint. *Clin Sports Med*. 2001; 20 (1): 141 - 153, ix - x.

第四篇 腕关节与腕骨骨折

10

舟骨骨折及骨不连的关节镜治疗

相关解剖学及生物力学

舟骨是腕骨中唯一一块桥接近排腕骨和远排腕骨的骨。因此，容易受到连续剪切力和弯曲力的损伤。舟骨相对前臂中轴线在冠状面向掌侧倾斜 40° ± 3°，在矢状位舟骨内角平均为 32° ± 5°。Hernzelmann 等[1]发现舟骨近极的骨小梁最密，排列紧凑，而舟骨腰部的骨小梁最少，排列稀疏，这也是骨折最易发生在舟骨腰部的原因。他们也发现男性比女性的舟骨长 4 mm，男性的舟骨的近极也相对更宽。当考虑采用顺行的手术方式固定舟骨时，该研究建议在女性患者中应使用小型号的螺钉，因为大部分常用的标准螺钉比女性舟骨的近极大。

舟骨表面的 80% 被 5 个关节面的软骨覆盖，舟骨整个近侧半是桡腕关节的一个关节面，这意味着血供只能通过掌侧远端部分及背侧嵴进入。在一项对 15 例尸体标本的研究中，Gelberman 和 Menon[2]发现舟骨最主要的血供来自桡动脉，整个舟骨近极 70% ~ 80% 的血供来自桡动脉的分支，桡动脉分支沿舟骨腰部背侧嵴进入舟骨。约 20% 舟骨的腰部近侧仅有 1 个小穿支，13% 没有血管穿支。因此舟骨近极的骨折需要 6 ~ 10 个月才能愈合，并且缺血性坏死（avascular necrosis，AVN）的发生率很高。近极血供依赖于单一的优势骨内血管，该血管通过结节部进入近极，因此越靠近近极的骨折，血供越有限，骨不连和 AVN 的发生率就越高。

这也被 Ramamurthy 等[3]在一项研究中详细地证实了。该研究是对 159 例进行了植骨内固定的骨不连及 AVN 的病例进行的回顾性研究。他们计算了骨折远、近段的比例，然后对影响骨折愈合的因素进行了多变量分析，发现只有骨不连的位置及骨折至手术的时间具有统计学意义。骨折处距离近极越近（骨折块比例越小），骨折至手术的时间越长，愈合的可能性越低。

大部分的舟骨骨折(70% ~ 80%)发生在中部或腰部，而 10% ~ 20% 发生在近极，少数发生在远极。Weber 和 Chao[4]用实验证明了当外力致腕关节过伸超过 95° 并伴有尺偏时，可以导致舟骨腰部与桡骨背侧缘发生撞击，出现舟骨腰部骨折。舟骨近极骨折发生在外力使腕关节过伸而发生背侧半脱位时。Horii 等研究了 18 例由拳击导致的舟骨骨折，出拳时腕关节处于中立位至轻度屈曲位。他们提出骨折是由通过第二掌骨传递至大小多角骨的轴向力量传导引起，这会使在舟骨腰部产生剪切应力。[5]

一些因素容易导致骨不连。舟骨腰部狭窄，骨小梁稀疏且分散[6]，故骨折处的移位会降低骨折区的接触面积。任何移位超过 1 mm 或成角超过 15° 的舟骨腰部骨折，如果处理不当，均可导致骨不连。由于舟骨大部分被软骨覆盖，任何骨折都是通过膜内成骨愈合而非骨痂形成，因此没有骨痂来提供骨折愈合初期的稳定性。过早的腕关节负重会形成弯曲力、剪切力及位移力，导致进行性的远极屈曲和旋前。骨折处制动不足时，持续的负荷可以导致掌侧骨吸收，可累积成骨不连并继发引起驼背畸形。[7]

骨折的移位是骨折延迟愈合或骨不连的重要危险因素。Singh 等 [8] 对 1401 例舟骨骨折进行了 meta 分析，结果表明当采用石膏管型固定进行治疗时，移位的舟骨骨折中骨不连的发生率比没有移位的舟骨骨折高 4 倍。固定时间应根据骨折愈合的情况而定，但通常需要 8 ~ 10 周。骨折愈合的时间与延迟治疗的时间成负相关。据 Mack 等 [9] 报道，亚急性舟骨腰部骨折的平均愈合时间为 19 周，亚急性近极骨折的愈合时间为 28 周。Langhoff 和 Andersen[10] 报道了相似的愈合时间，骨折 4 周以上后接受治疗的病例，近极骨折平均愈合时间为 20.7 周，有移位的舟骨腰部骨折的愈合时间为 17.4 周，无移位的舟骨腰部骨折的愈合时间为 12.5 周。但既往的研究是基于平片来判断骨折愈合情况的。在最近的一项研究中，Grewal 等 [11] 研究了 28 例单纯舟骨骨折的患者，给予了短臂拇人字石膏延迟固定治疗，他们观察到：当诊断延迟 6 周到 6 个月时，采用石膏管型治疗后骨不连的发生率为 17.9%，平均诊断延迟时间为（10.5±4.3）周（范围为 6 ~ 23 周）。其中 7 例为近极骨折，20 例为腰部骨折，1 例为远极骨折。愈合标准为 CT 扫描上显示有 50% 骨性连接。23 例骨折仅通过石膏管型治疗成功愈合，愈合率为 82%，平均固定时间为舟骨腰部骨折（11.0±6.5）周，近极骨折为（14.2±8.7）周。其中 1 例远极骨折的固定时间为 2.5 周。他们认为使愈合率提高和愈合时间减少的一个原因是使用了 CT 扫描以便更为准确地判定骨折的愈合情况。石膏管型治疗失败的原因包括糖尿病（P=0.03）、粉碎性骨折（P=0.05）以及驼背畸形（P=0.02）。如果存在伴有驼背畸形的骨不连，延迟的手术治疗也是愈合的一个负面因素。Euler 等 [12] 发现持续存在的骨不连和无法纠正的 DISI 的发生率与骨折至接受掌侧楔形植骨手术的时间长短有关。

生物力学上，螺钉越长，固定越牢固，因为长的螺钉降低了骨折处的受力且会使弯曲力沿螺钉分散。在 Dodds 等 [13] 进行的尸体标本研究中，舟骨腰部截骨后沿舟骨轴线分别植入短螺钉及长螺钉，结果显示用长螺钉修复的强度明显高于用短螺钉修复的强度。在临床情况下，当单一的螺钉不能提供足够强度时（如非常靠近近极的骨折和骨不连），通常需要在远端从舟骨向头状骨加钉一枚 1.57 mm 的克氏针或者一枚微型的无头螺钉。然而近来将螺钉置于中心的观点受到了挑战，Faucher 等 [14] 在尸体标本上于 8 对舟骨背侧沟处进行了斜行截骨，以此来判定垂直于骨折线的螺钉是否可以提供与沿舟骨长轴中心植入的螺钉相似的固定强度。随机对每一对舟骨标本中的一个沿舟骨长轴中心植入螺钉，另一个则垂直于骨折线植入螺钉，然后对所有标本进行频率 1 Hz、80 ~ 120 N 的循环载荷，直至骨折端出现 2 mm 的移位或转数达到 4000 转。达到 4000 转的标本继续负载至固定失败，他们发现两组间在转数和负载失效方面没有区别。他们得出结论，垂直于骨折线植入螺钉的方式可提供相似的固定强度，但按该方式植入的螺钉长度明显短于沿舟骨长轴中心线植入螺钉的长度。

诊断

急性骨折之后，患者典型的表现为由腕关节过伸位跌倒所致的腕关节桡侧疼痛和手部无力、鼻烟窝处触痛、腕关节活动受限、解剖学鼻烟窝处血肿，在行 Watson 试验时可有疼痛。这些表现与舟月韧带损伤的表现相似。慢性损伤后可以有轻微的临床表现，在俯卧撑姿势时腕关节被动背伸或者产生抗阻力旋转，拧门把手时引起腕关节桡侧疼痛。

标准的舟骨放射线片包括腕关节尺偏后前正位、侧位、半旋前位以及半旋后位。射线束与骨折线在同一平面时，骨折会被遗漏，假阴性率为 2% ~ 25%。由于稳定的舟骨骨折 4 周内治疗失败会增加骨不连的发生概率，因此所有临床上怀疑舟骨骨折的病例均需给予制动，直到查清楚引起症状的原因。2 周后应进行临床随访并行放射线检查，如果放射线复查结果为阴性但仍怀疑有骨折，则应行 MRI 检查，这对于发现急性和隐匿性骨折最可靠 [15]，通常伤后 24 小时内就可以做出诊断。CT 扫描可为骨折的结构或者移位情况提供更多的信息来指导治疗。因为有假阳性的检查结果存在，Adey 等 [16] 建议应用 CT 扫描来对非移位的舟骨骨折进行分类。他们认为 CT 扫描在排除骨折方面的作用优于纳入方面。MRI 在评价舟骨骨不连和 AVN 方面也是有帮助的。AVN 的 MRI 证据是舟骨近极的 T_1 像骨髓脂肪信号密度减低。对于舟骨骨折骨不连或畸形愈合，CT 扫描有助于确定骨折的解剖学细节及制订手术计划。

近极的 AVN 是导致骨不连的一个主要因素，在一篇经典的文献中，Green[17] 指出术中近极松质骨无点状出血比术前影像学的证据更能说明 AVN 的存在。Lutsky[18] 指出对于术中点状出血的判断是主观的，可能不能作为近极 AVN 的可靠、准确的判断标准。活检可能由于取材的主观性而造成所取标本错误，以至于对 AVN 的诊断结果参差不齐。Megerle 等 [19] 对比了 49 例患者的术前增强 MRI 与术中骨折近端出血情况，发现术前增强 MRI 对判断血供减弱或缺乏的特异性为 90%。在对 88 例接受手术治疗的近极骨不连患者的研究中，Schmitt 等 [20] 应用了钆增强 MRI 与非增强 MRI，并根据骨出血点的数量对骨的活性进行了分级，发现在检测近侧骨折块血供方面，钆增强 MRI 的敏感性明显优于非增强 MRI。Smith 等 [21] 研究了 31 例行切开复位植骨内固定的舟骨骨不连患者的术前、术后 CT 扫描图像，并与组织学结果进行了对比。在所测量的各种 CT 参数中，近极放射密度增大与 AVN 的关系最密切（$P<0.004$），12 例通过组织学验证了存在 AVN。近极放射密度增大与术后愈合率在统计学上也具有相关性（$P<0.05$）。

治疗

非手术治疗

舟骨远极和结节部骨折通常进行非手术治疗。舟骨远极血供良好，故远极骨折多行短臂石膏固定 6 ～ 8 周，愈合率很高。舟骨腰部的急性稳定性骨折或不完全骨折可以行非手术治疗，与手术治疗相比，愈合率高且功能恢复良好。Dias 等 [22] 报道了 71 例急性舟骨骨折患者的治疗结果，随机进行 Herbert 螺钉固定（35 例）和肘下石膏管型制动（36 例）治疗，平均随访 93 个月（范围为

73 ～ 110 个月），两组患者在功能上或放射学检查结果上无显著差异。

长臂石膏固定与短臂石膏固定的争论点是在前臂旋转时是否会有潜在性的骨折端活动，拇指是否需要制动也是争论点之一。Buijze 等 [23] 进行了一项多中心随机对照研究，对 55 例无移位或有微小移位的舟骨腰部骨折患者分别行固定拇指与不固定拇指的石膏管型制动，术后 10 周的 CT 结果显示平均愈合程度存在显著差异（分别为 85% 与 75%），支持采用不包括拇指的石膏管型治疗。总体愈合率为 98%，两组间在腕关节活动范围、握力及 MMWS 方面没有显著差异。

还有一个尚未解决的问题：是否固定肘关节。短臂石膏管型固定不能防止前臂旋转，可导致舟骨骨折延迟愈合。Gellman 等 [24] 进行了前瞻性研究，对 51 例无移位的舟骨骨折患者随机进行了长臂和短臂拇人字石膏固定。其中 28 例患者先行长臂拇人字石膏固定 6 周，随后行短臂石膏固定；另 23 例患者仅行短臂拇人字石膏固定。行长臂拇人字石膏固定组的骨折平均愈合时间为 9.5 周，行短臂拇人字石膏固定组的骨折平均愈合时间为 12.7 周。当前流行对舟骨近极骨折行手术治疗，这主要是因为非手术治疗的固定时间长且骨不连的发生率高。

不同研究中愈合时间的差异可能是由对骨愈合的评价方法不同造成的。Haneman 等 [25] 报道了传统放射线平片在诊断骨折愈合方面是准确的、适度的和可靠的，但在 6 周时对舟骨腰部骨折骨不连的诊断是不可靠的。这个研究小组也对 44 例患者在损伤后 6 周、12 周、24 周进行了多平面 CT 扫描重建，其在诊断舟骨腰部骨折愈合方面的平均灵敏度为 73%，平均特异度为 80%。在骨不连、部分愈合及骨愈合方面，3 位观察者间的一致性很高。[26] 他们的结论是多平面 CT 重建在诊断骨愈合及骨不连方面是可靠并准确的，但在诊断部分愈合方面观察者间的一致性较低。

手术治疗

大部分舟骨螺钉可以经皮或通过小切口植入。在部分病例中关节镜辅助是有帮助的。例如，从背侧近极植

入导针时关节镜可以引导进针点，也有助于评价复位质量、防止螺钉穿出、评价固定强度，因为看起来好的螺钉把持也不能为粉碎性骨折提供足够的稳定性。

关节镜辅助经皮舟骨固定的适应证

关节镜辅助固定舟骨骨折的目的是在不切开的情况下复位骨折，提供可靠的固定，允许早期活动直至坚固愈合。[27] 适应证包括可经皮复位的不稳定骨折、无移位的和轻微移位的舟骨腰部骨折以及延迟就诊的舟骨骨折。不稳定的舟骨骨折定义为侧位片上舟骨内角大于30°，明显的粉碎性骨折，移位超过 1 mm，或者在放射线片的任一角度上有间隙。无 AVN 证据的无移位且纤维连接的舟骨腰部骨不连，如果没有桡腕关节和腕中关节的退变，也适合关节镜治疗。没有 AVN 的无移位近极骨折，如果近极骨折块足够大，至少可容纳 5 mm 螺纹的螺钉[28]，也可应用此技术。此外，适应证还包括舟骨骨折合并桡骨远端骨折以及舟骨骨折合并相关韧带损伤。

禁忌证

舟骨部分或完全的 AVN 是经皮舟骨固定的相对禁忌证。小的近极骨折不允许螺钉固定。伴有驼背畸形和继发性 DISI 的骨不连需要行切开掌侧楔形植骨术。若有明显的桡腕关节和（或）腕中关节退变，则需选择另外的术式。

手术技术

舟骨近极骨折建议从背侧植入螺钉，而舟骨远极骨折最好采用掌侧经皮入路，腰部骨折则可选用任何一种入路固定。掌侧植入螺钉通常需要在远端将螺钉置于偏心位置，因为必须通过大多角骨才能将螺钉置于中心区，但螺钉仍可通过腰部和近极放置在中心区。[29]

背侧入路

患者仰卧位，上肢外展于手术台上，透视下徒手经皮插入导针，开始无须止血带。舟骨近极骨折和腰部骨折时，建议顺行植入螺钉。透视单元置于桌板上方，与地面平行，ARC 牵引塔没有中央柱，不会阻挡仪器，

比较适合这项操作。腕关节可在牵引状态下屈曲 45°，这允许在不移动 C 臂机的情况下进行透视和关节镜的评估（图 10.1）。或者将腕关节置于折叠的毛巾上屈曲 45°，这可使舟骨轴线与射线束成 90°，有利于沿中轴植入螺钉（图 10.2）。用手在舟骨大小多角骨关节中线植入 2 枚克氏针作为瞄准针，有助于导针植入。第 1 枚导针通过尺侧的 STT-U 入路植入，位于第二掌骨中部骨干的轴线上，紧邻拇长伸肌腱。第 2 枚导针通过桡侧入路植入，在 STT 关节水平位于 APL 肌腱桡侧。瞄准针应在 STT 关节中点处交叉，理想的导针进入点位于舟骨最近端、紧邻舟月韧带止点。第 3 枚克氏针可置于舟月间隙的背侧，正位于这个点的尺侧（图 10.3）。或者关节镜在 4-5 入路，导针尖部直接对准舟骨近极舟月韧带止点边缘的软组织点。

腕关节保持屈曲，使用动力钻，将导针沿尺背侧至桡掌侧方向置入。在后前正位透视下瞄准 STT 背侧克氏针交叉点，引导导针在内外侧平面的置入。在半旋前位透视下指向 STT 克氏针桡侧的交叉点，引导导针在掌背侧平面的置入。向远端旋入导针通过大多角骨并穿出皮肤，如果需要，当导针尾部完全进入桡腕关节时可伸展腕关节，使导针从远端后退直到其仅位于远端骨折块内。像 Slade 描述的，可经皮在骨折块远、近段分别植入 0.62 mm 克氏针作为操作杆以复位舟骨（图 10.4）。后前正位舟骨凹面可作为骨折复位的参照，一旦复位满意，向近端旋入导针固定骨折，在打磨前置入第 2 根防旋转克氏针，去除 STT 关节的瞄准针，在导针周围打磨，

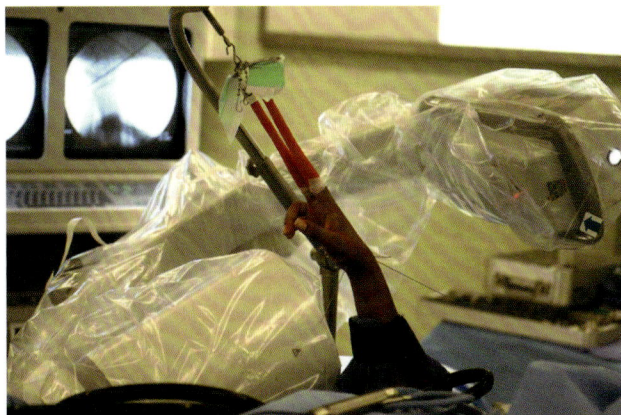

图 10.1 关节镜安装。牵引腕关节、屈曲 45°，迷你透视机以桡腕关节为中心，有利于在透视和关节镜间进行转换而无须松开对腕关节的牵引

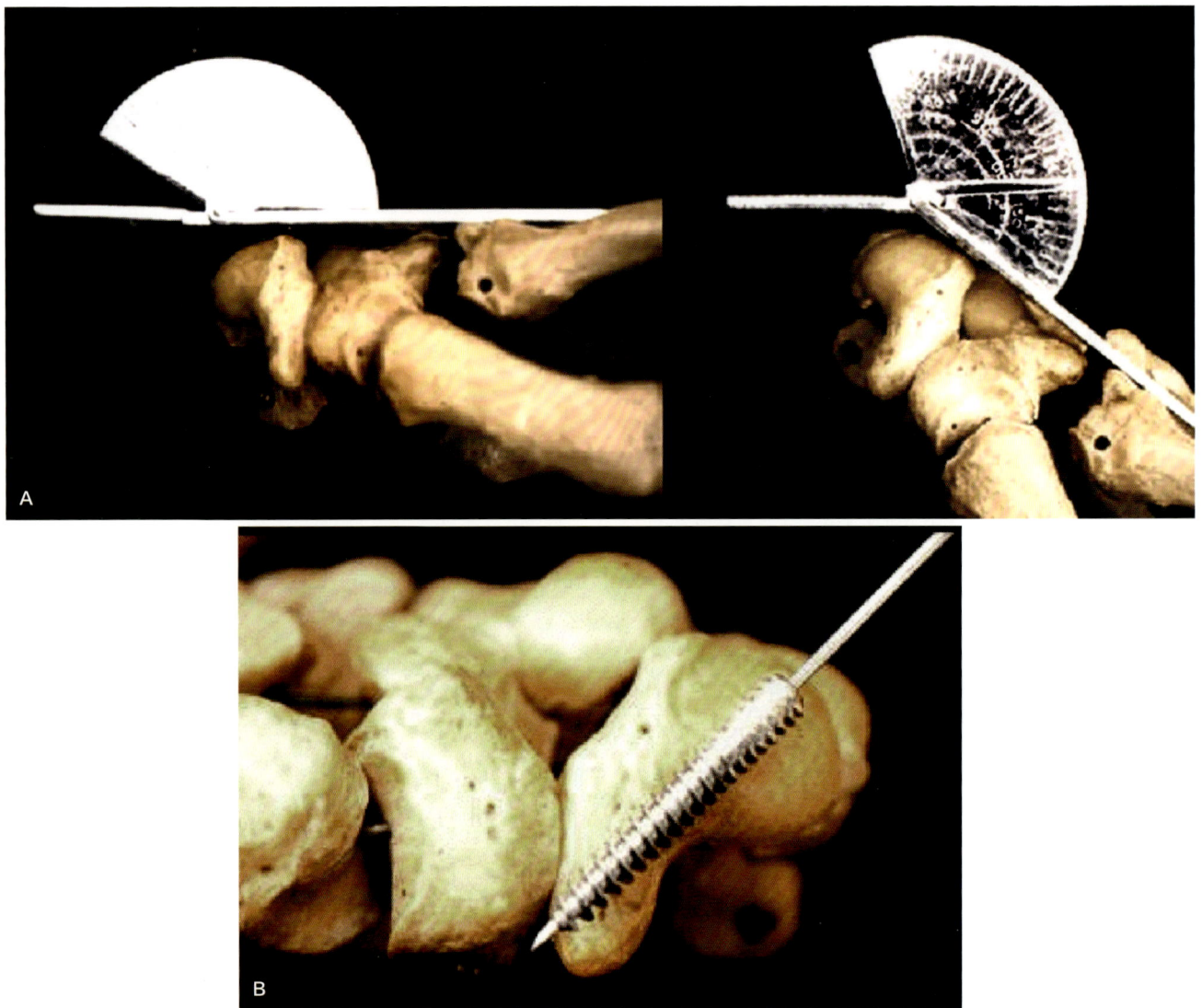

图 10.2 干骨模型展示。A. 正常舟骨角在水平位大约为 45°，当腕关节屈曲 45°时，舟骨与水平面成角约为 90°，这使得背侧 X 线与舟骨中心轴平行。B. 螺钉被置于中心轴

至距离远极 2 mm 时停止打磨。

上肢驱血后使止血带充气，当使用其他牵引塔时，上肢用 4.5 ~ 6.8 kg 的力悬吊使腕关节伸直，骨折复位情况可通过关节镜进行观察，关节镜置于 MCU 入路，探勾置于 MCR 入路（图 10.5）。可以通过撤回导针至远端骨折段来调整骨折复位，可以通过 MCR 入路或 STT–U 入路使用剥离子复位。复位可以接受后，将导针置于 STT 关节下 2 mm 处，腕关节保持屈曲。大多数类型的无头螺钉测尺会高估螺钉的长度，因此将第 2 枚同样长度的导针经皮平行置于舟骨近极，2 枚导针尾部的长度差即为舟骨长度。所选螺钉长度比舟骨长度短 4 mm，可保证舟骨两侧均有 2 mm 的空间，可确保螺钉

完全植入舟骨内而不会露出。如果此时需要去除牵引，可以向远端掌侧旋入导针至舟骨远极软骨下，重复上述操作来测量所需螺钉长度。可以通过在关节镜侧位视角时以理想的插入角度将螺钉置于鼻烟窝处而进行双重检查。在人体测量学研究中，Heinzelman 等[1] 发现成年男性的舟骨长度平均为（31.3 ± 2.1）mm，而女性为（27.3 ± 1.7）mm，因此螺钉长度范围为 23 ~ 27 mm。

导针再次向掌侧旋入，掌侧、背侧均有克氏针外露。这可以防止在打磨和植入螺钉时导针移动。此时腕关节保持屈曲，否则导针会弯曲而阻碍打磨和植入螺钉。然后沿导针扩髓，扩髓的范围不要超过舟骨远极 2 mm 范围，注意扩髓不要深至软骨下骨质，这样会影响螺钉对

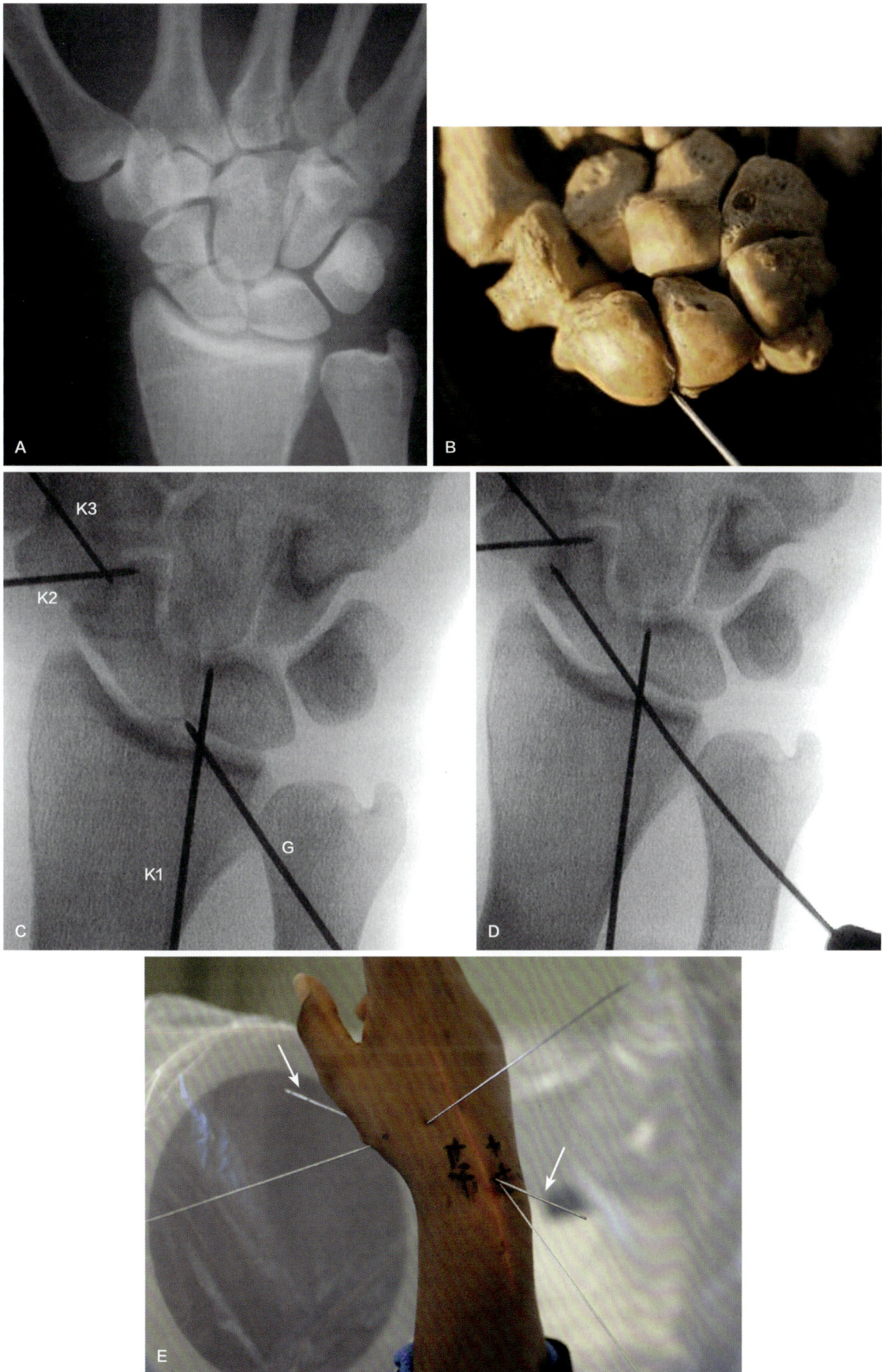

图 10.3 放置瞄准针。A. 粉碎性舟骨骨折。B. 干骨模型显示舟骨近极理想的进针点。C. 在舟月骨间插入 1 枚克氏针（K1），第 2 枚克氏针插入舟大多角骨关节（K2），将导针（G）置于舟骨近极尺侧尖部。D. 将导针对准预先置入 STT 关节处的瞄准克氏针置入舟骨。E. 临床照片，注意打磨前导针已经通过大多角骨自拇指的掌桡侧面穿出（箭头）

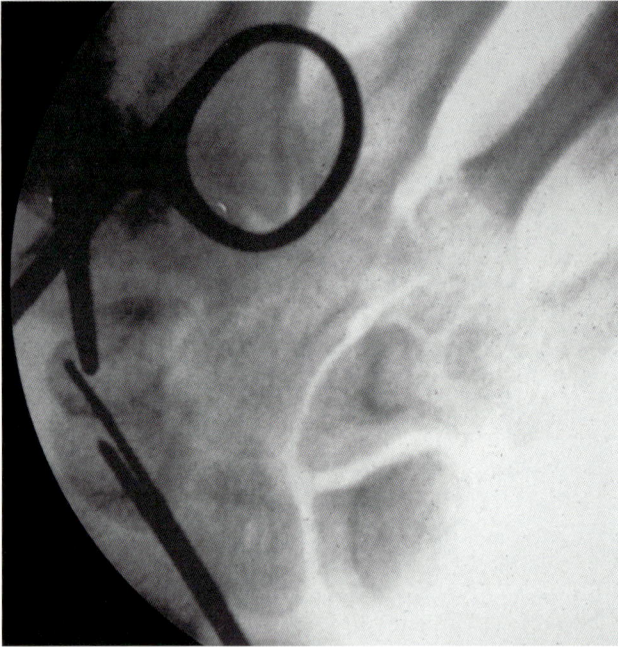

图 10.4 将 2 枚克氏针分别植入舟骨骨折的远、近段用来复位

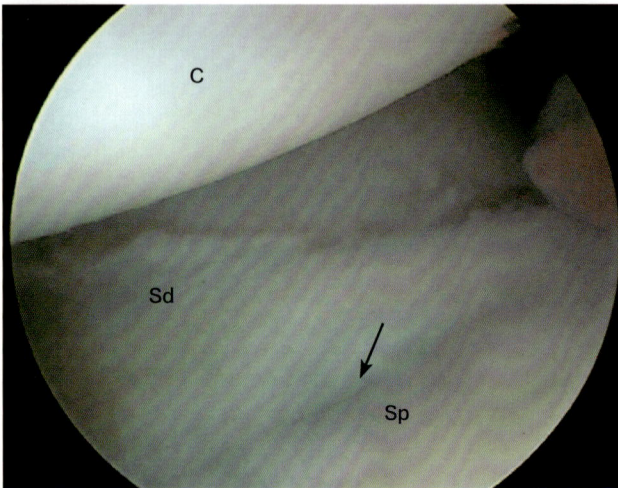

图 10.5 从 MCU 入路看复位的舟骨骨折（箭头）。C—头状骨；Sd—舟骨远极；Sp—舟骨近极

骨折端的加压作用。在透视下植入无头螺钉确保其在对侧皮质下 1 ~ 2 mm（图 10.6）。通过关节镜检查桡腕关节和腕中关节的螺钉开口，使用 1 mm 的探钩或剥离子检查骨折固定的坚固性，螺钉植入后，如果需要可再次向远端旋入导针以伸直腕关节并在关节镜下检查骨折。如果骨折固定不坚固，Slade 建议将远端骨折块与头状骨用克氏针固定（图 10.7）[30]，这可锁定腕中关节，降低骨折端活动，特别是在近端或远端骨折块较小，仅有几个螺纹通过骨折处的情况下。理想状态下，在植入螺钉之前，可以经皮通过关节镜套管在骨孔内向近端骨折块内植入髂骨或脱钙骨基质（图 10.8），或通过套管从 MCR 入路植骨（图 10.9）。

掌侧入路

通过掌侧入路以螺钉固定舟骨时，因为有大多角骨阻挡，不能直行经过舟骨中心轴，这增加了螺钉在舟骨掌侧凹面或近极背侧面穿出的风险。掌侧入路的优点是入口处舟大多角骨关节桡侧缘的关节缺损小，缺点是螺钉植入空间有限。此外，过长的螺钉会导致舟大多角骨关节撞击而引起 OA。使用 Herbert–Whipple 螺钉时，Menapace 等[31] 确定了安全的起始点在侧位上位于距离掌侧结节部凸起 4 ~ 5 mm 处。

Goddard[32] 描述了应用空心螺钉从掌侧经皮固定舟骨的方法（图 10.10）。患者仰卧位，牵引上肢，手部仅通过拇指的中式指套悬吊，无对抗牵引。这一位置可使舟骨伸展、腕关节尺偏，有利于进入舟骨远极。最为重要的是，这个位置允许手在整个手术过程中自由旋转而舟骨一直保持在 X 线中心。用 2 mL 2% 利多卡因和 1 : 200 000 单位肾上腺素浸润进针点，根据需要决定是否使用止血带。

将 C 臂机的图像增强器置于水平位固定，以使腕关节在中轴上，在这个位置上图像增强器能在桡侧柱的轴线上连续扫描舟骨。如果需要可将克氏针插入舟骨作为操作杆来操控骨折块复位。复位的质量可以通过放射线检查确认，如果需要也可用关节镜检查，这不会影响整体的步骤。导针穿入点可以用 12G 静脉针在腕关节前方桡侧定位，该穿入点恰好位于舟骨结节桡侧远端，可使用该针撬起舟骨远极使其更偏向桡侧，以利于螺钉的植入。透视下旋转前臂使静脉针与舟骨长轴在所有平面保持一致，以使导针在舟骨近极穿出点恰好位于舟月韧带桡侧。可以通过旋转静脉针使导针进入点在 1 mm 内变化。在透视下通过静脉针植入导针并穿过骨折线，至近极软骨下骨处停止。在导针处做一个小切口并植入螺钉。所需螺钉的长度可通过将第 2 根同等长度的导针插入舟骨远极皮质来确定，其长度要比所测长度短 4 mm。导针通过舟骨近极旋出至腕关节背侧，以减小反向退回的风险，然后打磨并植入螺钉。同样的技术可用于骨不连的治疗，在螺钉植入前可经皮复位（图 10.11）。

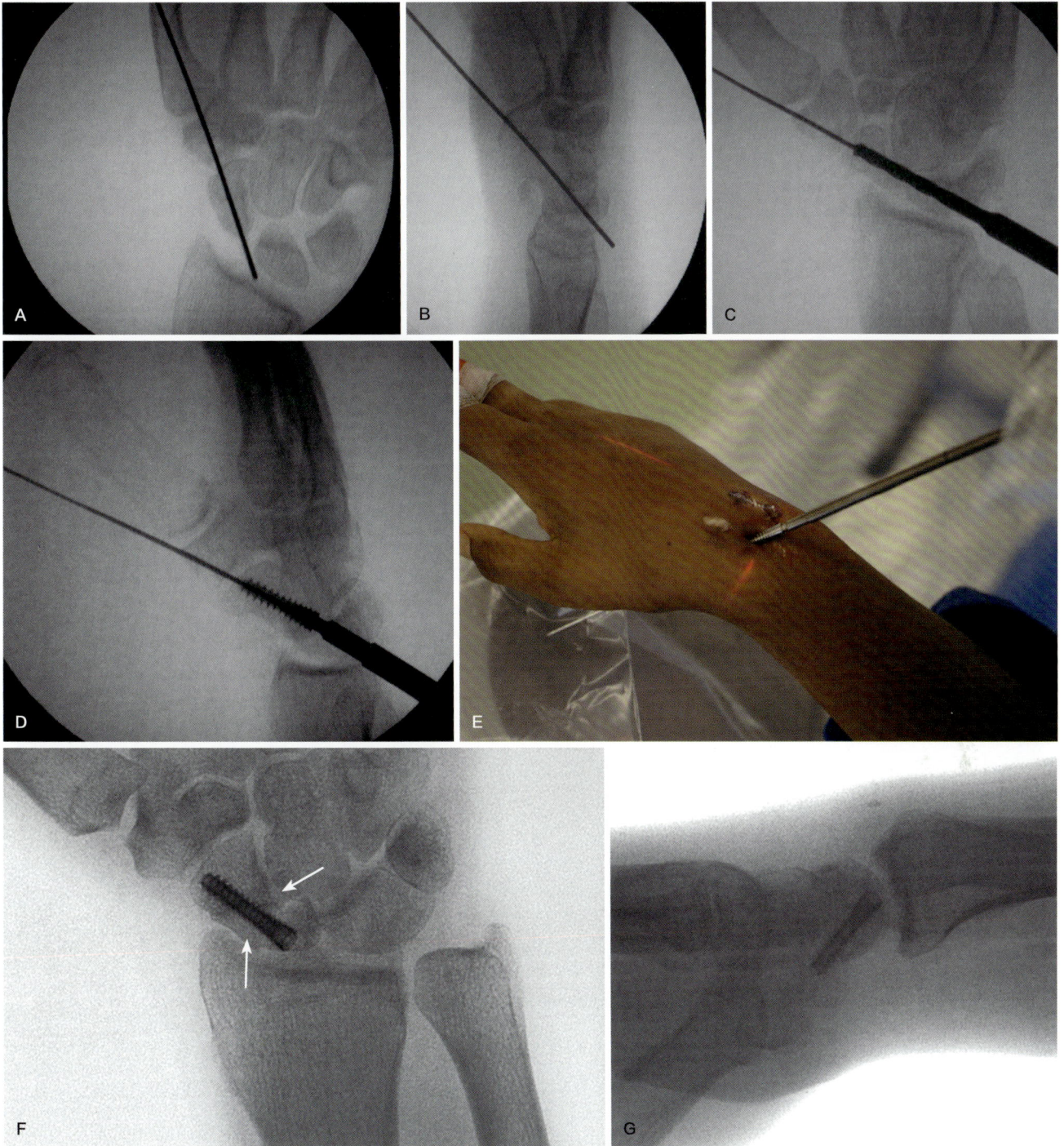

图 10.6 累及舟骨近侧 1/3 且无移位的舟骨骨折。A. 后前正位像上中心导针的位置。B. 侧位像上中心导针的位置。C. 旋前位像上在距离舟骨远极 2 mm 处停止打磨。D、E. 植入空心无头加压螺钉。F、G. 螺钉植入后，注意骨折线变窄（箭头），在近极内至少有 4 个螺纹

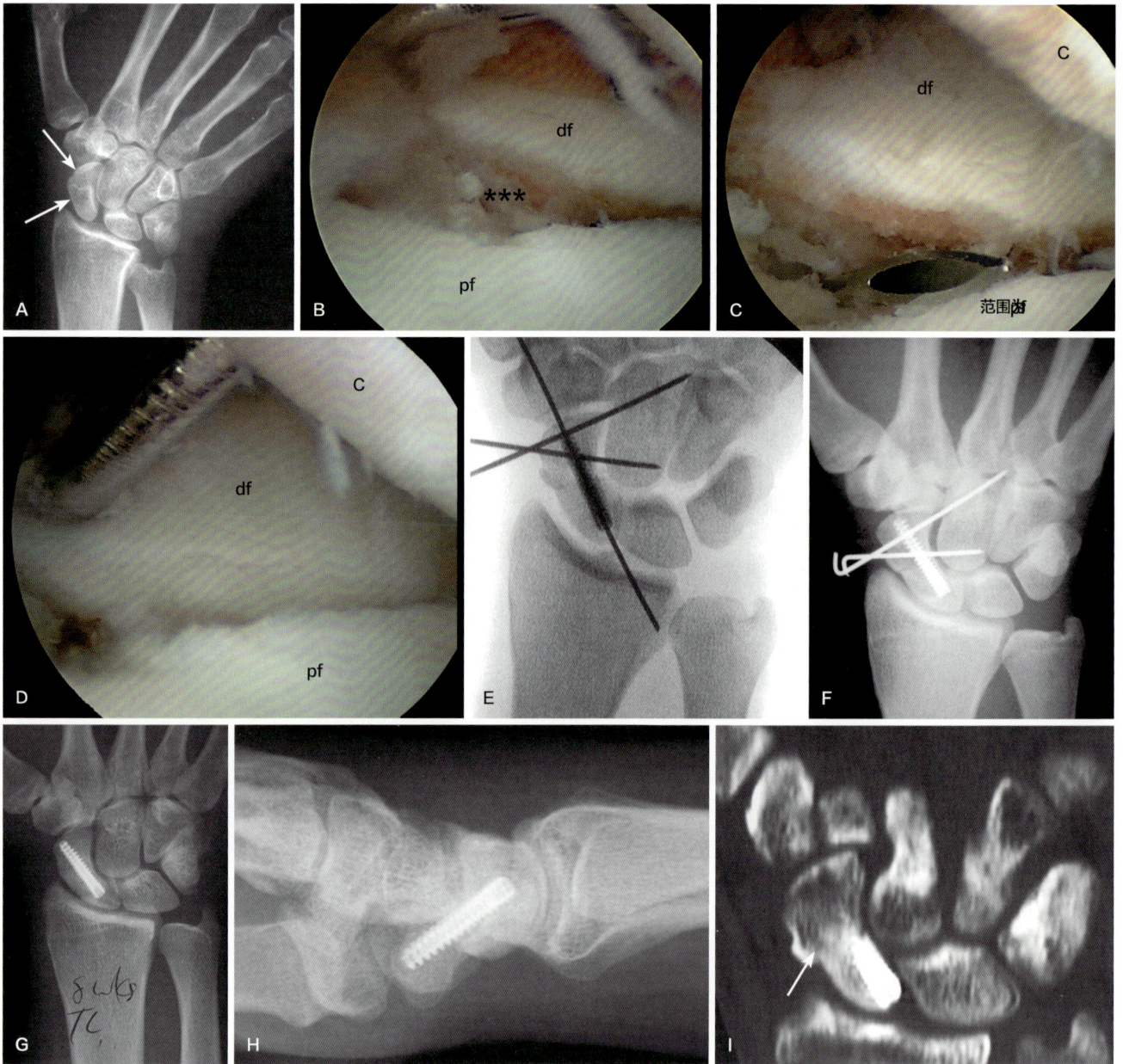

图 10.7 A.有两条骨折线的节段性舟骨骨折（箭头）。B.即使在粉碎的骨折块间植入了螺钉，关节镜下仍可见间隙（星号）。C.粉碎段用 22G 针定位。D.用克氏针将粉碎的节段与头状骨（C）固定，防止骨折处移动。E.增加了克氏针固定后的 X 线片。F.完全固定。G、H.术后 8 周骨折愈合时的 X 线片。I.CT 扫描证实骨折处有骨痂桥接（箭头）。df—远端骨折块；pf—近端骨折块

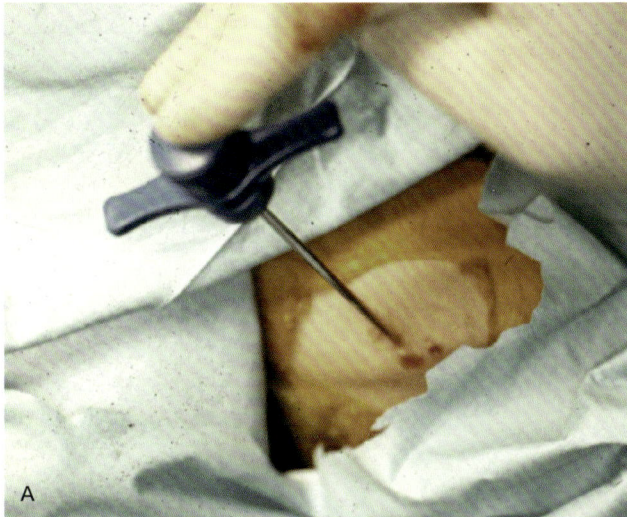

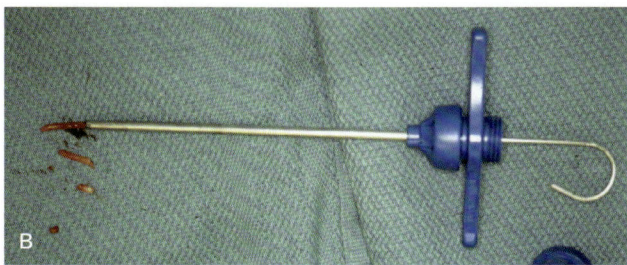

图 10.8 经皮获取骨移植物。A. 从髂骨处用骨活检针取松质骨。B. 直径较小的松质骨栓可通过关节镜套管植入

术后 1 周更换辅料，尽管有些研究者允许术后即刻无限制活动，但笔者建议进行腕关节短臂拇人字石膏制动 6～8 周。放射线平片显示骨折明显愈合时，可进行纵向 CT 扫描，明确至少 3 个切面上都有骨桥形成后方可开始进行腕关节力量练习。

混合技术

Pirela-Cruz 等 [33] 描述了用标准尺寸 Acutrak 空心螺钉治疗 Herbert B-2 型骨折的混合技术。他们经皮植入双头导针，从掌侧舟骨结节处穿出。至克氏针尾部完全位于舟骨近极内时，通常可以获得满意的背侧 – 中心位置，而无须穿通大多角骨。然后使腕关节在伸直位尺偏，测量螺钉长度后使导针进入桡骨并防止导针移动。打磨舟骨近极 2～3 mm，透视下植入螺钉。

关节镜下骨移植

Ho [34] 近来描述了一项舟骨骨不连的关节镜辅助下骨移植技术。通过 MCU 入路插入关节镜，MCR 入路则作为手术器械入路。近端骨不连使用 STT-U 入路观察视野最好，该入路位于 ECRB 的桡侧、拇长伸肌腱的尺侧、MCR 入路的远侧。如果移植物松动，则改用较大的螺钉或多根克氏针固定。小心保护骨不连处软骨或假性包膜的完整性，以防后续骨移植物进入桡腕关节。待植入的松质骨通过关节镜套管植入骨不连处并压紧。该研究包括有症状的 37 例骨不连患者和 6 例延迟愈合患者，平均年龄为 28.7 岁（范围为 14～53 岁），平均有症状时间为 8 个月（范围为 1～192 个月），5 例为远端

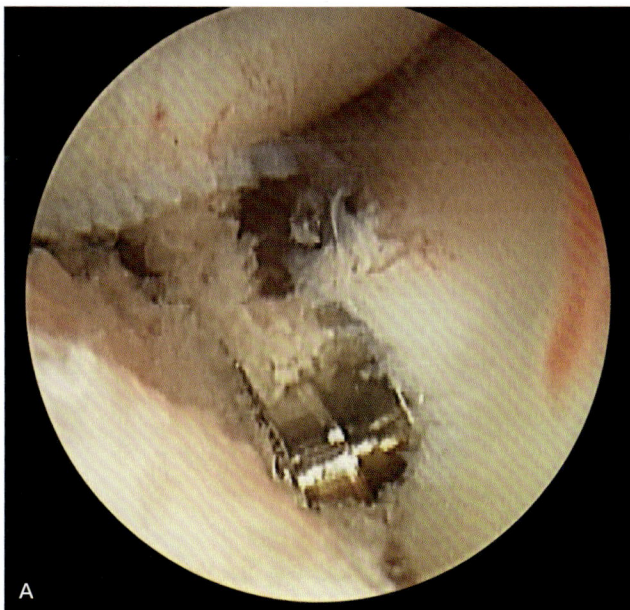

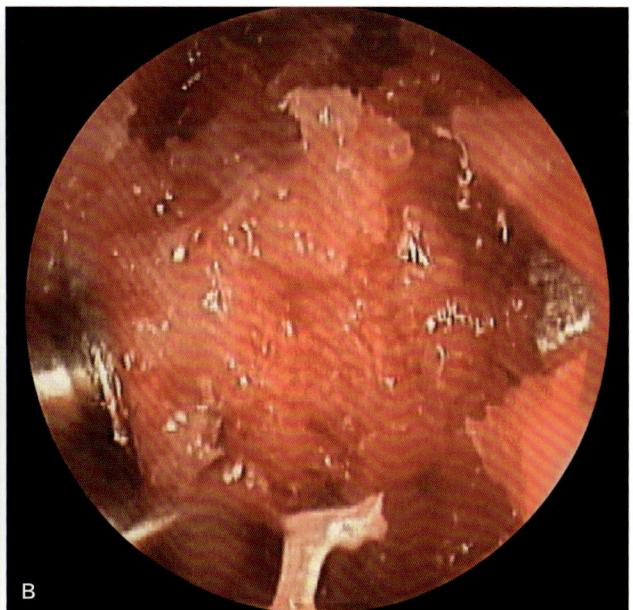

图 10.9 A. 腕中关节入路可见粉碎性舟骨骨折经螺钉固定后露出螺纹。B. 从腕中关节入路见植入的松质骨

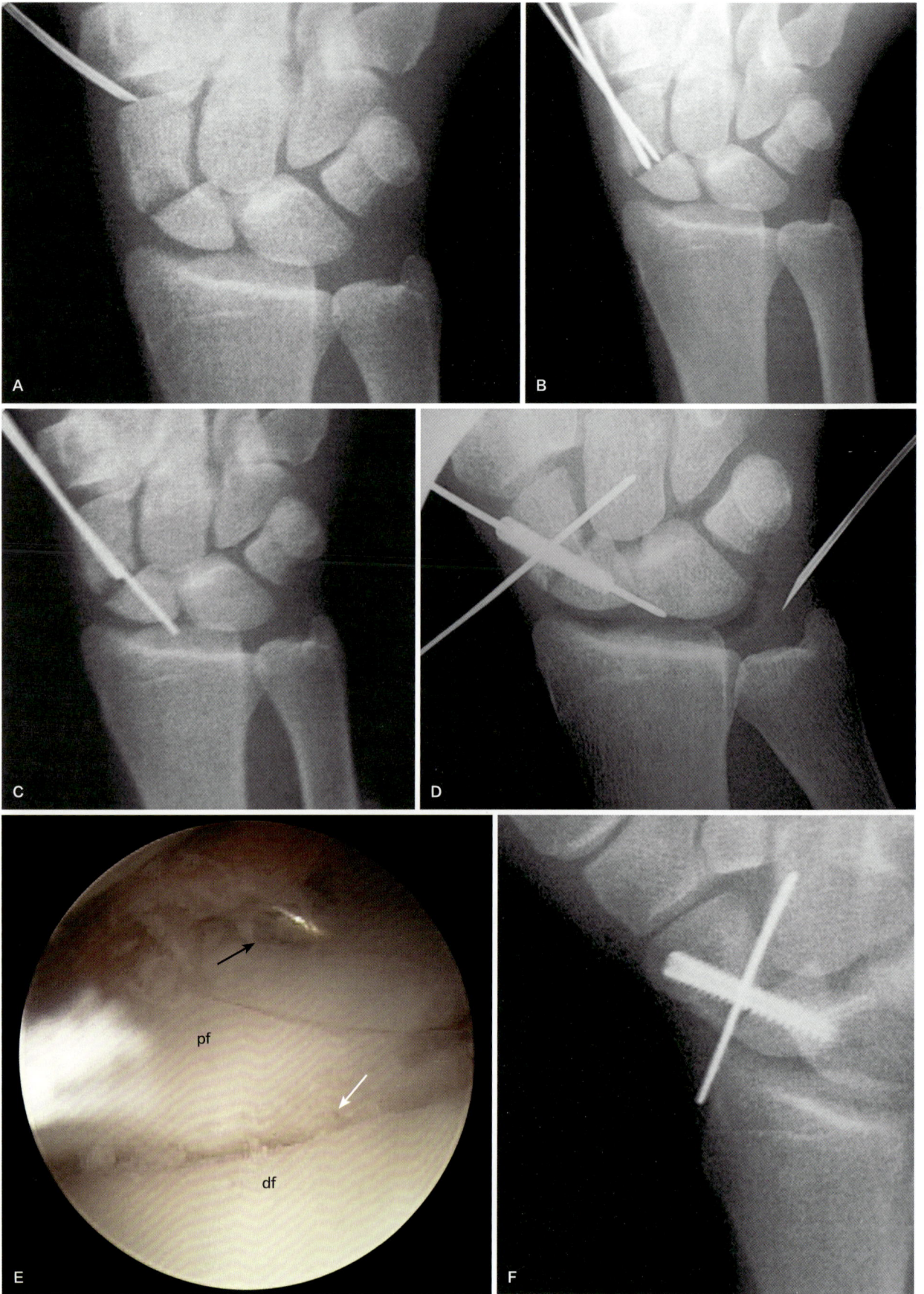

图 10.10 A. 逆行螺钉植入时用 12G 针定位进针点。B. 用 2 枚导针控制远端骨折块以复位骨折。C. 用 1 枚导针钻入近端骨折块以稳定复位。D. 螺钉植入后，用克氏针作为舟骨 – 头状骨的辅助固定。E. 关节镜下观察骨折的复位情况（白色箭头），在远端骨折块处可见克氏针（黑色箭头）。F. 固定完成。df—远端骨折块；pf—近端骨折块

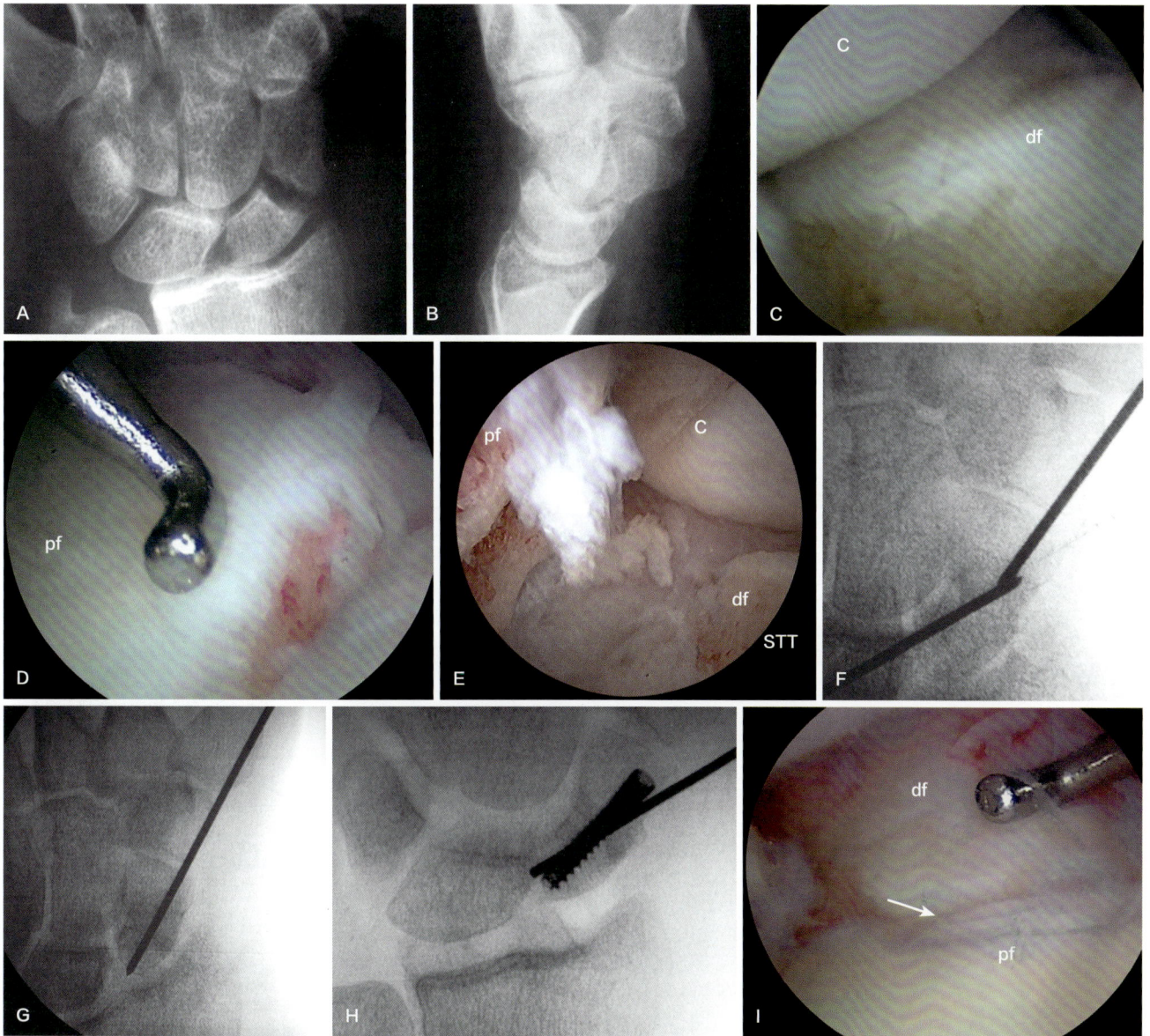

图 10.11 A. 明显不稳定的舟骨腰部骨不连。B. 侧位像显示 DISI。C. 通过 MCU 入路可见远端骨折块（df）。D. 通过 STT 入路可见近端骨折块（pf）。E. 清理后通过 STT 入路可见骨不连处远、近端有点状出血。F. 置入逆行和顺行导针以控制骨折块。G. 向近端旋入导针保持复位。H. 随后置入螺钉。I. 关节镜下见复位的骨不连（箭头）。C—头状骨

1/3 骨折，24 例为中部 1/3 骨折，14 例为近端 1/3 骨折，5 例为之前手术失败病例，10 例 MRI 显示有 AVN。20 例使用了空心螺钉固定，23 例用多枚克氏针固定，平均随访 38.3 个月（范围为 5 ~ 103 个月）。总体愈合率为 90.7%（39/43）。影像学愈合时间平均为 12.2 周（范围为 6 ~ 24 周）。10 例术中近端出血少的病例中有 7 例愈合，近端出血活跃的 30 例中有 29 例愈合。最终随访结果为 27 例患者无疼痛，其余 16 例患者的平均 VAS 评分为 2.53 分。

并发症

螺钉长度通常很难通过测量与导针平行的第 2 枚克氏针来确定，因为大多角骨边缘的软组织会阻碍测量。螺钉在舟骨的桡背侧面穿出，特别容易发生在成角或驼背畸形时，可以通过使用旋前斜位和小的螺钉来降低发生率。螺钉头部的突出可以导致舟大多角骨关节撞击，最终引起 OA。螺钉在舟骨结节部位穿出，可以通过切开显露，在大多角骨开一个槽，用骨膜起子将舟骨结节撬向掌侧，换成小一号的螺钉进行翻修。斜行植入螺钉可能导致延迟愈合，导针弯曲会阻碍开口和钻孔，也可能导致空心钉改锥断裂。导针弯曲时应当更换而不是强行继续。螺钉切断、螺钉松动、肌腱损伤或者螺钉过长是

经皮背侧植入螺钉的常见并发症（图 10.12）。Adamany 等进行了一项透视下背侧经皮螺钉植入的尸体标本研究，受损伤概率最高的是距离导针 2.2 mm 的骨间后神经、距离导针 2.2 mm 的示指伸肌腱、距离导针 3.1 mm 的示指固有伸肌腱。尽管螺钉是在连续透视下植入的，仍有 2 例标本的螺钉露在软骨下骨上方。[35] 使用关节镜可以防止螺钉穿出。Weinberg 等在 40 例尸体标本上进行了经皮背侧植入导针的研究，没有观察到神经或血管损伤，但 5 例标本出现了肌腱损伤，分别是拇长伸肌腱损伤（2 例）、桡侧腕伸肌腱损伤（2 例）、指伸肌腱损伤（1 例）。

他们认为这些软组织损伤可以通过在背侧做微小切口来避免。[36]

舟骨冠状位骨折

舟骨的冠状位骨折很少见，只有几篇文献报道过。[37-41] 冠状位骨折经常被漏诊，预后很差。尽管缺少关于此种骨折的相关研究文献，但仍存在几个常见的共同要素(Slutsky et al., Journal of Wristy Surgery. Publication pending August 2016)。冠状位骨折可以影响整个舟骨，舟月韧带可能完

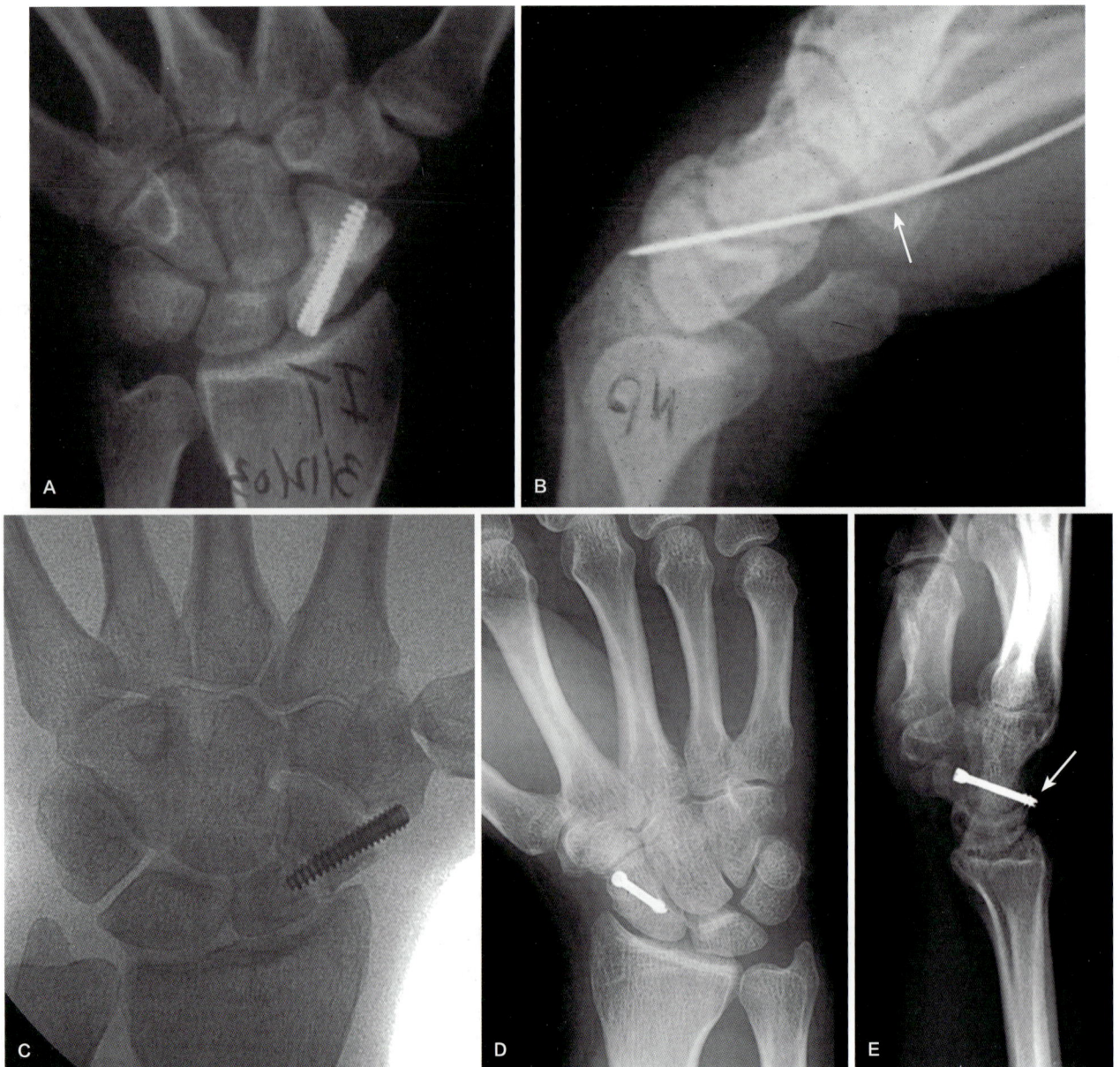

图 10.12 A. 经皮螺钉植入固定的舟骨后腰部骨折愈合，但过长的螺钉在远极和近极均有突出。B. 弯曲的导针（箭头）会影响钻孔和螺钉的植入，应用直的导针替换。C. 术后 7 年骨不连持续存在，螺钉退出。D. 后前正位像显示逆行螺钉植入后骨折愈合，但似乎螺钉过短。E. 侧位像显示螺钉植入角度过于水平，从背侧穿出舟骨近极（箭头）

全分离或被劈裂成掌侧、背侧两半。舟月韧带可以附着在掌侧或背侧碎片上,因为冠状位骨折将韧带劈裂成了掌侧、背侧两部分。在一些情况下,骨折复位也会恢复韧带的完整性,而在有些病例中则需进行舟月韧带修复。由于骨折平面方向的影响,可能会看到双骨折线,如果骨折平面不是正好在冠状面上并且有移位,骨折的上下边缘可被看作单独的骨折线,就好像有两处骨折。舟骨近极在后前正位 X 线平片上可以出现双轮廓影。影像学检查应包括侧位 CT 扫描。腕关节镜在确定骨折线特点上可起一定作用,对诊断有帮助(图 10.13)。

结果

Martinache 和 Mathoulin 回顾了 37 例急性舟骨骨折关节镜辅助经皮螺钉固定治疗的病例资料,其中 22 例骨折无移位,15 例存在骨折移位。[42] 所有病例中使用关节镜检查复位的质量及螺钉的位置。所有病例的骨折愈合,平均愈合时间为 62 天(范围为 45 ~ 80 天),手术后腕关节功能恢复良好,平均返回工作岗位的时间为术后 21 天。

Slade 等 [43] 近来报道了 234 例采用背侧入路经皮螺钉固定治疗的患者资料,包括 108 例舟骨骨不连(10 例有驼背畸形)、126 例急性损伤(其中有 65 例近极骨折);67 例为完全移位的骨折,12 例为经舟骨月骨周围脱位,4 例为经舟骨头状骨骨折,10 例为舟骨骨折合并桡骨骨

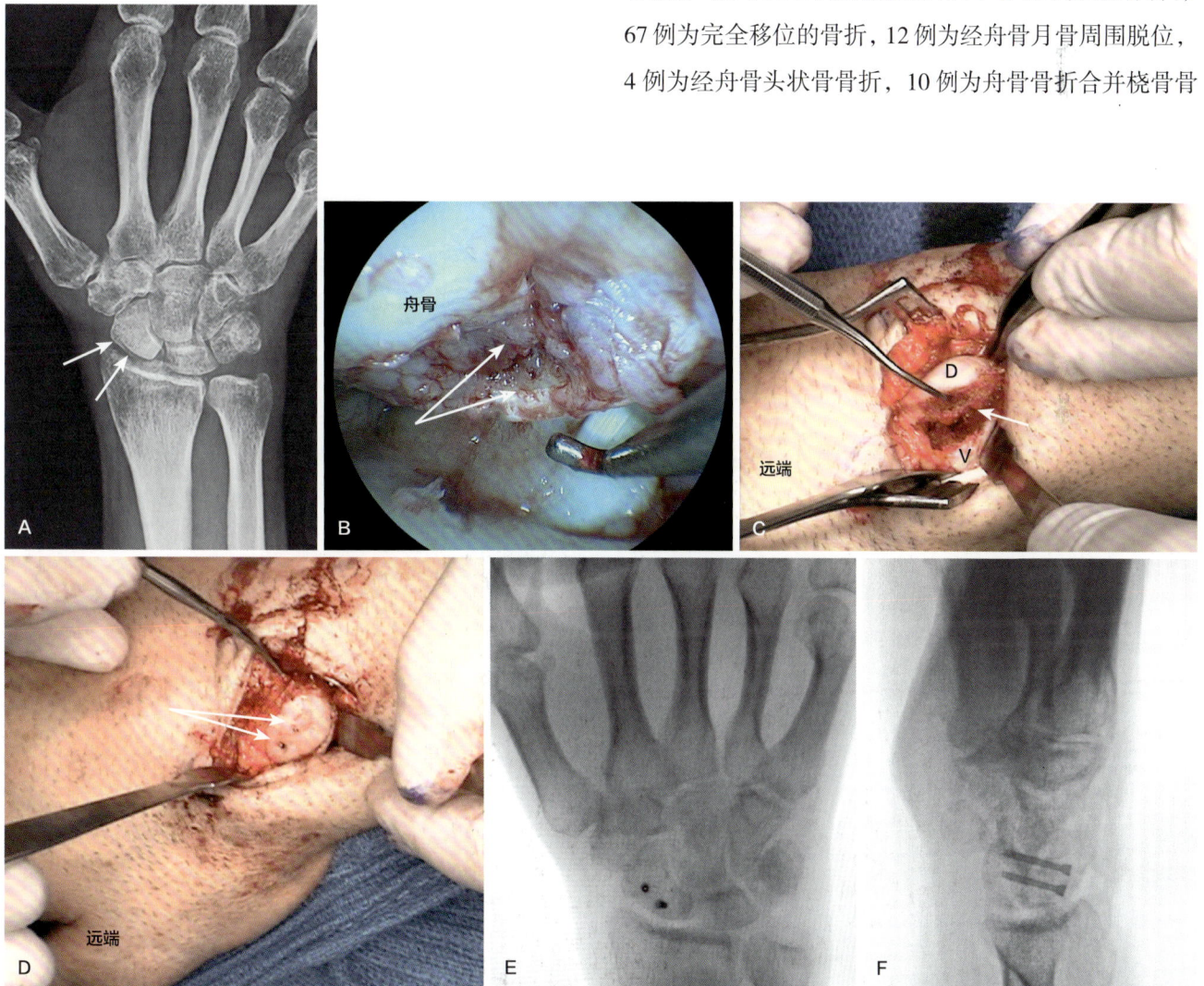

图 10.13 A. 右侧腕关节后前正位像显示舟骨近极的双轮廓影(箭头)。B. 关节镜下从 3–4 入路观察舟骨近极,两箭头示畸形愈合处,近端关节面存在台阶。C. 术中见右侧腕关节背侧,舟骨骨折被撬开,像蛤蜊壳一样张开,显示背侧(D)和掌侧(V)骨折块。D. 舟骨骨折(箭头)解剖复位,以螺钉固定。E. 术后右侧腕关节后前正位像显示舟骨近极的双轮廓影消失,注意螺钉呈现为小的环形,因为其处于从背侧向掌侧的位置。F. 术后右侧腕关节侧位像显示无头钉的方向是由背侧向掌侧

折。每一例均用关节镜确定复位质量。经 CT 扫描确认，126 例急性骨折中有 125 例愈合，108 例骨不连中有 98 例愈合。研究证明使用关节镜有助于移位骨折和驼背畸形病例的骨折复位。Clementson 等[44] 将急性无移位或微小移位的舟骨腰部骨折患者分成两组进行了对比研究，分别采用肘下拇人字石膏制动（21 例）和关节镜辅助下从舟骨近极由背侧向掌侧顺行经皮螺钉固定（14 例）。第 6 周随访时每组均有 4 例骨折未愈合，这其中有 7 例在第 10 周时骨折愈合。最后 1 例为手术组病例，直至第 14 周才骨折愈合。在最初的 10 ~ 14 周，手术组病例的腕关节活动度恢复较好，但 6 个月时保守治疗组与手术组的活动度相近，而手术组在 12 个月时也没有达到正常活动度。平均随访 6 年（范围为 4 ~ 8 年），两组在活动度、握力、VAS 评分及 DASH 评分上无显著差异。其中 2 例拆除了螺钉。影像学上桡舟关节会出现关节炎表现，手术组（3/14）比保守治疗组（2/21）更易出现。这项研究的临床意义在于确定无移位或微小移位的舟骨腰部骨折的首选治疗方式是石膏管型制动。对于需要早期返回工作岗位或需进行体育运动的患者，可选择关节镜辅助下螺钉固定治疗。

　　关节镜对于评价骨折的稳定性也是有帮助的。Buijze 等[45] 研究了 58 例选择进行关节镜辅助下手术治疗的舟骨骨折患者的资料，认为对于舟骨腰部骨折，移位和不稳定的概念是不同的，重要的是要分辨可以通过轻柔操作引起的骨折块之间的活动（不稳定）。在舟骨腰部，移位骨折通常是不稳定的，但是不稳定骨折并不总是移位的。关节镜下不稳定骨折的诊断是骨折块仅通过轻柔的操作就能移动，这包括在舟骨远极施加外部压力、腕关节桡偏或尺偏，或者在骨折块间插入探钩。关节镜下显示 38 例为不稳定骨折（有骨折块相对运动，占 66%），其中 27 例为移位骨折。所有关节镜下定义为移位骨折的都是不稳定的，31 例关节镜下无移位的骨折中有 11 例也是不稳定的。影像学上的粉碎性骨折（有 2 块以上的骨折块）与关节镜下的移位骨折和不稳定骨折有显著的相关性。他们也指出，超过 90% 的影像学上无移位的舟骨腰部骨折通过石膏管型制动获得了愈合，因此不稳定性可能不是骨不连的危险因素。

舟骨骨折伴随软组织损伤是很常见的，Caloia 等[46] 对 24 例行背侧入路经皮螺钉固定治疗的急性舟骨骨折患者进行了关节镜检查，患者平均年龄为 32 岁（范围为 17 ~ 75 岁），15 例行有相关韧带损伤或软骨损伤。在一项相似的研究中，Shih 等[47] 回顾了 15 例行关节镜下经皮螺钉固定治疗的急性舟骨骨折患者的资料，其中 2 例有部分舟月韧带撕裂，4 例有月三角韧带撕裂，给予清创和克氏针固定处理。5 例有 TFCC 撕裂，6 例有软骨骨折，5 例有桡舟头韧带或长桡月韧带损伤。在 28 个月的随访中，骨折均愈合，评分结果显示，11 例为优秀、4 例为良好，这些软组织损伤对舟骨骨折的后续治疗结果产生了负面的影响。Wong 等[48] 研究了 52 例采用经皮螺钉固定治疗的舟骨骨折患者的资料，所有患者进行了关节造影，22 例做了关节镜检查。18 例患者被发现有软组织损伤，其中有 4 例舟月韧带撕裂、8 例月三角韧带撕裂、2 例联合撕裂、3 例 TFCC 撕裂。治疗结果上与没有相关韧带损伤者相比有明显的不同，MMWS 显示，无韧带损伤病例为 95 分，而有相关韧带损伤病例为 85 分。Jorgsholm 等[49] 发表了治疗 41 例患者的经验，患者平均年龄为 38 岁（范围为 14 ~ 71 岁），11 例为移位的舟骨腰部骨折，18 例为无移位的舟骨腰部骨折。29 例（70%）有部分（19 例）或完全（10 例）的舟月韧带撕裂，8 例有月三角韧带撕裂，11 例有 TFCC 撕裂，15 例有部分（7 例）或完全（8 例）的背侧关节囊撕裂，这些相关的软组织损伤影响了治疗结果。

参考文献

1. Heinzelmann AD, Archer G, Bindra RR. Anthropometry of the human scaphoid. *J Hand Surg*. 2007；32：1005 - 1008.

2. Gelberman RH, Menon J. The vascularity of the scaphoid bone. *J Hand Surg*. 1980；5：508 - 513.

3. Ramamurthy C, Cutler L, Nuttall D, Simison AJ, Trail IA, Stanley JK. The factors affecting outcome after non-vascular bone grafting and internal fixation for nonunion of the scaphoid. *J Bone Joint Surg Br Vol*. 2007；89：627 - 632.

4. Weber ER, Chao EY. An experimental approach to the mechanism of scaphoid waist fractures. *T J Hand Surg*. 1978；3：142 - 148.

5. Horii E, Nakamura R, Watanabe K, Tsunoda K. Scaphoid

fracture as a "puncher's fracture." *J Orthop Trauma*. 1994 ; 8 : 107 - 110.

6. Bindra R, Bednar M, Light T. Volar wedge grafting for scaphoid nonunion with collapse. *J Hand Surg*. 2008 ; 33 : 974 - 979.

7. Geissler WB, Slade JF. Fractures of the carpal bones. In: Wolfe SW, Hotchikis RN, Pederson WC, Kozin SH , eds. *Green's Operative Hand Surgery*. 6th ed. Philadelphia, PA: Elsevier ; 2011 : 639 - 708.

8. Singh HP, Taub N, Dias JJ. Management of displaced fractures of the waist of the scaphoid: meta-analyses of comparative studies. *Injury*. 2012 ; 43 : 933 - 939.

9. Mack GR, Wilckens JH, McPherson SA. Subacute scaphoid fractures. A closer look at closed treatment. *Am J Sports Med*. 1998 ; 26 : 56 - 58.

10. Langhoff O, Andersen JL. Consequences of late immobilization of scaphoid fractures. *J Hand Surg*. 1988 ; 13 : 77 - 79.

11. Grewal R, Suh N, MacDermid JC. The missed scaphoid fracture-outcomes of delayed cast treatment. *J Wrist Surg*. 2015 ; 4 : 278 - 283.

12. Euler S, Erhart S, Deml C, Kastenberger T, Gabl M, Arora R. The effect of delayed treatment on clinical and radiological effects of anterior wedge grafting for non-union of scaphoid fractures. *Arch Orthop Trauma Surg*. 2014 ; 134 : 1023 - 1030.

13. Dodds SD, Panjabi MM, Slade JF 3rd. Screw fixation of scaphoid fractures: a biomechanical assessment of screw length and screw augmentation. *J Hand Surg*. 2006 ; 31 : 405 - 413.

14. Faucher GK, Golden ML 3rd, Sweeney KR, Hutton WC, Jarrett CD. Comparison of screw trajectory on stability of oblique scaphoid fractures: a mechanical study. *J Hand Surg*. 2014 ; 39 : 430 - 435.

15. Jenkins PJ, Slade K, Huntley JS, Robinson CM. A comparative analysis of the accuracy, diagnostic uncertainty and cost of imaging modalities in suspected scaphoid fractures. *Injury*. 2008 ; 39 : 768 - 774.

16. Adey L, Souer JS, Lozano-Calderon S, Palmer W, Lee SG, Ring D. Computed tomography of suspected scaphoid fractures. *J Hand Surg*. 2007 ; 32 : 61 - 66.

17. Green DP. The effect of avascular necrosis on Russe bone grafting for scaphoid nonunion. *J Hand Surg*. 1985 ; 10 : 597 - 605.

18. Lutsky K. Preoperative magnetic resonance imaging for evaluating scaphoid nonunion. *J Hand Surg*. 2012 ; 37 : 2383 - 2385.

19. Megerle K, Worg H, Christopoulos G, Schmitt R, Krimmer H. Gadolinium-enhanced preoperative MRI scans as a prognostic parameter in scaphoid nonunion. *J Hand Surg Eur Vol*. 2011 ; 36 :

23 - 28.

20. Schmitt R, Christopoulos G, Wagner M, Krimmer H, Fodor S, van Schoonhoven J, Prommersberger KJ. Avascular necrosis (AVN) of the proximal fragment in scaphoid nonunion: is intravenous contrast agent necessary in MRI? *Eur J Radiol*. 2011 ; 77 : 222 - 227.

21. Smith ML, Bain GI, Chabrel N, Turner P, Carter C, Field J. Using computed tomography to assist with diagnosis of avascular necrosis complicating chronic scaphoid nonunion. *J Hand Surg*. 2009 ; 34 : 1037 - 1043.

22. Dias JJ, Dhukaram V, Abhinav A, Bhowal B, Wildin CJ. Clinical and radiological outcome of cast immobilisation versus surgical treatment of acute scaphoid fractures at a mean follow-up of 93 months. *J Bone Joint Surg Br Vol*. 2008 ; 90 : 899 - 905.

23. Buijze GA, Goslings JC, Rhemrev SJ, Weening AA, van Dijkman B, Doornberg JN, Ring D , CAST Trial Collaboration. Cast immobilization with and without immobilization of the thumb for nondisplaced and minimally displaced scaphoid waist fractures: a multicenter, randomized, controlled trial. *J Hand Surg Am*. 2014 ; 39 : 621 - 627.

24. Gellman H, Caputo RJ, Carter V, Aboulafi a A, McKay M. Comparison of short and long thumb-spica casts for nondisplaced fractures of the carpal scaphoid. *J Bone Joint Surg Am Vol*. 1989 ; 71 : 354 - 357.

25. Hannemann Pf, Brouwers L, Dullaert K, van der Linden ES, Poeze M, Brink PR. Determining scaphoid waist fracture union by conventional radiographic examination: an analysis of reliability and validity. *Arch Orthop Trauma Surg*. 2015 ; 135 : 291 - 296.

26. Hannemann Pf, Brouwers L, van der Zee D, Stadler A, Gottgens KW, Weijers R, Poeze M, Brink PR. Multiplanar reconstruction computed tomography for diagnosis of scaphoid waist fracture union: a prospective cohort analysis of accuracy and precision. *Skeletal Radiol*. 2013 ; 42 : 1377 - 1382.

27. Geissler WB, Hammit MD. Arthroscopic aided fixation of scaphoid fractures. *Hand Clin*. 2001 ; 17 : 575 - 588 , viii.

28. Slade JF 3rd, Jaskwhich D. Percutaneous fixation of scaphoid fractures. *Hand Clin*. 2001 ; 17 : 553 - 574.

29. Chan KW, McAdams TR. Central screw placement in percutaneous screw scaphoid fi xation: a cadaveric comparison of proximal and distal techniques. *J Hand Surg*. 2004 ; 29 : 74 - 79.

30. Slade JF 3rd, Geissler WB, Gutow AP, Merrell GA. Percutaneous internal fixation of selected scaphoid nonunions with an

arthroscopically assisted dorsal approach. *J Bone Joint Surg Am*. 2003 ; 85-A (suppl 4): 20 - 32.

31. Menapace KA, Larabee L, Arnoczky SP, Neginhal VS, Dass AG, Ross LM. Anatomic placement of the Herbert-Whipple screw in scaphoid fractures: a cadaver study. *J Hand Surg Am*. 2001 ; 26 : 883 - 892.

32. Haddad FS, Goddard NJ. Acute percutaneous scaphoid fixation. A pilot study. *The Journal of Bone Joint Surgery Br Vol*. 1998 ; 80 : 95 - 99.

33. Pirela-Cruz MA, Battista V, Burnette S, Hansen T. A technical note on percutaneous scaphoid fixation using a hybrid technique. *J Orthop Trauma*. 2005 ; 19 : 570 - 573.

34. Ho P. Arthroscopic Bone Grafting in Scaphoid Nonunion & Delayed Union. In: Slutsky DJ SJI , ed. *The Scaphoid*. New York: Thieme ; 2010 : 131 - 143.

35. Adamany DC, Mikola EA, Fraser BJ. Percutaneous fixation of the scaphoid through a dorsal approach:an anatomic study. *J Hand Surg Am*. 2008 ; 33 : 327 - 331.

36. Weinberg AM, Pichler W, Grechenig S, Tesch NP, Heidari N, Grechenig W. The percutaneous antegrade scaphoid fracture fixation—a safe method? *Injury*. 2009 ; 40 : 642 - 644.

37. Herzberg G, Forissier D, Falaise C. Coronal fractures of the proximal scaphoid: the proximal ring sign. *J Hand Surg*. 2003 ; 28 : 500 - 3.

38. Shin AY, Horton T, Bishop AT. Acute coronal plane scaphoid fracture and scapholunate dissociation from an axial load: a case report. *J Hand Surg*. 2005 ; 30 (2): 366 - 72.

39. Vidil A, Dumontier C. Coronal fractures of scaphoid. *Chirurgie de la main*. 2004 ; 23 : 157 - 63.

40. Ng KC, Leung YF, Lee YL. Coronal fracture of the scaphoid—a case report and literature review. *Hand Surg*. 2014 ; 19 (3): 423 - 425.

41. Shin DH, Shin AY. Volarly displaced transscaphoid, translunate, transtriquetrum fracture of the carpus: case report. *J Hand Surg*. 2014 ; 39 : 1507 - 1511.

42. Martinache X, Mathoulin C. Percutaneous fi xation of scaphoid fractures with arthroscopic assistance. *Chir Main*. 2006 ; 25 (suppl 1): S171 - S177.

43. Slade JF 3rd, Gillon T. Retrospective review of 234 scaphoid fractures and nonunions treated with arthroscopy for union and complications. *Scand J Surg*. 2008 ; 97 : 280 - 289.

44. Clementson M, Jorgsholm P, Besjakov J, Thomsen N, Bjorkman A. Conservative treatment versus arthroscopic-assisted screw fixation of scaphoid waist fractures-a randomized trial with minimum 4-year follow-up. *J Hand Surg*. 2015.

45. Buijze GA, Jorgsholm P, Thomsen NO, Bjorkman A, Besjakov J, Ring D. Factors associated with arthroscopically determined scaphoid fracture displacement and instability. *J Hand Surg*. 2012 ; 37 : 1405 - 1410.

46. Caloia M, Caloia H, Pereira E. Arthroscopic scapholunate joint reduction. is an effective treatment for irreparable scapholunate ligament tears? *Clin Orthop Relat Res*. 2011.

47. Shih JT, Lee HM, Hou YT, Tan CM. Results of arthroscopic reduction and percutaneous fixation for acute displaced scaphoid fractures. *Arthroscopy*. 2005 ; 21 : 620 - 626.

48. Wong TC, Yip TH, Wu WC. Carpal ligament injuries with acute scaphoid fractures - a combined wrist injury. *J Hand Surg Br Vol*. 2005 ; 30 : 415 - 418.

49. Jorgsholm P, Thomsen NO, Bjorkman A, Besjakov J, Abrahamsson SO. The incidence of intrinsic and extrinsic ligament injuries in scaphoid waist fractures. *J Hand Surg Am*. 2010 ; 35 : 368 - 374.

11

桡骨远端骨折的关节镜治疗

外伤造成的桡骨远端骨折（distal radius fracture, DRF）是最常见的骨折类型之一。在人群中呈双峰分布，高能量骨折多见于青年人，且多为男性，而低能量骨折多见于老年人，并以女性居多。[1] 在 2006 年，每 10 万人中有 195.2 人发生此骨折。[2] 在 2000 年，至少有 1.64 亿美元用于 DRF 相关的住院治疗。[3] 关节镜检查可作为 DRF 的辅助治疗方式，有助于骨折复位、内固定的安置以及软组织相关疾病的评估。

肌腱和腕伸肌腱穿过桡骨远端，止于腕骨或掌骨基底部。

桡骨背侧被 SRN 和尺神经背侧支覆盖。SRN 从肱桡肌近端 5 cm 处向桡骨茎突方向延伸，在距离桡骨茎突平均 4.2 cm 处分离成掌侧支和背侧支。前臂外侧皮神经与 SRN 发生部分或完全重叠的概率高达 75%。尺神经背侧支起于尺骨头近端 6 cm 处，并从近侧 5 cm 处皮下穿出，经尺侧鼻烟窝后发出 3 ~ 9 个分支，支配腕关节的背侧以及小指和环指的尺侧。

相关解剖学

桡骨的关节面呈三角形，其顶点位于桡骨茎突处，桡骨向掌尺侧倾斜，尺倾角为 23°（范围为 13°~ 30°），径向长度为 12 mm（范围为 8 ~ 18 mm），平均掌倾角为 12°（范围为 1°~ 21°）。桡骨远端的背面凸起且不规则，被 6 个伸肌间室覆盖。背侧皮层较薄，易发生粉碎伤，从而导致异常的背侧移位。Lister 结节为拇长伸肌（extensor pollicis longus，EPL）肌腱的支点，该肌腱位于 Lister 结节尺侧的凹槽中。桡骨远端的掌侧被扁平肌覆盖，呈扁平状，并形成从近端到远端的凹形平滑曲线。软骨嵴将桡骨远端关节面分为舟骨窝和月骨窝。舟骨窝呈三角形，月骨窝呈四边形。TFCC 起于月骨窝尺侧缘并向尺侧延伸，止于尺骨茎突底部。尺骨头与远端桡骨形成的关节并不完全契合，桡骨切迹的弧度大于尺骨头的曲度。仅肱桡肌腱止于桡骨远端，而腕屈

损伤机制

腕部背伸手掌着地是 DRF 最常见的损伤机制。这种机制通常包括轴向载荷、屈曲和旋后或旋前。所施加载荷的程度、方向和范围可能导致月骨或舟骨窝内进一步的冠状位或矢状位分裂移位。当手腕过度伸展时会加重背侧骨折的粉碎程度。关节镜检查显示相关的软组织损伤发生率高，会影响预后。最近一项对 100 例 DRF 患者的 CT 研究表明，骨折线明显更容易出现在韧带附着处之间的间隔，而不是韧带附着处。[4] 常见的骨折部位是乙状切迹的中心、短桡月韧带与 LRL 之间，以及舟骨窝的尺侧中央和尺背侧。Mand ziak 等认为，韧带附着处自身受骨韧带联结的强化，或是韧带起点处骨质相对坚韧。且这些发现或许能解释为什么韧带修复术可以成功复位韧带附着处的关节边缘骨块，但关节表面中央凹陷的"冲模"骨折因缺乏韧带附着物而无法复位。

诊断

患者通常有腕部背伸手掌着地史。高能量创伤会加重肿胀。如果腕部有明显背侧隆起，则可能是由骨折血肿和餐叉样畸形引起的桡腕关节肿胀。若出现手指肿胀和僵硬，则提示可能存在急性腕管综合征，必须积极进行治疗。但骨折的最终诊断还需放射性检查。

最初的 X 线检查应包括标准的后前正位、侧位和斜位。牵引位有助于区分关节内骨折和关节外骨折。对尺骨变异的评估应在肘部和肩部呈 90°、前臂呈中立位的情况下进行标准后前正位 X 线检查。标准的侧位片是在前臂处于中立位状态、豌豆骨的掌侧和舟骨的远端重叠的情况下拍摄的。[5] 由于桡骨远端关节面有 10°的尺偏角度，因此 X 线从桡侧远端到尺侧近端方向横向倾斜 10°~ 20°（通常倾斜约 10°）可以看到关节面尺侧 2/3 的真实图像，这个投照位置对于评估掌侧钢板固定时最尺侧螺钉有无穿透关节软骨至关重要。[6] 45°旋前斜位可用于评估 DRUJ 的匹配度，因为它构成了支撑月背关节面的尺背皮质，形成乙状切迹的背缘。

Medoff 概述了一些有用的影像学特点。他描述了泪滴征，即桡骨远端侧位片上可看到的密集的 U 形轮廓。[7]

它由远侧轴和桡骨远端缘的轮廓勾勒而成，并终止于月骨的掌侧缘。形成泪滴结构底部的骨皮质的厚度明显大于背侧骨皮质的厚度，这反映了通常桡骨掌侧表面承受的负荷力更大。通过测量沿径向轴的纵轴延伸线与从泪滴中心向下的垂线之间的夹角来确定泪滴角。泪滴角正常为 70°。泪滴角低于 45°表明关节面矢状分离。尺侧骨折是由于月骨撞击月骨面，而月骨面随后被腕骨挤压向背侧移位。Medoff 同时发现，在 10°侧位片上，当手腕呈中立位时，桡骨干掌面骨皮质延长线应与头状骨近极的中轴共线。[7] 掌侧或背侧移位的骨折导致腕骨移位，头状骨沿掌侧或背侧方向向这条线移动。AP 距离是侧位片上背侧缘角和掌侧缘角之间的点对点距离。在美国夏威夷州治疗的 20 例 DRF 患者中，男性 AP 距离增加超过 21 mm，女性 AP 距离增加 19 mm，这与矢状面骨折分裂为单独的尺背侧碎片和尺掌侧碎片有关。

Lister 结节的高度和 EPL 凹槽的深度变化很大。背侧皮层的三角形形状可以掩盖背侧皮层的螺钉突出，这有可能导致 EPL 断裂。一项针对 30 具尸体前臂标本的 CT 研究表明，Lister 结节的高度为 1.4 ~ 6.6 mm（平均 3.3 mm），EPL 凹槽的深度为 0.6 ~ 3.2 mm（平均为 1.6 mm）。[8] Joseph 和 Harvey 描述从背切位（水平位）、腕过屈时，用透视射线沿前臂长轴定向透视以检测背侧螺钉是否突出。

矢状面和冠状面重建 CT 对关节内骨折的手术决策具有重要意义。CT 特别适用于"冲模"骨折（关节表面中央凹陷的骨折）、掌侧缘骨折和涉及舟骨窝的骨折。轴向位有助于评估乙状切迹的一致性。

分类

有很多不同的 DRF 分类系统，但如今都不再广泛使用。Frykman 的分类系统侧重于考虑 DRUJ 的损伤。Mayo 分类强调关节受累的程度，而 Melone 分类强调月骨面"冲模"骨折。Trumble 等[9] 建议确定以下临床 / 影像学特征：①移位，背侧与掌侧；②粉碎，小于 50% 或只涉及一侧皮质，大于 50% 或涉及至少两侧皮质；③关节受累，关节内与关节外；④尺骨受累，茎突、桡骨头、桡骨颈、DRUJ 脱位或桡侧缘损伤；⑤相关软组织损伤，腕骨间韧带损伤（包括舟月韧带和月三角韧带撕裂）或 TFCC 损伤。

AO 分类共有 27 个类别，主要用于对大量骨折病例进行广泛的解剖学分类，以创伤统计和研究为目的。A 型骨折是指保留关节面的关节外骨折。B 型骨折为部分关节内骨折，即关节面部分损伤但干骺端完整，可导致掌侧缘、背侧缘、桡骨茎突骨折及"冲模"骨折。C 型骨折为完全关节内骨折，可分为背侧型和掌侧型，也可分为有粉碎和无粉碎的直接嵌插型骨折；骨折类型可以是关节面 T 型或 Y 型骨折，也可以两者兼有。从影像学上看，干骺端损伤的面积至少可达其直径的 50%，并可累及两侧或两侧以上的皮质。Rikli 和 Regazzoni[10] 介绍了三柱的概念，即桡骨远端由桡侧柱、中间柱、尺侧柱组成。该理论强调桡侧柱或称外侧柱是腕关节的骨支撑，是囊内韧带的附着点；中间柱的主要作用是传递负荷；而尺侧柱或称内侧柱则是前臂和手腕旋转的轴，并可用于传递二次负荷。这种分类是骨折特异性固定技术的基础。Medoff 对这一概念进行了扩展，并描述了 5 种基本的骨折部分：桡侧柱、尺侧角、背侧缘、游离关节内和掌侧缘。[7]

桡骨远端骨折的治疗

保守治疗

最适合行保守治疗的 DRF 是无移位和轻度移位的关节外稳定骨折，以及无移位的关节内骨折。对于无移位的关节外骨折或简单的关节内骨折患者，可采用手法复位。应减少桡骨高度的丢失，以恢复正常的掌倾角、尺倾角，改善骨折的对位和稳定性。可能需要手术治疗的骨折包括移位性骨折、背倾角大于 20° 且不能用闭合复位矫正的骨折、关节内台阶或间隙大于 1 mm 的骨折、桡骨缩短大于 3 mm 的骨折。

闭合复位技术

有背倾角的 Colles 骨折是最常见的，发生于前臂旋后、腕部背伸、手掌着地时。复位可以在血肿内局部麻醉下进行，通过腕关节过度伸展以分离远端骨折，纵向牵引以恢复长度，然后通过掌侧平移和远端骨折内旋来减少骨折移位。急性骨折最初可以用掌侧和背侧夹板或糖钳夹板固定，使腕关节保持近 30° 屈曲、旋前和尺偏，然后在急性肿胀消退后 1～2 周转为短臂石膏固定。关于长臂或短臂石膏的选择尚无明确的定论，但似乎不会影响结果。Smith 骨折合并掌侧成角不太常见，由腕关节掌屈、手背着地引起的腕关节急骤掌屈的传导应力造成。这些骨折在前臂旋后和腕关节伸展时通常不稳定，需要内固定。复位后应立即进行手指运动，同时进行肌腱滑行训练和水肿控制。

在第 1、2、3、6 周进行 X 线检查。任何腕管受压的迹象都需要得到解决。必须仔细观察是否有延迟性 EPL 断裂的迹象，这种情况在非移位性骨折中更常见。

石膏固定不能防止骨折部位的塌陷，也不能控制关节内明显的塌陷。

外固定

韧带整复术

DRF 的外固定可采用桥接或非桥接方式。DRF 的桥接外固定通常依靠软组织来获得和维持骨折复位。当对腕关节进行纵向牵引时，主要通过桡舟头韧带和 LRL 传递张力来恢复桡骨长度。在类似的病例中，腕关节内旋可以间接纠正远端骨块的旋转畸形。韧带整复术在移位性关节内骨折的治疗中有许多缺点。由于韧带表现出黏弹性特点，通过应力松弛，施加在骨折部位的初始牵张力逐渐丧失。取出外固定会立即改变桡骨高度、掌倾角和尺倾角（图 11.1）。Dicpinigaitis 等 [11] 观察到，尽管使用了辅助器械，70 例患者中仍有 34 例在外固定后 6 个月内出现掌倾角下降。根据原始畸形、患者年龄、植骨和外固定的持续时间无法预测复位的丢失。

牵引不能纠正 DRF 碎片的背侧倾斜移位。这是因为桡腕掌侧韧带短而结实，所以在对较弱的背侧桡腕韧带施加牵引力之前就已松弛。[12] 过度牵引实际上可能增加背侧倾斜。背向矢量对恢复正常的掌侧角度仍然是必要的。这通常是通过在远端骨折碎片的背侧使用拇指按压来完成的。对于关节内骨折，韧带整复可复位桡骨茎突骨折，但由于上述原因，不能复位凹陷性的月骨窝处骨折。当内侧骨折块有矢状分离时，牵引会导致掌内侧骨折块旋转，这通常需要切开复位（图 11.2）。外固定不能控制桡骨的移位，因此不能在不稳定的 DRUJ 中使用。

外固定的生物力学

增加固定物的强度并不会明显增加单个骨折碎片的固定强度。[13] 有一些方法可以增加结构的稳定性。桡骨长度恢复后，通过外固定架支撑，经皮穿针可以固定桡骨茎突并支撑月骨窝的骨碎片。[14] 将第五个桡骨茎突针附在一个 AO 跨关节外固定架（Synthes, Paoli, PA, USA）上，可防止沉降所致桡骨长度的损失。[15] 在外固定架侧方附加一个背侧螺纹针可以很容易地纠正许多 DRF 中的背侧倾斜。克氏针固定可以提高外部固定

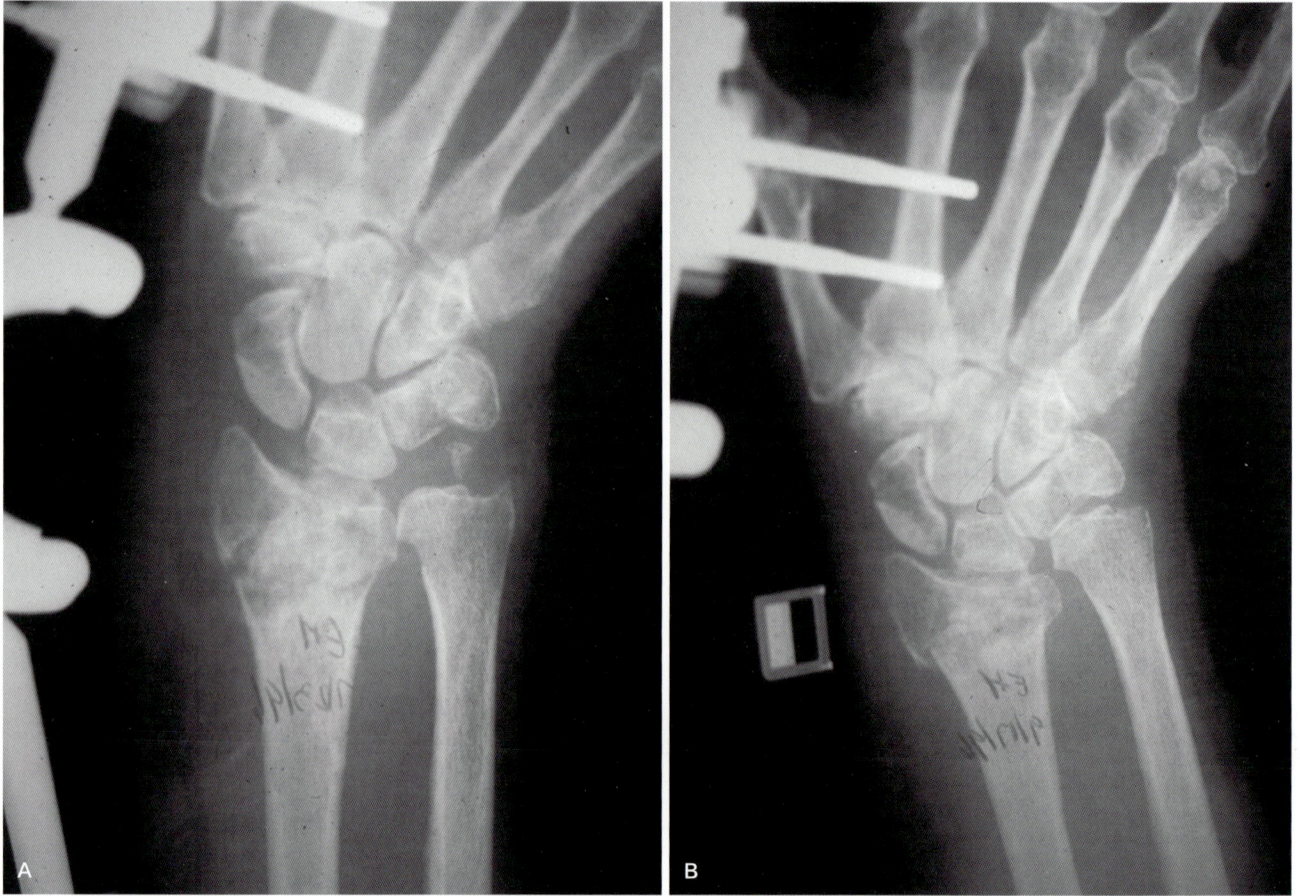

图 11.1 A.桡骨远端粉碎性关节内骨折的初始复位。注意腕关节牵引的程度。B. 由于应力松弛，第 6 周时在外固定下出现明显的桡骨短缩

的稳定性。比起外固定架本身的机械强度，克氏针对骨折固定更关键。不贯穿骨折块而是与外支架相连的克氏针，与贯穿骨折的克氏钉，都能有效稳定骨折。[13]

桥接外固定

与传统的钢板固定相比，桥接外固定可以临时使用，也可以用于 DRF 的初步管理。如果很难恢复旋后功能，Hanel 建议在腕关节旋后运动训练中，采用长臂夹板固定。[16] 固定物通常在术后第 6 周拆除。

临时桥接外固定的适应证

①严重开放性骨折伴广泛软组织损伤的初步治疗。

②多发性创伤患者的临时处理。

③待转送到三级医疗机构进行有效骨折治疗的患者。

④对于复杂骨折，既有助于临时骨折复位，又能在

双钢板固定前对骨折情况进行更好的 CT 评估。

明确的桥接外固定的适应证

①关节外不稳定 DRF。

②两部分和三部分无移位的关节内骨折。

③内、外固定结合。

禁忌证

在下列情况下，桥接外固定不应作为唯一的稳定方式。

① DRUJ 不稳定导致的尺骨移位。

②关节内掌侧剪切骨折（Barton's 骨折、反向 Barton's 骨折）。

③腕掌侧韧带断裂或桡腕关节脱位。

④明显的干骺端粉碎。

⑤由植入远端螺钉所致的第二、第三掌骨骨折。

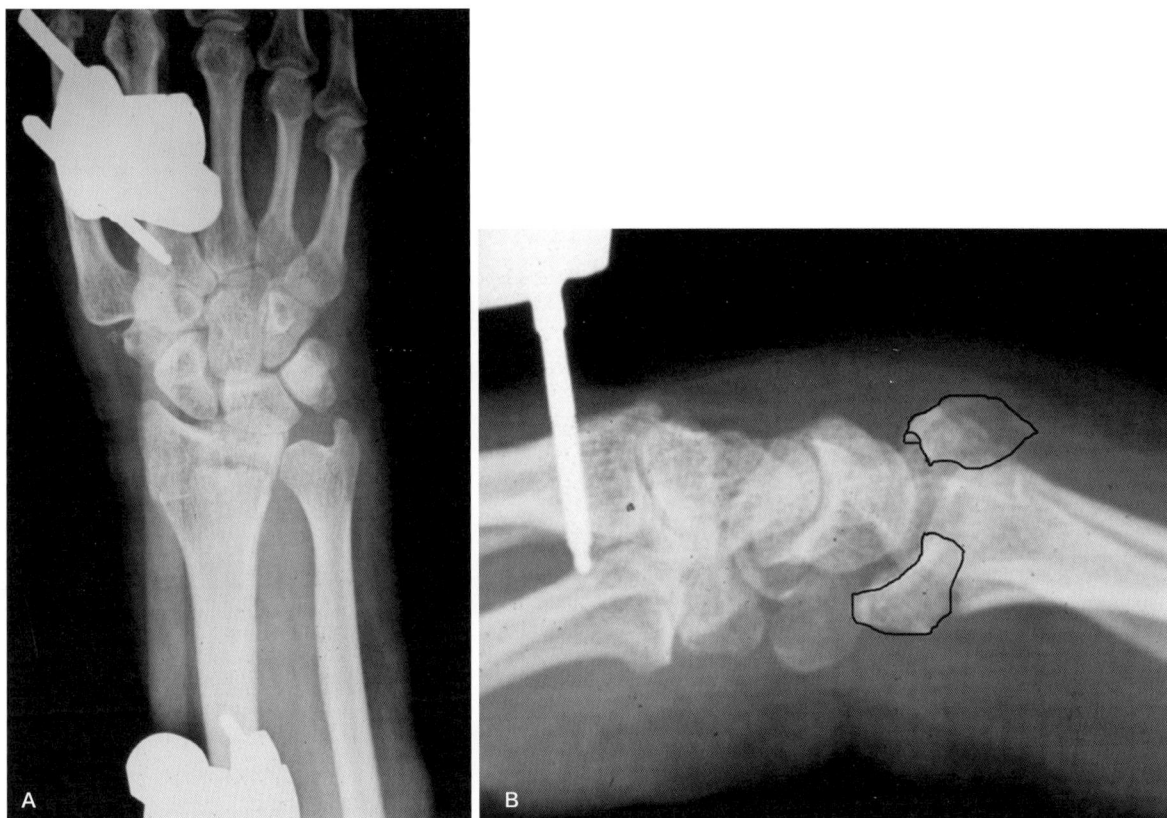

图 11.2 四部分关节内骨折。A. 后前正位片显示桡骨高度恢复，关节间结构正常。B. 侧位片清晰地显示了 DRF 掌内侧部分（轮廓线）的矢状分离和旋转移位

手术技术

切开皮肤置钉是防止皮神经和肌腱损伤的必要措施。置入背侧螺纹针时，重要的是针尖要达到桡骨远端骨密度最高的尺掌侧缘，尤其是骨质疏松者。

将近端螺纹针放置于桡骨近 1/3 和中 1/3 的接合处。在这个水平上，桡骨被 ECRL、ECRB 以及 EDC 的肌腱覆盖。通过肱桡肌（brachioradialis，BR）肌腱和 SRN 的收缩，近端螺纹针可以置入标准的中外侧 ECRL 和 ECRB 之间的背侧或 ECRB 和 EDC 之间的背侧，这对 SRN 的损伤风险较小。

并发症

通过定期检查并拧紧外固定器，可以避免外固定器松动导致的骨折复位的丢失。外固定器本身的故障是不常见的，但许多医用的外固定器只允许一次性使用，因为存在材料或锁定接头损坏的风险。针道并发症包括感染、松动和影响伸肌腱滑动。为避免 SRN 分支的损伤，

要求开放式置针。与外固定相关的不良结果通常与过度牵拉有关。一项生物力学研究表明腕关节牵拉对掌指（metacarpophalangeal，MCP）关节的运动有影响。该研究发现，超过 5 mm 的腕部牵拉增加了 MCP 关节屈曲所需的负荷，包括中指、环指和小指。然而，对于示指而言，2 mm 的腕部牵拉就会显著增加 MCP 关节屈曲所需的负荷。[17] 许多由反射性交感神经营养不良引起的手指特有的紧绷和僵硬是长期过度牵拉的结果，可以通过限制牵拉的持续时间和力量，甚至在外固定架配合下早期采用动态 MCP 屈曲夹板来预防。

牵拉的程度和持续时间与随后的腕关节僵硬程度相关。[18] 外固定架的牵引、屈曲和尺偏固定会引起旋前挛缩。牵拉还会增加腕管的压力，这可能导致急性腕管综合征。[19] 干骺端缺损时应植骨以减少弯曲负荷，并需在 6 周后拆除外固定，从而最大限度地减少外固定器相关的并发症。

加强外固定

使用克氏针固定可以扩大外固定的适应证。如本章前文所述，克氏针固定不仅能更好地复位骨折碎片，还可以提高整个结构的强度。许多研究者已经强调了使用外固定器作为中和装置（而非牵引装置）的重要性。韧带整复术可复位骨折碎片，然后通过经皮克氏针将其固定。通过减少外固定的牵引力而使手腕处于中立位或轻微伸展的状态，有助于减少伸肌腱的张力并促进手指的运动。在有内侧骨块矢状分离的四部分骨折中，纵向牵引会加重桡骨远端掌内侧骨折块向掌侧的移位和旋转。背侧至掌侧克氏针的放置有损伤掌侧神经血管束的风险，特别是克氏针移位时。由于这些原因，关节面矢状分离时通常需要行开放手术。

适应证[20]

· 关节内桡骨茎突骨折。

· 三部分关节内骨折。

· 塌陷的月骨块经皮复位。

· 关节镜辅助 DRF 复位。

禁忌证

· 明显的干骺端粉碎。

· 掌 / 背关节内剪切骨折。

非桥接外固定

非桥接外固定不依赖韧带，它允许手腕早期运动。新一代的外固定器设计扩展了这种技术的应用。[21]

适应证

· 闭合复位术后再次发生关节外骨折。

· 闭合复位术后桡骨缩短 2 mm、背倾 15° 的骨折，尤其是有至少两个皮层粉碎时。

· 桡骨远端无移位或可复位的两部分和三部分关节内骨折，前提是有良好的骨质和稳定的 DRUJ。

· 关节镜辅助下经皮穿针固定后。

禁忌证

· 当远端骨碎片太小无法置针时；至少需要 1 cm 完整的掌侧皮质。

· 掌侧剪切骨折。

· 骨骺未闭的儿童。

手术技术

该技术类似桥接外固定，需使用止血带和术中透视。尽管 AO 外固定器（Mathys, Bettlach, Switzerland）可以采用 Gradl 和 Jupiter 描述的非桥接方式进行连接，但笔者更倾向于使用特制的外固定架。[22] 通过单独的纵向切口将 2 根 3.0 mm 的背侧螺纹针置入远端骨折块。这些螺纹针可以放在 Lister 结节或 EPL 肌腱的两侧，EDC 肌腱和小指固有伸肌腱之间。螺纹钉的起始位置应该在骨折处和桡腕关节之间。可以用 1 根临时的克氏针来估算适当的角度。第一根螺纹针穿过与关节面平行的 Lister 结节后置入外侧平面，直到掌侧骨皮质。第二根背侧螺纹针以类似的方式置入，但位于 EPL 或 EDC 的肌腱的尺侧。背倾角度可通过撬动远端螺纹针直到恢复正常的掌侧倾斜来纠正。然后将外固定架固定并拧紧。

关节内骨折可在透视下治疗，使用牵引塔通过韧带整复术复位桡骨茎突骨折。此时可进行关节镜辅助复位（图 11.3）。远端骨折块有任何过度的旋后或桡侧移位都要在置针前纠正。茎突可以先用 1 根克氏针固定，然后从桡骨茎突尖端倾斜 45° 置入 1 根 3.0 mm 的螺纹针穿过骨折处，到达近端骨块的尺侧皮层。该针固定在与远端外固定臂相连的单针夹上。一个更近端的针夹用于置入水平茎突针，以固定并为月骨窝骨块提供软骨下支撑。必要时，可以将克氏针移除（或保留以增加支撑）。接下来，将 2 根近端螺纹针置入桡骨中，使用双针夹作为钻孔导管。在桡骨茎突复位后，可使用经皮置入的螺纹针来纠正背倾角。2 根 3.0 mm 的背侧螺纹针通过单独的纵向切口置入远端骨块，如关节外骨折所述。第一根 3.0 mm 的螺纹针由外向与关节面平行的 Lister 结节处置入，到达掌侧皮质。背侧臂平行于关节间隙。一个固定在侧方背部的针夹被固定在这根螺纹针上，然后 2 根都被固定在适当的位置。在 2 根近端螺纹针都置入后，使用一个牵开装置来延长外固定器，直到关节面恢复掌倾。在 EPL 或 EDC 肌腱的尺侧，用 1 根额外置入的背侧螺纹针以外固定架连接杆上的第二个单针夹作为导向器，将针置入到桡骨茎突。

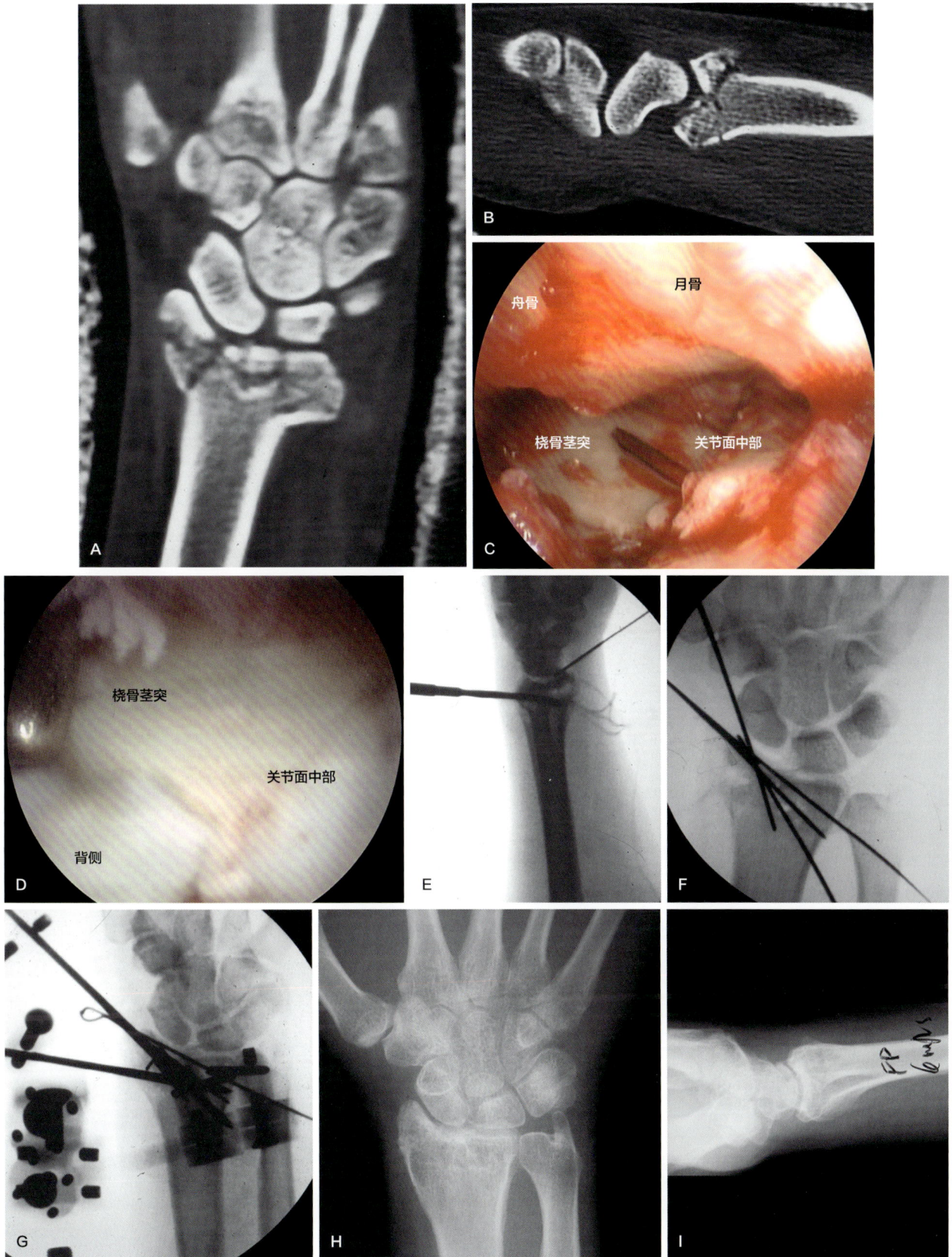

图 11.3 关节镜下复位和非桥接外固定。A、B. 粉碎性桡骨远端关节内骨折的 CT 扫描图像。C. 关节镜下关节面显示粉碎程度。D. 关节镜复位固定后的关节面平整。E. 经皮纠正背倾角。F. 骨折复位和克氏针置入后的术中透视。G. 非桥接外固定架的应用。H. 术后 6 个月 X 线片显示桡骨高度和尺倾角恢复。I. 关节间隙与掌倾角恢复正常

并发症

直接的并发症包括 SRN 和尺神经背侧支的损伤。置针不当或对伸肌腱滑行的干扰均会导致固定不佳，可以通过仔细操作和使用开放置针取代经皮置针，以最大限度地减少固定不良。远端碎片太小、骨质疏松、粗暴复位，可能因远端骨块的粉碎而使针脱出。如果发生这种情况，外固定器可转换为桥接式。不完全复原也是有可能的，尤其是存在新的畸形愈合时。以非桥接方式使用标准外固定架会导致关节功能障碍。骨折的过度复位也可能发生，特别是在掌侧粉碎骨折的情况下。外固定器拆除后的后期塌陷可能发生在骨质疏松患者中，这通常需要在外固定使用 6 周后进行软骨下支撑来避免。由于存在后期塌陷的风险，建议在老年人和骨质疏松患者中使用带锁定钢板的辅助内固定，因为骨折部位的塌陷可能持续 6 个月。[11]

组合固定

组合固定在桥接式或非桥接式中均可进行。由于中央粉碎需清除关节碎片时，可行关节桥接固定，也可用于复位和恢复骨质疏松的桡骨长度或 4 周以上的骨折，以最大限度地减少进一步的粉碎。

钢板固定

锁定钢板技术的出现使 DRF 的治疗发生了革命性的变化，尤其是在骨质疏松症方面。骨折的类型决定了应采用掌侧、背侧还是联合入路，而外科医师决定了应使用锁定掌侧钢板还是骨折块专用钢板。提倡遵循复位和固定 DRF 的一般原则，而非特殊植入物。

适应证

· 复位后桡骨短缩 3 mm、背倾大于 10°、关节内移位或分离达 2 mm 或以上。

· 关节台阶或间隙为 2 mm 或以上。

· 掌 / 背关节内剪切骨折。

· 三部分和四部分关节内骨折。

· 明显的干骺端粉碎。

禁忌证

· 桡侧柱骨块非常小。

· 存在远端掌侧骨折线（掌侧缘骨折），尤其伴有桡骨远端骨折脱位。

手术技术

（1）背侧钢板。

桡骨远端的背侧入路能处理桡背侧、尺侧角及受影响的游离关节的碎骨块。以 Lister 结节为中心做纵向或 S 形切口。识别 EPL 远端并标记，从近端打开第三背侧间室。妥善保护皮神经分支。将伸肌支持带 Z 形切开，用于覆盖钢板。然后，从背侧分离第四间室的伸肌腱或者打开该间室，以便在必要时将肌腱拉向桡侧或尺侧。可以行背侧关节囊切开以评估关节表面。以合页状方式拉开薄的背侧皮质碎片使关节面显露是有必要的。用探针和双头剥离器抬高并将关节面骨块对合，然后用 0.89 mm 和 1.14 mm 的克氏针行软骨下固定，并在软骨下植骨进行支撑。将背侧皮质骨块向下复位，并使用 1 ~ 2 个 2.0 mm 或 2.4 mm 低切迹背侧锁定钢板固定。保留的经皮置入的克氏针均可折弯剪断或埋入皮下。如果有必要，可将 EPL 和伸肌腱放置到支持带的背侧，用于覆盖钢板。

（2）掌侧钢板。

手术入路在 FCR 肌腱和桡动脉之间，因 Orbay 的推广而变得流行。[23] 沿着 FCR 肌腱直接做一个弧形的或纵向的切口，注意保护正中神经。将桡动脉牵开后，切口可以沿着边界向远侧延伸，然后将 FCR 牵向尺侧，显露旋前方肌。将掌侧旋前方肌（pronator quadratus，PQ）在其边缘 1 ~ 2 mm 处切开。然后，将 PQ 从骨膜上分离，如果有必要，保留桡侧一部分便于重新修复。来自 BR 肌腱的力是导致桡骨茎突骨折的主要作用力，随着第一背侧间室的打开，BR 肌腱与桡侧柱完全分离。注意避免损伤第一背侧间室肌腱及其 SRN 分支。

可以将专用器械置入骨折缝隙中，以便使掌侧骨块在专用器械的帮助下复位。骨折复位应细致，但干骺端骨折的解剖复位不能保证关节面的解剖复位。如有任何疑问，必要时可行背侧切开或关节镜下关节面检查（图 11.4）。清理每个碎片的边缘可使骨块轮廓清晰便于复位和恢复平整的关节面。骨折复位过程中利用杠杆撬动骨折块可导致骨折块进一步粉碎，这可以通过使用临时外固定器来避免。大的掌侧骨折块可以用锁定的掌侧钢板固定，较小的骨折碎片在使用钢板固定前必须用小的克氏针固定。月骨窝掌侧缘骨折位于桡骨远端尺侧，对桡腕关节的稳定性至关重要。若未固定此骨块，可导致腕关节掌侧脱位。

靠近关节面的远端骨折无法使用钢板固定，但可用螺钉、克氏针或张力带技术进行固定。在某些情况下可用单独的 VU 入路，沿屈肌腱尺侧缘做纵向切口，可以随着腕管的切开而延长。尺神经和尺动脉位于 FCU 肌腱深层。将屈肌腱拉向一侧，暴露桡骨远端掌侧缘和

DRUJ。尺骨上的 PQ 的起始处被切开并向桡侧牵拉，暴露出掌侧骨块。首先固定掌侧骨块，然后采用背侧入路将骨折塌陷处抬高并复位。塌陷处植骨并用克氏针或背侧钢板进行固定。

Orbay 和 Fernandez[23] 报道采用掌侧万向锁定板治疗有背侧移位的 DRF 的结果良好。他们注意到桡掌侧的凹面在远端受到横向脊或分水岭线的限制。在分水岭线的远端，桡骨向背 – 远侧倾斜，并且有掌侧腕关节囊和

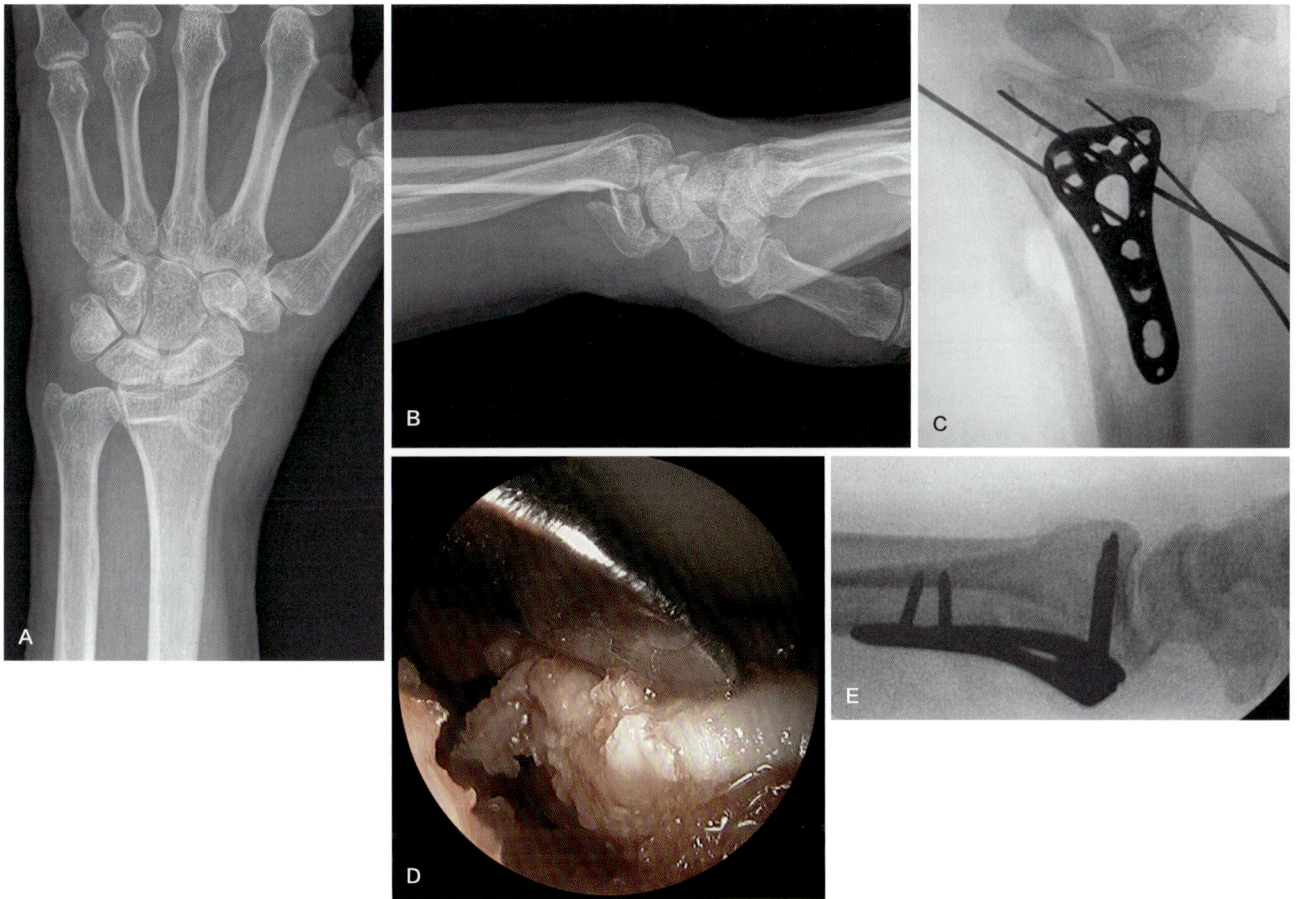

图 11.4 A、B. 桡骨远端粉碎性骨折伴腕关节掌侧半脱位。C. 掌侧钢板临时用克氏针固定。D. 使用双头剥离器将关节面复位。E. 用锁定螺钉替换克氏针

掌侧关节囊韧带的近端附着。该分水岭线在尺侧距关节平面约 2 mm，在桡侧距关节平面 10 ~ 15 mm。他们建议，任何植入物都不应高于分水岭线的远端，以免肌腱滑动受阻而使肌腱断裂。在对 1 例尸体的研究中，当远端钢板的边缘位于分水岭线的远端且手腕伸展 30° 和 60° 时，即使骨折完全复位，在载荷作用下，拇长屈（flexor pollicis longus，FPL）肌腱受到的阻力也显著增加。[24]

Orbay[25] 描述了一种骨折端复位技术，松解肱桡肌腱后再将近端骨干的骨块旋后移开，可以看到骨折背侧。这样操作可以清除骨折端血肿或骨痂，松解背侧软组织，恢复桡骨长度，从而有助于置入更多的尺侧螺钉，使其垂直于钢板，甚至与钢板稍成角度，然后进行 20° 侧位 X 线检查，以确定螺钉没有穿透关节面。由于茎突大部分位于背侧和桡侧，因此更多的螺钉从桡侧被置入，且螺钉向远端倾斜。背侧骨碎片通常与 DRUJ 中的冠状面分离有关。它们可能难以从掌侧入路复位，也难以通过掌侧植入单枚螺钉固定。直接在第四伸肌间室和第五伸肌间室之间的间隔上做一个小的背侧切口，可以帮助复位该碎片，可以通过植入掌侧锁定螺钉将其固定。谨慎的做法是将锁定螺钉的尺寸缩小 2 ~ 4 mm，以防止螺钉过长影响伸肌腱，螺钉尖端不需要穿透背侧骨皮质。Wall 等 [26] 的研究表明，锁定至少 75% 长度的单皮质远端螺钉产生的结构强度与双皮质螺钉相似。由于骨折部位发生塌陷，螺钉也应尽可能置于软骨下。在生物力学研究中，Drobetz 等 [27] 论证了将远端螺钉放置在靠近软骨下区的桡骨范围内，钢板结构的强度明显更高。他们还发现在反复受到应力后，桡骨的短缩程度与远端螺钉放置在软骨下区近端的距离密切相关。Martineau 等 [28] 在 16 个桡骨解剖模型中，对 AO 分型为 C3 关节内 DRF 的患者进行了掌侧钢板固定后的锁定螺钉和 smooth 锁定钉配置的生物力学评估，发现相比 smooth 锁定钉，经月骨窝尺侧软骨下锁定的重建更稳固。

（3）复位技术。

Ross[29] 描述了许多适用于掌侧锁定钢板的复位技术。钢板可应用于所需位置的桡骨掌侧，并用克氏针暂时固定在桡骨近端。然后，至少置入 1 枚远端螺钉穿过关节面距离的一半，但不锁定，从而实现关节面软骨下

的支撑。钻头可以穿过相邻的螺孔，用作纠正背倾的操纵杆，通过锁定第一枚螺钉来保持背倾。如果需要进一步纠正，可以先在骨折的远端固定钢板，以便使钢板的轴高出桡骨。使用骨折复位钳将钢板贴附到桡骨上，从而纠正背倾角。舟骨窝和月骨窝之间的矢状间隙的复位可以通过克氏针处理骨折碎片或钻导杆置入远端钢板闭合，然后用锁定螺钉代替。如果发生桡骨角度的丢失，则可将钢板的近端朝向尺骨方向，这样当钢板重新对准近端轴时，将纠正桡骨角度。松开滑孔中的近端螺钉并把钢板向远端推动，重新拧紧螺钉，可以恢复桡骨长度。

术中必须纠正桡骨移位，因为这会影响 DRUJ 并限制前臂的旋转。近端的滑动孔螺钉稍微松开，并形成正的枢轴点。将一把爪形骨持置于桡骨尺侧骨折线近端，另一把置于钢板桡侧或穿过钢板的螺孔。当夹钳收紧时，远端骨折块将以近端螺钉为支点向尺侧移位。达到满意的位置时拧紧近端螺钉即可。

Medoff [30] 描述了一种应用 VR 入路进行桡骨茎突固定的方法。通常可自桡骨茎突开始，向近端沿桡动脉桡侧做 7 cm 的直线切口。经皮下脂肪进行纵向钝性分离，避免损伤桡侧皮神经的众多分支和前臂外侧皮神经的终末支。确定并切开第一伸肌间室，以牵开 APL 肌腱和 EPB 肌腱，使其背侧或掌侧暴露骨折断端，并显露出被牵开的 BR 肌腱。EPB 通常有 1 个可切开的单独的鞘管。他建议保留第一伸肌间室鞘最后 1 cm 的完整性以降低术后肌腱发生半脱位的可能性。解剖平面为桡动脉掌侧、第一伸肌间室和桡神经的感觉支。

骨移植物和骨替代物

在干骺端粉碎的任意部位进行骨移植这一标准的治疗方法最近受到了挑战，而且这很大程度上是基于外科医师的偏好。各式各样的骨移植替代物被使用，但尚缺乏证据支持。Handoll 和 Watts[31] 对 DRF 中骨移植物和骨替代物的使用进行了 Cochrane 数据库搜索。10 项各类试验涉及 874 例不稳定型骨折的成年患者，被分在 6 项比较中进行研究。4 项试验（239 例患者）发现与单独使用石膏相比自体骨移植（1 项试验）、Norian SRS（硫酸钙骨代用品，2 项试验）、甲基丙烯

酸甲酯水泥（1 项试验）改善了解剖学结果。1 项试验（323 例患者）比较了 Norian SRS 与石膏或外固定支架，发现两者术后 1 年的功能学和解剖学结果无差异。一项试验（48 例患者，使用了外固定）发现自体骨移植并没有明显改变结果；而另一项试验（93 例患者，经背侧钢板固定）发现，与同种异体骨材料相比，自体骨移植稍微改善了腕部功能，但供体部位并发症较多。作者的结论是，与石膏相比，骨支架材料或许可以改善患者的解剖学结果，但除此之外无法得出其他结论。美国骨科医师学会桡骨远端学组也得出了类似的结论。在使用锁定钢板时，他们既不推荐也不反对使用补充性骨移植物或骨替代物，以及将骨缺损空隙填充作为其他手术治疗的辅助手段。[32]

牵拉钢板固定

适应证

桡骨远端高能量骨折多伴随广泛的干骺端粉碎，常规方法难以治疗。Hanel 等 [33] 提出这项技术多发伤患者中的应用有助于受伤的腕关节立即承重以便早期活动。桥接钢板作为内固定物，依赖于韧带的整复来使骨折复位。适应证已从最初的系列扩展到涵盖以下内容。

- 多发伤中需承重的不稳定 DRF。
- 双侧 DRF，重度粉碎并延伸至骨干。
- 需要广泛软组织和骨重建的复合伤。

禁忌证

- 活动性感染。
- 软组织缺损。
- 生命体征不稳定，无法进行全麻或局部麻醉。

手术技术

首先，在第三掌骨背侧做一个 4 cm 的纵向切口，并向后牵开伸肌腱。在皮肤上放置 2.7 mm Synthes 锁定桥接板或 2.4 mm Synthes 锁定板（Synthes，West Chester，PA）。使用透视成像来确定第二个切口的位置，该切口位于桡骨近端背侧，距离骨折线最近端至少 4 cm，可放置至少 3 枚皮质螺钉。继续解剖，向下分离到邻近 BR 的轴，注意保护 SRN 的分支。在 Lister 结

节的中心，做第三个切口，拉开 EPL 肌腱。用手术刀将伸肌腱第四背侧间室与背侧骨膜和关节囊之间的平面打开。然后，以逆行的方式将钢板从远端切口沿着伸肌腱的平面进入第三掌骨。骨折会在牵引下临时复位，将钢板置于远端第三掌骨和近端桡骨干中心。用一枚螺钉将钢板固定在掌骨远端上。再次牵引，在近端用皮质螺钉固定。桡腕关节分离应小于 5 mm 以避免过度牵拉。可用克氏针和小螺钉对关节骨折碎片进行加强辅助固定（图 11.5）。此外，在月骨窝的软骨下放置一枚 3.5 mm 的螺钉，可能有助于防止塌陷；也可以将钢板以逆行方式穿过第二背侧间室，放置在第二掌骨上。

并发症

在一项对 144 例骨折患者的回顾性研究中，Hanel 等报道了 2 例骨折伤口愈合综合征，5 例骨折内固定失效，2 例畸形愈合，2 例不愈合，2 例感染，1 例 EPL 断裂，2 例伸肌腱粘连，需要进行肌腱松解。[34]

关节镜辅助固定：桡骨远端

适应证

手术治疗的典型适应证包括大于 2 mm 的关节移位或间隙。孤立的桡骨茎突骨折和单纯的三部分骨折最适合于此技术。桡骨远端关节内移位骨折常伴有未发现的关节内软组织损伤，因此怀疑有明显的急性舟月韧带或月三角韧带撕裂或可疑的 TFCC 撕裂引起的 DRUJ 不稳定是额外的适用指征。牵引位有助于了解骨折的结构。CT 扫描有助于排除轴位上未发现的矢状分离移位，并评估乙状切迹的一致性。

禁忌证

典型的禁忌证有关节囊大的撕裂，伴有明显的液体渗出（不影响干性关节镜检查）、活动性感染、神经血管损伤及异常的解剖结构。尽管可以通过关节镜来检查关节复位是否完全，但明显的干骺端的粉碎性骨折、剪切性骨折和掌侧缘骨折通常需要开放手术治疗。鉴于存在晚期坍塌的风险，建议老年人和骨质疏松患者使用锁定钢板辅助内固定，因为骨折部位沉降可能长达 6 个月。[11]

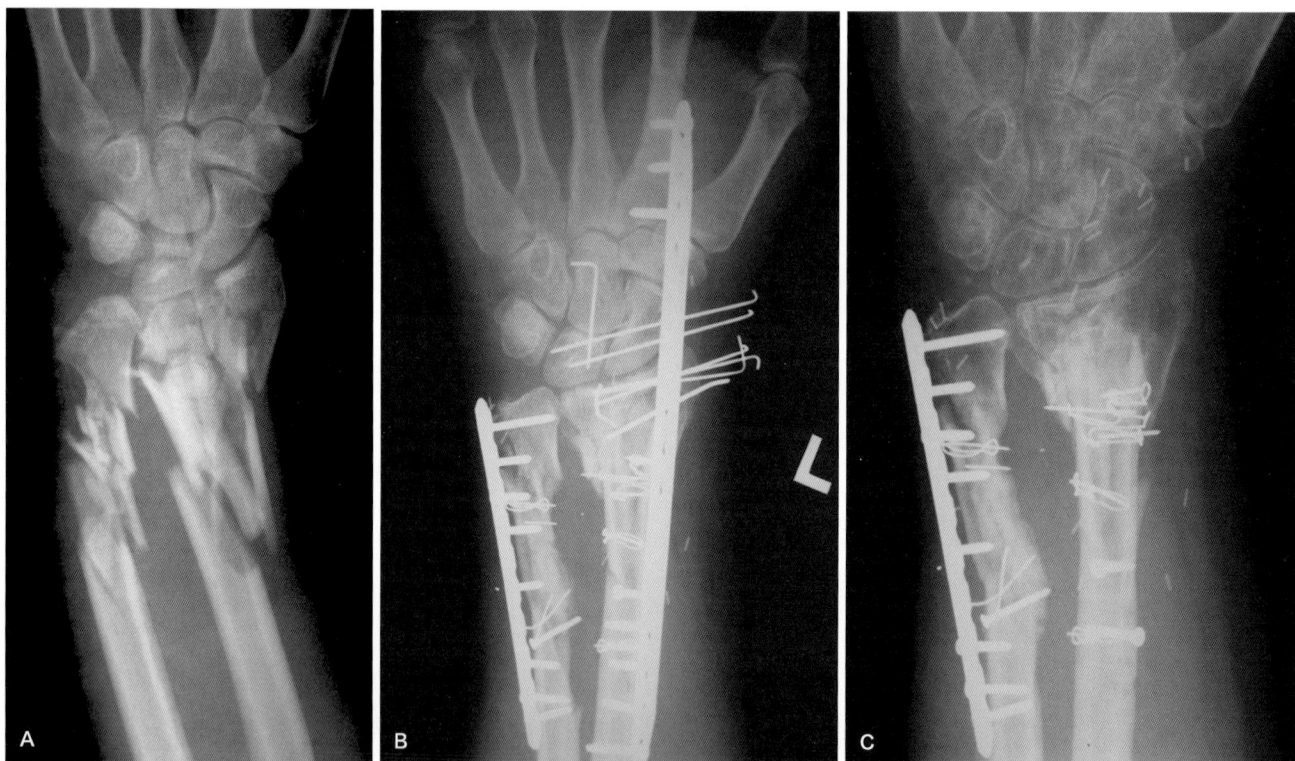

图 11.5 A. 桡尺骨严重粉碎性骨折；B. 牵拉钢板固定桡骨，同时使用克氏针固定月骨骨折，舟月韧带（SL）损伤，尺骨骨折切开复位内固定（ORIF）；C. 桥接钢板取出后，可见桡骨的高度及关节面都得到满意的维持

手术技术

手术治疗过程中经常用到术中透视，C 臂机与地板应呈水平。笔者倾向于使用 del Pinal[35] 的无液体灌注的干法技术来完成大部分操作步骤，可避免液体溢出。操作时可用 10 mL 注射器进行间歇性液体灌注，同时用刨削器吸取液体保持关节内干燥。操作入路包括用于骨折可视化的 VR 入路和 6R 入路以及用于放置器械的 3-4 入路，所有入路都可以互相转换使用。

（1）桡骨茎突骨折。

桡骨茎突骨折是两部分的关节内骨折，根据骨折线是垂直、水平还是在背缘，可以分为 3 种亚型。[36] 这种类型的骨折非常适合采用关节镜检查，因为骨折碎片的旋转移位很常见，并且用透视检查无法分辨。当手臂悬吊在牵引塔上时，最容易通过韧带整复术获得复位。也可以将双头剥离器放置在骨折部位，以方便此步骤的顺利进行。在茎突上做一个 1 cm 的切口，以避免对 SRN 的伤害，置入 2 根 0.62 mm 的克氏针以操纵茎突骨块。最好通过腕部的 6R 入路来观察评估骨折部位，进而判断茎突的旋转。将克氏针用作操纵杆来操纵骨块，向前方置入 1 根克氏针来固定。使用 1 ~ 2 枚空心螺钉来稳定骨折端（图 11.6）。在涉及背缘的骨折（本质上是背侧 "冲模" 骨折）中，VR 入路最适合于骨折可视化，因为镜头通过 3-4 或 4-5 入路置入时，容易陷入骨折缺损处。在背侧骨折块上可放置 1 根克氏针，从 VR 入路置入镜头，在利用克氏针对骨折块进行操作的同时，从背侧用拇指施加压力，使腕关节轻微弯曲，用另一根克氏针或空心螺钉固定骨折块。或者，在干骺端骨折线附近做 1 个小的背侧切口，以允许引入 1 个小的双头骨膜剥离器，该双头骨膜剥离器用于在关节镜下观察、抬高塌陷的骨碎片，并将该骨碎片固定。

（2）三部分骨折。

三部分骨折由桡骨茎突骨折和内侧或月骨骨折组

成。桡骨茎突骨折如前所述复位并固定。然后，复位塌陷的月骨窝骨块并将其作为一个标记。用 1 个双头骨膜剥离器、关节镜探钩，或置入克氏针，以抬高塌陷的月骨窝处骨块。可以选择性地使用大颚的三角钳来固定复位并防止损伤桡侧感觉神经分支。通过水平软骨下克氏针固定复位，放置在 DRUJ 附近。Mehta 等 [37] 描述了一种复位骨折碎片的 5 级程序，其中包括"London 技术"，即克氏针通过尺骨远端进入软骨下桡骨远端并从桡骨侧

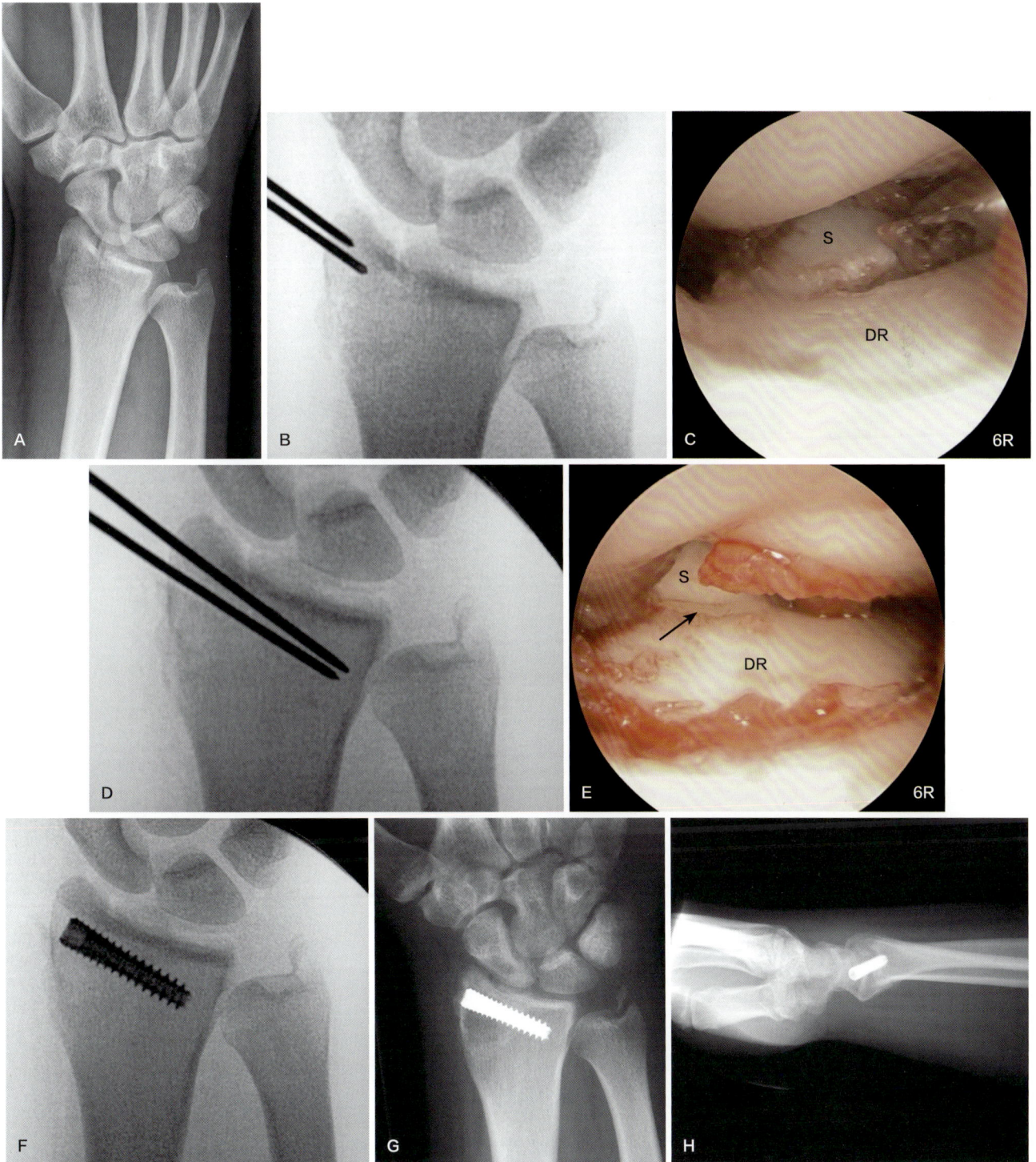

图 11.6 A. 垂直型桡骨茎突骨折。B. 放置 2 根克氏针用于操作茎突骨块。C. 从 6R 入路观察骨折部位。D. 关节镜下用克氏针固定并恢复关节面平整。E. 关节镜下复位后的关节面。F. 用无头螺钉代替克氏针。G、H. 术后 3 个月骨折愈合。DR—主要的远端桡骨骨块；S—桡骨茎突

退出，这样就不会影响 DRUJ。如前所述，VR 入路有助于复位背侧"冲模"骨折碎片。当骨折由茎突分裂为背侧和掌侧两部分的骨块组成时，通常需要钢板固定来控制矢状分离（图 11.7）。

（3）四部分骨折。

在四部分骨折中，月骨面被分成掌侧和背侧碎片。桡侧茎突也被分为掌侧和背侧两部分。通过韧带复位和克氏针操作复位茎突碎片，并用克氏针临时固定。掌内侧骨折块通常需要通过切开复位，因为腕部的牵拉会使内侧骨碎片旋转，从而阻止闭合复位，可以使用 FCR 掌侧入路或做一个有限的掌尺切口。掌内侧碎片可在直视下，通过螺钉将其固定在轴上及桡侧茎突骨碎片上进行复位。临时使用标准锁定掌侧钢板或 2.4 mm 掌侧锁定钢板，并用克氏针固定。通过 6R 入路和 VR 入路可检查复位的情况，在置入远端锁定螺钉之前应对复位进行微调。如有必要，可以使用小的背侧锁定钢板或者使用掌侧钢板的远端螺钉固定掌内侧和背内侧骨碎片（图 11.8）。在这种情况下，1 枚或多枚远端螺钉应以非锁

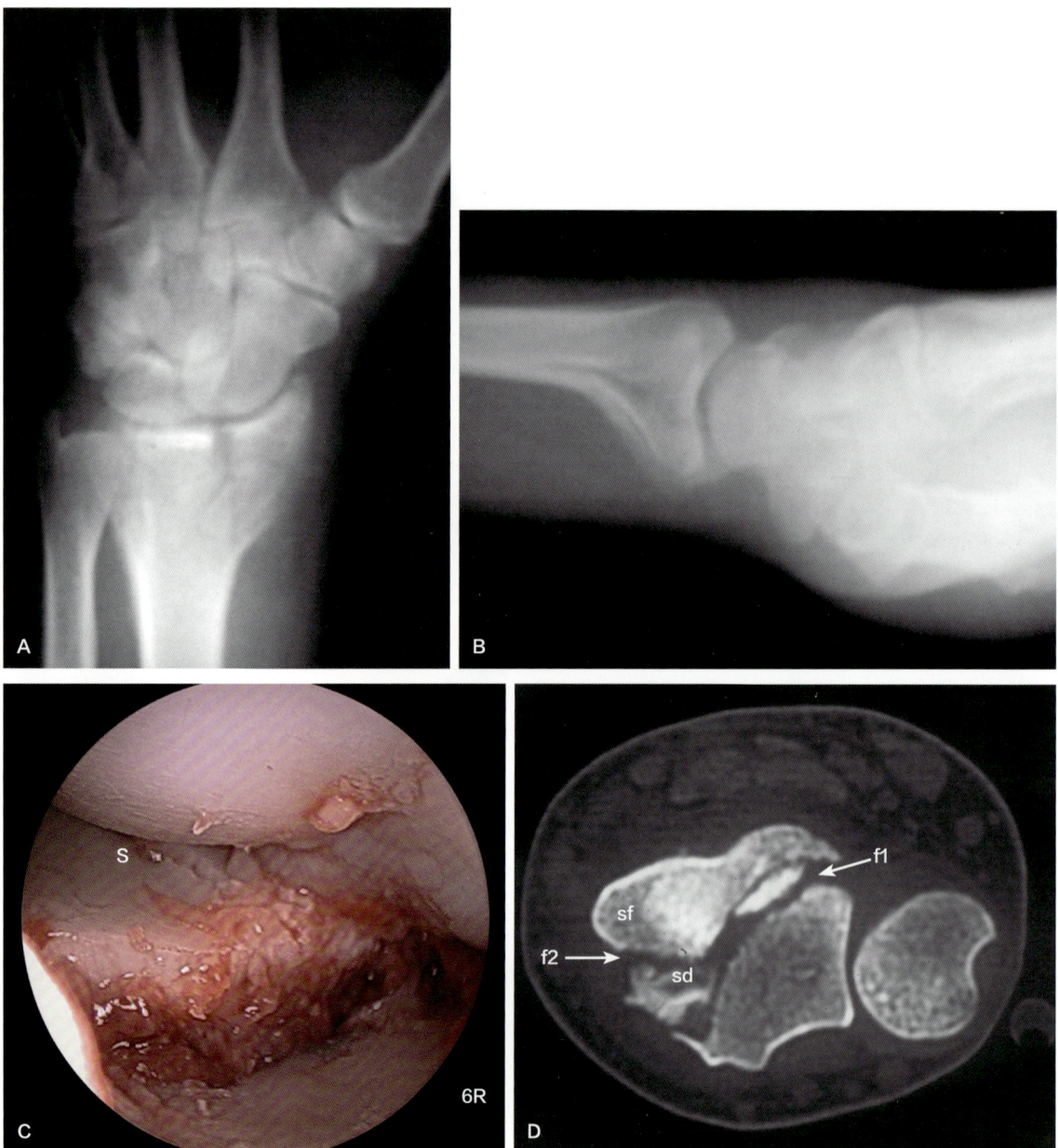

图 11.7 A、B. 三部分骨折的后前正位片。C. 从 6R 入路观察骨折。D. 轴位 CT 扫描显示桡骨茎突骨折的矢状分离，可见垂直骨折线（f1）和水平分裂线（f2）。sd—背侧茎突碎片；sf—掌侧茎突碎片

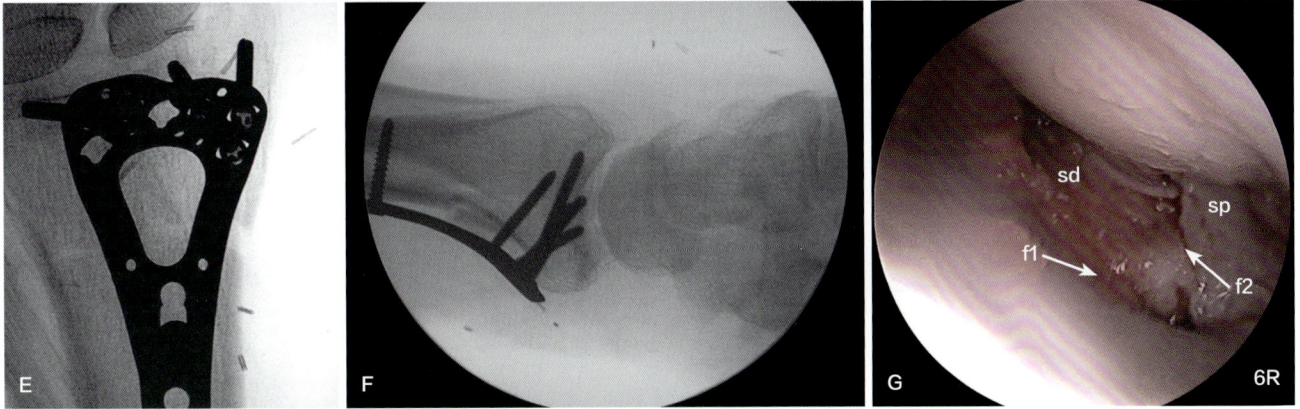

图 11.7 续 E、F.复位后使用掌侧锁定钢板固定。G.从 6R 入路观察复位后的视图,突出显示茎突垂直骨折线(f1)和水平骨折线(f2)。sd—背侧茎突碎片; sf—掌侧茎突碎片

定方式置入,以帮助压紧骨碎片。

Weisler 等 [38] 描述了一种可复位掌侧月骨面关节骨折的关节镜技术。双头剥离器经背侧 3–4 入路进入骨折线,以分离月骨面背侧骨碎片。将 1 个大探钩斜穿过骨折线,置入月骨掌侧小关节碎片的掌侧皮质下,然后倾斜、剥离、复位,随后固定到桡骨茎突上。用克氏针复位背侧月骨面碎片。该结构通过克氏针连接到径向轴。与背侧月骨面的处理不同,在后一种技术中,首先复位骨碎片,然后复位桡骨茎突。如果桡骨茎突首先复位为干骺端,这将不利于随后掌侧月骨窝的复位。

在关节镜辅助下开放置入掌侧钢板用于治疗简单或复杂的关节内骨折已成为一种趋势(图 11.4)。[39–41] 将腕关节置于手术台上,呈旋后位,通过 FCR 入路暴露骨折端,将骨折复位,用克氏针临时固定掌侧锁定钢板。为了达到该目的,很多掌侧锁定钢板的轴及远端都有克氏针孔。克氏针还可为后续置入远端螺钉提供导向。手臂悬吊在牵引塔上,在干性关节镜下,从 6R 入路观察骨折复位,从 3–4 入路观察全部桡骨远端。通过吸引和间歇灌注来保持干燥。取出远端克氏针,用操纵杆和双头剥离器操纵骨折碎片,再重新置入克氏针,对关节复位进行微调。此时,置入远端锁定螺钉以固定关节的骨碎片。该方法也可应用于桡骨远端关节内骨折的精细调整。

Del Pinal 等 [42] 最近报道了一种关节内粉碎性 DRF 伴骨干干骺端粉碎在关节镜下复位的技术。术前行 CT 扫描以识别最大的关节碎片。在透视下用锁定钉或螺钉将碎片固定在超长掌侧钢板上。骨折块复位、固定后,将额外的骨干螺钉置入粉碎处的钢板柄部,从而将钢板固定在骨干上。这样可以提供刚性结构,避免在关节镜手术中发生移位。然后,将手悬吊于牵引塔上,并使用干性关节镜将其余骨碎片复位。在解决干骺端粉碎问题之前固定骨碎片,以创造稳定的平台。关节复位完成后,粉碎性干骺端会被定位并固定在钢板上。他们报道,4 例患者获得了良好结果,2 例需要游离皮瓣覆盖,3 例需要骨移植。腕关节平均屈曲 58°(范围为 45°~ 65°),平均背伸 66°(范围为 50°~ 75°),平均旋前 86°(范围为 75°~ 90°),平均旋后 88°(范围为 80°~ 90°);平均握力为 41 kg(范围为 24 ~ 52 kg);DASH 评分为 0 ~ 16 分,患者对腕关节的评价为 4 ~ 14 分。

结果

Doi 等 [36] 进行了一项前瞻性研究,比较了 34 例经关节镜下复位内固定(arthroscopic reduction internal fixation,ARIF)和外固定治疗的关节内 DRF 与 48 例用开放钢板固定治疗或克氏针 + 外固定治疗的结果。 在平均 31 个月的随访中,ARIF 组的屈伸、桡尺偏斜和握力范围明显改善(P<0.05)。放射学上,ARIF 组有较好的掌倾角、尺倾角和骨折复位。Ruch 等比较了 30 例

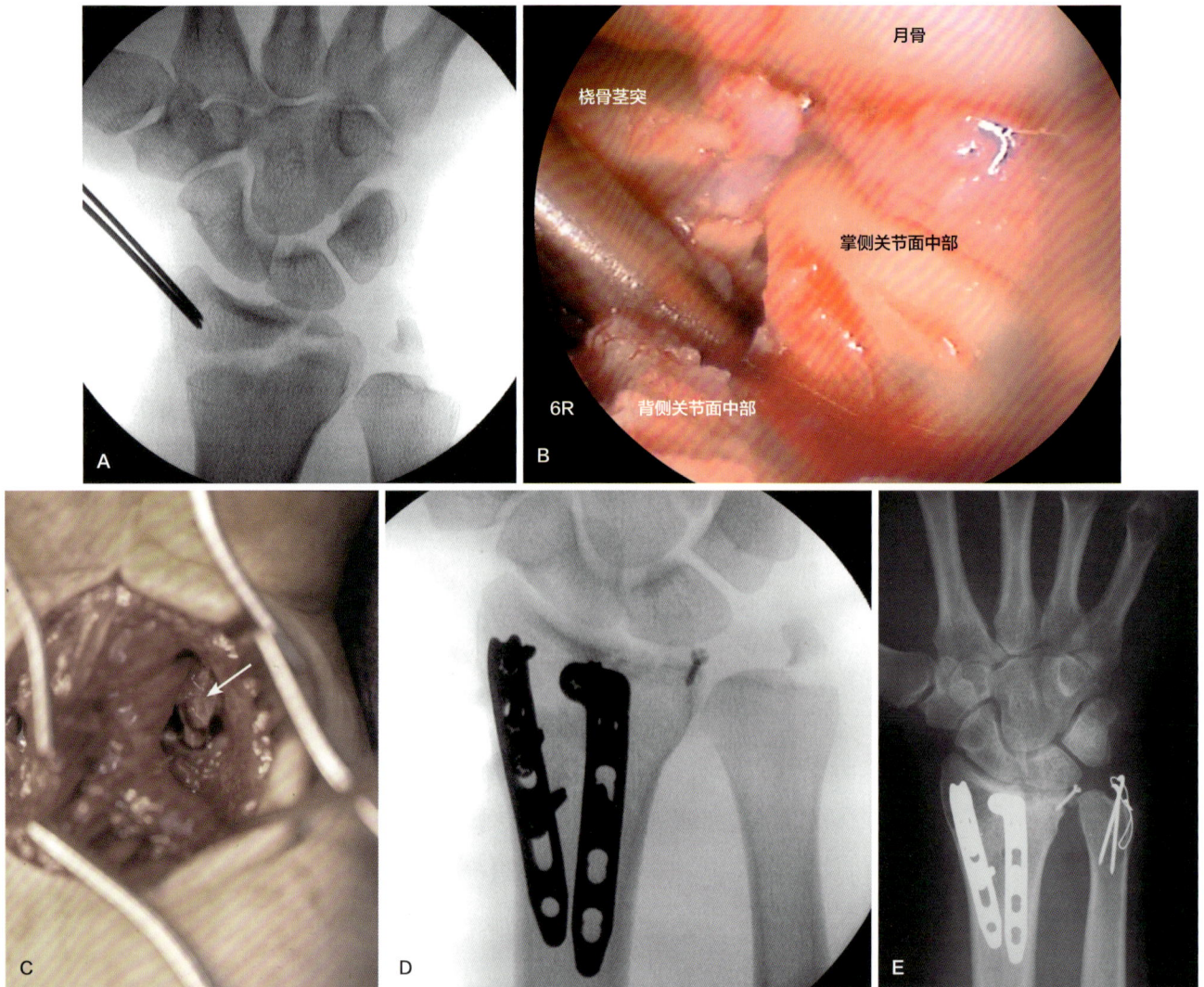

图 11.8 A.牵引时的后前正位片,显示四部分骨折,月骨窝骨碎片矢状分离。B.关节镜下矫正移位的月骨面掌内侧和背内侧碎片。C. 从尺掌侧切口看到的月骨面骨碎片(箭头)。D.桡骨骨折双柱锁定钢板内固定联合月骨面骨碎片螺钉内固定。E. 不稳定的尺骨茎突基底部骨折经张力带固定后恢复完整结构

关节内粉碎性 DRF 患者应用关节镜辅助(arthroscopic-assisted,AA)经皮穿针 + 外固定治疗与透视辅助(fluoroscopic-assisted,FA)经皮穿针 + 外固定治疗的术后功能和放射学结果。与接受 FA 手术的患者相比,接受 AA 手术的患者的旋后功能明显改善(88° vs.73°)AA 复位还可改善手腕背伸(77° vs.69°)和手腕屈曲(78° vs.59°)。Varitidimis 等进行了一项随机前瞻性研究,比较了 20 例桡骨远端关节内骨折行 AA 和 FA 复位、外固定 + 经皮穿针治疗和 20 例相同类型骨折进行单纯 FA 复位、外固定 + 经皮穿针治疗的患者的情况。尽管两组的平均 DASH 评分相似,但术后第 24 个月接受 AA 和 FA 复位治疗的患者的旋后、背伸和屈曲功能均有更明显

改善。

Mehta 等[37] 回顾了 26 例桡骨远端关节内骨折的患者资料,平均随访 19 个月,使用了关节镜辅助复位和经皮克氏针固定治疗。患者的 TFCC 撕裂(58%)、舟月不稳定(85%)、月三角不稳定(61%)以及骨软骨病变(19%)也得到了治疗。平均疼痛评分为 1.3 分(总分为 10 分)。与对侧腕相比,运动范围为 79%,握力为 90%。在后续的影像学检查中,65% 的患者未发现台阶,31% 的患者有 1 个台阶,间距为 1 mm。疼痛与台阶的大小密切相关。Hattori 等[40] 研究了 28 例 70 岁以上的桡骨远端 AO 分型为 C 型的骨折患者,他们接受了关节镜辅助复位联合掌侧钢板固定或外固定治疗。平均

随访（24.9±16.1）个月，Green 和 O'Brien 腕关节评分平均为（80.1±10.5）分，优秀 8 例，良好 11 例，一般 7 例，差 2 例。其中 23 例患者能够不受任何限制地恢复到以前的活动水平或职业。Hattori 等认为关节镜辅助复位联合掌侧钢板固定或外固定是治疗运动活跃的老年桡骨远端移位性关节内骨折的有效方法之一。

Abe[43] 最近报道了预置 DRF 掌侧锁定板配合关节镜复位技术的结果。在 15 个月（范围为 12 ~ 60 个月）的随访中，检查了 200 例患者的 205 例骨折。其中男性 46 名、女性 154 名，平均年龄为 62 岁（范围为 16 ~ 85 岁）。有 51 例关节外骨折和 154 例关节内骨折。他们发现，即使关节面在透视下显示良好，但仍存在 22.7% 的关节内不平整。舟月韧带撕裂占 29.8%，TFCC 撕裂占 62.4%。平均掌倾角为 5.7°（范围为 –10° ~ 16°），平均桡倾角为 26.0°（范围为 18° ~ 31°），平均尺骨变异为 0.1 mm（范围为 2 ~ 5 mm）。腕关节平均背伸 71°（范围为 50° ~ 85°），平均屈曲 62°（范围为 40° ~ 79°）。前臂平均旋前 87.5°（范围为 70° ~ 90°），平均旋后 89.1°（范围为 75° ~ 95°）。平均握力为对侧的 90.0%（范围为 31% ~ 133%）。评分结果为 156 例优秀，47 例良好和 2 例一般。DASH 评分平均为 3.9 分。他们得出的结论是，在关节镜下复位关节内骨碎片优于在透视下复位，而且还可以检查相关的关节内软组织病变。

Ono 等[39] 在对 70 名 DRF 患者进行的前瞻性研究中也反馈了这一发现。DRF 术前应进行后前正位和侧位、轴位、冠状位和矢状位 CT 扫描，以测量桡骨远端桡腕关节面最宽关节间隙和台阶距离。总移位距离是关节间隙和台阶距离的总和。在透视引导下复位 DRF，并应用掌侧锁定钢板固定，剩余的最大关节间隙和台阶用专用器械在关节镜下测量。总的不平整被定义为术后间隙和台阶的总和。70 例患者中，40 例术后间隙大于等于 1 mm，15 例术后有大于等于 1 mm 的台阶。

所有的术前间隙和台阶都被认定不适合作为关节镜下复位 DRF 的筛选标准，因为它们的灵敏度和特异性较低。术前总移位的阈值为 7.85 mm，其敏感性及特异性分别为 90% 和 70%。他们得出的结论是，总移位为

7.85 mm 是一个很好的指标，表明术后残余的不平整大于等于 1 mm，这也是提示需要关节镜下复位的一个很好的指标。

Yamazaki 等[44] 最近比较了关节镜辅助关节面复位与透视辅助关节面复位联合掌侧锁定钢板固定治疗关节内 DRF 的疗效。74 例单侧关节内不稳定 DRF 的患者被随机分为两组，平均年龄为 64 岁（范围为 24 ~ 92 岁）。透视组和关节镜组的平均关节间隙和台阶分别为 0.9 mm（SD=0.7 mm）和 0.7 mm（SD=0.7 mm）、0.6 mm（SD=0.6 mm） 和 0.4 mm（SD=0.5 mm）（P=0.18 和 P=0.35）。他们的结论为，行 DRF 掌侧锁定钢板固定术时，在达到解剖复位方面，关节镜辅助相比传统透视辅助并无明显优势。

参考文献

1. Chen NC, Jupiter JB. Management of distal radial fractures. *J Bone Joint Surg Am*. 2007；89（9）: 2051 - 2062.

2. Court-Brown CM, Caesar B. Epidemiology of adult fractures: A review. *Injury*. 2006；37（8）: 691 - 697.

3. Kakarlapudi TK, Santini A, Shahane SA, Douglas D. The cost of treatment of distal radial fractures. *Injury*. 2000；31（4）: 229 - 232.

4. Mandziak DG, Watts AC, Bain GI. Ligament contribution to patterns of articular fractures of the distal radius. *J Hand Surg Am*. 2011；36（10）: 1621 - 1625.

5. Yang Z, Mann FA, Gilula LA, Haerr C, Larsen CF. Scaphopisocapitate alignment: criterion to establish a neutral lateral view of the wrist. *Radiology*. 1997；205（3）: 865 - 869.

6. Boyer MI, Korcek KJ, Gelberman RH, Gilula LA, Ditsios K, Evanoff BA. Anatomic tilt x-rays of the distal radius: an ex vivo analysis of surgical fixation. *J Hand Surg Am*. 2004；29（1）: 116 - 122.

7. Medoff RJ. Essential radiographic evaluation for distal radius fractures. *Hand Clin*. 2005；21（3）: 279 - 288.

8. Pichler W, Windisch G, Schaffler G, Rienmuller R, Grechenig W. Computer tomography aided 3D analysis of the distal dorsal radius surface and the effects on volar plate osteosynthesis. *J Hand Surg Eur Vol*. 2009；34（5）: 598 - 602.

9. Trumble TE, Culp RW, Hanel DP, Geissler WB, Berger RA. Intra-articular fractures of the distal aspect of the radius. *Instr Course Lect*. 1999；48: 465 - 480.

10. Rikli DA, Regazzoni P. Fractures of the distal end of the radius treated by internal fixation and early function. A preliminary report of 20 cases. *J Bone Joint Surg Br*. 1996 ; 78 (4): 588 - 592.

11. Dicpinigaitis P, Wolinsky P, Hiebert R, Egol K, Koval K, Tejwani N. Can external fixation maintain reduction after distal radius fractures? *J Trauma*. 2004 ; 57 (4): 845 - 850.

12. Bartosh RA, Saldana MJ. Intraarticular fractures of the distal radius: a cadaveric study to determine if ligamentotaxis restores radiopalmar tilt. *J Hand Surg [Am]*. 1990 ; 15 (1): 18 - 21.

13. Wolfe SW, Swigart CR, Grauer J, Slade JF 3rd, Panjabi MM. Augmented external fixation of distal radius fractures: a biomechanical analysis. *J Hand Surg [Am]*. 1998 ; 23 (1): 127 - 134.

14. Seitz WH Jr, Froimson AI, Leb R, Shapiro JD. Augmented external fixation of unstable distal radius fractures. *J Hand Surg Am*. 1991 ; 16 (6): 1010 - 1016.

15. Werber KD, Raeder F, Brauer RB, Weiss S. External fixation of distal radial fractures: four compared with five pins: a randomized prospective study. *J Bone Joint Surg Am*. 2003;85-A (4): 660 - 666.

16. Kreder HJ, Hanel DP, Agel J, et al. Indirect reduction and percutaneous fi xation versus open reduction and internal fixation for displaced intra-articular fractures of the distal radius: a randomised, controlled trial. *J Bone Joint Surg Br*. 2005 ; 87 (6): 829 - 836.

17. Papadonikolakis A, Shen J, Garrett JP, Davis SM, Ruch DS. The effect of increasing distraction on digital motion after external fixation of the wrist. *J Hand Surg Am*. 2005 ; 30 (4): 773 - 779.

18. Kaempffe FA, Farbach J. A modified surgical procedure for cubital tunnel syndrome: partial medial epicondylectomy. *J Hand Surg Am*. 1998 ; 23 (3): 492 - 499.

19. Baechler MF, Means KR Jr, Parks BG, Nguyen A, Segalman KA. Carpal canal pressure of the distracted wrist. *J Hand Surg Am*. 2004 ; 29 (5): 858 - 864.

20. Slutsky DJ. External fi xation of distal radius fractures. *J Hand Surg Am*. 2007 ; 32 (10): 1624 - 1637.

21. Slutsky DJ. Nonbridging external fixation of intra-articular distal radius fractures. *Hand Clin*. 2005 ; 21 (3): 381 - 394.

22. Gradl G, Jupiter JB, Gierer P, Mittlmeier T. Fractures of the distal radius treated with a nonbridging external fixation technique using multiplanar K-wires. *J Hand Surg Am*. 2005;30 (5): 960 - 968.

23. Orbay JL, Fernandez DL. Volar fixation for dorsally displaced fractures of the distal radius: a preliminary report. *J Hand Surg [Am]*. 2002 ; 27 (2): 205 - 215.

24. Tanaka Y, Aoki M, Izumi T, Fujimiya M, Yamashita T, Imai T. Effect of distal radius volar plate position on contact pressure between the flexor pollicis longus tendon and the distal plate edge. *J Hand Surg Am*. 2011; 36 (11): 1790 - 1797.

25. Harness NG, Jupiter JB, Orbay JL, Raskin KB, Fernandez DL. Loss of fixation of the volar lunate facet fragment in fractures of the distal part of the radius. *J Bone Joint Surg Am*. 2004; 86-A (9): 1900 - 1908.

26. Wall LB, Brodt MD, Silva MJ, Boyer MI, Calfee RP. The effects of screw length on stability of simulated osteoporotic distal radius fractures fixed with volar locking plates. *J Hand Surg Am*. 2012 ; 37 (3): 446 - 453.

27. Drobetz H, Bryant AL, Pokorny T, Spitaler R, Leixnering M, Jupiter JB. Volar fixed-angle plating of distal radius extension fractures: influence of plate position on secondary loss of reduction—a biomechanic study in a cadaveric model. *J Hand Surg Am*. 2006 ; 31 (4): 615 - 622.

28. Martineau PA, Waitayawinyu T, Malone KJ, Hanel DP, Trumble TE. Volar plating of AO C3 distal radius fractures: biomechanical evaluation of locking screw and locking smooth peg configurations. *J Hand Surg Am*. 2008 ; 33 (6): 827 - 834.

29. Saw N, Roberts C, Cutbush K, Hodder M, Couzens G, Ross M. Early experience with the TriMed fragment-specific fracture fixation system in intraarticular distal radius fractures. *J Hand Surg Eur Vol*. 2008 ; 33 (1): 53 - 58.

30. Benson LS MR , ed. Fragment specific fixation of distal radius fractures. Philadelphia:Saunders/Elsevier; 2009. Slutsky DJ OA, ed. *Fractures and injuries of the distal radius and carpus*.

31. Handoll HH, Watts AC. Bone grafts and bone substitutes for treating distal radial fractures in adults. *Cochrane Database Syst Rev*. 2008 ;(2): CD006836.

32. Lichtman DM, Bindra RR, Boyer MI, et al. American Academy of Orthopaedic Surgeons clinical practice guideline on: the treatment of distal radius fractures. *J Bone Joint Surg Am*. 2011 ; 93 (8): 775 - 778.

33. Hanel DP, Lu TS, Weil WM. Bridge plating of distal radius fractures: the Harborview method. *Clin Orthop Relat Res*. 2006 ; 445 : 91 - 99.

34. Hanel DP, Ruhlman SD, Katolik LI, Allan CH. Complications associated with distraction plate fixation of wrist fractures. *Hand Clin*. 2010 ; 26 (2): 237 - 243.

35. Del Pinal F, Garcia-Bernal FJ, Pisani D, Regalado J, Ayala H, Studer A. Dry arthroscopy of the wrist: surgical technique. *The Journal of Hand Surgery*. 2007 ; 32 (1): 119 - 123.

36. Doi K, Hattori Y, Otsuka K, Abe Y, Yamamoto H. Intra-articular fractures of the distal aspect of the radius: arthroscopically assisted reduction compared with open reduction and internal fixation. *The Journal of Bone and Joint Surgery. American volume*. 1999 ; 81 (8): 1093 - 1110.

37. Mehta JA, Bain GI, Heptinstall RJ. Anatomical reduction of intra-articular fractures of the distal radius. An arthroscopically-assisted approach. *The Journal of Bone and Joint Surgery. British volume*. 2000 ; 82 (1): 79 - 86.

38. Wiesler ER, Chloros GD, Mahirogullari M, Kuzma GR. Arthroscopic management of distal radius fractures. *The Journal of Hand Surgery*. 2006 ; 31 (9): 1516 - 1526.

39. Ono H, Katayama T, Furuta K, Suzuki D, Fujitani R, Akahane M. Distal radial fracture arthroscopic intraarticular gap and step-off measurement after open reduction and internal fixation with a volar locked plate. *Journal of orthopaedic science*. 2012 ; 17 (4): 443 - 449.

40. Hattori Y, Doi K, Estrella EP, Chen G. Arthroscopically assisted reduction with volar plating or external fixation for displaced intra-articular fractures of the distal radius in the elderly patients. *Hand surgery*. 2007 ; 12 (1): 1 - 12.

41. Lutsky K, Boyer MI, Steffen JA, Goldfarb CA. Arthroscopic assessment of intra-articular distal radius fractures after open reduction and internal fixation from a volar approach. *The Journal of Hand Surgery*. 2008 ; 33 (4): 476 - 484.

42. Del Pinal F, Klausmeyer M, Moraleda E, de Piero GH, Ruas JS. Arthroscopic reduction of comminuted intra-articular distal radius fractures with diaphyseal-metaphyseal comminution. *The Journal of Hand Surgery*. 2014 ; 39 (5): 835 - 843.

43. Abe Y. Plate presetting and arthroscopic reduction technique (PART) for treatment of distal radius fractures. *Handchirurgie, Mikrochirurgie, plastische Chirurgie : Organ der Deutschsprachigen Arbeitsgemeinschaft fur Handchirurgie: Organ der Deutschsprachi-gen Arbeitsgemeinschaft fur Mikrochirurgie der Peripheren Nerven und Gefasse*. 2014 ; 46 (5): 278 - 285.

44. Yamazaki H, Uchiyama S, Komatsu M, et al. Arthroscopic assistance does not improve the functional or radiographic outcome of unstable intra-articular distal radial fractures treated with a volar locking plate: a randomised controlled trial. *The Bone & Joint Journal*. 2015 ; 97-B (7): 957 - 962.

12

桡骨远端关节内骨折畸形愈合的关节镜治疗

生物力学与研究史

关节内骨折移位会通过多种因素引发 OA，例如初始创伤导致软骨损伤、接触应力增大以及关节失稳。在模拟关节内骨折的早期尸体研究中，利用插入桡腕关节间隙的压力感应膜，能够证实接触应力增大。[1] 在中立位与桡偏位下，舟骨窝压陷 1 mm 即可造成月骨窝内压力升高。在尺偏位与桡偏位下，当舟骨窝压陷 1 mm 时，月骨窝接触面积会增大；当舟骨窝压陷 3 mm 时，月骨窝接触面积在所有负荷体位下均增大。随着骨折移位程度加重，最大应力的焦点将向骨折线方向转移，并伴随运动学特征改变。[2] 因干骺端粉碎性骨折而导致的关节腔加深，与早期骨性关节炎以及关节活动受限有关。一项涵盖 6 例新鲜冰冻前臂的尸体研究[3] 发现，腕关节活动度下降明显，低至 54% ～ 69%。在极度背伸的所有体位中，接触面积减小近 50%。在极度掌屈和中立位时，舟骨窝接触面积减小 51% ～ 54%，桡侧关节面总面积减小 47% ～ 50%。极度背伸时，舟骨窝接触压力显著增加至 129%。

Knirk 与 Jupiter[4] 在一篇现代经典论文中回顾性分析了 40 名成年患者（平均年龄为 27.6 岁）的 43 例关节内骨折，平均随访时间为 6.7 年。由于大多数病例

（38 例 /43 例）采用了当时比较普遍的老式的非坚强固定方式（例如石膏管型制动或克氏针 + 石膏固定），因而残留关节内不平整的概率较高。Jupiter 注意到，关节面移位大于等于 2 mm 的所有骨折病例（8 例）均存在关节炎的影像学表现，而关节面平整愈合的 19 例骨折中仅有 2 例出现关节炎的影像学表现。在 24 例关节面塌陷的患者中，22 例患关节炎。

Catalano 等 [5] 研究了 21 例接受内固定治疗的关节内骨折移位的患者资料，患者年龄均在 45 岁以下。在平均 7.1 年后，16 例（76%）出现典型的桡腕关节炎影像学表现。骨性愈合时，桡腕关节炎的发生与关节骨块的残留移位呈强相关性（$P<0.01$）。术后 15 年随访其中的 16 例患者，13 例出现关节病变，关节间隙缩窄占 67%。[6] 这些研究的价值在于提示了在 DRF 患者中，关节面不平整是引发桡腕关节 OA 的最重要因素。

诊断

由于临床体格检查无法将关节外骨折与关节内骨折区分开来，因此疾病诊断主要基于影像学结果，包括标准后前正位、侧位以及斜位 X 线片，并需与对侧腕关节 X 线片比对，以便安排术前计划。CT 平扫与三维重建有助于判断骨折形态、关节移位程度（包括乙状切迹）

以及所需的角度矫正量。

治疗

大多数截骨矫形术都采用从外到内（outside-in）截骨术。截骨术的主要问题是存在关节面碎片骨块坏死的风险，以及难以进行充分固定。含有骨折碎片的受损软骨通常在 3 ~ 4 周内愈合，治疗时需要使用骨刀截骨进行重新调整。截骨时如果不小心，会出现骨块碎裂。关节镜手术的优势在于，术者能够直视软骨面，在放大的影像下沿软骨骨折线更加精准地凿骨、复位关节面。对后前正位 X 线片显示的矢状面台阶，一般采用后方入路，切开背侧关节囊后即可直视关节面。掌侧剪切型骨折的畸形愈合可通过掌侧入路，从骨折 / 凿骨部位进入，而无须切开桡腕关节韧带。以上两种情况均须先清除外骨痂，再尝试沿原始骨折线截骨，然后使用骨刀或小骨撬轻柔地游离移位的骨块，从而将关节面骨块复位。由于关节面台阶很可能形态不规则，呈非直线排列，因此实际操作时的难度比较大。用从外到内截骨术治疗关节内骨折畸形愈合的效果难以预知，因为截骨形成的劈裂面并不总是沿着原始骨折线走行，易导致关节内的额外骨折。当移位骨片复位后，术者将无法继续直视关节面，此时只能在透视引导下进一步操作，但透视成像对检测软骨缝隙与关节面台阶并不敏感。必要时需联合应用掌侧入路、背侧入路，但这样做会增加骨质缺血的风险。另外，术者还需要考虑 DRUJ 的关节面平整度，必要时需单独处理。若尚未发展为关节炎，何时截骨则没有特定时间限制，但符合截骨指征的病例宜尽早进行手术。如治疗延误的时间较长，骨折间隙内的纤维组织可能被成熟骨质替代，间隙将难以闭合，这会使手术操作难度更大，复位质量也更差。另外，早期手术还能够减少患者关节功能障碍的时间。

适应证

能够实施从外到内截骨术的患者，都适宜在关节镜引导下截骨。手术指征包括关节内台阶大于等于 2 mm，以及伴有关节冠状面不平整的桡腕关节半脱位。

禁忌证

禁忌证包括畸形愈合但功能尚可、严重的关节退行性改变、固定性腕骨力线异常、肢体功能受限、严重骨质疏松，以及复杂性区域疼痛综合征。年龄本身不会影响手术决策。

手术技术

Del Pinal 等 [7] 已介绍过关节镜下从外到内截骨术治疗关节内骨折畸形愈合的相关技术。由于关节腔内的工作空间有限，他们建议使用 15° 和 30° 的肩关节镜骨膜剥离器（Arthrex, Naples, FL），以及直头和弯头骨刀。

若要凿开掌侧骨块，通常可从背侧入路插入骨刀，若要凿开背侧骨块通常可从掌侧入路插入骨刀。上臂驱血后外展放置在手术桌上，做桡骨远端掌侧切口。为控制好骨折劈裂面，需要进行外部不完全性截骨。首先使用咬骨钳去除外骨痂，然后自干骺端向远端截骨，但需在到达关节面之前停止（图 12.1）。此时不要试图撬拨骨块，以免骨块碎裂。用克氏针穿过掌侧锁定钢板进行临时固定。将患手悬吊，牵引力设为 4.5 ~ 6.8 kg。经 3-4 入路插入 2.7 mm 镜头，自 6R 入路插入刨削器清理关节内的粘连，进而评估关节软骨的连续性、有无台阶以及台阶的位置。滑膜和纤维组织通常会模糊视野，可使用刨削器将其清理。利用前章所述的干性关节镜技术，通过镜头间断冲洗，然后从刨削器吸引。将关节镜入路稍扩大切开 0.5 cm，以便插入骨刀和肩关节镜骨膜剥离器。骨刀与剥离器应垂直插入，以免损伤伸肌腱。在排除严重的软骨破坏并辨认需要移动复位的骨块后，即可将镜头转移至 6R 入路，主要从 3-4 入路和 VR 入路置入器械进行操作。

根据需要，可于腕关节掌侧做一个切口，建立 VR 入路。将 4 mm 直头、弯头肩关节镜骨膜剥离器或骨刀插入工作入路，因干骺端畸形愈合的骨块已预先凿开，此时仅需轻柔凿开畸形愈合的关节软骨下骨。小心撬拨骨块，直至其与关节外截骨相通并松动（图 12.2）。可用肩关节镜探钩将松解后的压陷骨块勾住并向上拉起。

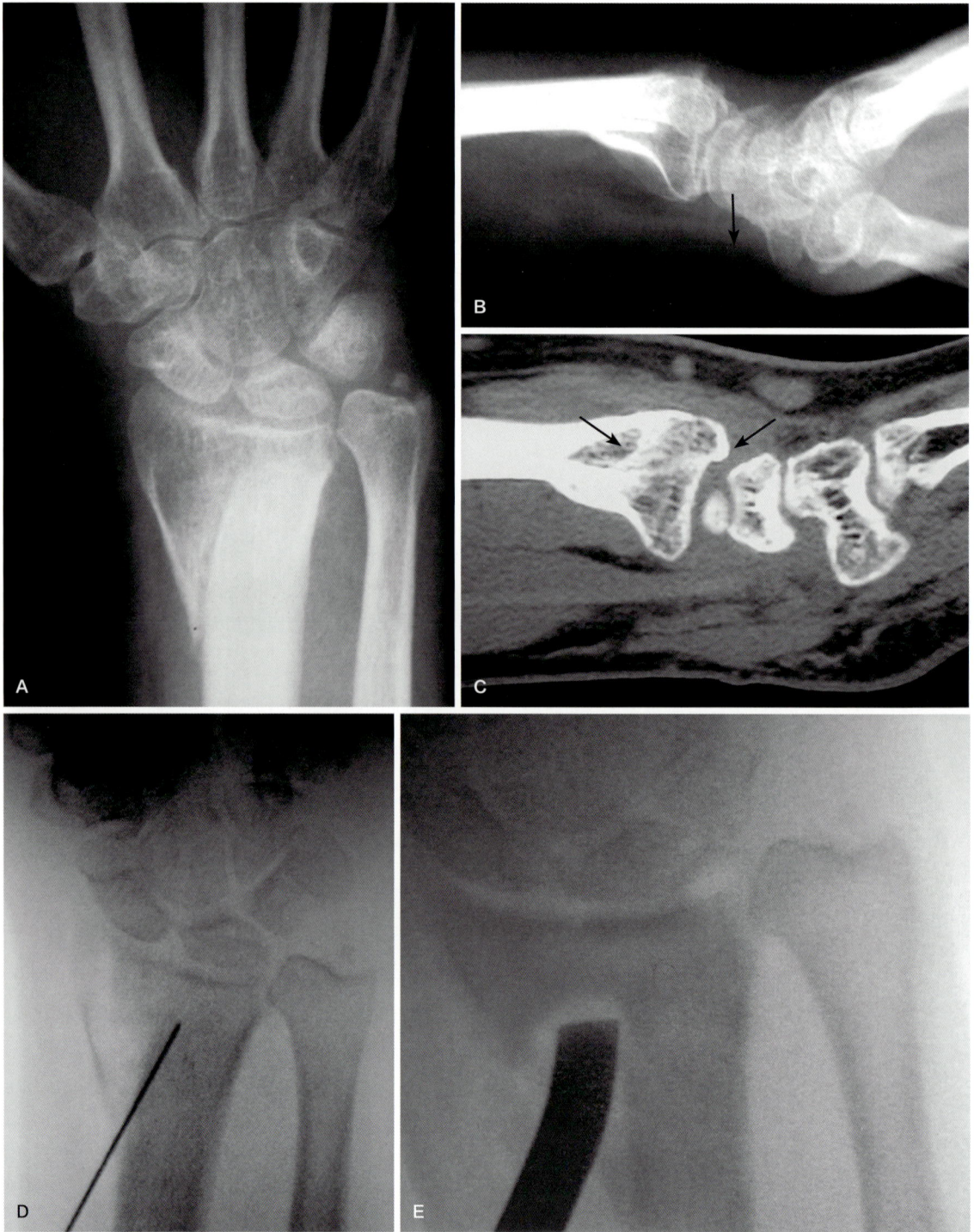

图 12.1 A. 36 岁男性患者，关节内骨折畸形愈合 8 个月，桡骨短缩，尺骨正向变异。B. 侧位片示腕骨向掌侧半脱位（箭头）。C. 侧位 CT 平扫清晰显示掌侧剪切型骨折畸形愈合（箭头）。D. 1 枚克氏针由 FCR 切口插入，定位关节外截骨平面。E. 透视下行关节外截骨

如果存在影响复位的肉芽组织，可用小刮匙、刨削器或磨头清除。向骨块逆行穿入克氏针，既有助于复位，又可以临时固定。若复位结果可接受，则按需选用锁定钢板或者无螺帽螺钉进行牢固固定（图 12.3）。若内固定较稳定，宜早期开始腕关节保护性活动。对于存在尺骨撞击的患者，也可在关节外截骨后对 TFCC 损伤状况进行腕关节镜检查。如有必要，可进行 TFCC 清创。

结果

Del Pinal 等 [8] 回顾了 11 名因桡骨远端关节面骨折

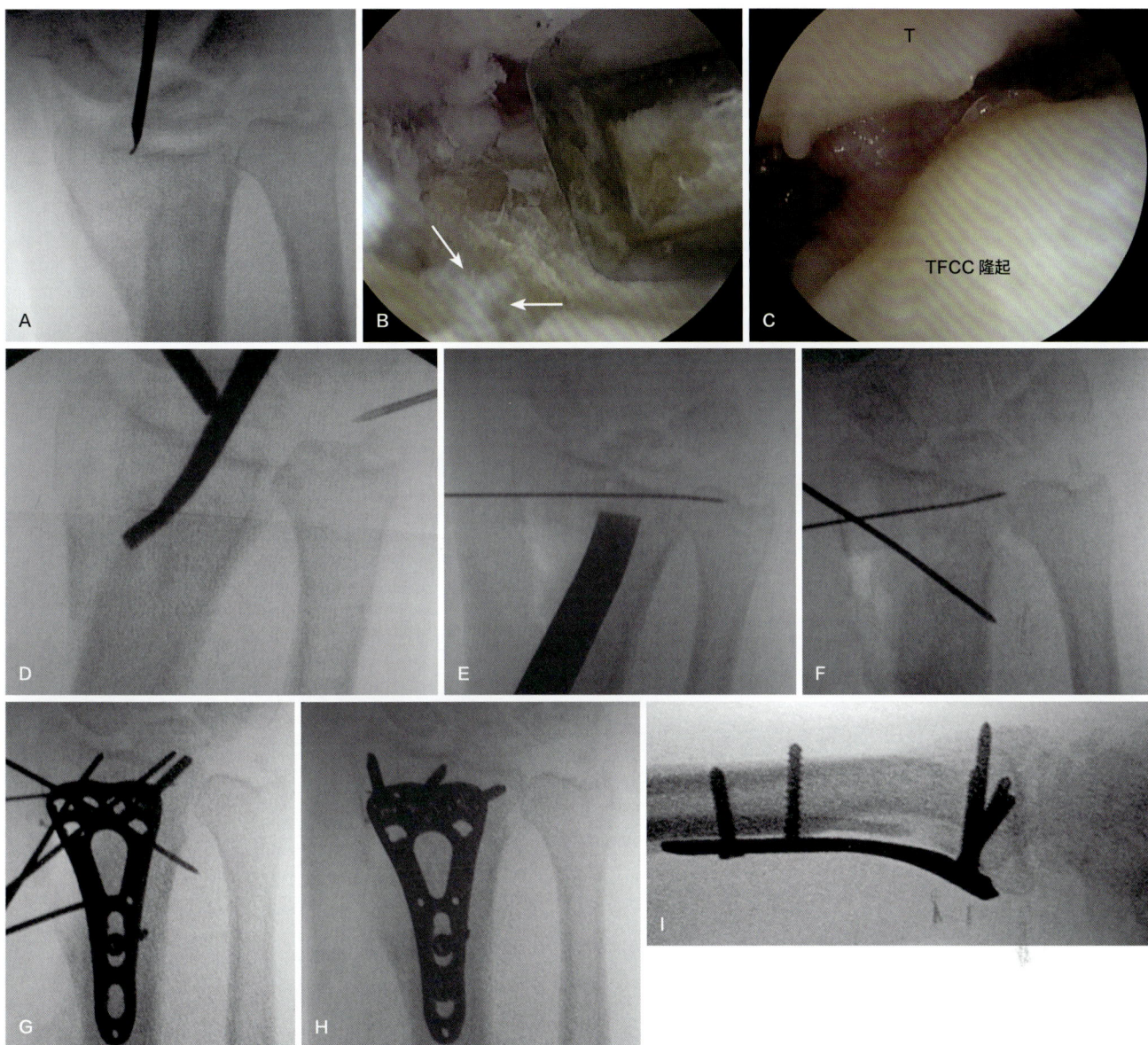

图 12.2　A. 由 3~4 入路插入探钩，标记关节内台阶。B. 骨刀附近可见软骨骨折线（箭头）。C. 因尺骨正向变异，三角纤维软骨复合体（TFCC）被尺骨头顶起。D. 关节内截骨完成。E. 关节外截骨与关节内截骨相连通。F. 复位关节面骨块，使用克氏针临时固定，维持复位。G. 临时插入掌侧锁定钢板。H、I. 修复完成。T—三角骨

畸形愈合而接受关节镜辅助下截骨术的患者，手术时间为伤后 1~5 个月不等。术前测量关节面台阶高度为 2~5 mm（平均 2.5 mm）。原发骨折类型包括 1 例桡骨茎突骨折、1 例桡腕关节骨折并脱位，以及 9 例关节内粉碎性骨折。其中 5 例患者进行了 1 个骨块的截骨复位（掌尺侧或桡骨茎突骨块），其他患者进行了 2~3 个骨块的截骨固定。1 例患者接受了关节面骨块截骨联合尺骨短缩截骨术。在大部分病例中，关节面台阶均被复位至 0 mm，但由于骨块难以精确匹配，术中仍普遍存在局部骨块间缝隙（小于 2 mm）与软骨缺损的现象。在 12~48 个月的随访中，腕关节屈曲 / 背伸活动度平均改善 44°，旋前 / 旋后活动度平均改善 59°。握力均值达到对侧 85%。Gartland 与 Werley 评分，优秀 4 例，良好 7 例，平均得分 2.8 分。改良的 Green 与 O'Brien 腕关节评分，优秀 3 例，良好 5 例，一般 3 例，平均得分 83 分。1 例患者影像学随访发现桡月间隙狭窄；1 例患者因内固定不良导致骨块再发移位；另有 1 例患者需要取出内固定物。

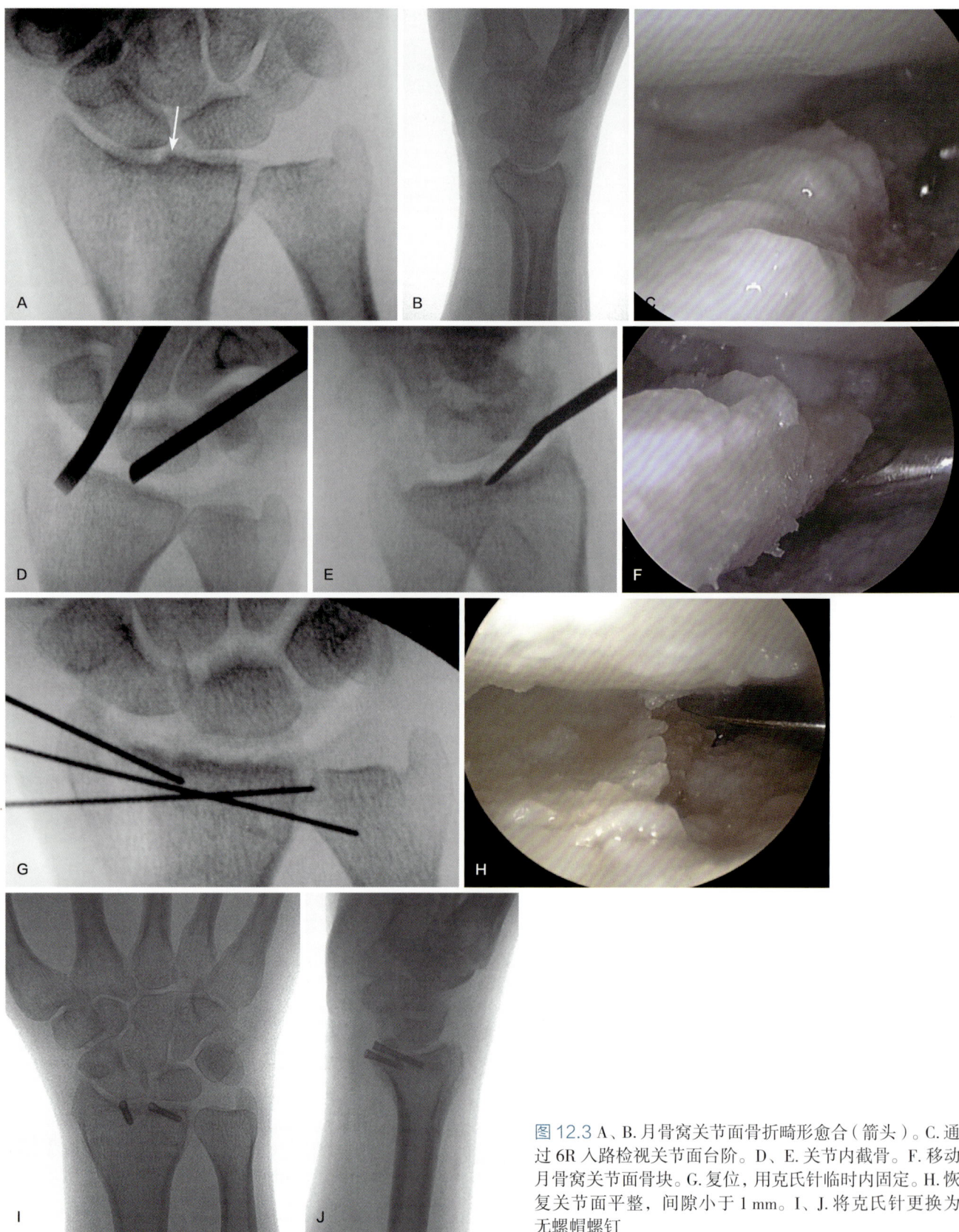

图 12.3 A、B. 月骨窝关节面骨折畸形愈合（箭头）。C. 通过 6R 入路检视关节面台阶。D、E. 关节内截骨。F. 移动月骨窝关节面骨块。G. 复位，用克氏针临时内固定。H. 恢复关节面平整，间隙小于 1 mm。I、J. 将克氏针更换为无螺帽螺钉

参考文献

1. Wagner WF Jr, Tencer AF, Kiser P, Trumble TE. Effects of intra-articular distal radius depression on wrist joint contact characteristics. *J Hand Surg*. 1996;21(4):554-560.

2. Baratz ME, Des Jardins J, Anderson DD, Imbriglia JE. Displaced intra-articular fractures of the distal radius: the effect of fracture displacement on contact stresses in a cadaver model. *J Hand Surg*. 1996;21(2):183-188.

3. Erhart S, Schmoelz W, Arora R, Lutz M. The biomechanical effects of a deepened articular cavity during dynamic motion of the wrist joint. *Clin Biomech*. 2012;27(6):557-561.

4. Knirk JL, Jupiter JB. Intra-articular fractures of the distal end of the radius in young adults. *J Bone Joint Surg Am*. 1986;68(5):647-659.

5. Catalano LW 3rd, Cole RJ, Gelberman RH, Evanoff BA, Gilula LA, Borrelli J Jr. Displaced intra-articular fractures of the distal aspect of the radius. Long-term results in young adults after open reduction and internal fixation. *J Bone Joint Surg Am*. 1997;79(9):1290-1302.

6. Goldfarb CA, Rudzki JR, Catalano LW, Hughes M, Borrelli J Jr. Fifteen-year outcome of displaced intra-articular fractures of the distal radius. *J Hand Surg*. 2006;31(4):633-639.

7. Del Pinal F, Garcia-Bernal FJ, Delgado J, Sanmartin M, Regalado J, Cerezal L. Correction of malunited intra-articular distal radius fractures with an inside-out osteotomy technique. *J Hand Surg Am*. 2006;31(6):1029-1034.

8. Del Pinal F, Cagigal L, Garcia-Bernal FJ, Studer A, Regalado J, Thams C. Arthroscopically guided osteotomy for management of intra-articular distal radius malunions. *J Hand Surg Am*. 2010;35(3):392-397.

13

关节镜在月骨周围损伤中的应用

相关解剖学及生物力学

　　单纯的月骨周围损伤既包含月骨周围腕骨脱位，也包含单纯的腕关节韧带损伤。单纯的月骨周围脱位属于小弧损伤，创伤暴力于月骨体附近造成韧带环形撕裂。如作用力沿月骨外围较大半径传导，则会造成大弧损伤。[1] 月骨周围的大弧骨折脱位，通常累及舟骨，但也可能伴随有桡骨茎突、尺骨茎突、头状骨以及三角骨骨折。在月骨周围脱位中，大弧损伤尤为常见，约占 2/3。

　　月骨周围损伤是高能量创伤所致的一类腕关节损伤。典型的损伤机制为腕关节过伸、尺偏，同时腕骨间旋后运动，常见于跌倒时大鱼际着地，此时力围绕着地点旋转，引发腕骨尺偏并旋后。如作用力足够大，则会形成 Mayfield 等所提出的进行性月骨周围不稳定。[2] 他们通过对尸体标本进行增负荷试验，得出了腕关节不稳定的经典描述。在这些试验中，腕关节在背伸、桡偏和腕骨旋后状态下被施加负荷。这一特殊体位能够导致一些可预见的损伤分期。在 I 期损伤中，随着腕关节被动过伸，掌背侧外部韧带收紧使月骨稳定，此时受力集中于舟月韧带，该韧带逐渐由掌侧向背侧撕裂。在 II 期损伤中，作用力增大，致使包括舟头韧带和桡舟头韧带在内的外部韧带撕裂，从而导致头状骨向背侧移位。III 期损伤，畸形进一步发展，月三角韧带断裂。IV 期损伤，月骨向掌侧移位，沿 Poirier 间隙进入腕管。

　　在大弧损伤中，外力传导会形成不同的骨折类型，例如桡骨茎突撕脱性骨折，或者舟骨、头状骨、三角骨、尺骨茎突骨折，其中以经舟骨、月骨周围骨折脱位最为常见。舟骨骨折可能发生在任意平面，包括舟骨近极。舟头综合征则是舟骨骨折合并头状骨骨折所致。当头状骨直接撞击桡骨远端背侧唇时，其体部或颈部可能出现骨折（图 13.1）。头状骨远端骨块移位后，其近端骨块会旋转 90° ~ 180°。三角骨同样可能断裂，一般是沿体部矢状面劈裂骨折，或者出现近极撕脱性骨折（图 13.2）。桡骨或尺骨茎突骨折通常属于撕脱性骨折（图 13.3），但可能合并 RSC 韧带或长桡月韧带损伤和（或）TFCC 损伤。

　　Herzberg[3] 曾于近期研究过月骨周围的隐匿性损伤，并将其命名为 PLIND（perilunate injuries, nondislocated），即无脱位的月骨周围损伤。PLIND 的概念与小弧、大弧以及经月骨的损伤类型一致。作者列举的 11 例月骨周围急性损伤的患者，均为头状骨移位后自发性复位或者头状骨从未发生移位的病例。其中 1 例被漏诊，以单纯性舟骨骨折移位接受治疗，短期疗效较差。PLIND 的共性特点为高能量外伤史，以及典型的弥漫性腕关节肿痛，后者提示腕关节已广泛损伤。影像学主要

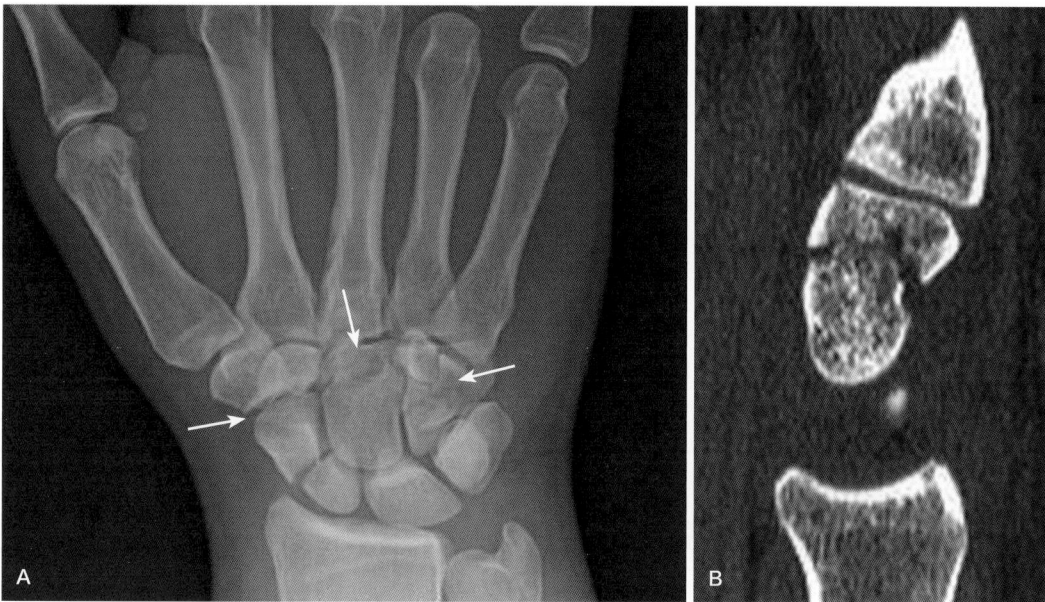

图 13.1 A.大弧损伤，经舟骨、经头状骨、经钩骨骨折（箭头）。B.侧位 CT 扫描，头状骨骨折

表现为后前正位片上存在月骨周围型冠状面损伤，而矢状面上无头状骨移位（图 13.4）。腕中关节内骨软骨游离体的存在，是判断 PLIND 的良好线索。针对此类病例，应当进行 CT 平扫和（或）MRI 检查，以进一步评估骨性损伤。当高度怀疑存在 PLIND 时，Herzberg 建议实施腕关节镜检查进行确诊。Bain 等[4] 提出的月骨周围经

月骨损伤，似乎属于 PLIND 概念的变体。在月骨周围经月骨损伤中，头状骨同样没有真正从骨折的月骨周围移位，但冠状面上的损伤弧途经月骨内部与其周围结构（图 13.5）。损伤弧可能向舟月韧带或月三角韧带延伸，或者穿经腕骨造成经舟骨、经月骨的月骨周围损伤。

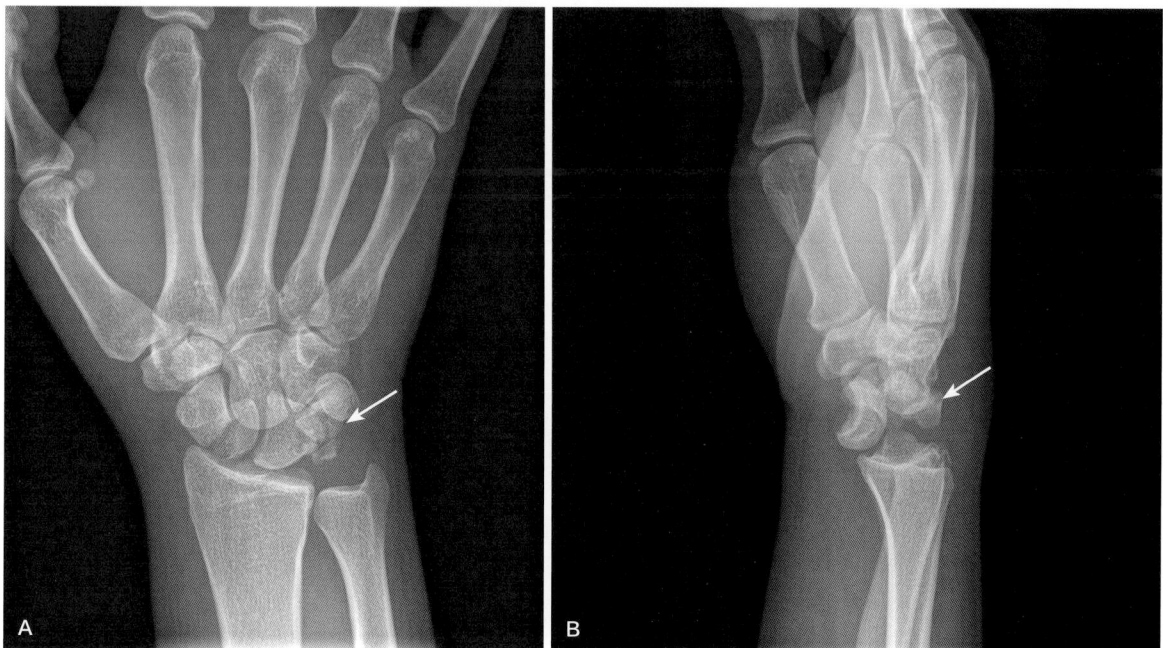

图 13.2 A、B.经三角骨（箭头）、月骨周围背侧骨折脱位

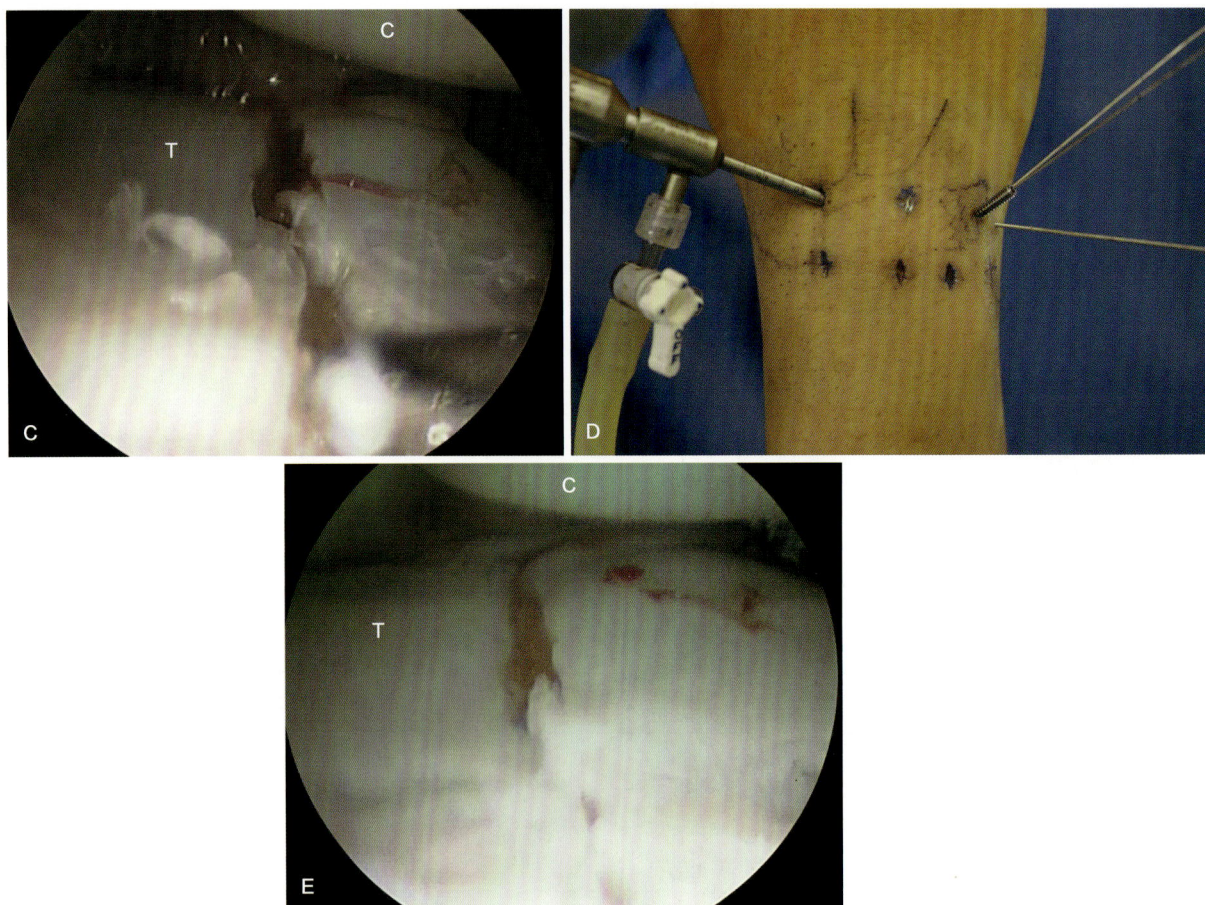

图 13.2 续 C. 经 MCU 入路镜下观察三角骨（T）关节内粉碎性骨折。D. 经皮置入空心螺钉。E. 复位后镜下检视。C—头状骨

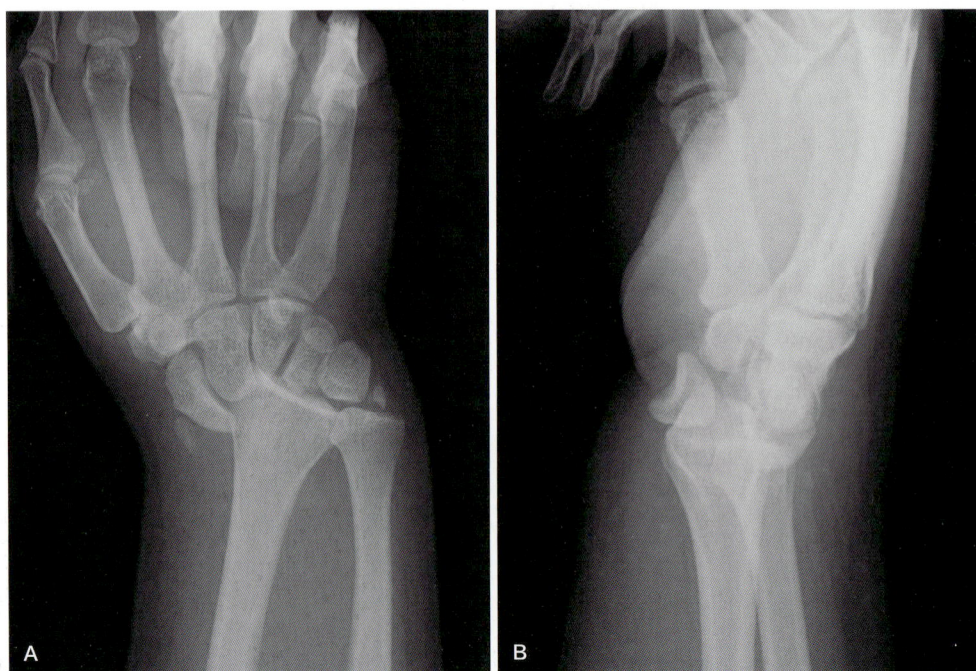

图 13.3 A、B. 经桡骨茎突、经尺骨茎突月骨周围背侧脱位

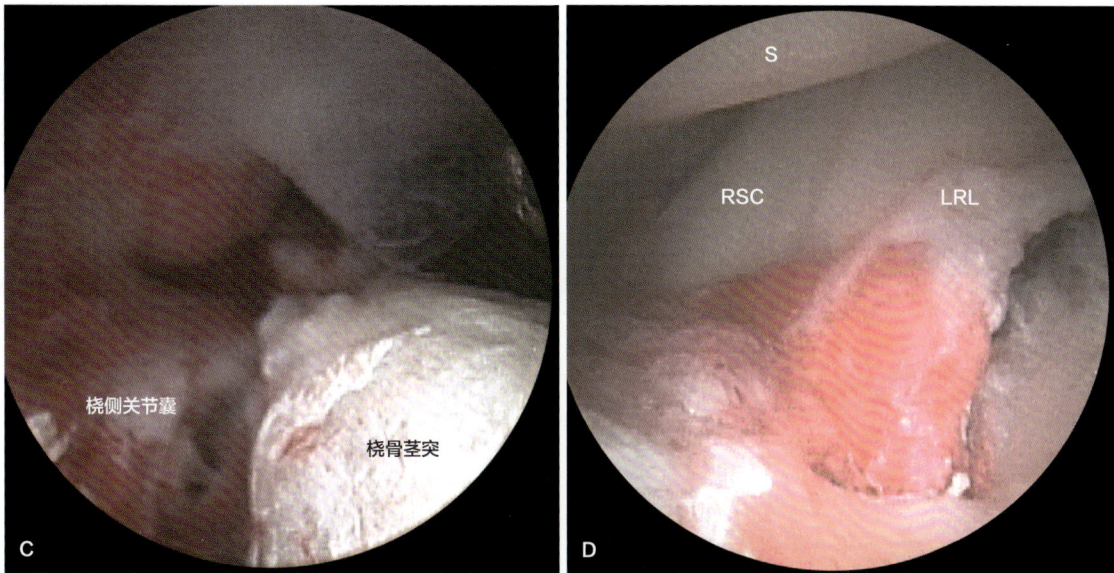

图 13.3 续 C. 桡侧关节囊自桡骨茎突表面撕脱。D. 长桡月韧带（LRL）撕脱。RSC—桡舟头（韧带）；S—舟骨

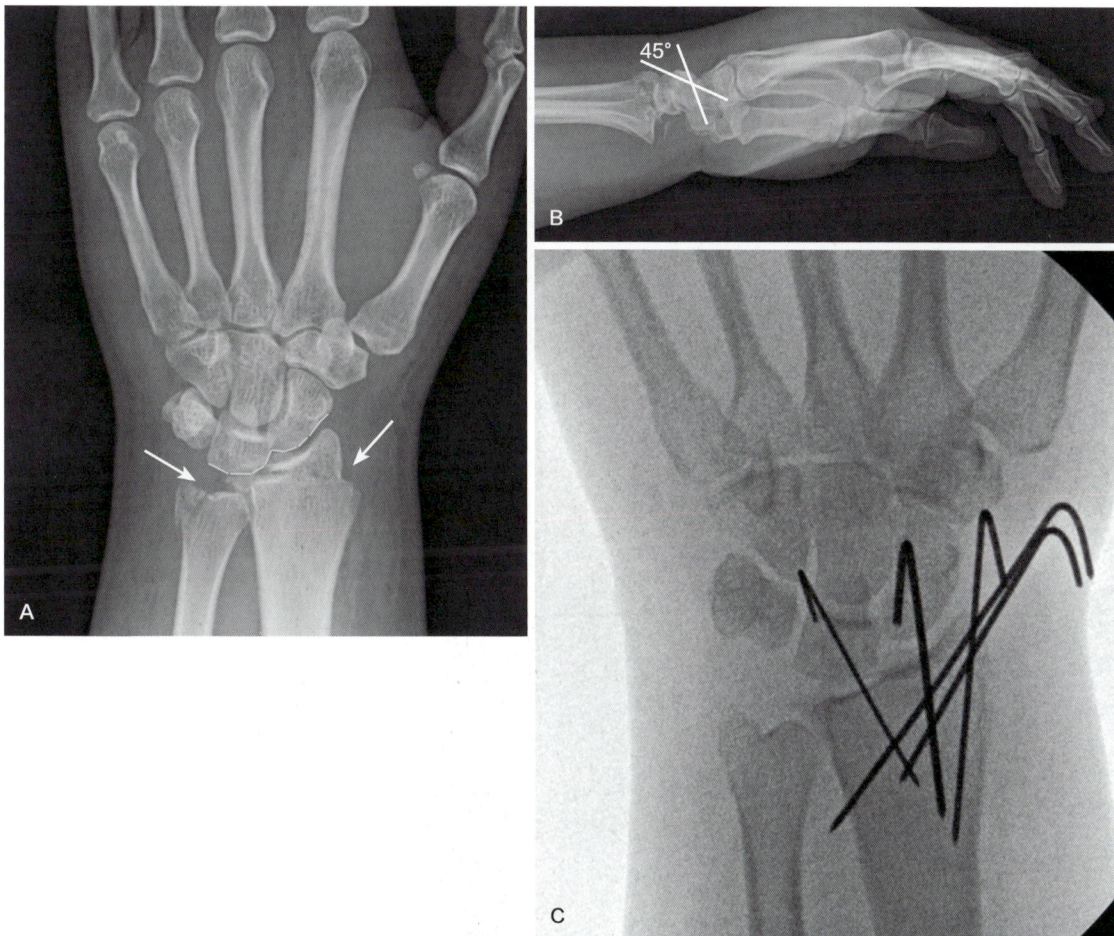

图 13.4 PLIND 病例。A. 经桡骨、经尺骨茎突月骨周围脱位的典型病例。因舟月关节台阶形成，近侧 Gilula 弧线中断（箭头）。B. 舟月角正常，呈 45°，无头月关节脱位征象。C. 外院仅对桡骨进行克氏针内固定

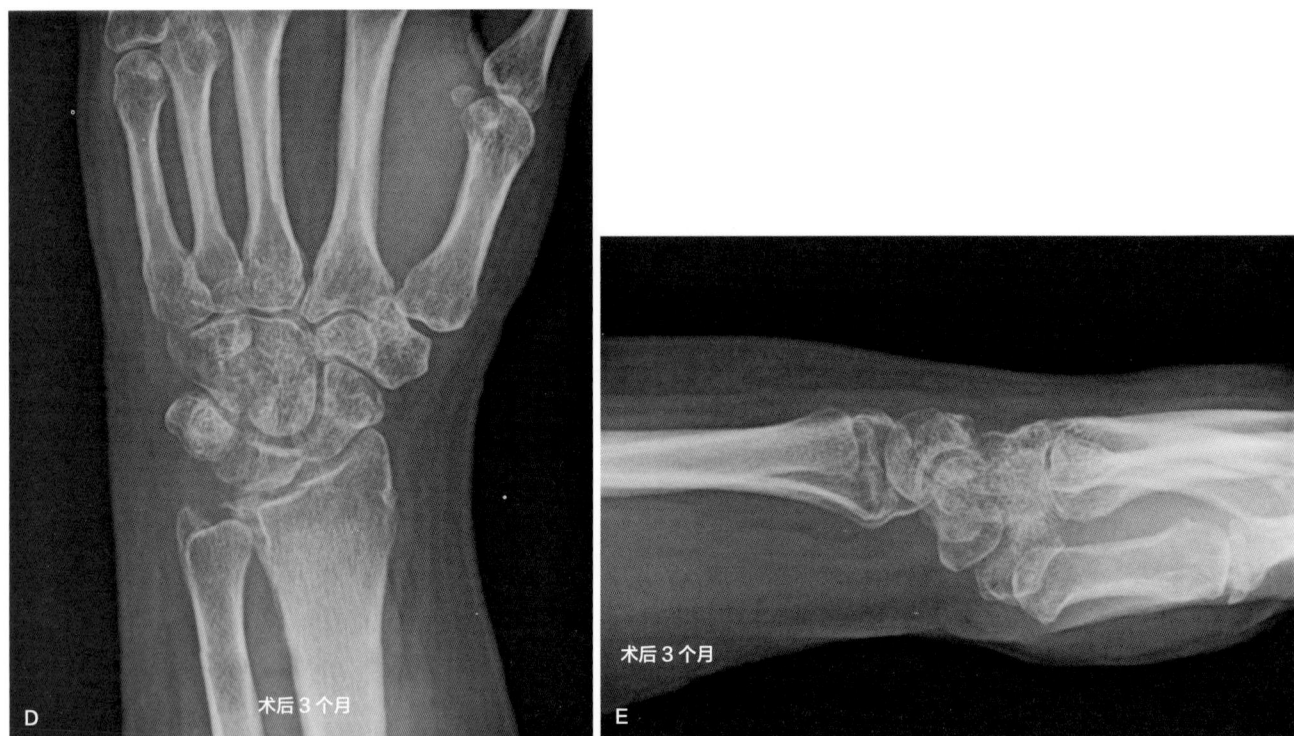

图 13.4 续　D. 术后 3 个月复查，DRF 愈合，舟月关节残留台阶。E. 目前出现 VISI 畸形，舟月角为 10°。月三角韧带、弓状韧带以及舟月韧带损伤明显，均未得到诊断和治疗

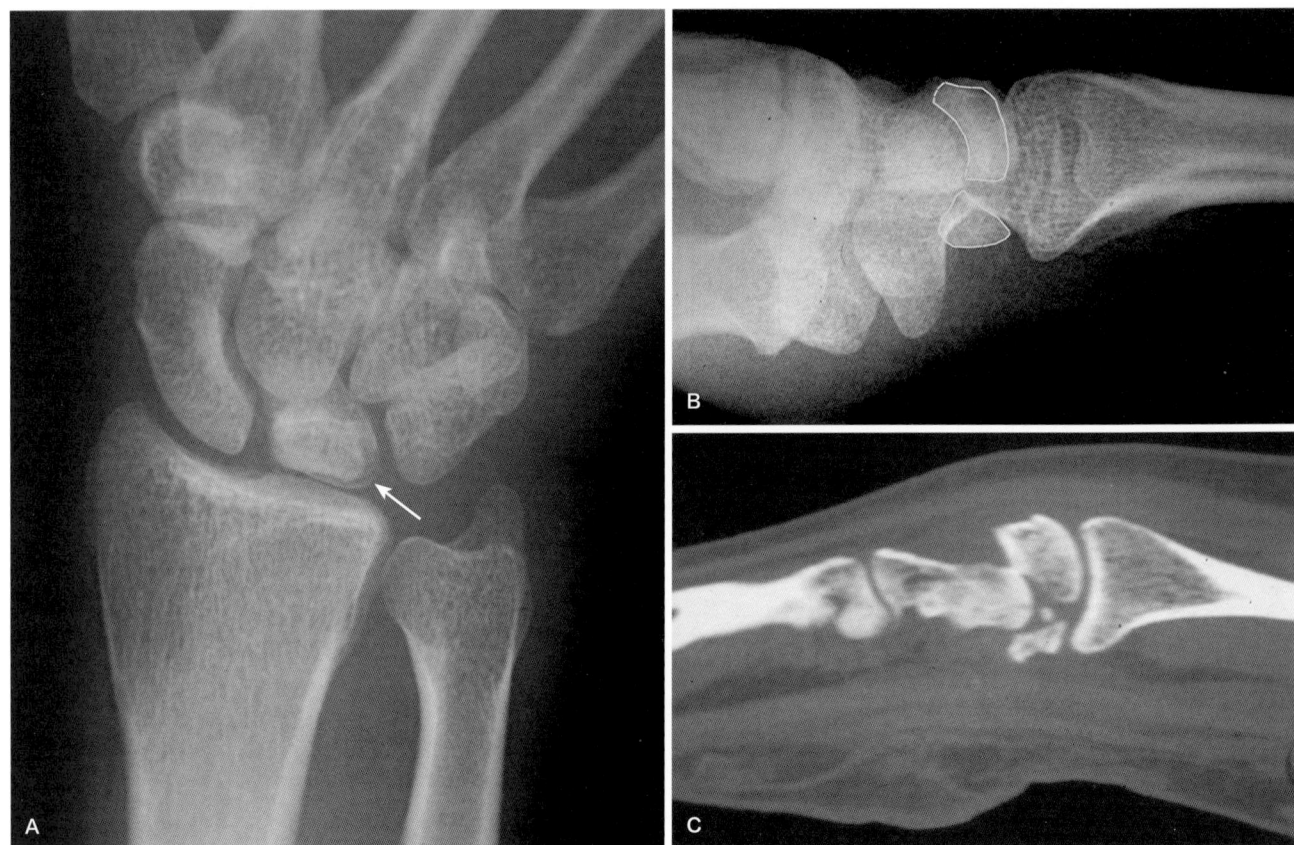

图 13.5　A. 月骨骨折的后前正位片，月骨呈双重轮廓征（箭头）。B. 侧位片示月骨骨块轮廓。C. 侧位 CT 扫描清晰显示月骨折脱位

诊断

月骨周围损伤通常源于高能量创伤，因此评估其他肢体损伤和脊髓损伤也十分重要。体格检查可发现腕关节明显肿胀，淤斑形成，活动度减小，可能伴有正中神经或尺神经损伤的症状与体征。尽管闭合复位可能改善急性腕管综合征的症状，但若功能未能完全恢复，必要时仍需急诊行腕管松解术。即使已在急诊完成了正中神经减压，残留的神经失用仍然会持续数周甚至数月。

确诊仍需依靠影像学检查。在后前正位片上，腕骨明显缩短，腕高丧失。月骨因旋转畸形，呈三角形影像，而非四边形，并且与头状骨相互重叠；因舟月韧带撕裂，舟骨掌屈，可能出现皮质环征；侧位片可见明显的月骨脱位征象。对更加复杂的骨折脱位病例，进行牵引位成像可能更有助于清楚显示损伤范围，包括伴发的桡骨茎突、舟骨、头状骨、钩骨、三角骨以及尺骨茎突骨折。在急诊科，有 16% ~ 25% 的月骨周围损伤会在初诊时被漏诊，后期表现为陈旧性脱位（图 13.6）。Herzberg 等[5]通过观察发现，在 166 例大弧损伤中，有 41 例被漏诊。

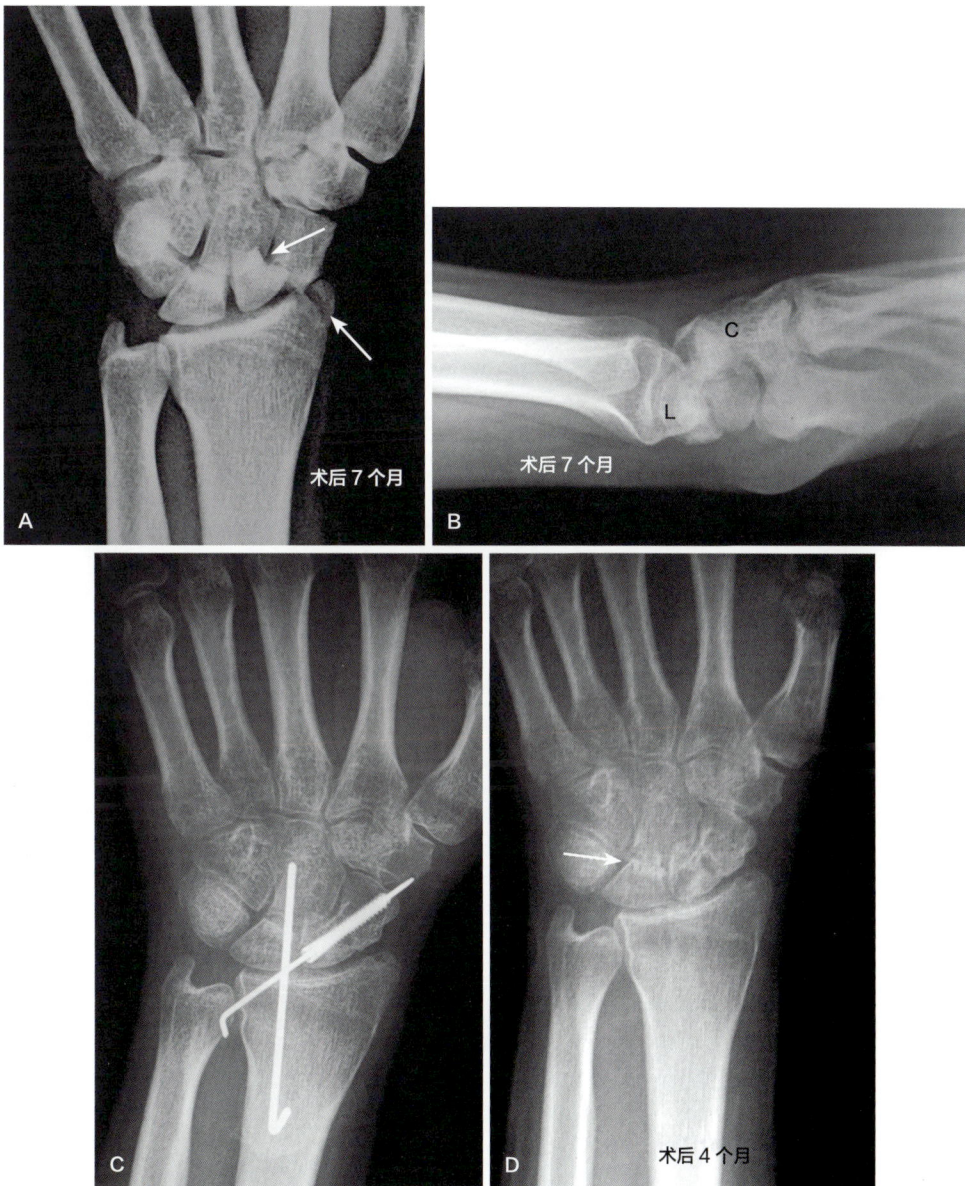

图 13.6 月骨周围骨折脱位漏诊病例。A、B. 术后 7 个月，经桡骨茎突（箭头）、经舟骨月骨周围背侧脱位。C. 舟骨经螺钉内固定，桡月关节经克氏针内固定。D. 术后 3 个月舟骨愈合，腕中关节狭窄明显（箭头）。C—头状骨；L—月骨

手术技术

在急诊科应首先尝试闭合复位，利用指套施加 4.5 kg 负荷，预先牵引 10 分钟，有助于复位。保持纵向牵引，医师用一只手使患者腕关节背伸，另一只手的拇指从腕掌侧按住月骨，以防月骨被头状骨推挤向前方移位。逐渐屈腕，使头状骨还纳回月骨凹面，复位有弹响感。当头月关节复位后，维持牵引，逐渐伸腕，同时用拇指将月骨向背侧推挤。复位成功后，腕关节在中立位下用夹板制动，进行 X 线复查。急性腕管综合征和开放性月骨周围损伤均为急诊手术的指征。目前普遍认为，石膏制动本身不够牢固，需要其他形式的内固定进行辅助。

手术治疗的选择包括闭合复位和经皮穿针，或者经掌背侧联合入路或单纯背侧入路切开复位内固定（open reduction internal fixation，ORIF）。舟月韧带撕裂伤单独使用经皮穿针技术的长期效果较差，因此需要直接修复。如为经舟骨月骨周围脱位且舟月韧带未受损，则舟骨骨折内固定足以稳定腕关节，而无须从腕尺侧切开进行韧带修复。舟骨骨折内固定可以选用克氏针或者无头螺钉进行，采用经皮操作或关节镜辅助下操作均可。对经桡骨茎突月骨周围脱位的病例，手术目标为复位桡骨茎突并修复舟月韧带。如为舟头综合征，则舟骨与旋转的头状骨头部均需内固定。

关节镜的应用具有众多潜在优势，既能够评估韧带与骨损伤的程度，又可以冲洗血肿和碎骨片，还能够辅助复位，并评估经皮固定的稳定性与质量以及内植物的位置。

全麻下将患手悬吊于牵引塔上，牵引力设为 4.5 kg。尽管上臂已捆扎止血带，但通过在入路部位使用 1∶200 000 单位肾上腺素，很多步骤能够在局部浸润麻醉和快速冲洗下完成。相关操作可以与止血带加压及干性关节镜技术交替实施。这一点很重要，因为手术可能持续 3～4 个小时，所以必须减少止血带的使用。将镜头自 3-4 入路送入，探针从 4-5 入路插入，进行初步检视。初始视野通常较模糊，需要清理关节内血肿、撕裂的韧带瓣、TFCC 裂口以及骨或软骨碎片（图 13.7）。桡舟头韧带通常有损伤。如头月关节闭合复位失败，还可以进行经皮操作。在清理所有嵌入组织后，通过 4-5 入路插入 Hohmann 骨撬进行鞋拔式操作，将头状骨撬拨回月骨窝内（图 13.8）。

可以通过 MCR、MCU 入路检查腕中关节。使用探针评估舟月韧带与月三角韧带损伤情况。为便于复位，任何嵌入的软组织或碎骨片都需要清除。合并软骨损伤时也需要清创。于透视下在舟骨与三角骨内预先插入 2 枚克氏针，暂不穿过腕骨间隙。如月骨倾斜，可被动

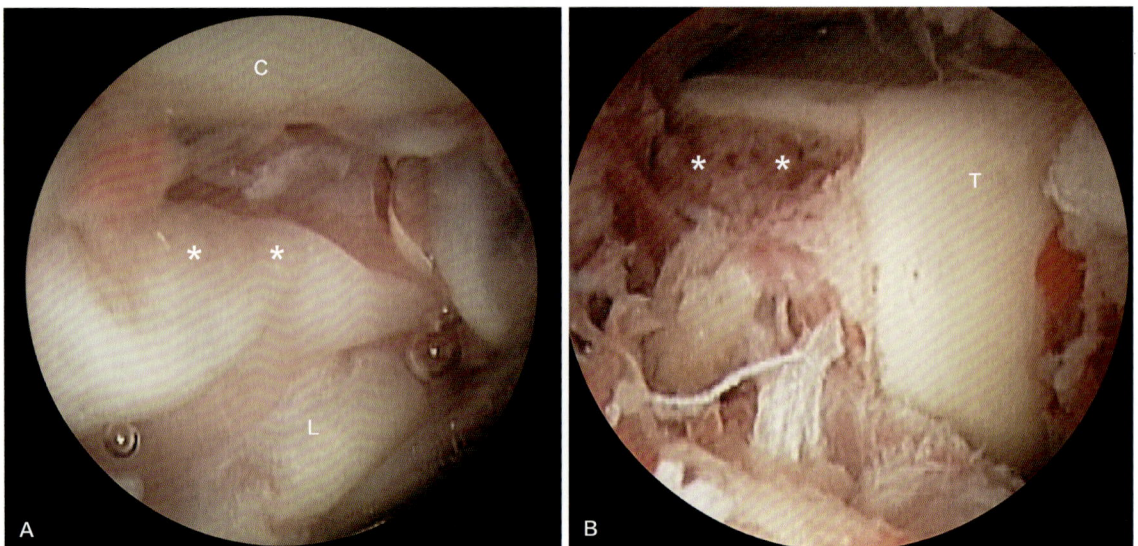

图 13.7 A. 掌侧关节囊撕裂（星号），显露 Poirier 间隙。B. 三角骨（T）远端骨软骨缺损（星号）。C—头状骨；L—月骨

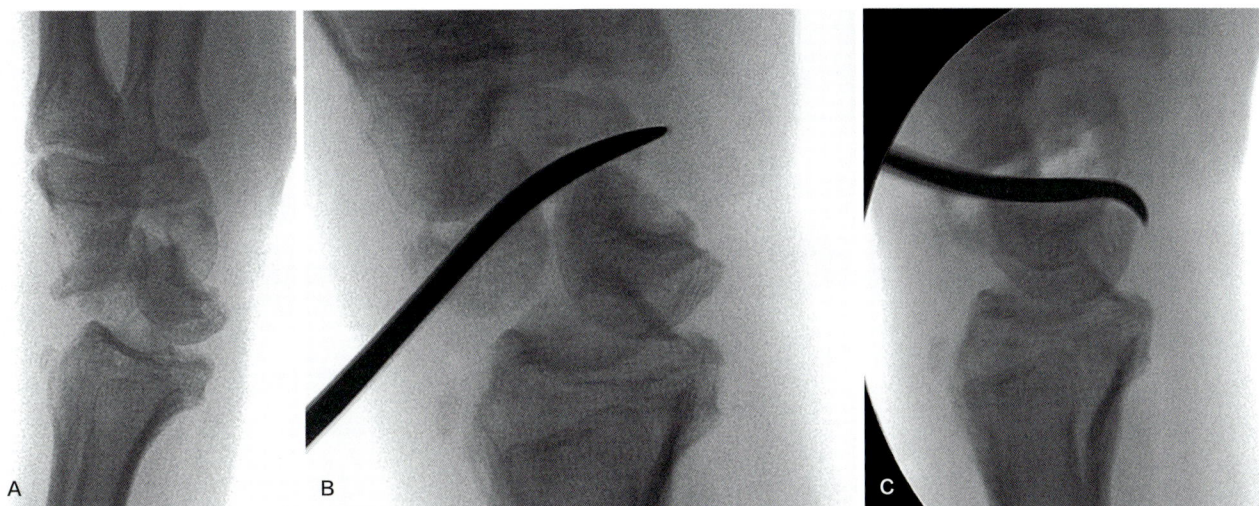

图 13.8 A. 经舟骨月骨周围背侧脱位，无法复位。B. 月骨向掌侧旋转 90°。向腕中关节内依次插入 Freer 剥离子及 Hohmann 骨撬，直至月骨背侧唇。C. 利用骨撬上抬头状骨，顺势撬拨使月骨归位，月骨恢复中立位

伸腕或屈腕以恢复正常桡月角，随后将克氏针钉入桡骨背侧。通过操纵克氏针，并用 Freer 剥离子直接施压，对舟月间隙与月三角间隙进行复位和内固定。此时可在第三、第四伸肌腱鞘之间做 1 个 2 cm 的小切口，应用骨锚钉直接修复舟月韧带，如果需要，也可利用关节囊固定术来修复该韧带。

在经舟骨月骨周围脱位病例中，舟骨骨折通常移位明显，甚至骨折呈粉碎性。此时可以尝试利用导针作为操纵杆进行复位（图 13.9）。该操作与单纯性舟骨骨折治疗中所用到的操纵杆技术相同。笔者推荐采用 Goddard 技术逆行入路，牵引塔仅悬吊拇指，使用 12G 或 14G 针于舟大多角骨关节内定位克氏针进针点与方向。经皮钻入舟骨近极的克氏针也可用于操纵骨折端。对极度不稳定或粉碎性骨折的病例，可以向远端骨块钻入 1 ~ 2 枚防旋克氏针，然后控制操纵杆，复位骨折。有时需要从腕中关节入路向骨折端插入探针或剥离子，以提供杠杆作用。需要注意矫正旋转和移位。骨折端出现残留间隙无法闭合时，可以考虑采用小切口进行舟骨骨折复位。实现解剖复位后，将导针穿过骨折线维持复位，然后置入无头空心螺钉。如为粉碎性骨折，则推荐使用多枚克氏针进行内固定，以免骨折部位压缩塌陷。对舟骨近极骨折，可以先将螺钉顺行置入，接下来将 1 枚克氏针穿入月三角关节或头月关节（图 13.10）。

术后采用人字形短臂石膏制动腕关节。单纯韧带损伤的病例，可在术后 8 ~ 10 周取出克氏针。经舟骨骨折的病例，需在影像学复查证实骨折愈合后方可去除外固定及克氏针。

经桡骨茎突月骨周围骨折脱位不常见。除个别病例报道外，几乎难觅相关文献 [6-9]。其受伤机制可能涉及月骨和（或）三角骨，尤其是当外力由尺侧向桡侧传导时（图 13.11）。另外，桡骨茎突骨折可能伴发舟月韧带撕裂（图 13.12），此类损伤可以通过联合应用关节镜和小切口技术进行治疗。在经皮螺钉内固定其他腕骨骨折并且经小切口修复舟月韧带损伤之后，可以在关节镜辅助下复位茎突，予以经皮螺钉内固定。

结果

关于用微创技术治疗月骨周围损伤，近年已有大量文献报道，主要因为开放性手术需要广泛解剖软组织，可能导致关节囊瘢痕化、关节僵硬，甚至可能破坏舟骨本已脆弱的血供。Wong 等 [10] 回顾性研究了 21 例患者的资料，平均年龄为 29 岁，均接受过腕骨闭合复位、舟骨骨折经皮螺钉内固定以及腕骨分离多枚克氏针内固定治疗。骨折愈合率为 95%，平均愈合时间为 16 周。影像学检查显示其中 17 例腕骨排列满意。MMWS 平均

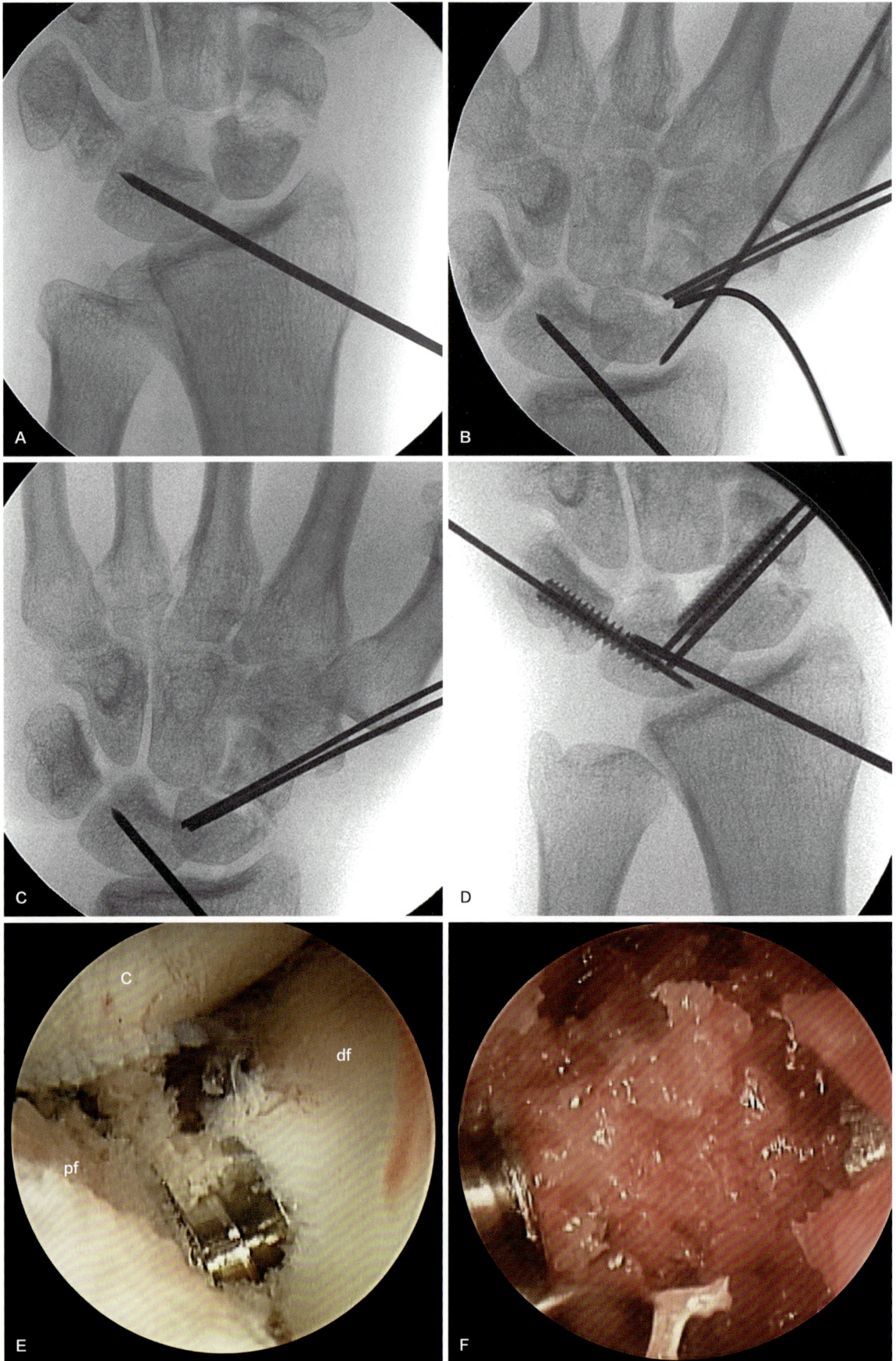

图 13.9 经皮复位经骨骨月骨周围背侧脱位。A. 经皮桡月关节克氏针内固定，月骨处于中立位。B. 利用经皮克氏针作为操纵杆，复位舟骨骨折。C. 打入克氏针，维持复位。D. 向舟骨骨折与月三角关节经皮置入螺钉。E. 舟骨断端粉碎，经腕中关节可见螺钉的螺纹。F. 经皮向舟骨缺损部位植骨。C—头状骨；df—远端骨折块；pf—近端骨折块

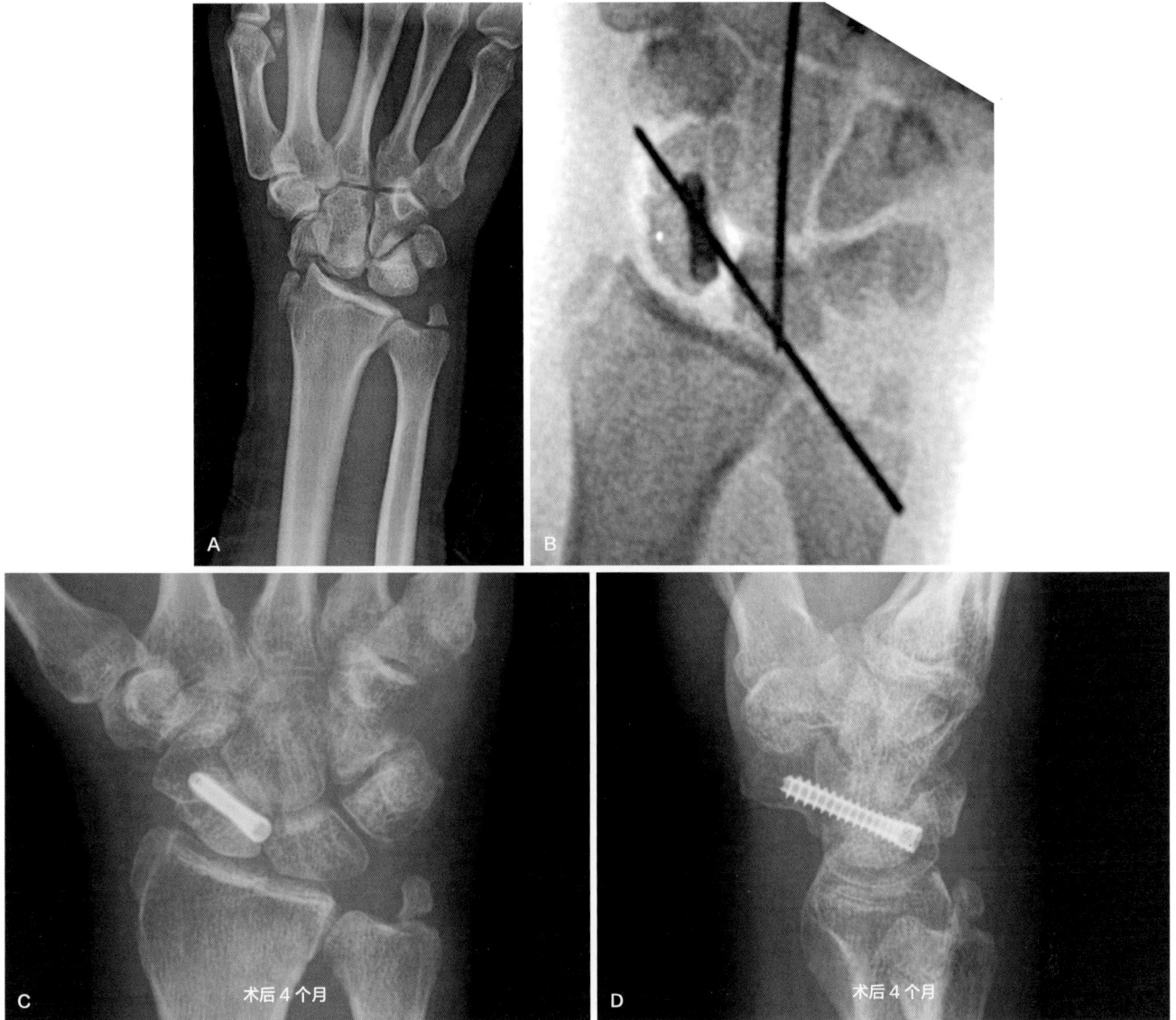

图 13.10 A. 经桡骨茎突、经舟骨、经尺骨茎突月骨周围背侧脱位。B. 经小切口置入舟骨螺钉，利用头月关节克氏针内固定腕中关节。C、D. 术后 4 个月舟骨愈合，腕骨排列正常

得分为 80 分，优秀 3 例，差 2 例。1 例患者出现无症状的 DISI 畸形；2 例患者出现腕中关节炎的影像学表现（图 13.13）；1 例患者舟骨骨折不愈合，需要翻修手术并植骨。Chou 等[111] 研究了 24 例经皮螺钉内固定的患者（13 例患者采用 AO 3.5 mm 空心钉，11 例患者采用 Herbert-Whipple 螺钉），均于受伤 7 日内手术，闭合复位后，以 2.0 mm 克氏针纵向穿入头月关节，内固定 8 周。其中 23 例（96%）患者平均在术后 18 周（范围为 14 ~ 28 周）获得舟骨愈合。最终出现 1 例舟骨不愈合，1 例需行桡骨茎突切除术，1 例需取出螺钉。平均随访 45 个月（范围为 25 ~ 67 个月）后，腕关节

平均屈曲 78° ±5°，背伸 66° ±10°，旋前 87° ±5°，旋后 75° ±8°，桡偏 30° ±9°，尺偏 37° ±5°。握力均值达到（28.3 ±6）kg，VAS 平均得分为 21 分（范围为 16 ~ 25 分）。MMWS 均值为 83 分（范围为 65 ~ 93 分），优秀 4 例，良好 17 例，一般 3 例。上述研究表明，只要关节囊结构得到恰当对合与保护，骨折就能够充分愈合，而无须切开修复腕骨间韧带。

另有研究者采用关节镜作为微创技术的补充。Kim 等[12] 利用关节镜置入舟骨螺钉并使用克氏针内固定腕骨 10 周的方式治疗了 20 例患者，平均年龄为 37.3 岁（范围为 19 ~ 57 岁），受伤至手术的平均间隔时间为

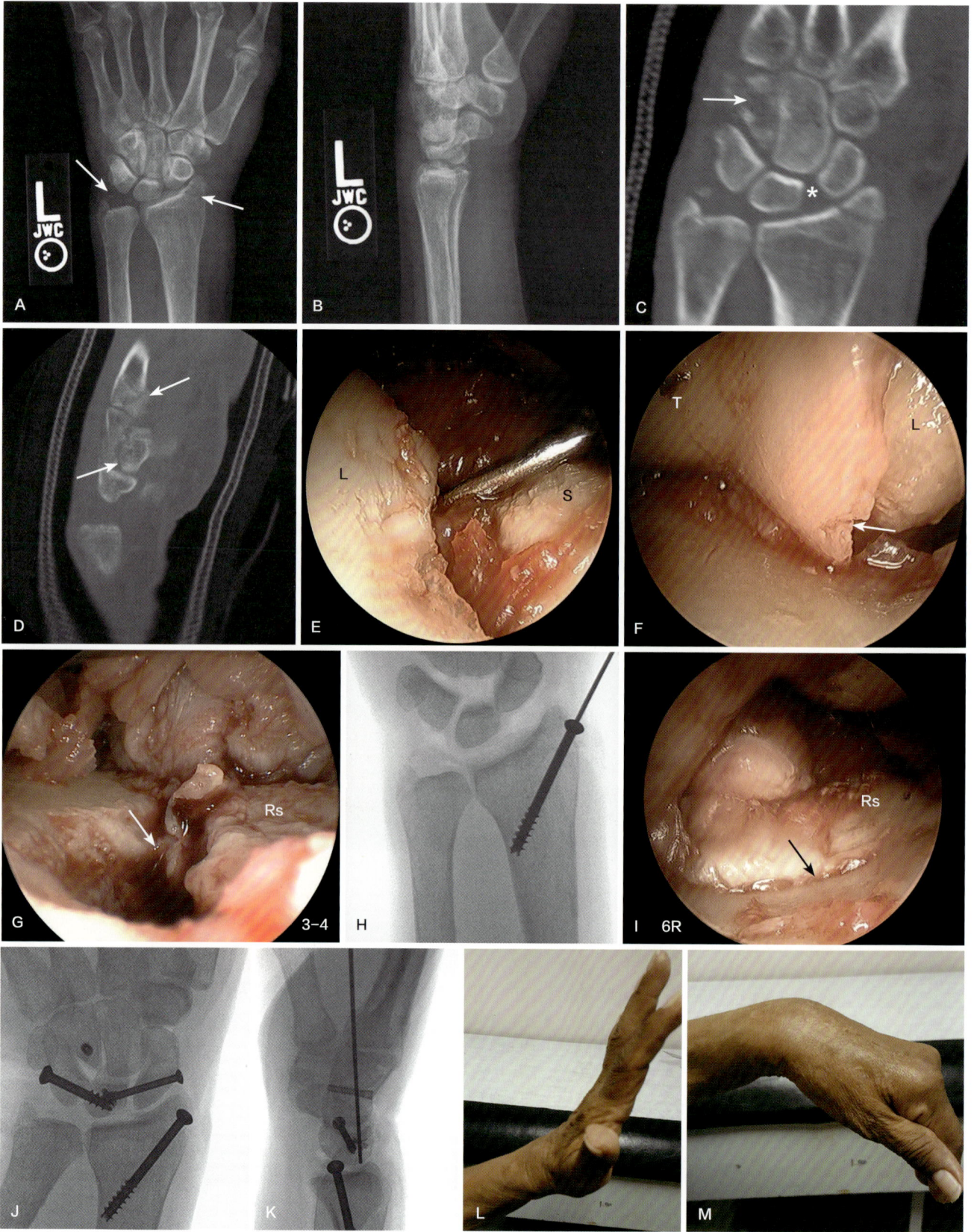

图 13.11 经桡骨茎突、经钩骨、经尺骨茎突 PLIND。A. 桡骨茎突与尺骨茎突骨折（箭头）。B. 月骨周围未移位，但存在 DISI 畸形。C. 后前正位 CT 显示，舟月间隙（星号）增大，钩骨骨折（箭头）。D. 侧位 CT 显示，钩骨（近端箭头）与第三掌骨基底部（远端箭头）骨折移位。E. 经 MCU 入路观察舟月分离。F. 经 4–5 入路观察月三角韧带撕裂（箭头）。G. 经 3–4 入路观察桡骨茎突（Rs）骨折（箭头），分离移位明显。H. 经皮螺钉内固定桡骨茎突。I. 经 6R 入路直视复位骨折间隙（箭头）。J、K. 小切口修复舟月韧带与钩骨骨折后，经皮螺钉内固定舟月关节与月三角关节。L、M. 术后 12 周，于取出舟月关节与月三角关节的螺钉前复查腕关节活动度。L—月骨；S—舟骨；T—三角骨

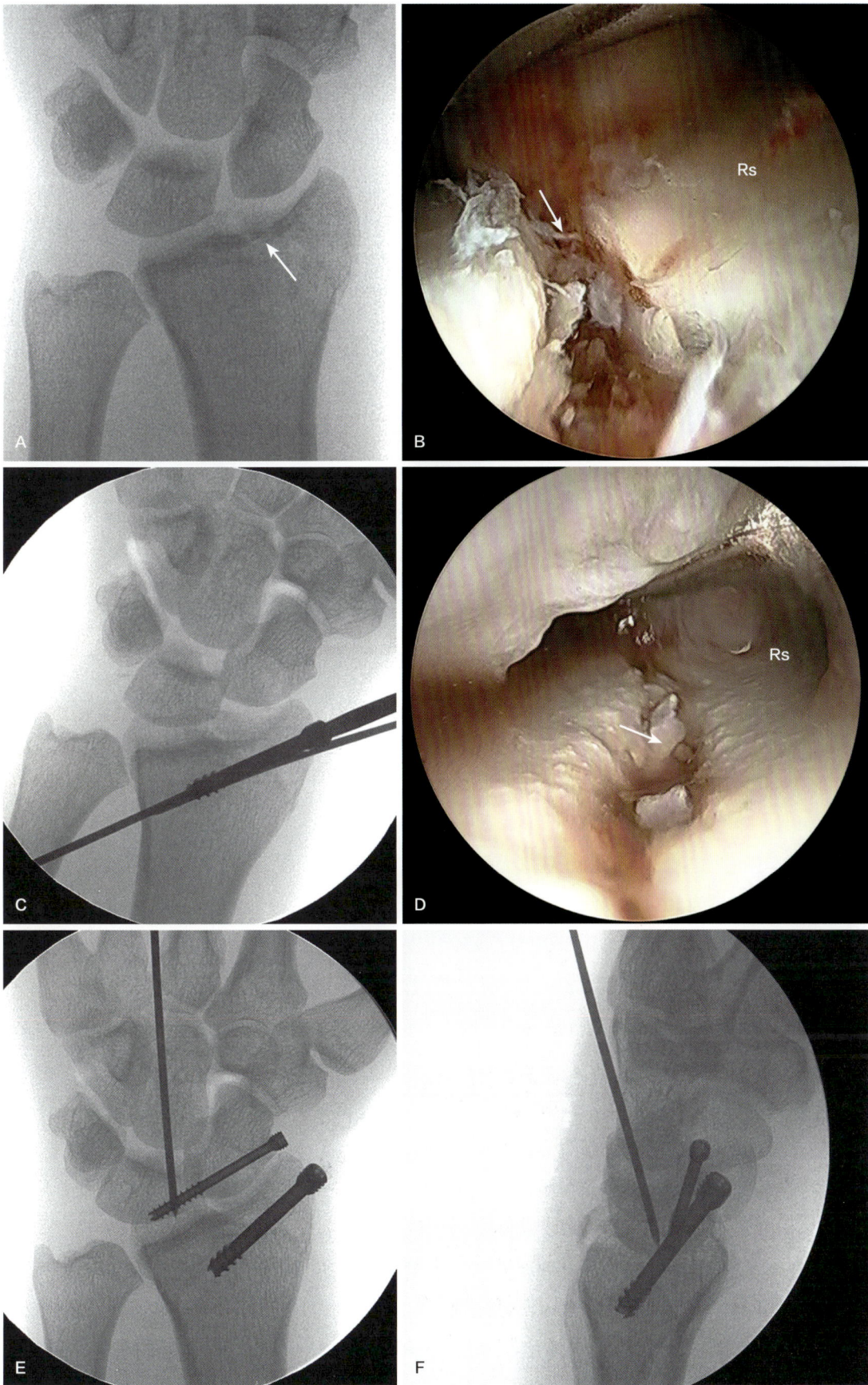

图 13.12 已复位的经桡骨茎突月骨周围背侧脱位。A.桡骨茎突骨折（箭头）。B.骨折间隙（箭头）。C.经皮螺钉内固定。D.经皮螺钉内固定后，间隙复位（箭头）。E、F.小切口修复舟月韧带后，舟月关节用螺钉固定，腕中关节用克氏针固定。Rs—桡骨茎突

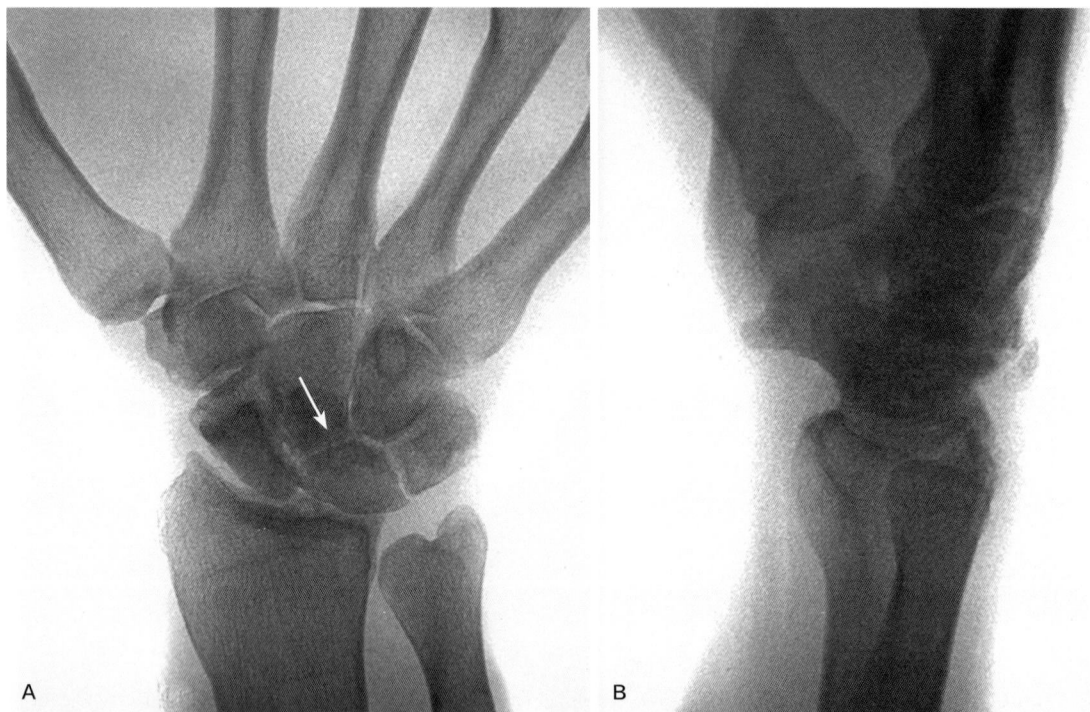

图 13.13 A、B. 36 岁男性患者，月骨周围脱位术后 17 年出现有症状的腕中关节炎（箭头），近排腕骨结构保持相对良好

3.9 天（范围为 1 ~ 20 天），其中 5 例为急性月骨周围背侧脱位，15 例为骨折合并脱位。在经舟骨损伤的病例中，舟骨愈合的平均时间为 14 周（范围为 9 ~ 21 周）。平均随访 31.2 个月（范围为 18 ~ 61 个月）后，腕关节可平均屈曲 51°（范围为 25° ~ 70°），背伸 53°（范围为 30° ~ 70°），桡偏 17°（范围为 10° ~ 26°），尺偏 30°（范围为 18° ~ 42°）。DASH 量表评分均值为 18 分（范围为 1 ~ 36 分），PRWE 量表评分均值为 30 分（范围为 5 ~ 52 分）。根据 MMWS 结果，优秀 3 例，良好 8 例，一般 7 例，差 2 例。6 例患者合并舟月韧带损伤（Geissler II / III 期）；3 例伴发其他部位骨折（尺骨鹰嘴、髋关节、髌骨 / 跟骨）；2 例经舟骨月骨周围损伤的患者出现骨折不愈合，其中 1 例行舟骨切除和腕中关节融合术。

Liu 等 [13] 分析了 24 名月骨周围背侧脱位或骨折合并脱位患者的资料，患者均接受了关节镜辅助复位和经皮内固定治疗。在 20 例舟骨骨折患者中，15 例为腰部骨折，5 例为近端 1/3 骨折，12 例为粉碎性骨折。平均随访时间为 14.8 个月（范围为 6 ~ 32 个月）。在末次评估中，所有患者均恢复并维持了正常的腕骨排列。其中 19 例舟骨骨折患者平均在 13 周（范围为 9 ~ 20 周）愈合。

平均屈腕 55°（范围为 35° ~ 75°），伸腕 57°（范围为 45° ~ 75°），握力 33 kg（范围为 8 ~ 48 kg）。MMWS 均值为 86 分（范围为 40 ~ 100 分），优秀 13 例，良好 6 例，一般 4 例，差 1 例。

Herzberg 等 [14] 采用关节镜辅助技术治疗了 27 例月骨周围损伤的患者，平均年龄为 33 岁（范围为 19 ~ 67 岁）。其中 11 例为经舟骨月骨周围背侧脱位，12 例为单纯韧带损伤性月骨周围背侧脱位，4 例为 PLIND。单纯韧带损伤性桡腕关节脱位属于 PLIND。共计 18 名患者完成临床与影像学复查，平均随访时间为 27 个月（范围为 8 ~ 79 个月）。其中 20 例患者进行了关节镜联合背侧小切口治疗，从 3-4 入路做 3 cm 长切口，用于舟骨骨折螺钉内固定或者舟月韧带锚钉修复以及关节囊固定。如有必要，桡月关节、月三角关节、舟月关节均可使用克氏针进行额外固定。在末次随访中，平均屈腕达 39°（范围为 15° ~ 70°），平均伸腕达 41°（范围为 10° ~ 60°），握力平均为 29 kg（范围为 12 ~ 55 kg），VAS 疼痛评分（满分为 100 分）均值为 18 分（范围为 0 ~ 50 分）。MMWS 平均为 71 分（范围为 50 ~ 90 分），共记录到良好 7 例，一般 6 例，差

5例。15例患者完成QuickDASH量表调查，平均得分为31分（范围为0～59分）。4例患者出现反射性交感神经营养不良。

参考文献

1. Johnson RP. The acutely injured wrist and its residuals. *Clin Orthop Relat R*. 1980:33-44.

2. Mayfield JK, Johnson RP, Kilcoyne RK. Carpal dislocations: pathomechanics and progressive perilunar instability. *J Hand Surg*. 1980;5:226-241.

3. Herzberg G. Perilunate injuries, not dislocated (PLIND). *J Wrist Surg*. 2013;2:337-345.

4. Bain GI, Pallapati S, Eng K. Translunate perilunate injuries-a spectrum of this uncommon injury. *J Wrist Surg*. 2013;2:63-68.

5. Herzberg G, Comtet JJ, Linscheid RL, Amadio PC, Cooney WP, Stalder J. Perilunate dislocations and fracture-dislocations: a multicenter study. *J Hand Surg*. 1993;18:768-779.

6. Enoki NR, Sheppard JE, Taljanovic MS. Transstyloid, translunate fracture-dislocation of the wrist: case report. *J Hand Surg Am*. 2008;33:1131-1134.

7. Sagini D, Gilula LA, Wollstein R. Transradial radial perilunate: a case report. *Am J Orthop*. 2011;40:E64-E66.

8. Suzuki T, Sato K, Nakamura T, Toyama Y, Ikegami H. Radial perilunate transstyloid transtriquetrum fracture dislocation: a case report. *J Hand Surg Am*. 2008;13:41-44.

9. Yamaguchi H, Takahara M. Transradial styloid, transtriquetral perilunate dislocation of the carpus with an associated fracture of the ulnar border of the distal radius. *J Orthop Trauma*. 1994;8:434-436.

10. Wong TC, Ip FK. Minimally invasive management of trans-scaphoid perilunate fracture-dislocations. *Hand Surg*. 2008; 13:159-165.

11. Chou YC, Hsu YH, Cheng CY, Wu CC. Percutaneous screw and axial Kirschner wire fixation for acute transscaphoid perilunate fracture dislocation. *J Hand Surg Am*. 2012;37:715-720.

12. Kim JP, Lee JS, Park MJ. Arthroscopic reduction and percutaneous fixation of perilunate dislocations and fracture-dislocations. *Arthroscopy*. 2012;28:196-203.e2.

13. Liu B, Chen SL, Zhu J, Wang ZX, Shen J. Arthroscopically assisted mini-invasive management of perilunate dislocations. *J Wrist Surg*. 2015;4:93-100.

14. Herzberg G, Burnier M, Marc A, Merlini L, Izem Y. The role of arthroscopy for treatment of perilunate injuries. *J Wrist Surg*. 2015;4:101-109.

第五篇 关节炎及退行性疾病

14

关节镜下腕关节囊松解术

病理机制

长期的炎症反应、创伤性腕关节损伤或手术后的过度成纤维反应均会导致关节纤维化，使关节活动范围进行性丧失。腕关节挛缩可以发生在任何类型的腕关节损伤后，但最常见的还是 DRF 后。腱鞘囊肿切除、腕关节脱位或骨折、腕关节手术史、反射性交感神经营养不良以及长时间的腕关节固定均可以导致腕关节活动范围减小。

体格检查

Palmer 等[1] 的生物力学研究表明，腕关节的功能活动度为掌屈 5°、背伸 30°、桡偏 15° 和尺偏 10°。腕关节正侧位 X 线检查可以评估关节面的情况，排除腕骨骨折不愈合或腕关节不稳定，CT 扫描可以发现有无关节台阶及间隙变化，MRI 扫描有助于评估腕骨间韧带的损伤或腕骨 AVN。

适应证

腕关节无法达到功能活动范围超过 6 个月，即使使用动态或静态渐进性支具治疗仍然失败的患者，可考虑行关节镜下腕关节囊松解术。掌侧关节囊松解术的风险较低，适用于需要改善腕关节背伸的病例，背侧关节囊松解术适用于需要改善腕关节掌屈的病例，但可能需要使用掌侧关节镜入路，技术上更有挑战性。

禁忌证

关节镜手术的一般禁忌证包括活动性感染、凝血功能障碍、神经血管损伤、扰乱解剖结构的严重肿胀、腕部软组织覆盖不足及无法承受麻醉。掌侧或背侧腕关节不稳定也是禁忌证，松解掌侧和（或）背侧外在韧带可能加重不稳定。同样，创伤后关节炎或 OA 会使治疗效果大打折扣。对于有腕骨尺侧移位风险的患者，如类风湿性关节炎和桡骨茎突切除术后[2] 的患者，应慎行桡舟头韧带、长桡月韧带及短桡月韧带切断术。

相对禁忌证包括术者不熟悉局部解剖和因桡骨远端畸形愈合而导致的骨解剖异常。患者因疼痛阈值低或心理障碍而不能适应术后动态 / 静态渐进性支具治疗也是相对禁忌证。

手术器械

一般可使用 2.7 mm 的 30° 的腕关节镜系统进行手术，腕关节间隙小的可使用 1.9 mm 的腕关节镜系统。3 mm 的关节镜探钩和 Freer 剥离子可以触碰关节内结构及松解粘连组织。牵引塔的应用大大方便了器械的置入。除抽吸钳、关节镜直刀和弯刀，还需要刨削器械来进行关节内清创。有时需使用某些类型的射频器械来松解粘连组织。

手术技术

桡腕关节

掌侧关节囊松解术

手术需在止血带控制下进行，建立 3-4 入路、4-5 入路，一般镜头作为入水口，6R 入路作为出水口，关节内粘连阻塞出入水时，出入水口可以相互交换。用 22G 针确定桡腕关节间隙并注入生理盐水以扩张关节间隙，由于关节挛缩，一般只能注入少量生理盐水，也可以应用干性关节镜技术。对于严重关节纤维化的病例，可以先用钝性套杆和套管置入 3-4 入路，用清扫模式清理出关节镜和器械的通道。清除关节内粘连组织是一项烦琐的工作，但对于充分暴露关节囊韧带是必要的（图 14.1）。

腕中关节镜检查可评估舟月关节和月三角关节。是否存在腕关节动态不稳定决定了是松解掌侧还是背侧韧带。

使用抽吸钳和全半径切除刀清除掌侧关节囊粘连组织，直到桡舟头韧带、长桡月韧带、桡舟月韧带和短桡月韧带清晰可见。以 3-4 入路作为观察入路，关节镜刀在套管的保护下自 4-5 入路置入（图 14.2）。使用保护套管可以避免在插拔刀的过程中伤及伸肌腱。应随时注意刀尖的位置，防止医源性关节囊穿孔或软骨损伤。轻柔切断桡舟头韧带至暴露掌侧关节囊的脂肪和（或）FCR 肌腱。Verhellen 和 Bain[3] 的解剖学和 MRI 研究表明，桡动脉是距离关节囊最近的结构，平均距离为 5.2 mm；其次是尺神经，平均距离为 6.7 mm，再次是正中神经，平均距离为 6.9 mm[4]。由于桡腕关节瘢痕组织会限制器械操作和阻碍视野，松解 ULL 和 UTL 通常需要建立 6R 入路。6U 入路可用于器械之间相互交换。如果存在月三角韧带损伤，则不能松解 ULL 和 UTL，有生物力学研究证明，月三角韧带及 ULL、UTL 损伤结合在一起会导致 VISI，尤其是在同时松解 DRCL 时。

背侧关节囊松解术

建立 VR 入路，1-2 入路也可作为辅助入路。如果需要同时松解掌侧和背侧的关节囊，建议首先松解背侧关节囊，因为松解掌侧关节囊后 VR 入路的建立会更加

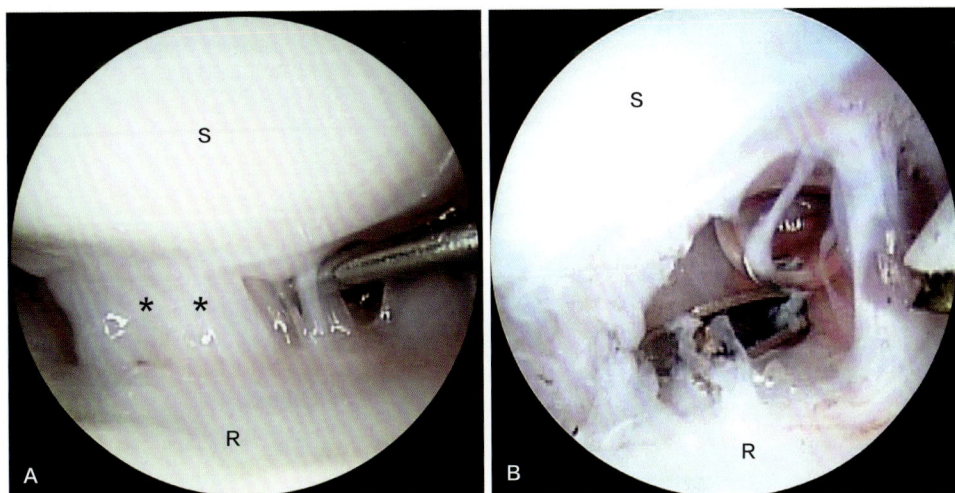

图 14.1 腕关节纤维粘连。A. 自 3-4 入路看到舟骨（S）与桡骨（R）之间的桡腕关节粘连组织（星号）阻碍暴露，观察掌侧桡腕关节韧带。B. 在覆盖关节间隙的紧密粘连的瘢痕组织中清理出通路

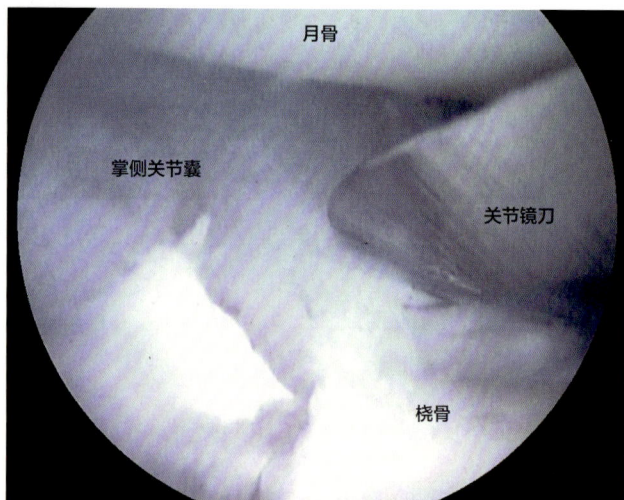

图14.2 掌侧关节囊松解术。以3-4入路作为观察入路，自4-5入路置入关节镜刀

的伸展的关节活动度。如果需要松解尺背侧关节囊，需要建立 VU 入路或自 6U 入路显露关节囊，通过 4-5 入路和 6R 入路清除粘连组织，并以类似的方式松解关节囊。

腕中关节

如果松解桡腕关节后，腕关节的活动度无明显改善，则应行腕中关节镜松解。建立 MCR 入路和 MCU 入路；STT-U 入路，TH 入路和 VRM 入路也可以作为辅助入路。头状骨近端和钩骨的软骨变性及滑膜炎都是比较常见的。粘连松解的方法与桡腕关节相似，但不切断任何韧带结构。

下尺桡关节

只有在乙状切迹和尺骨头之间的关节软骨状态良好的情况下才能进行下尺桡关节的关节囊松解术（图14.4），手术适应证非常严格，操作也比较困难。手术需要使用 VDRU 入路、下尺桡关节近侧（PDRUJ）入路、下尺桡关节远侧（DDRUJ）入路及 DF 入路（图14.5）。关节内常因纤维化而模糊不清，需要通过液体灌注扩大关节间隙。首先，从 PDRUJ 入路背侧置入钝头套杆，钝性清理出操作通路；然后更换为关节镜镜头，从 DDRUJ 入路置入关节镜探钩，从 VDRU 入路置入全半径切除刀清除粘连组织。所有入路都可

困难。在腕横纹近端做 2 cm 的纵向切口，显露并打开 FCR 腱鞘，将 FCR 肌腱向尺侧牵开。用 22G 针确定桡腕关节间隙，注入生理盐水以扩张关节腔。自 FCR 腱鞘基底置入钝性套杆和套管，腱鞘深层是桡舟头韧带和长桡月韧带之间的韧带间沟。钝性套杆再次以清扫模式为关节镜清理通道。探钩自 3-4 入路置入关节，抽吸钳和全半径切除刀与探钩互换，或通过 1/2 入路置入，清除关节内粘连组织，直到暴露背侧关节囊。在 VR 入路直视下，关节镜刀在套管的保护下自 3-4 入路置入（图14.3），轻柔切断背侧关节囊和 DRCL 至暴露背侧关节囊的脂肪和（或）伸肌腱。将肢体脱离牵引，评估获得

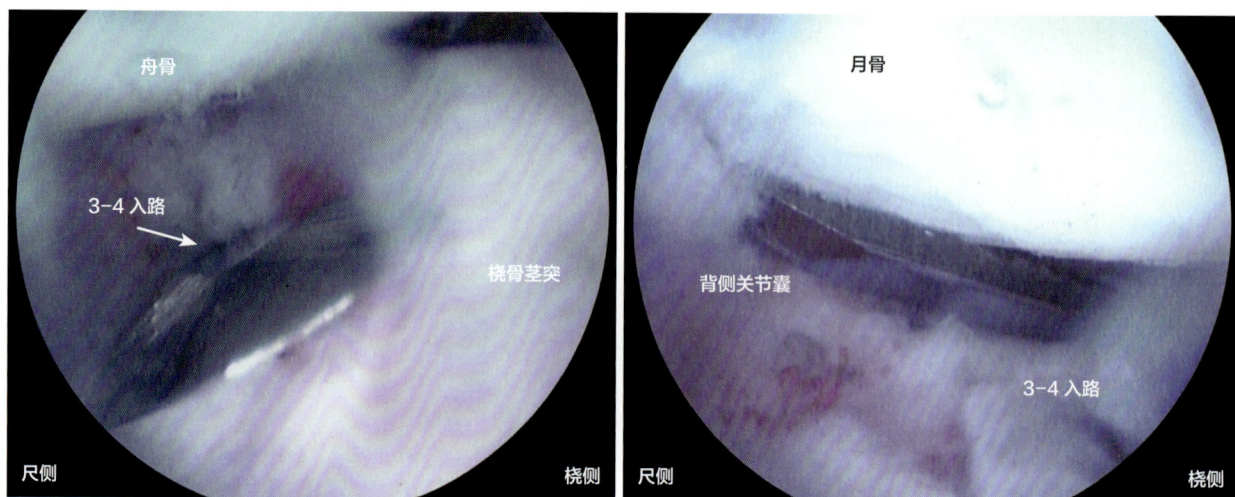

图14.3 背侧关节囊松解术。A. 以 VR 入路作为观察入路，自 3-4 入路置入关节镜刀。B. 关节镜刀向尺侧以清扫方式切开背侧关节囊

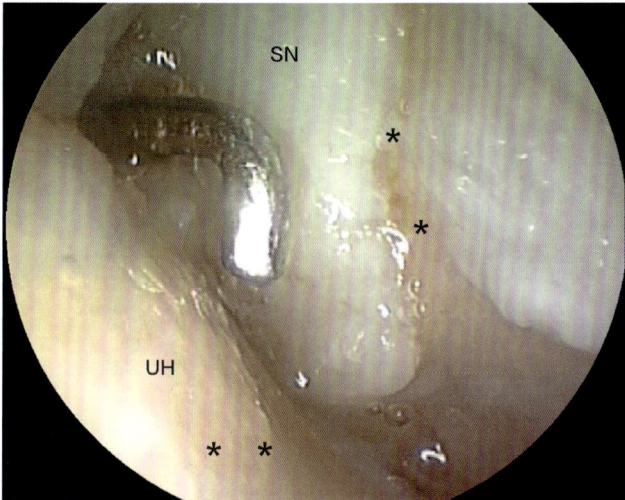

图 14.4 自下尺桡关节远侧（DDRUJ）入路观察尺骨头（UH）和乙状切迹（SN）。探针自 VDRU 入路置入，注意关节邻侧的软骨缺损（星号）

以交换使用。清除尺骨头和乙状切迹之间的粘连组织后，可以松解挛缩的掌侧和（或）背侧下尺桡关节的关节囊。腕关节旋前小于 50° 时，可以松解背侧关节囊；当旋转度小于 50° 时，可以松解掌侧关节囊。[5] 如果存在下尺桡关节不稳定，切除背侧和掌侧关节囊为禁忌证。Watanabe 等 [4] 在尸体标本试验中证明，在极度旋前位时单纯切除 DDRUJ 关节囊即可以造成下尺桡关节掌侧不稳定，而在极度旋后位时单纯切除掌侧关节囊，可造成下尺桡关节背侧不稳定。

随后，松解 TFCC 和尺骨头之间的粘连组织，注意不要损伤背侧桡尺韧带的附着。

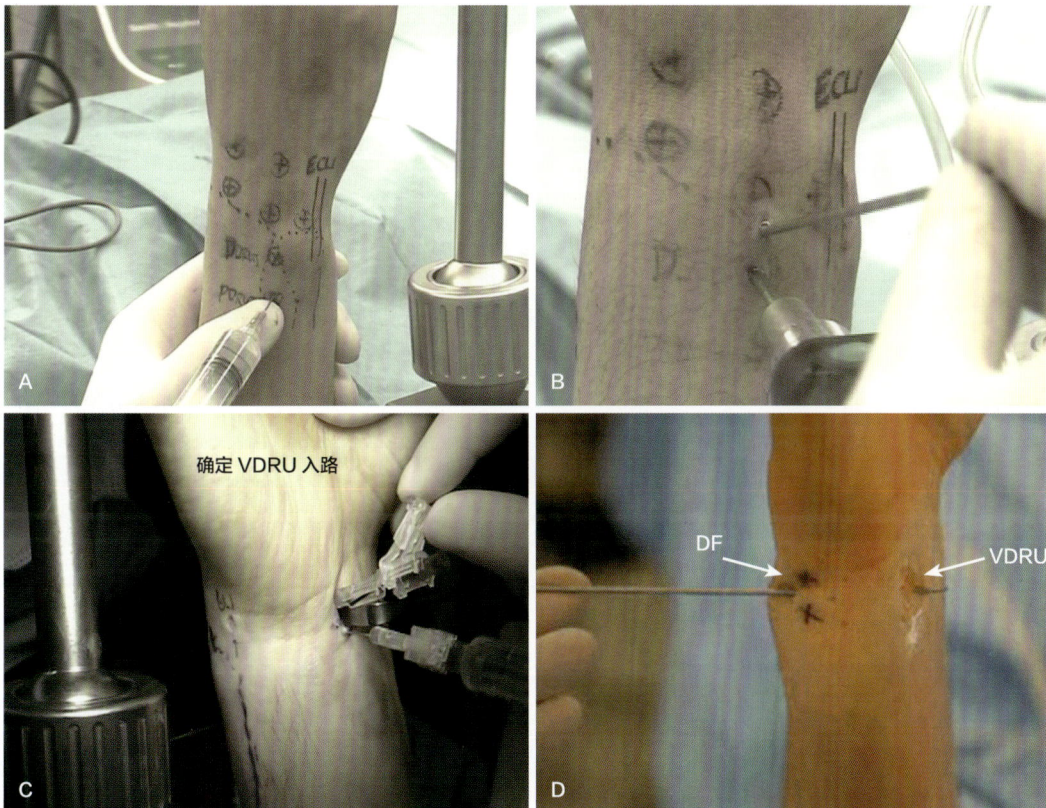

图 14.5 A. 下尺桡关节远侧入路的表面解剖。B. 关节镜镜头自近端下尺桡关节远侧入路置入，关节镜探钩自下尺桡关节远侧入路置入。C. VDRU 入路用 22G 针定位，并注射生理盐水，第 2 枚针在 VU 入路以供参考。D. 探钩自 DF 入路置入，自 VDRU 入路穿出

术后处理

术后出血可能很快发生，加压包扎可以减少术后血肿的发生。

肘下掌侧支具固定可以减轻术后疼痛。

出血较多者可以置入负压引流，保留 24 ~ 48 小时。

术后即可进行手指的活动，术后第 1 周可以在保护下开始腕关节活动，在患者舒适度允许的情况下即可借助动态和（或）静态渐进式腕关节屈曲和（或）伸展支具进行功能锻炼，以保持手术中获得的腕关节活动范围。

并发症

并发症主要与术中判断和手术技术有关，包括松解背侧关节囊时损伤伸肌腱，松解掌侧关节时损伤屈肌腱；过度切除强韧的掌侧桡腕韧带和尺腕韧带，可能导致腕关节脱位或向尺侧移位；松解 DRCL 会加重之前已经存在的或动态的腕关节不稳定；松解时穿透关节囊可导致桡动脉破裂，增加尺神经或正中神经损伤的风险。

结果

目前鲜有关于关节镜下关节囊挛缩松解术的报道，文献大多与创伤后关节纤维化有关。Osterman 等报道了他们治疗 20 例患者的经验，术前腕关节平均掌屈 9°、背伸 15°，术后平均随访 32 个月，掌屈增加至 42°、背伸增加至 58°（Osterman AL，Culp RW，Bednar JL，American Society for Surgery of the Hand Annual meeting，Boston，MA September 2000）。Verhellen 和 Bain[3] 报道了 5 例患者进行了桡舟头韧带、长桡月韧带和短桡月韧带的松解，保留了 ULL 和 UTL，平均随访 6 个月，术前腕关节活动度为掌屈平均 17°、背伸平均 10°，术后分别改善至 47° 和 50°。Hattori 等 [6] 回顾性分析了 11 例创伤后进行关节镜下松解的患者资料，其中 9 例关节内存在单一的膜性粘连结构，将关节腔完全分离，术前腕关节平均掌屈 29°、背伸 47°，术后分别增加至 42° 和 56°。Luchetti 等 [7] 报道了 28 例 DRF 后关节纤维化病例的结果，根据纤维化部位选用桡腕关节、腕中关节、下尺桡关节入路，平均随访 28 个月，腕关节掌屈 / 背伸的范围由平均 84° 增加到 99°，旋前 / 旋后的范围由平均 144° 增加到 159°。

参考文献

1. Palmer AK, Werner FW, Murphy D, et al. Functional wrist motion: a biomechanical study. *J Hand Surg* . 1985；10：39 - 46.

2. Nakamura T, Cooney WP 3rd, Lui WH, et al. Radial styloidectomy: a biomechanical study on stability of the wrist joint *J Hand Surg*. 2001；26：85 - 93.

3. Verhellen R, Bain GI. Arthroscopic capsular release for contracture of the wrist: a new technique. *Arthroscopy*. 2000；16：106 - 110.

4. Watanabe H, Berger RA, An KN, et al. Stability of the distal radioulnar joint contributed by the joint capsule. *J Hand Surg*. 2004；29：1114 - 1120.

5. Kleinman WB, Graham TJ. The distal radioulnar joint capsule: clinical anatomy and role in posttraumatic limitation of forearm rotation. *J Hand Surg*. 1998；23：588 - 599.

6. Hattori Y, Doi K, Estrella EP, et al. Arthroscopically assisted reduction with volar plating or external fixation for displaced intraarticular fractures of the distal radius in the elderly patients. *Hand Surg*. 2007；12：1 - 12.

7. Luchetti R, Atzei A, Fairplay T. Arthroscopic wrist arthrolysis after wrist fracture. *Arthroscopy*. 2007；23：255 - 260.

15

关节镜技术在关节炎性疾病诊治中的应用

病理生理

炎性关节炎是进行滑膜活检术和滑膜清理术最常见的适应证。滑膜清理术对一些骨性关节炎的病因诊断也有帮助。已有报道发现焦磷酸钙沉积症与慢性舟月分离[1]和舟大多角骨骨性关节炎[2]之间存在影像学联系（图 15.1），但它们之间的因果关系尚未完全明了。最近的一项报道提出痛风与舟月韧带和月三角韧带的病理学改变相关。Wilczynski 等[3]报道了 7 例诊断为痛风和非创伤性腕关节病的患者的关节镜下表现：7 例患者均有弥漫性滑膜炎表现，结晶体沉积于全桡腕关节（4 例患者的尿酸盐结晶组织学染色呈阳性），舟月韧带和月三角韧带可见局灶性的结晶体沉积，但未沉积于 TFCC上。7 例患者中，除了 6 例有早期 SLAC 腕表现外，6 例有舟月韧带断裂、5 例有月三角韧带断裂表现。

滑膜活检术

适应证

关节镜下滑膜活检术可用于炎性关节炎、痛风、结节病和肉芽肿性感染等关节炎性疾病的辅助诊断，同时对类风湿性关节炎患者的炎症反应的定量分析和预后判断也很有帮助。

禁忌证

凝血功能障碍是镜下滑膜活检术的相对禁忌证。

结果

Kraan 等用关节镜对 9 名类风湿性关节炎患者的膝关节、腕关节或掌指关节进行滑膜活检术，证实一个关节的炎症状态通常可代表所有关节的炎症状态，所以可以采集同一关节（大小关节均可）的系列样本来评估抗风湿疗法的效果。他们对采集的一系列组织样本进行免疫组化染色，检测巨噬细胞、T 细胞、浆细胞、成纤维细胞样滑膜细胞、白细胞介素 -6（interleukin-6，IL-6）的表达，发现上述标志阳性的细胞平均计数在膝关节组和小关节组（腕关节或掌指关节）间没有显著差异，但发现巨噬细胞、T 细胞和浆细胞的数量与IL-6 的表达有统计学相关性。[4] 在技术细节方面，相比刨削器和关节镜手术刀，用抓钳获取组织样本是最有效的方式。

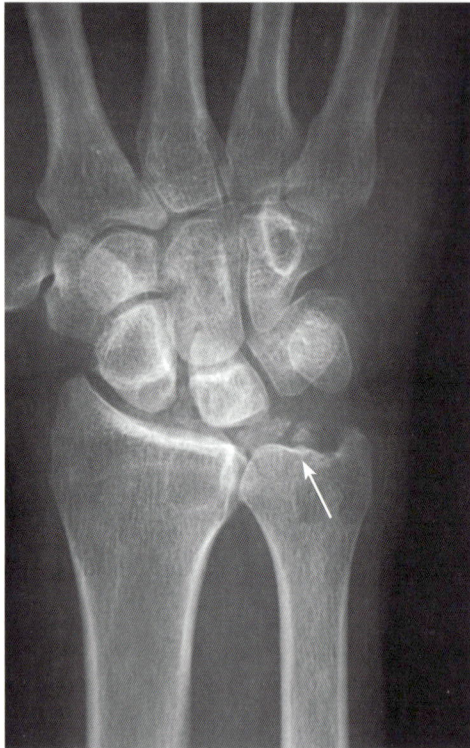

图 15.1 焦磷酸钙沉积症与慢性舟月分离。可见腕关节内软骨有钙质沉着影（箭头）、舟月间隙增宽以及由于舟骨屈曲呈现出的舟骨皮质环征

滑膜清理术

适应证

关节镜下滑膜清理术适用于经过 3～6 个月的正规保守治疗失败，且腕关节稳定、关节软骨面良好的类风湿性关节炎患者（图 15.2），也适用于青少年类风湿性关节炎、系统性红斑狼疮和感染后关节炎患者。关节正侧位 X 线检查可筛查关节 AVN，但 MRI 更准确。

禁忌证

与滑膜活检术相似，任何接受抗凝治疗或有出凝血功能障碍的患者都应该谨慎地进行滑膜清理术，而银屑病性关节病患者则不推荐使用。禁忌证还包括接受过 Sauve-Kapandji 术、Darrach 术或伸肌腱鞘切除术等手术的患者，以及伴有畸形的晚期关节炎患者。

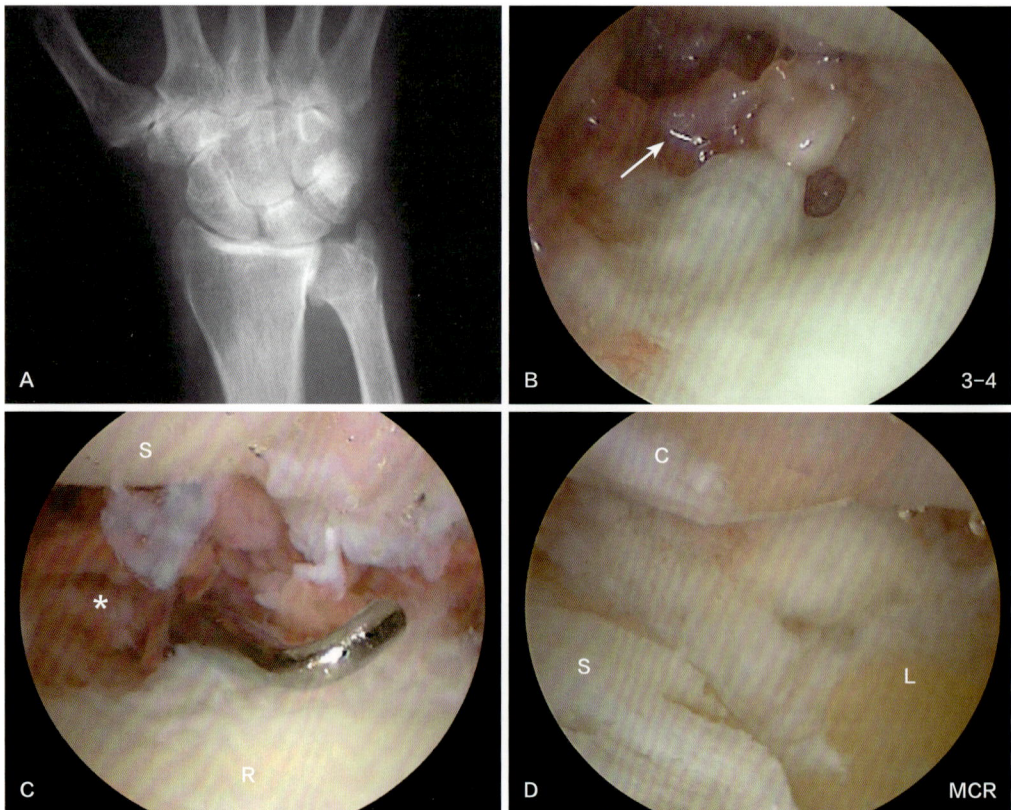

图 15.2 关节镜下滑膜清理术。A. 一位 67 岁男性类风湿性关节炎患者的正位 X 线片，可见桡腕关节、腕中关节和下尺桡关节的广泛关节间隙狭窄。B. 从 3-4 入路观察到充血增生的滑膜（箭头）覆盖了尺侧关节囊。C. 掌侧增生滑膜（星号）。D. 腕中关节见广泛的头状骨（C）、舟骨（S）和月骨（L）的关节软骨丢失。R—桡骨

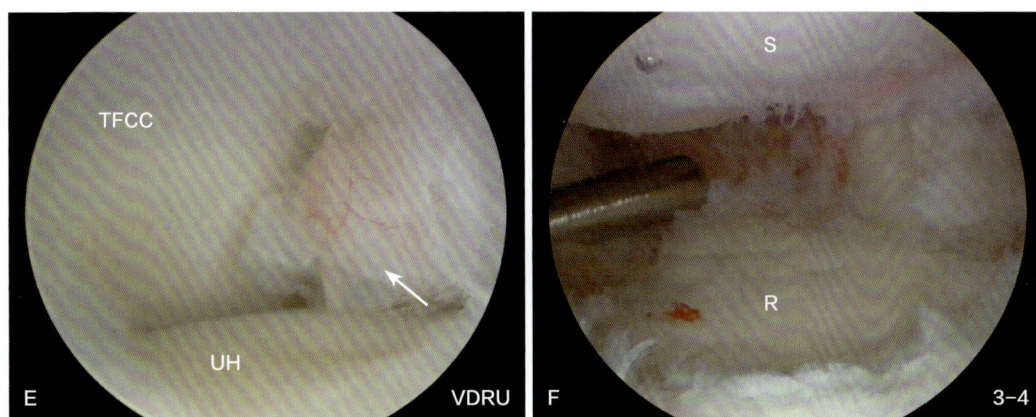

图 15.2 续 E. 下尺桡关节内可见相对稀少的滑膜（箭头）。F. 滑膜清理术后可见尺侧关节囊，刨削器位于 4-5 入路。TFCC—三角纤维软骨盘的下表面；UH—尺骨头；VDRU—下尺桡关节桡掌侧入路

手术技术

从桡侧开始，用 3.5 mm 刨削器和热射频头对整个腕关节进行系统的滑膜清理，关节镜入路如第一章所述。镜头和操作器械可交替通过 3-4 入路、4-5 入路和 VR 入路进入桡腕关节清理，尺腕关节可通过 4-5 入路、6R 入路和 VU 入路进行清理，腕中关节可通过 MCR 入路、MCU 入路和 STT 入路进行清理。清理下尺桡关节时可将镜头置于 VDRU 入路、操作器械可置于下尺桡关节远侧（DDRU）入路，有时下尺桡关节还可通过 TFCC 的中央撕裂口进行清理。术后应进行早期活动以减少关节粘连。

结果

基于对小样本的经验总结，对银屑病性关节病患者进行关节镜下滑膜清理术的结果不佳，Adolfsson 反对进行此类患者的滑膜清理。[5] 他发现银屑病性关节病患者的关节滑膜炎表现并不明显，并且关节有僵硬的趋势，对 18 例患者术后 12 ~ 15 年的随访显示，在接受滑膜清理术后，这些患者大部分获得了较长时间的舒适期，仅有 1 例患者需要再次手术。[6]

Kim 等 [7] 研究了 20 例腕部慢性单关节未分化性关节炎患者进行镜下滑膜清理术后的临床效果，这批患者对 NSAID 药物治疗无反应，术前症状平均持续时间为 4.3 个月（范围为 3 ~ 7 个月），术后平均随访时间为 51.8 个月（范围为 24 ~ 94 个月）。术后有 9 例患者的滑膜炎症状

得到了早期缓解，11 例因滑膜炎症状未受控制而接受了抗风湿药物治疗。他们还报道了 49 例风湿性关节炎患者的 56 例腕关节接受关节镜下滑膜清理术后的长期随访结果 [8]，其中 33 例患者（39 例腕关节）通过门诊完成随访，16 例（17 例腕关节）通过电话完成随访。在平均 7.9 年（范围为 5 ~ 12 年）的随访中，VAS 评分从 6.3 分（范围为 3 ~ 9.5 分）下降到 1.7 分（范围为 0 ~ 8 分）（$P < 0.001$），MMWS 平均从 48 分（范围为 5 ~ 70 分）提高到 76 分（范围为 55 ~ 100 分）（$P < 0.001$），7 例腕关节（18%）表现为优秀，10 例腕关节（26%）表现为良好，21 例腕关节（54%）表现为一般，1 例腕关节（3%）表现为较差。术前平均腕关节背伸 46°（范围为 10° ~ 80°）、平均屈曲 42°（范围为 5° ~ 80°），术后平均背伸 51°（范围为 10° ~ 80°）、平均屈曲 44°（范围为 5° ~ 80°）。18 例腕关节无复发性滑膜炎，24 例腕关节有短暂的间歇性痛性肿胀，11 例腕关节有长时间的痛性肿胀，3 例腕关节无明显改善。平均 Larsen 评分从 2.2 分改善到 3.3 分。术前变量分析显示，性别、年龄、腕部症状持续时间、术前血清学炎性标志物和 Larsen 分期等因素，均对临床结果没有明显影响。

钩骨近极关节病

钩骨近极是腕部关节病的常见发生部位，会出现关节面软骨侵蚀。基于月骨远端是否存在独立的与钩骨相关节的面，Viegas 等 [9] 描述了 2 种月骨的外貌类型：Ⅰ 型月骨（无与钩骨相关节面）在 34.5% 的解剖标本中

可见；Ⅱ型月骨（有与钩骨相关节面）则占 65.5%。Ⅱ型月骨组中有 44.4% 发生钩骨近极明显的软骨侵蚀，而Ⅰ型月骨组中则没有（图 15.3）。[10] 上述软骨侵蚀在 X 线片上无法发现。Dautel 和 Merle[11] 对 78 例患者进行了关节镜检查，发现 35 例为Ⅰ型月骨，43 例（55.1%）为Ⅱ型月骨，腕中关节尺侧部位的软骨缺陷和（或）关节炎病变存在于 22.8% 的Ⅰ型月骨病例中，而在Ⅱ型月骨病例中的发生率为 30.2%。Ⅰ型月骨病例中的腕中关节软骨损伤往往与其他韧带和（或）骨软骨损伤并存，而在Ⅱ型月骨病例中，此软骨损伤可单独发生。Harley 等注意到钩骨关节病和月三角韧带撕裂有很强的相关性，并用首字母缩写词 "HALT" 来描述伴发月三角韧带撕裂的钩骨关节病。在一项生物力学研究中，他们发现切除 2.4 mm 的钩骨近极可完全卸除钩月关节承担的力量。[12]

关节镜下钩骨近极切除术的适应证

对经过充分保守治疗失败的持续性腕尺侧疼痛的患者，关节镜下钩骨近极切除术是可行的，这类患者可出现 TFCC 远端压痛、肿胀以及腕关节背伸、尺偏痛。平片对诊断的灵敏度较低，因为依靠病史和体格检查不能完全明确诊断，所以建议行 MRI 检查，软骨敏感序列可发现钩骨近极的软骨缺损，更严重的病例可表现出钩骨水肿。在关节镜检查时往往可偶然发现月骨的双关节面，也可发现伴发其他腕尺侧病变的不同程度的钩骨软骨软化症，通常这类情况不会出现明显的临床症状，所以除非患者有尺侧痛和压痛，否则不

建议行关节镜下钩骨近极切除术。

禁忌证

炎性关节炎或累及腕关节的自身免疫性疾病是禁忌证。对于软骨损伤病例，尚无钩骨近极切除术与软骨下钻孔或局灶性软骨软化症等非手术治疗方法之间的比较研究资料。对于腕中关节退行性关节炎和（或）骨间韧带撕裂的患者，钩骨近极切除术效果不佳，可能更适合进行腕关节部分融合术或近端腕骨切除术。

手术技术

在关节镜检查中，可发现从纤维化到软骨下骨暴露的不同级别的软骨损伤（图 15.4）。不能遗漏月三角关节的检查，并对所有撕裂韧带进行清创。关节镜置于 MCR 入路，使用 2.7 mm 刨削器清除残留软骨，暴露钩骨的软骨下骨皮质后，用磨头切除 2 ~ 4 mm 的钩骨近极。另外，TH 入路可作为镜头和操作器械交替使用的入路，此入路可进入从三角钩关节尺侧到尺侧腕伸肌腱间的腕中关节，该入路位于 MCU 入路的尺远侧。通常有必要通过 MCU 入路来观察切除范围，并通过 X 线透视证实。术后应立即开始保护性运动锻炼。

结果

Thurston 和 Stanley[13] 描述了 4 例因钩月撞击导致的软骨软化后腕尺侧疼痛的患者，改良的 Lichtman 试验可重现此种疼痛，关节镜检查可确诊。4 例患者均对钩骨头切除术反应良好。Harley 等 [12] 对 21 例患者进行

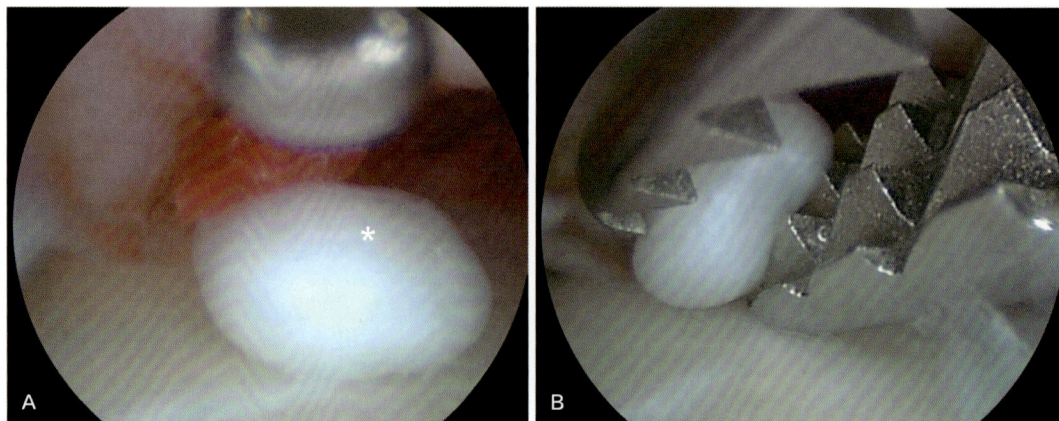

图 15.3 A. 桡腕关节内游离体（星号）。B. 用关节镜钳取出游离体

了手术，术后平均随访 4.7 年，18 例患者的 MMWS 结果为优秀或良好、1 例一般、2 例差。其中所有 14 例单纯性 HALT 疾病的患者在接受钩骨近极切除术后得到优秀或良好的结果；6 例无 TFCC 穿孔、月三角韧带撕裂和腕中关节滑膜炎的患者中，4 例取得了优秀或良好的结果；2 例存在月三角韧带、TFCC 和舟月韧带撕裂的患者中，只有 1 例取得了优秀或良好结果；而存在持续性桡腕关节炎（桡骨远端舟、月关节面）的患者均未达到优秀或良好的结果。

关节软骨损伤

关节软骨损伤及关节镜应用的适应证

关节软骨损伤是腕部疼痛的常见原因，可由创伤后骨软骨骨折、慢性腕关节不稳定或摩擦引起。游离体常由 OA 引起，但也可能与 AVN、原发性滑膜软骨瘤病或创伤有关。游离体可引起关节疼痛和锁定，关节镜下取出后症状会缓解（图 15.4）。[14] 关节软骨缺损在术前影像学检查中难以发现，关节镜是最佳的发现手段（图 15.5）。Culp 等[15] 提出了针对关节软骨损伤的一种改良的 Outerbridge 分级法，Ⅰ 级为透明软骨表面软化，Ⅱ 级为软骨面纤维化和出现裂隙，Ⅲ 级为纤维化软骨面存在不同深度的缺损，Ⅳ 级为直至骨面的关节软骨全层缺损。Ⅰ ~ Ⅲ 级病变可采用清创术和局部的滑膜清理术治疗，局灶性 Ⅳ 级病变可采用磨削软骨成形术和软骨下钻孔术治疗。

禁忌证

广泛的软骨缺损是镜下手术禁忌证。

手术技术

局灶性软骨损伤确定后，可用 0.62 mm 的克氏针或小磨头在软骨下骨板上以 1 ~ 2 mm 间距钻孔（图 15.6），软骨下骨上钻孔后产生的血凝块可转化为纤维化软骨组织。用刨削器和小型关节镜刀将局灶性软骨缺损清创至正常软骨边缘。术后应早期活动以减少关节粘连。

结果

Koh 等[14] 报道了 707 例接受关节镜手术的患者中有 10 例存在关节游离体，其中男性 8 名、女性 2 名，平均年龄为 28 岁（范围为 16 ~ 67 岁）。这些患者的主诉主要为手腕疼痛。5 例游离体位于桡腕关节，行关节镜下取出术；另 5 例游离体位于下尺桡关节，需要行关节切开术才能取出。游离体取出后，所有病例的疼痛均得到缓解，无任何手术并发症。

Bain 和 Roth[16] 对原发性软骨缺损患者进行了关节镜下清创，83% 的患者术后病情得到改善。Roth 和 Poehling[17] 对Ⅰ度软骨缺损患者进行了关节镜下清创，同样也有 83% 的患者的病情得到改善。Whipple[18] 指出，如果软骨缺损小于 5 mm，进行磨削软骨成形术可很好缓解症状。Ho 等[19] 报道了一种关节镜下自体骨软骨移植的新技术，他们从膝关节取下骨软骨移植到桡骨远端关

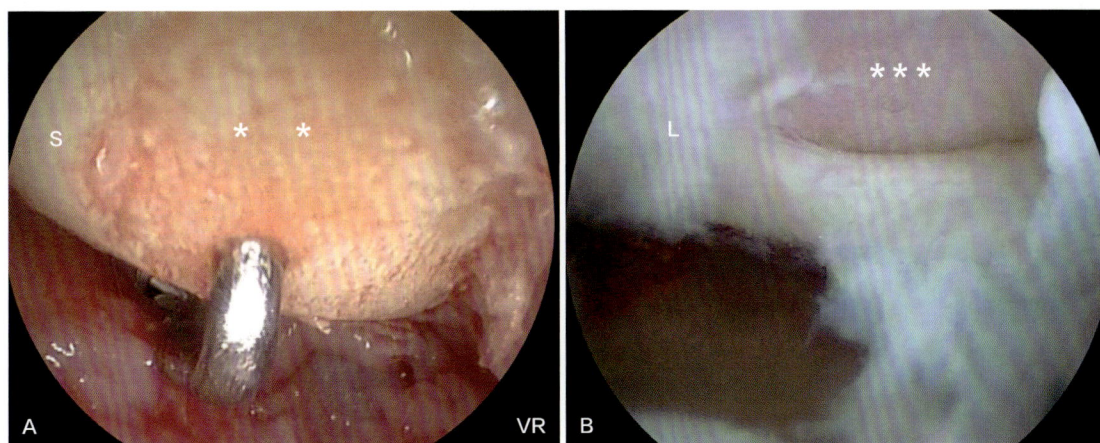

图 15.4 A. 桡掌侧（VR）入路见舟骨（S）掌侧面的关节软骨纤维化（星号）。B. 背侧月骨（L）全层关节软骨掀起后暴露出软骨下骨（星号）

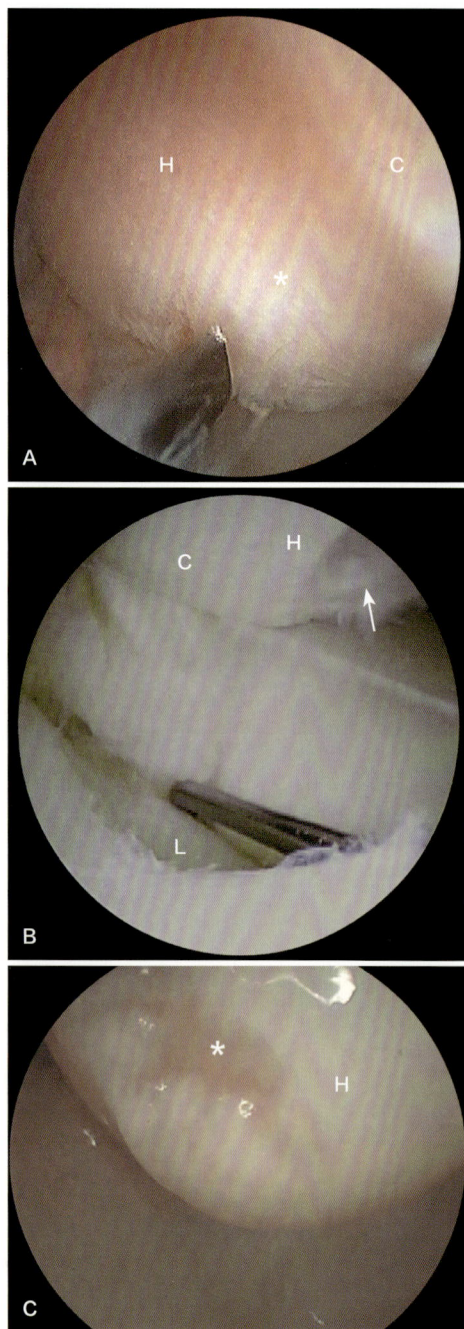

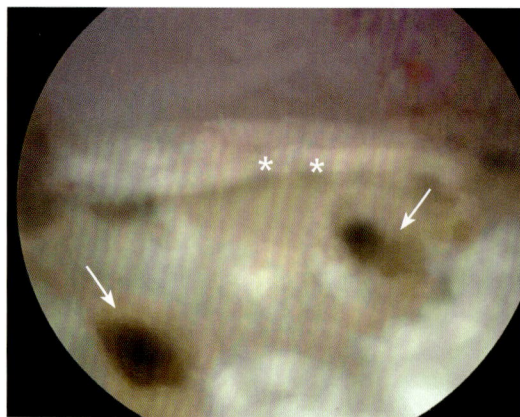

图 15.6 月骨远端的软骨缺失予以钻孔处理（箭头）

OATS）中的 6 mm 环钻去除骨软骨病灶，然后从股骨外侧髁获取骨软骨移植物，在关节镜直视下植入腕关节。3 例患者植入了直径 6 mm 的单块骨软骨移植物，1 例患者植入了 2 块移植物。CT 和 MRI 显示移植的骨软骨块于术后 3 ~ 4 个月与受区融合，术后平均随访 48.5 个月（范围为 24 ~ 68 个月），腕关节功能评分从术前的 27.5 分提高到术后的 39 分（总分为 40 分），且无关节疼痛，握力从健侧的 62.6% 提高到 98.2%，关节活动度从 115.5° 提高至 131.3°，X 线检查显示腕关节间隙保留良好。这项技术也可应用到开放手术中。Mall 等[20] 报道了 1 例 18 岁女性 DRF 患者，其月骨面的关节软骨缺损对关节镜下微骨折治疗无反应，关节症状一直存在，于是他们将 1 块骨软骨栓植入了月骨关节面的软骨缺损处，术后 34 个月患者的 VAS 评分由术前的 7 分改善至术后的 0.5 分，术后 DASH 评分为 0 分，患者的关节症状消失，腕部活动满意，无机械性症状。磁共振关节造影显示，自体骨软骨移植物在关节内的位置极好。

化脓性关节炎

开放的关节镜辅助冲洗和清创是化脓性腕关节炎的标准治疗方法，但通过相对微创的关节镜下清创也可获得同样的结果。

Sammer 和 Shin[21] 回顾性分析了 36 例（40 例腕关节）接受外科处理 10 年以上的化脓性关节炎患者的资料：17 例患者的共 19 例腕关节接受了开放冲洗和清创术，其中 11 例腕关节接受了重复手术；19 例患者的共 21 例

图 15.5 钩骨关节病。A.钩骨近极软骨软化（星号）。B.更严重的钩骨近极的软骨缺损（箭头）和 II 型月骨。C. 钩骨近极完全的软骨缺失及暴露的软骨下骨（星号）。C—头状骨；H—钩骨；L—月骨节面。4 例（范围为 24 ~ 41 岁）创伤后桡骨远端背侧月骨窝骨软骨缺损的患者接受了此项手术，术前症状平均持续时间为 28.3 个月（范围为 11 ~ 71 个月）。将关节镜置于 3-4 入路，清除背侧月骨窝上方的炎性滑膜后显露其下的骨软骨病灶。3 例病灶位于月骨窝背侧，大小分别为 6 mm×8 mm、4 mm×8 mm 和 4 mm×6 mm，1 例病灶由月骨窝背侧延伸至月骨窝中心，大小为 8 mm×10 mm。使用骨关节移植系统（osteoarticular transfer system，

腕关节最初接受了关节镜治疗，其中 8 例腕关节进行了重复手术。然而，当分析仅患孤立性化脓性腕关节炎的患者资料时，在开放手术组共 8 例腕关节中只有 1 例腕关节通过一次手术治愈，而在关节镜处理组中，所有 8 例腕关节都成功地仅通过一次镜下冲洗和清创手术治愈（$P = 0.001$）。在平均住院时间上，开放手术组为 16 天，而关节镜组仅为 6 天（$P = 0.04$）。他们的结论是，关节镜冲洗和清创是治疗孤立性化脓性腕关节炎的有效方法，但这些益处在多部位感染的患者中表现并不明显。

Hariri 等[22]治疗了 9 例炎性或退行性关节炎的患者。所有患者接受了急诊桡腕关节穿刺、关节镜下探查术、关节内灌洗术以及桡腕关节和腕中关节滑膜清理术，其中 3 例关节液清亮、3 例关节液浑浊、3 例为脓性关节液。9 例中有 4 例的关节液革兰染色和细菌培养显示阳性。术前平均疼痛评分为 5.3 分（总分为 10 分），最后一次随访时为 2 分（总分为 10 分）；患侧平均握力为 23.3 kg，健侧平均握力为 33.5 kg；患侧腕关节平均屈曲度为 55°，平均背伸度为 52°，而健侧腕关节的平均屈曲度为 68°，背伸度为 59°；没有患者需要重复手术；在最后一次随访中，没有患者出现局部炎症、淋巴水肿或系统感染的征象，但有 1 例患者出现严重的 I 型复杂区域疼痛综合征（complex regional pain syndrome，CRPS）。

参考文献

1. Chen C, Chandnani VP, Kang HS, et al. Scapholunate advanced collapse: a common wrist abnormality in calcium pyrophosphate dihydrate crystal deposition disease. *Radiology*. 1990;177:459-461.

2. Donich AS, Lektrakul N, Liu CC, et al. Calcium pyrophosphate dihydrate crystal deposition disease of the wrist: trapezioscaphoid joint abnormality. *J Rheumatol*. 2000; 27:2628-2634.

3. Wilczynski MC, Gelberman RH, Adams A, et al. Arthroscopic findings in gout of the wrist. *J Hand Surg Am*. 2009;34:244-250.

4. Kraan MC, Reece RJ, Smeets TJ, et al. Comparison of synovial tissues from the knee joints and the small joints of rheumatoid arthritis patients: Implications for pathogenesis and evaluation of treatment. *Arthritis Rheum*. 2002;46:2034-2038.

5. Adolfsson L, Frisen M. Arthroscopic synovectomy of the rheumatoid wrist. A 3.8 year follow-up. *J Hand Surg Br Vol*. 1997;22:711-713.

6. Adolfsson L. Arthroscopic synovectomy in wrist arthritis. *Hand Clin*. 2005;21:527-530.

7. Kim SM, Park MJ, Kang HJ, et al. The role of arthroscopic synovectomy in patients with undifferentiated chronic mono-arthritis of the wrist. *J Bone Joint Surg Br Vol*. 2012;94: 353-358.

8. Lee HI, Lee KH, Koh KH, et al. Long-term results of arthroscopic wrist synovectomy in rheumatoid arthritis. *J Hand Surg*. 2014;39:1295-1300.

9. Viegas SF, Patterson RM, Hokanson JA, et al. Wrist anatomy: incidence, distribution, and correlation of anatomic variations, tears, and arthrosis. *J Hand Surg Am*. 1993;18:463-475.

10. Viegas SF, Wagner K, Patterson R, et al. Medial （hamate） facet of the lunate. *J Hand Surg [Am]*. 1990;15:564-571.

11. Dautel G, Merle M. Chondral lesions of the midcarpal joint. *Arthroscopy*. 1997;13:97-102.

12. Harley BJ, Werner FW, Boles SD, et al. Arthroscopic resection of arthrosis of the proximal hamate: a clinical and biomechanical study. *J Hand Surg Am*. 2004;29:661-667.

13. Thurston AJ, Stanley JK. Hamato-lunate impingement: an uncommon cause of ulnar-sided wrist pain. *Arthroscopy*. 2000;16:540-544.

14. Koh S, Nakamura R, Horii E, et al. Loose body in the wrist: diagnosis and treatment. *Arthroscopy*. 2003;19:820-824.

15. Culp RW, Osterman AL, Kaufmann RA. Wrist arthroscopy: operative procedures. In: Green DP, Hotchkiss RN, Pederson WC, Wolfe SW, eds. *Green's operative hand surgery*. Philadelphia: Elsevier; 2005:781-803.

16. Bain GI, Roth JH. The role of arthroscopy in arthritis. "Ectomy" procedures. *Hand Clin*. 1995;11:51-58.

17. Roth JH, Poehling GG. Arthroscopic "-ectomy" surgery of the wrist. *Arthroscopy*. 1990;6:141-147.

18. Whipple TL. The role of arthroscopy in the treatment of wrist injuries in the athlete. *Clin Sports Med*. 1992;11:227-238.

19. Ho PC, Tse WI, Wong CW, et al. Arthroscopic osteochondral grafting for radiocarpal joint defects. *J Wrist Surg*. 2013;2:212-219.

20. Mall NA, Rubin DA, Brophy RH, et al. Cartilage defect of lunate facet of distal radius after fracture treated with osteochondral autograft from knee. *Am J Orthop*. 2013;42:331-334.

21. Sammer DM, Shin AY. Comparison of arthroscopic and open treatment of septic arthritis of the wrist. *J Bone Joint Surg Am*. 2009;91:1387-1393.

22. Hariri A, Lebailly F, Zemirline A, et al. Contribution of arthroscopy in case of septic appearance arthritis of the wrist: a nine cases series. *Chirurgie de la main*. 2013;32:240-244.

16

关节镜在月骨缺血性坏死（Kienböck 病）中的应用

相关解剖学和病因学

Robert Kienböck 是一位奥地利维也纳的放射科医师，他描述了一组影像学表现为月骨塌陷的病例，并将其病因归结于创伤性血运破坏。[1] 虽然时间过去了 100 多年，但缺血性坏死的病因仍未确定。Hùlten[2] 发现他的 Kienböck 病患者中有 74% 为尺骨负变异，他据此推断可能由此导致月骨承受的剪切应力增大而发生缺血性坏死。D'Hoore 等 [3] 对 125 例非 Kienböck 病患者和 52 例 Kienböck 病患者进行比较，发现尺骨变异并没有显著差异。Nakamura 等 [4] 在将性别和年龄影响都考虑在内的情况下，对日本 325 例正常腕关节和 41 例 Kienböck 病腕关节的尺骨变异情况进行了测量。

Gelberman 等 [5] 对 35 例腕关节标本注射硅胶，观察到其中绝大部分标本的月骨均有掌侧和背侧双重血供。在具有双重血供的标本中，59% 为三血管吻合型（Y 型），31% 为掌侧和背侧单支吻合型（Ⅰ型），10% 为四血管吻合型（Ⅹ型）。7% 的月骨仅有单独 1 支血管供血。因此，Gelberman 等认为 Kienböck 病是血供不良的月骨受到反复创伤后产生压缩骨折所致。对于此结论的质疑是，没有一例月骨真正表现出缺血性坏死的征象。其他的观点则认为只有单支血管供血或者骨内分支较少的月骨发生缺血性坏死的风险明显增大。

Schiltenwolf 等 [6] 分别测量了 12 例正常月骨和 12 例坏死月骨在正常血压和静脉回流障碍时，腕中立位、背伸 60° 时的骨内压力：中立位时，正常月骨和头状骨的骨内压无显著差异；在静脉回流障碍和腕关节背伸位时，骨内压测量有显著差异。正常月骨在背伸位时，骨内压较静脉回流障碍时轻度增高；坏死月骨在腕关节背伸位时，骨内压较正常组显著增高，达 56.9 mmHg。这些数据支持静脉回流受阻对月骨坏死产生一定作用的推论。但是，压力增高是 Kienböck 病的原因还是结果却无法确定。

Bain 等 [7] 提出缺血性坏死包括 3 个病理分期：血供改变期（早期）、骨病变期（中期）和软骨病变期（晚期）。早期的血供改变从缺血开始，继而引发坏死和再血管化。骨病变期首先表现为软骨下骨硬化，然后发生塌陷并可能伴有冠状位骨折，如果病程可逆则可能出现再塑形。如果起始的损伤持续进展，则进入病变不可逆期。到软骨病变期，关节软骨通常发生软化、凹陷等形变，关节面看上去像假地板。Bain 认为软骨软化可能是软骨下骨丢失所致，广泛骨坏死可导致软骨下骨塌陷，髓内再吸收可导致纤维组织和囊肿填充骨空隙。

诊断

Kienböck 病好发于 20 ~ 40 岁的男性，常表现为隐匿性腕关节疼痛和关节僵硬，通常没有创伤史。疼痛通常在腕关节背伸和增加轴向负荷时加重，制动可以缓解。患者可能由月骨掌侧骨折块突起导致腕管综合征或屈肌腱滑膜炎。体格检查时可以发现腕关节背侧肿胀和滑膜炎表现，月骨背侧压痛，腕关节活动受限并伴有握力减退。影像学检查对 Kienböck 病具有诊断意义。疾病早期 X 线片可能表现正常，也可能有弥漫性硬化表现。随着病程进展，X 线片可能表现为创伤或软骨下骨强度降低引起的线性压缩性骨折、囊性变、月骨塌陷、腕高丢失以及月骨周围关节炎改变。

切开手术治疗

一直以来 Lichtman 分型[8] 被广为应用。Ⅰ 期，X线片通常表现正常，没有硬化或月骨塌陷征象，MRI T_1 加权像上月骨显示为低信号，T_2 加权像上月骨可能显示为低信号或高信号，这取决于是否存在骨内水肿或再血管化（图 16.1）。对于 Ⅰ 期患者，制动是首选治疗方法，可以有效减轻症状，使用支具、石膏、外固定架或临时腕骨间克氏针固定不应超过 3 个月。

Ⅱ 期，X 线片显示月骨密度增高，未发生塌陷，可能出现一个或多条骨折线，T_1 加权像信号类似 Ⅰ 期，但 T_2 加权像可能显示为较大范围的低信号。ⅢA 期，X 线片显示腕骨间对线尚能维持。Ⅱ 期和 ⅢA 期在治疗选择上基本一致。该阶段的治疗目标主要是恢复月骨血运，阻止病情进展，可以通过减少月骨机械负荷来实现。当尺骨出现负变异时可以短缩桡骨，而尺骨出现正变异时可以短缩头状骨。也可以在关节面塌陷之前应用再血管化技术重建月骨血供，包括带血运的豌豆骨移植、带血管蒂的桡骨远端骨瓣移植、带血运的掌骨骨瓣移植和吻合血管游离骨瓣移植。这些再血管化技术适合尺骨中性变异或正变异的患者，对于这些患者，关节平衡手术可能并不适合。再血管化技术也可以结合其他月骨减压的方法，如头状骨短缩（图 16.2）、桡骨短缩截骨（图 16.3）、外固定和腕骨间克氏针固定。Illarramendi 等[9] 报道了对 22 例 Ⅰ ~ ⅢA 期 Kienböck 病患者在尺桡骨上开窗刮除部分骨质的经验（图 16.4），平均随访 10 年（6 ~ 16 年），其中 17 例患者疾病无进展，2 例影像学上有改善，3 例出现疾病进展。

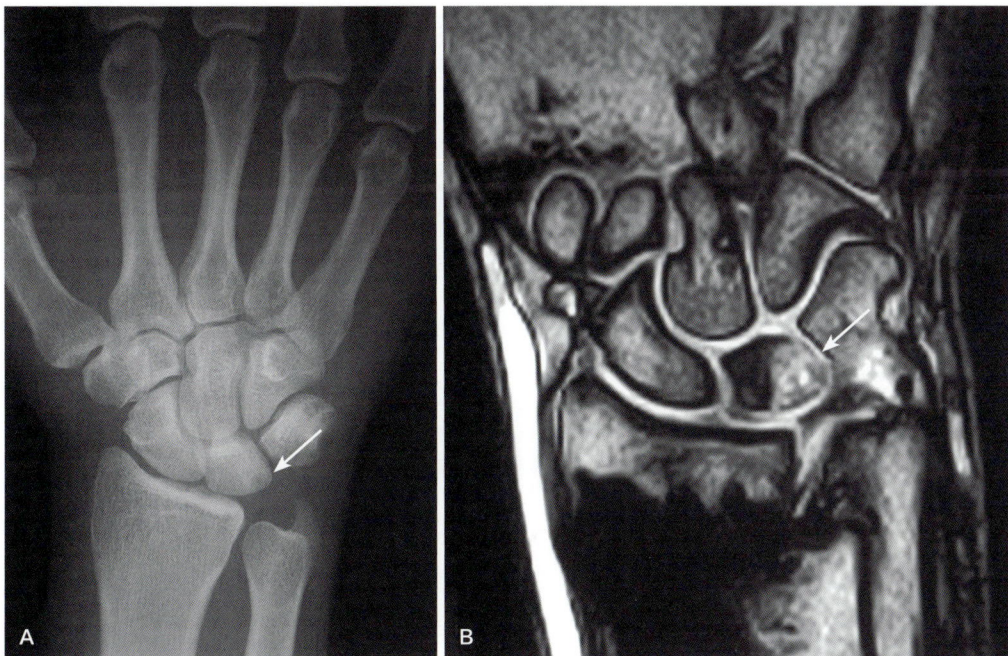

图 16.1 A. Kienböck 病 Ⅰ 期患者 X 线片显示月骨正常，伴月骨内侧囊性变（箭头）。B. MRI T_2 加权像显示月骨尺侧部分高信号（箭头）

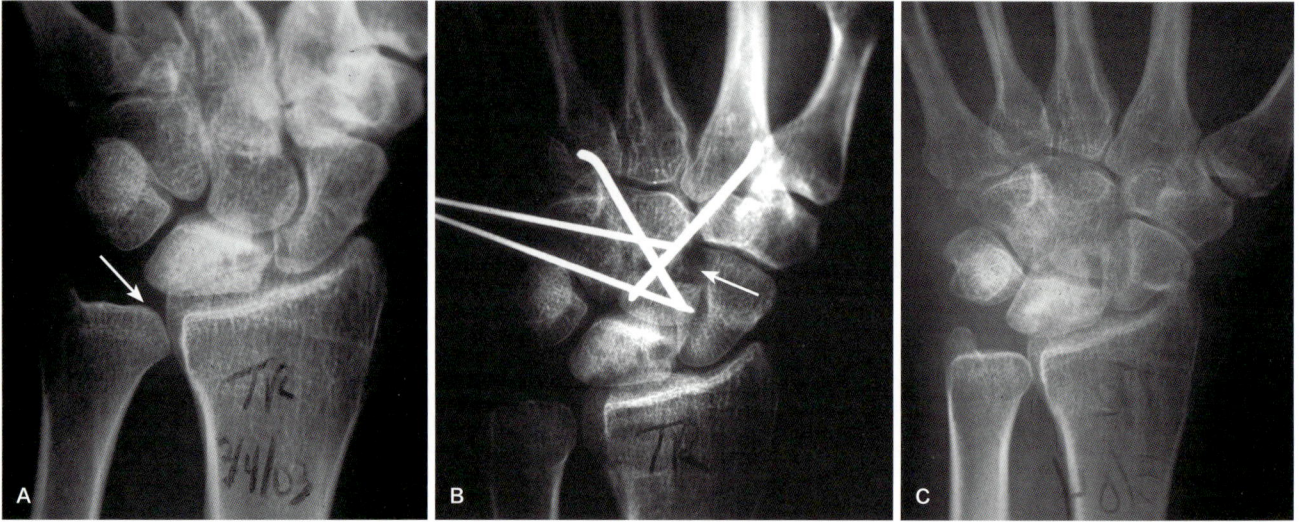

图 16.2 头状骨短缩 。A. Kienböck 病 II 期，尺骨正变异（箭头）不能行桡骨短缩。B. 头状骨短缩截骨（箭头）和头钩融合。C. 1 年后随访显示头钩关节融合，月骨未出现进一步塌陷

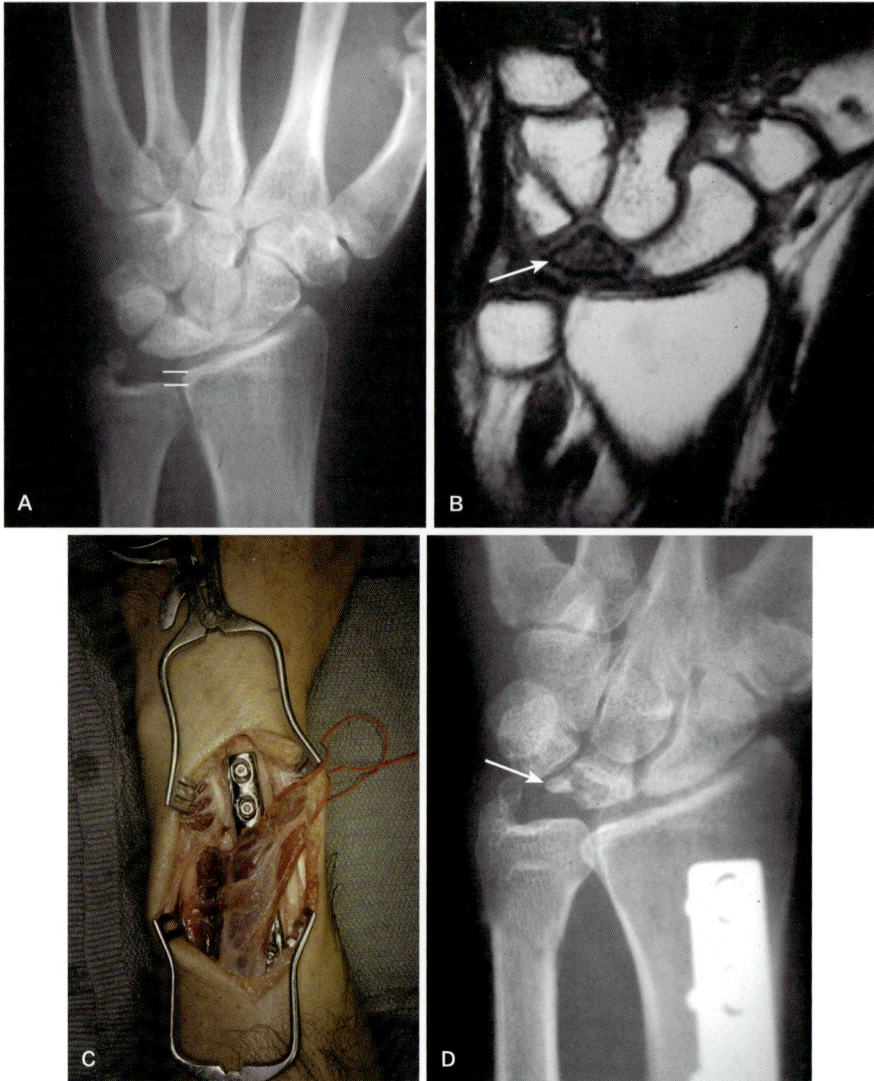

图 16.3 桡骨短缩 。A. 30 岁男性，Kienböck 病 II 期，X 线片显示尺骨负变异 2 mm（双直线）。B. MRI T_1 加权像显示整个月骨血运障碍（箭头）。C. 桡骨短缩，背侧加压钢板固定。D. 术后 2 年随访时见月骨出现进一步塌陷（箭头）

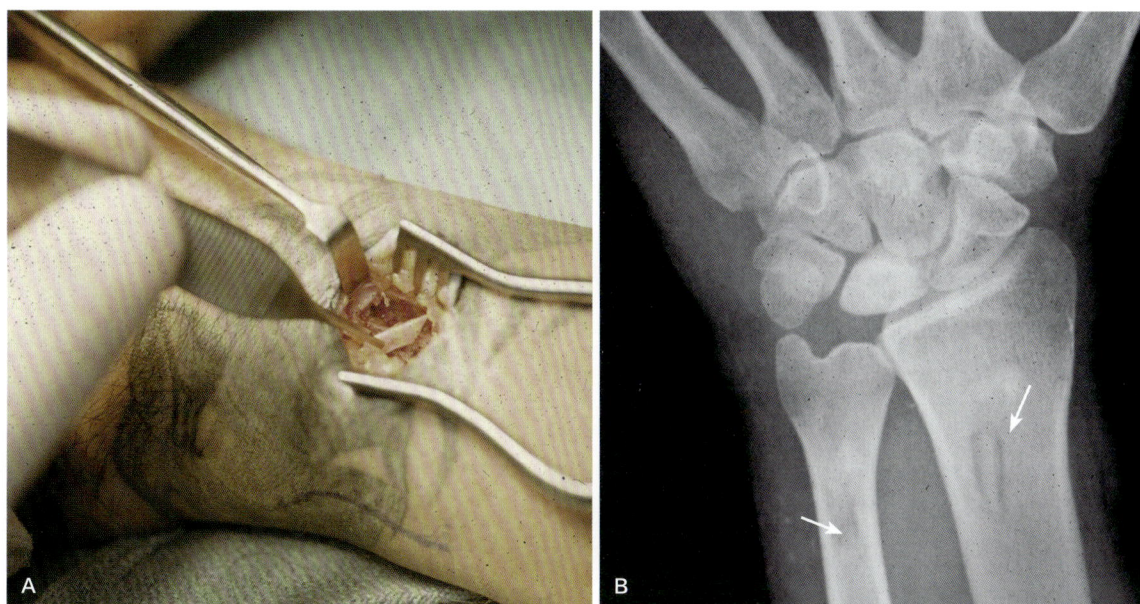

图 16.4　A. Kienböck 病Ⅱ期患者，去除桡骨远端背侧小块皮质。B. 桡骨和尺骨髓内减压（箭头）

ⅢB 期，月骨塌陷导致腕关节不稳，舟骨出现掌屈，产生 DISI 畸形。ⅢB 期可以通过腕中关节部分融合治疗，例如 STT 融合或舟头融合；月骨可以切除或保留（图 16.5）。还可以切除月骨并进行间置关节成形术，有时可以联合进行带血管蒂骨瓣移植、外固定架固定或腕关节部分融合。头状骨关节面正常时可行近排腕骨切除术（proximal row carpectomy, PRC）。也可以单独行去神经化手术或联合其他术式进行（图 16.6）。Kienböck 病Ⅳ期，月骨塌陷并继发桡腕关节、STT 关节和（或）腕中关节退行性变，治疗方式包括全腕关节融合术和全腕关节置换术。Illaramendi 等还提出了 Kienböck 病 0 期，此期患者存在间断性腕关节疼痛，X 线检查和 MRI 都显示正常，确诊的方法是腕关节重复增加轴向负荷后，立即进行增强核磁检查，可以发现月骨信号的改变。

关节镜治疗

Bain 和 Begg[10] 提出了基于关节镜检查和退行性变关节面数量的 Kienböck 病分期系统及其相应的治疗流程。0 期指所有的关节面正常，可以进行关节外截骨减压术，也可以行月骨再血管化手术或关节镜下钻孔减压

术。关节面轻度纤维化但仍应归类为正常，软骨下骨坚实，没有软化。

如果关节面出现广泛纤维化、裂缝、局部或广泛的关节软骨缺失、关节软骨瓣漂浮或骨折，都应视为异常且无功能。

Bain 发现仅通过普通 X 线片表现诊断往往会低估病变的严重程度，而关节镜检查常常会改变治疗方案（图 16.7）。1 期表现为月骨近端关节面无功能，可以行关节镜下近排腕骨切除术（arthroscopic proximal row carpectomy, APRC）、关节镜下桡舟月融合术或关节镜下月骨切除术以及舟头融合术。2A 期表现为月骨近端关节面和月骨窝关节面均无功能，可以行关节镜下桡舟月融合术。2B 期表现为月骨的近端和远端关节面均无功能，通常发生在月骨出现累及桡腕关节和腕中关节的冠状骨折时，而桡骨的月骨窝和头状骨头部关节面正常，治疗可以选择 APRC 或切开 / 关节镜下月骨切除术及舟头融合术。3 期表现为月骨的远端、近端及头状骨的关节面均无功能，治疗可以选择全腕关节融合术或半关节置换术及 APRC。4 期表现为所有关节的关节面均无功能，治疗应选择全腕关节融合术或全腕关节置换术。

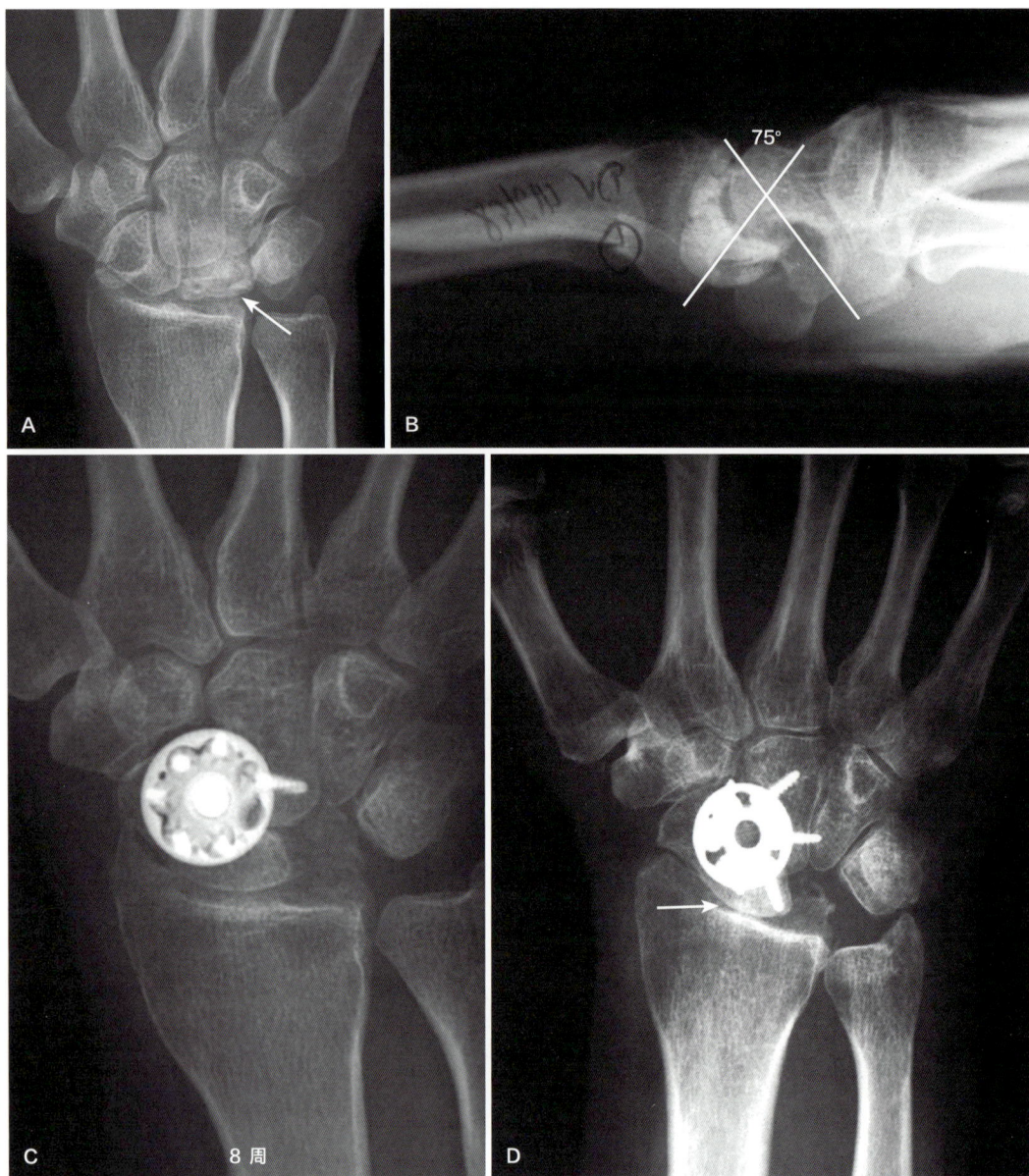

图 16.5 月骨切除，舟头融合。A. Kienböck 病ⅢB 期（箭头示月骨塌陷，外观变形）。B. 注意出现 DISI 畸形，舟月角增加到 75°。C. 切除月骨，舟头融合，环形板固定，融合关节愈合。D. 长期随访时发现舟骨和月骨窝间隙狭窄（箭头）

手术技术

关节镜检查

Bain 和 Durrant[11] 认为关节镜检查可以让医师直接观察和碰触关节面，有助于制订手术方案。关节镜检查一般通过标准的 3-4 入路、4-5 入路和 6R 入路，结合 MCR 入路和 MCU 入路进行；VR 入路可以评估舟骨掌侧情况。镜下可对桡腕关节、头月关节及相应的桡骨远端和头状骨关节面进行评估，用关节镜探钩碰触关节面时，注意有无关节软骨软化、"漂浮"（无支撑）或严重退行性变。同时可以评估是否存在月骨骨折。Bain 等[7] 发现仅通过 X 线检查常会低估关节病变的严重性，而关节镜检查常常会改变治疗方案。他们还发现一些病例，尽管软骨下骨板塌陷，但软骨仍保持完整，他们认为这些病例中缺血的月骨可能已经再血管化，可以采取更保守的方法治疗。

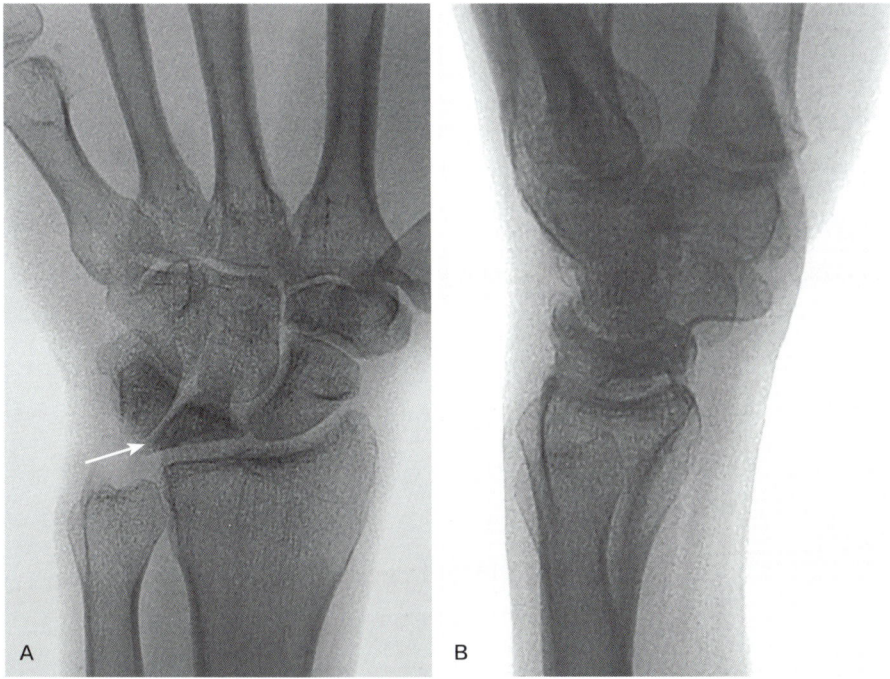

图 16.6 A. 有 14 年 Kienböck 病史的 30 岁女性，进行去神经化手术，注意月骨关节面变平及再塑形（箭头）。B. 尽管病史漫长，但桡腕关节和腕中关节的间隙得以保留，没有出现 DISI 畸形

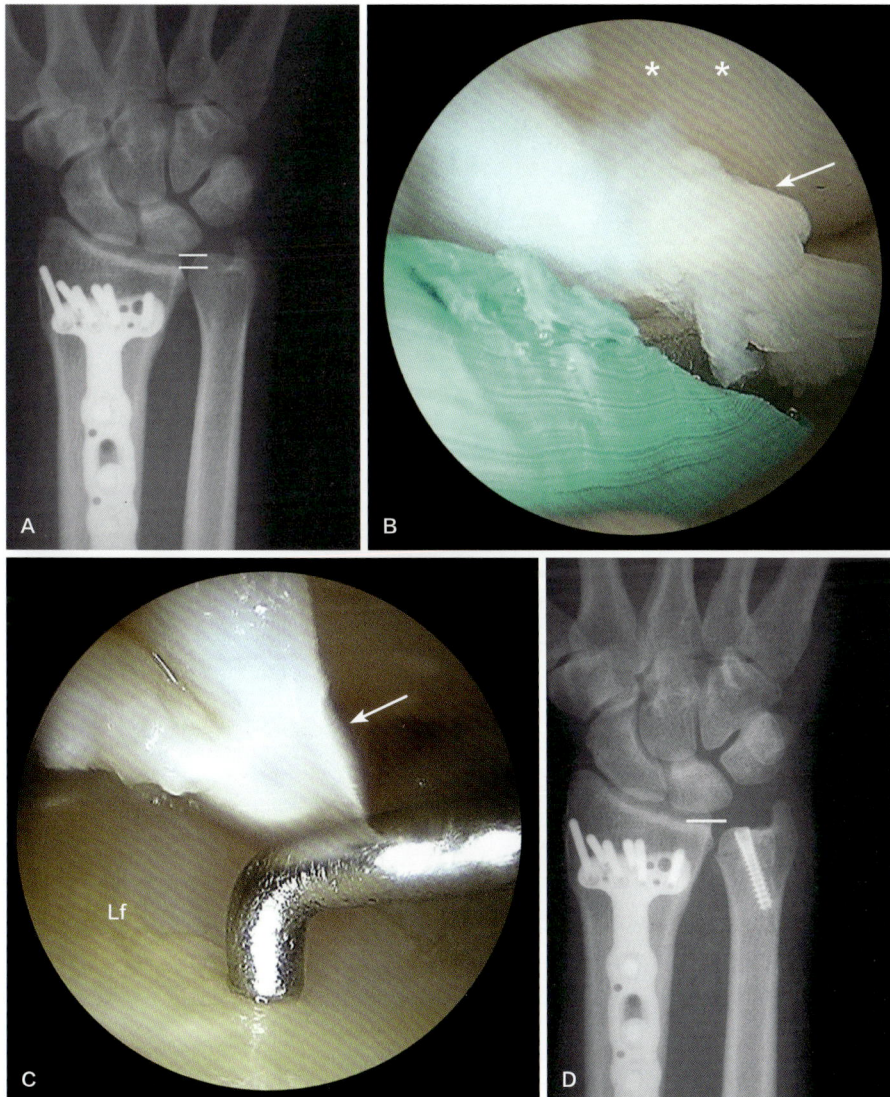

图 16.7 桡骨短缩术后腕尺侧疼痛。A. 26 岁男性，Kienböck 病早期，转诊后行桡骨短缩术，注意术后尺骨出现正变异。B. 关节镜显示关节软骨漂浮（箭头），伴软骨下骨外露（星号）。C. 尽管月骨软骨瓣漂浮不稳定（箭头），但月骨窝（Lf）关节面正常。D. 尺骨头楔形截骨后获得尺骨中性变异

关节镜辅助月骨切除及舟头融合

　　该手术指征为 Lichtman 分期 ⅢA 期或 ⅢB 期。是否切除月骨取决于 Bain 所描述的功能关节面的数量。[10] 选择 4–5 入路、5–6 入路和 6R 入路，探查桡腕关节和腕中关节，重点检查月骨，常会发现 Lichtman 分期与 Bain 分期不一致。图 16.8A 显示的病例，X 线片显示为 Lichtman Ⅱ期，但关节镜探查后发现舟月韧带完全撕裂伴月骨远端骨折，Lichtman 分期应为 ⅢB 期，因此 X 线片低估了病变的程度。关节镜发现月骨的近、远端关节面无功能，因此应归于 Bain 分期 2B 期。

　　所以，此病例不适于减压手术，而应选择切除月骨的挽救性手术。当月骨远、近端两个关节面都无功能时，镜下用磨钻切除月骨，可以通过保留月骨近端

的软骨帽来保护桡骨远端月骨窝（图 16.8）。然后，将关节镜转至舟头关节面，切除舟骨与头状骨对应关节面的软骨，直至显露渗血的松质骨。也可以在鼻烟窝做一个 1 cm 的切口，保护 SRN 及桡动脉，利用 ST 入路进行手术。腕关节背伸尺偏，使舟骨伸展，自舟骨腰部向头骨以由桡侧向尺侧、由掌侧向背侧、由近端向远端的方向打入导针。

　　将骨移植物或去矿化的骨基质填塞入舟头间隙中。由于舟头表面匹配度非常好，所以有些研究者选择在融合过程中不使用骨移植物。在透视下，沿导针置入 2 枚 3.0 mm 空心螺钉，并将关节镜自 MCU 入路置入以观察融合部位。图 16.9A 所示病例，影像学提示为 Lichtman ⅢA 期，但关节镜检查发现月骨只有 1 个关节面无功能，关节镜分期应为 Bain 1 期，影像学检查高估了月

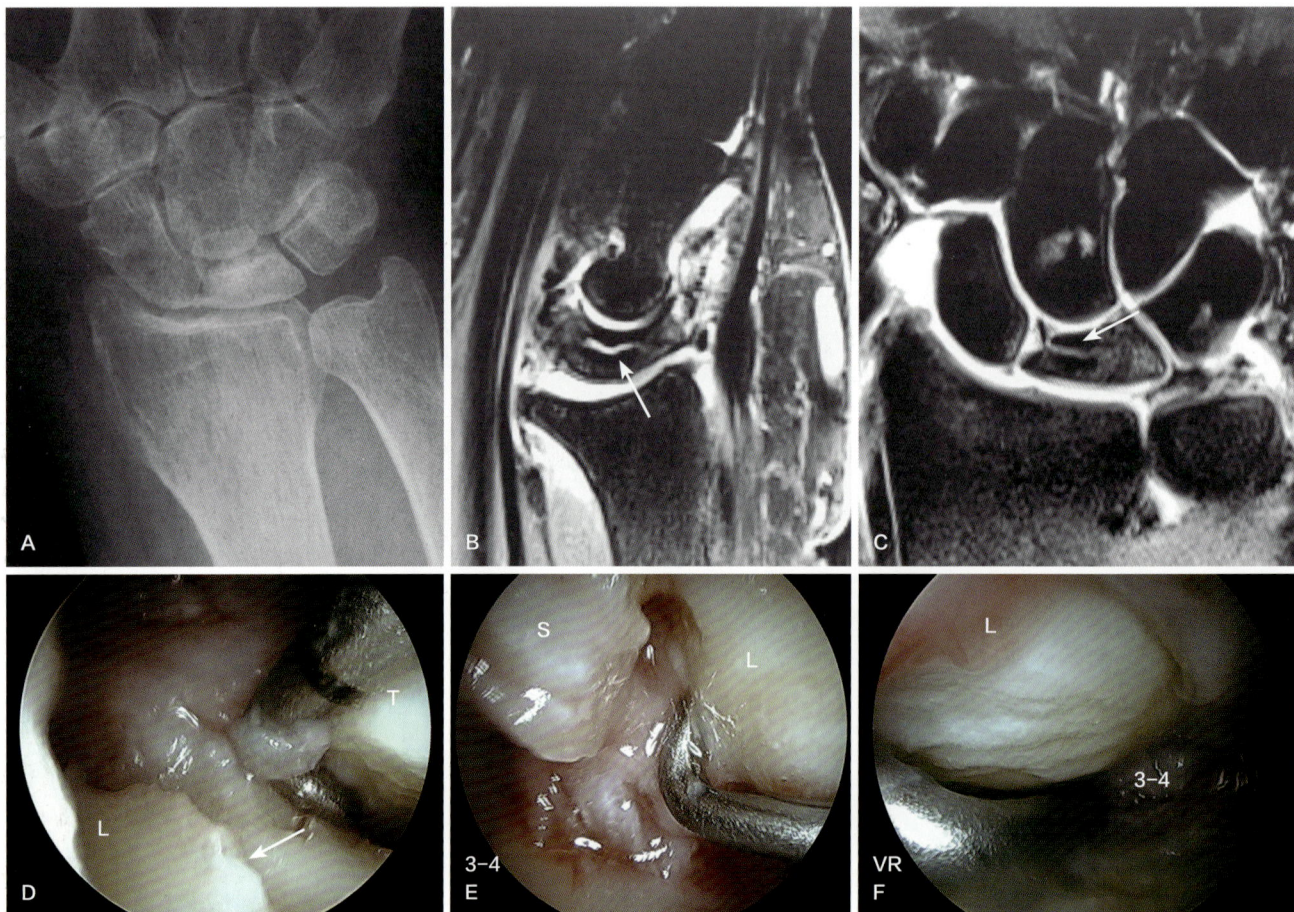

图 16.8 关节镜下月骨切除，舟头融合。A. X 线片显示月骨密度增高和轻度塌陷，判断为 Lichtman Ⅱ期 Kienböck 病。B. MRI 侧位 T$_2$ 加权像显示软骨下骨骨折（箭头），但没有 DISI 畸形，符合 Lichtman ⅢA 期。C. MRI 后前正位 T$_2$ 加权像显示水平骨折线（箭头）。 D. 关节镜自腕中关节探查显示月骨（L）水平骨折线（箭头），将月骨分为掌侧和背侧两部分。E. 关节镜自 3–4 入路探查显示舟月韧带完全撕裂。F. 自桡掌侧（VR）入路探查可见月骨近端关节软骨软化、变性，根据月骨远、近端关节面均无功能可判断为 Bain 2B 期。S—舟骨；T—三角骨

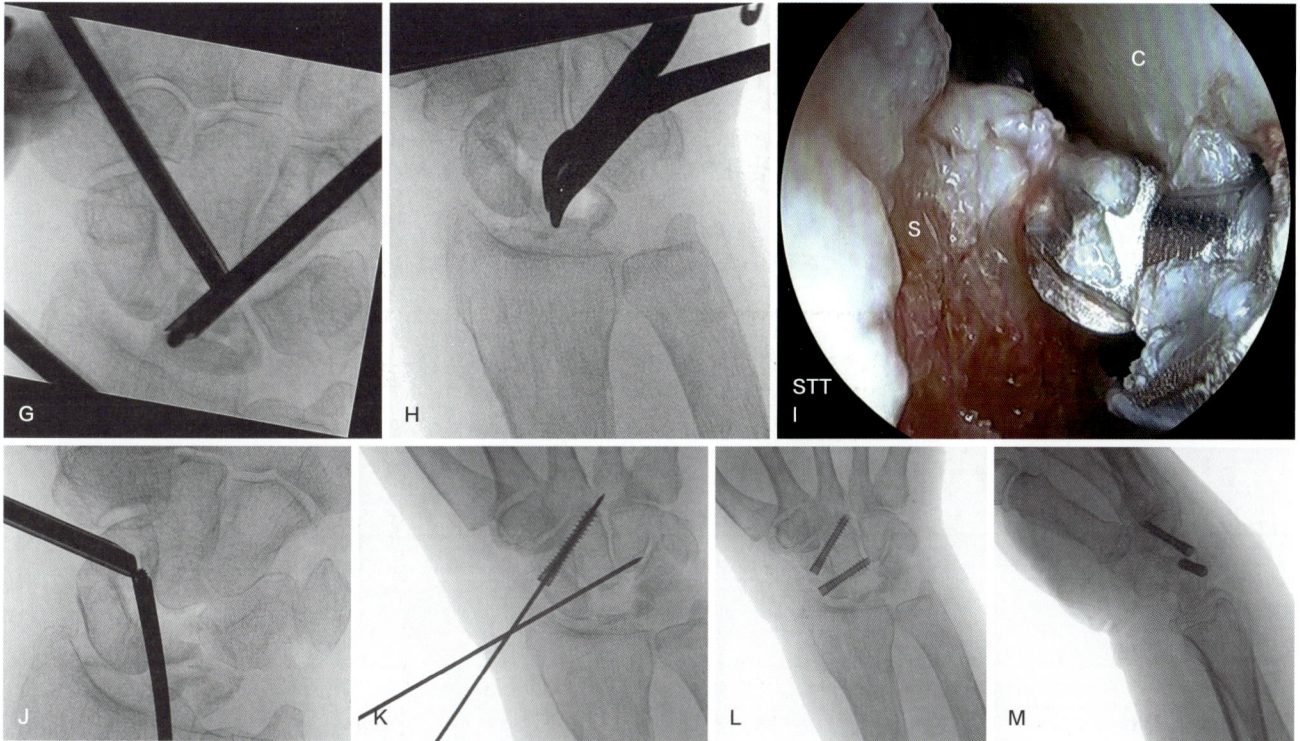

图16.8 续 G.关节镜下月骨切除术的术中透视图像，显示镜头和磨钻的位置。H.扩大 3-4 入路，置入咬骨钳，完成月骨切除。I.自舟骨大小多角骨（STT）入路可见，去除舟骨和头状骨（C）相对关节面的软骨和软骨下骨。J.透视证实关节镜和磨钻的位置。K.经皮螺钉固定舟头关节。L、M.后前正位和侧位 X 线片显示月骨切除，舟头关节融合

骨的病变程度，因此此病例更适合行减压术，如头状骨近极切除术（图 16.9），同时融合舟头关节，月骨仍保留。术后使用短臂支具将腕关节固定于背伸 15°、尺偏 10°，6～8 周后开始功能锻炼。

关节镜下近排腕骨切除术

这部分内容将在"关节镜下近排腕骨切除术"（第 21 章）中描述。先进行关节镜检查，评估月骨窝和头状骨近极的软骨情况。通过 4-5 入路和（或）6R 入路切断舟月韧带和月三角韧带。瘢痕化的背侧关节囊与背伸的月骨背侧粘连、固定，切除这部分组织可以扩展镜下操作空间。

使用 4.0 mm 磨钻去除月骨的内核部分，保留蛋壳样的月骨软骨壳，可以避免损伤月骨窝和头骨近极的软骨。在直视下和（或）透视下用垂体咬骨钳彻底夹除月骨。接下来，使用 3-4 入路或 4-5 入路作为操作入路，透视下用骨刀和磨钻将舟骨和三角骨凿成碎块，再用咬骨钳完整取出。将腕骨凿碎，可以将其轻松取出并

保护关节软骨。操作中应避免损伤掌侧的外在韧带，尤其是 RSC 韧带，因为 RSC 韧带有助于维持头状骨在月骨窝的稳定性。Del Pinal 等 [12] 描述了使用扩大的舟月（scapholunate，SL）关节镜入路和垂体咬骨钳去除舟骨的方法。在 3-4 入路和 MCR 入路之间横向切开 1.5 cm 建立 SL 入路，该入路更方便进行对舟骨病变（舟月间隙或舟骨骨折不愈合）的操作。关节镜自 MCU 入路置入，通过 SL 入路置入直的或带关节的咬骨钳，将舟骨近极咬碎并取出，暴露舟骨内的松质骨并将其挖除，当中部 1/3 松质骨被挖除后，可以将舟骨的"外壳"夹碎，彻底取出。重复该步骤切除舟骨远极。

Weiss 等 [13] 通过 MCU 入路切除了近排腕骨。关节镜检查和常规操作后，以 MCU 入路作为观察入路，自 MCR 入路置入小关节镜磨钻。使用磨钻去除舟月关节处的舟骨内侧角，注意不要损伤头状骨头部的关节软骨。切除足够的舟骨后，稍微扩大 MCR 入路，换成 4.0 mm 的磨钻有助于更高效地去除骨质。然后，从尺侧向桡侧、从远端向近端去除舟骨。也可以利用 STT 尺侧入路

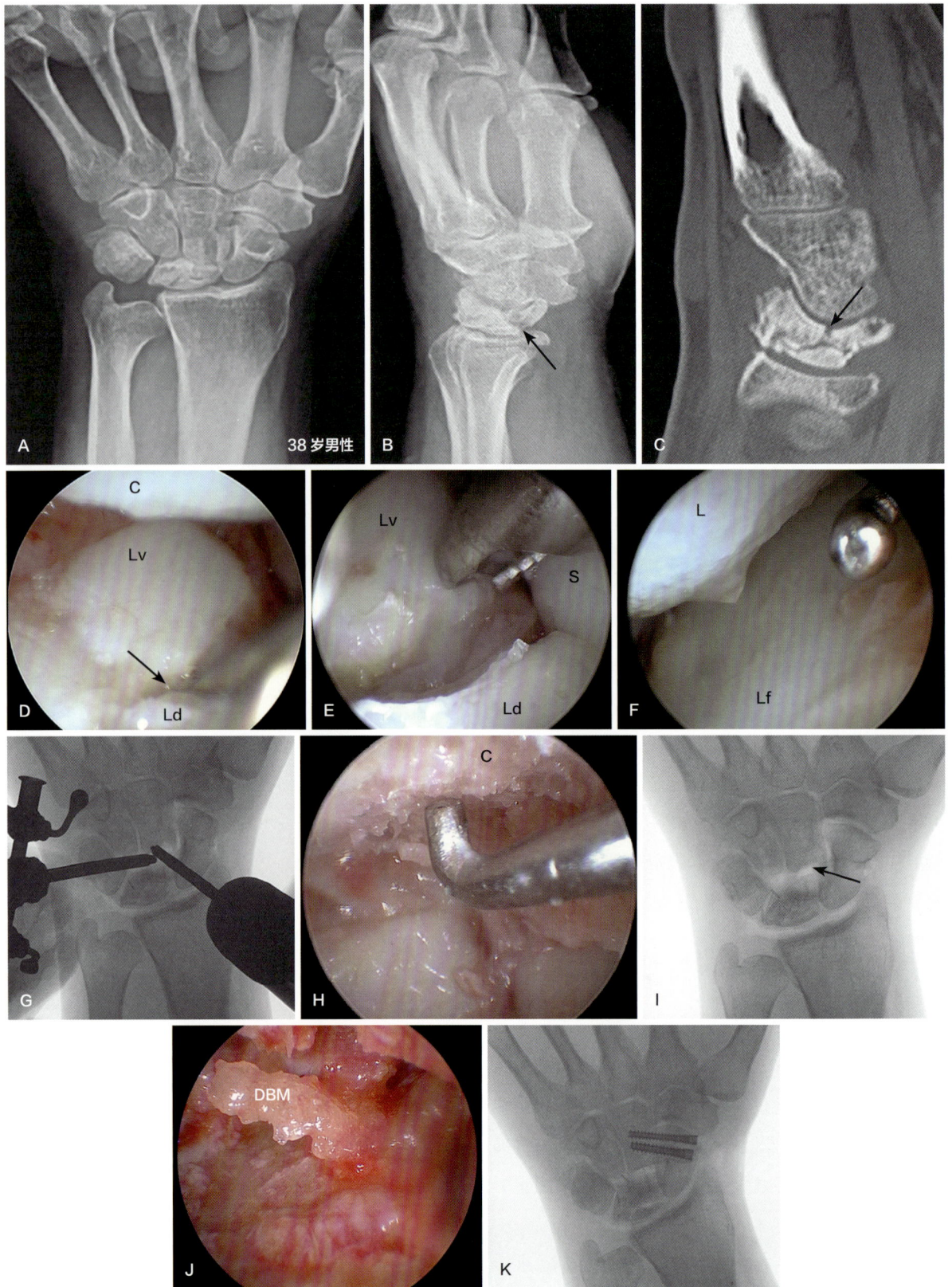

图16.9 关节镜下头状骨（C）近极切除，舟头融合。A. 38 岁男性，Kienböck 病 Lichtman Ⅲ期。B. 侧位 X 线片显示无 DISI 畸形，月骨体存在冠状面骨折（箭头）。C. CT 扫描清晰显示月骨体的冠状面骨折（箭头）。D. 从腕中关节入路探查显示骨折线（箭头）将月骨（L）分为为背侧（Ld）块和掌侧（Lv）块。E. 清除月骨骨折部位的肉芽组织后，骨折线更明显。F. 自 3–4 入路探查显示月骨近端关节面完好，符合 Bain 分型的 1 型。G. 透视显示关节镜下切除头状骨近极。H. 腕中关节入路显示头状骨近极切除。I. 完整切除头状骨近极（箭头）。J. 向舟头关节中注入脱钙骨基质（DBM）。K. 经皮螺钉固定舟头关节。Lf—月骨窝；S—舟骨

和 STT 掌侧入路切除舟骨远极。在关节镜监视下，用小型的滑膜咬骨钳去除附着在关节囊上的骨碎片或软骨碎片。舟骨切除后，将关节镜置于 STT 入路或 MCR 入路中，将磨钻置于扩大的 MCR 入路或 MCU 入路，从远端向近端切除月骨，最后切除三角骨。透视证实 APRC 完成后，去除纵向牵引，利用关节镜和透视确认头状骨"坐"于月骨窝内。如果腕关节桡偏时大多角骨和桡骨茎突之间有明确的撞击，可将磨钻置于 1-2 入路、关节镜镜头置于 3-4 入路，进行关节镜下桡骨茎突切除术。术后，使用支具固定腕关节 1 周后，进行保护下的腕部活动，随后进行力量练习。

结果

关于关节镜在 Kienböck 病中的应用有许多报道。Watanabe 等[14] 使用关节镜评估了 32 例 Kienböck 病患者的关节面，他们发现 Lichtman Ⅲ 期总会表现为骨性关节炎改变，而 X 线片上并无明显表现。Kienböck 病的特征性表现为月骨远端关节面碎裂和近端关节面软骨剥脱。在一项随访研究中，Watanabe 等[15] 对 18 例行桡骨短缩截骨术的患者，在术后平均 21 个月取出内固定时进行了关节镜下关节软骨的评估。尽管患者在疼痛缓解、腕关节活动度、握力等方面有所改善，月骨也没有进一步塌陷，但 2/3 病例的月骨发生了骨关节退行性变，关节镜探查结果与临床结果之间没有相关性。

Pillukat 等[16] 对 20 例因 Kienböck 病接受关节镜手术的患者进行了前瞻性研究。术前根据 MRI 结果进行 Lichtman 分期，术中根据 Bain 和 Begg 的关节镜下分型进行进一步的分期，发现 Lichtman 分期与软骨病变的部位分布和严重程度之间无临床或统计学相关性，Lichtman 分期与 Bain 和 Begg 分期之间也没有相关性。影像学分期对软骨损伤的评估并不准确，而关节镜评估对确定手术治疗方式具有重要意义。

Tatebe 等[17] 回顾性研究了 57 例行桡骨截骨治疗 Kienböck 病的患者的关节镜探查结果。除 2 例患者外，其他患者的月骨近端均有软骨病变。虽然高龄患者关节软骨病变明显较多，但影像学分期与病变软骨的数量并无

相关性。这项研究表明，在大多数 Kienböck 病例中，月骨近端都发生了病变，而且高龄患者的软骨病变更严重。

关节镜已用于 Kienböck 病的诊断和治疗。但是，相关研究大多数为病例数量较少的非随机回顾性研究。Menth-Chiari 等[18] 对 7 例患者（年龄为 37 ~ 74 岁）的坏死月骨进行了关节镜下清创，其中 2 例出现舟月韧带和月三角韧带部分撕裂，5 例出现韧带完全撕裂。术后随访平均 19 个月（范围为 6 ~ 42 个月），所有患者的疼痛均明显缓解，功能障碍完全改善，但有 3 例影像学显示疾病进展。虽然该报道临床结果较为满意，但单纯关节镜清创术还没有其他类似报道。

Bain 等[19] 报道了 2 例尺骨中性变异或正变异的早期 Kienböck 病例行关节镜辅助下月骨髓内减压的结果。术中行关节镜评估，切除滑膜后，自 3-4 入路置入带保护套筒的 2 mm 钻头在月骨背侧钻孔 2 次，贯穿月骨，清除关节内所有碎屑。第 1 例患者是 20 岁女性，腕关节疼痛 6 个月，腕关节 X 线检查显示尺骨中性变异，腕骨无异常表现，MRI 显示 T_1 加权像为低信号，T_2 加权像为高信号，符合 Lichtman 分期 0 期表现，随访 6 年，影像学显示月骨形态正常，无硬化和塌陷征象。第 2 例患者为 36 岁女性，左腕关节疼痛 6 个月，术后腕关节疼痛完全消失，手功能恢复正常。尽管临床结果满意，但随访第 3 年和第 6 年时，影像学显示月骨有硬化和进行性塌陷的表现。因此 Bain 等建议不要对进展期的患者采用这一手术方式。

Pegoli 等[20] 报道了 3 例年龄在 25 ~ 59 岁的 Ⅰ 期 Kienböck 病的患者的治疗，行桡骨远端掌侧取骨，关节镜下植骨。以 6R 入路作为观察入路，自 3-4 入路置入一个 3.0 mm 磨钻，在月骨背侧开窗钻孔，将装有松质骨的 3 mm 关节镜鞘管置入月骨背侧骨孔，利用钝头套杆将松质骨塞入其中。所有患者随访 13.5 个月（范围为 9 ~ 15 个月），影像学检查显示月骨密度正常，无关节炎改变。术后 2 个月 MRI 检查显示月骨血运改善。DASH 评分从术前的 88 分（范围为 80 ~ 102 分）改善到术后的 55 分（范围为 45 ~ 70 分），PRWE 评分从术前的 71 分（范围为 68 ~ 75 分）改善到术后的 50 分（范围为 36 ~ 60 分），VAS 疼痛评分从术前的负重

下平均 7.4 分（范围为 6～9 分）改善到术后的平均 5 分（范围为 3～8 分），MMWS 结果 2 例优秀、1 例良好。

Rajfer 等报道了对ⅢA 和ⅢB 期 Kienböck 病患者月骨开窗后，取桡骨远端松质骨混合 BMP-2 植入月骨骨孔。

Leblebicioglu 等[21] 将 16 例年龄平均为 31 岁（范围为 18～61 岁）、Lichtman 分期为ⅢA 和ⅢB 期的患者随机分为 2 组，第 1 组 8 例患者行切开手术和舟头融合，用空心钉固定，静脉移植桥接掌背动脉植入月骨；第 2 组 8 例患者行关节镜下头骨近极切除和舟头融合，用空心钉固定。所有患者的月骨都予以保留。在平均手术时间（153 分钟 vs.99 分钟）、平均住院时间（3.6 天 vs.2.3 天）、恢复到无保护日常活动的平均时间（15 周 vs.5.8 周）方面，第 2 组病例的用时均较短。而影像学确认舟头融合愈合的平均时间分别为 7.25 周和 9 周，第 1 组病例时间更短。术后 MMWS 显示，第 1 组为 4 例良好、4 例一般，而第 2 组为 6 例良好、2 例一般。

参考文献

1. Kienböck R. [Not Available]. *Wien Klin Wochenschr.*1947;59:546.

2. Hultén O. Über anatomische variationen der handgelenkknochen. *Acta Radiol Scand*. 1928:155-168.

3. D'Hoore K, De Smet L, Verellen K, et al. Negative ulnar variance is not a risk factor for Kienbock's disease. *J Hand Surg*. 1994;19:229-231.

4. Nakamura R, Tanaka Y, Imaeda T, et al. The influence of age and sex on ulnar variance. *J Hand Surg*. 1991;16:84-88.

5. Gelberman RH, Bauman TD, Menon J, et al. The vascularity of the lunate bone and Kienbock's disease. *J Hand Surg*. 1980;5:272-278.

6. Schiltenwolf M, Martini AK, Mau HC, et al. Further investigations of the intraosseous pressure characteristics in necrotic lunates（Kienbock's disease）. *J Hand Surg*. 1996;21:754-758.

7. Bain GI, Yeo CJ, Morse LP. Kienbock disease: recent advances in the basic science, assessment and treatment. *Hand Surg*. 2015;20:352-365.

8. Lichtman DM, Degnan GG. Staging and its use in the determination of treatment modalities for Kienbock's disease. *Hand Clin*. 1993;9:409-416.

9. Illarramendi AA, Schulz C, De Carli P. The surgical treatment of Kienbock's disease by radius and ulna metaphyseal core decompression. *J Hand Surg*. 2001;26:252-260.

10. Bain GI, Begg M. Arthroscopic assessment and classification of Kienbock's disease. *Tech Hand Up Extrem Surg*. 2006;10:8-13.

11. Bain GI, Durrant A. An articular-based approach to Kienbock avascular necrosis of the lunate. Tech Hand Up Extrem Surg. 2011;15:41-47.

12. Del Pinal F, Klausmeyer M, Thams C, et al. Early experience with（dry）arthroscopic 4-corner arthrodesis: from a 4-hour operation to a tourniquet time. *J Hand Surg*. 2012;37:2389-2399.

13. Weiss ND, Molina RA, Gwin S. Arthroscopic proximal row carpectomy. *J Hand Surg*. 2011;36:577-582.

14. Watanabe K, Nakamura R, Imaeda T. Arthroscopic assessment of Kienbock's disease. *Arthroscopy*. 1995;11:257-262.

15. Watanabe K, Nakamura R, Imaeda T. Arthroscopic evaluation of radial osteotomy for Kienbock's disease. *J Hand Surg*. 1998;23:899-903.

16. Pillukat T, Kalb K, van Schoonhoven J, et al. The value of wrist arthroscopy in Kienbock's disease. *Handchir Mikrochir Plast Chir*. 2010;42:204-211.

17. Tatebe M, Hirata H, Shinohara T, et al. Arthroscopic findings of Kienbock's disease. *Journal of Orthopaedic Science*. 2011;16:745-748.

18. Menth-Chiari WA, Poehling GG, Wiesler ER, et al. Arthroscopic debridement for the treatment of Kienbock's disease. *Arthroscopy*. 1999;15:12-19.

19. Bain GI, Smith ML, Watts AC. Arthroscopic core decompression of the lunate in early stage Kienbock disease of the lunate. *Techniques in Hand & Upper Extremity Surgery*. 2011;15:66-69.

20. Pegoli L, Ghezzi A, Cavalli E, et al. Arthroscopic assisted bone grafting for early stages of Kienbock's disease. *Hand Surg*. 2011;16:127-131.

21. Leblebicioglu G, Doral MN, Atay AO, et al. Open treatment of stage III Kienbock's disease with lunate revascularization compared with arthroscopic treatment without revascularization. *Arthroscopy*. 2003;19:117-130.

17

关节镜下腕部囊肿切除术

相关解剖学和病因学

　　腕背侧囊肿（dorsal wrist ganglion，DWG）是腕部最常见的囊性软组织肿瘤。典型的 DWG 起源于背侧关节囊与舟月韧带背侧部分的交界处，通常沿第三、四伸肌间室向背侧凸出。[1] 囊肿内是主要成分为氨基葡萄糖、白蛋白、球蛋白和透明质酸的黏稠样凝胶，囊肿壁由致密胶原纤维组成，内层稀疏地排列着扁平细胞，没有真正的上皮或滑膜成分。囊肿的形成机制被认为是一种单向阀门机制。Osterman 和 Raphael[2] 发现在行关节镜下囊肿切除术的 18 例患者中，仅有 11 例可以识别出明确的囊肿蒂，他们推测背侧关节囊翻折部分分隔桡腕关节及腕中关节，囊肿蒂可能在关节囊翻折组织内朝向舟月韧带走行，而非直接穿过桡腕或腕中间隙，因此关节镜下无法观察到蒂部。Rizzo 等[3] 在 41 例行关节镜下囊肿切除术的患者中仅发现 12 例可以观察到单独的蒂部。Edwards 和 Johansen[4] 在其诊治的 45 例关节镜下 DWG 切除的患者中仅发现 4 例有单独的蒂部，有 38 例表现为弥漫的囊性物质和冗余的关节囊组织，这种组织与增生滑膜的区别在于没有血管组织并且缺乏滑膜炎的特征性叶状结构。42 例中有 11 例完全起源于桡腕关节，31 例累及腕中关节，29 例自桡腕关节延伸至腕中关节，仅 2 例完全起源于腕中关节。Lee 等[5] 描述了将亚甲蓝注射到囊肿中以帮助在关节镜下识别蒂部的方法，Ahsan 和 Yao[6] 在 27 例患者的关节镜下囊肿切除术中使用了亚甲蓝注射，所有患者均在染色的辅助下确定了囊肿蒂，仅 1 例切除后复发。

　　Yamamoto 等[7] 描述了在 22 例关节镜囊肿切除术中使用超声辅助，以便术中观察到囊肿蒂并保护相邻的神经血管结构的方法，其中 DWG16 例、腕掌侧囊肿 6 例，22 例均可超声显示囊肿蒂、邻近结构和关节镜刨削器尖端，而单纯关节镜检查仅可见 4 例囊肿蒂。超声可以辅助完整地切除囊肿蒂。在刨削过程中，超声影像可以清晰地显示关节镜刨削器，有助于引导刨削器至囊肿蒂处，并控制刨削器的深度和方向，以确保蒂部被完全切除，防止伸肌腱损伤。在切除腕掌侧囊肿时，超声还可以显示桡动脉和尺动脉的分支，从而降低血管损伤的风险。平均随访 21 个月（范围为 16 ~ 28 个月），2 例患者 DWG 复发，与其他研究结果相似。

　　腕部囊肿的病因仍有争论，起源于腕关节的囊肿可能是特发性的，与潜在的关节疾病有关，如骨间韧带撕裂或松弛、TFCC 撕裂及退行性关节炎。Povlsen 和 Peckett[8] 发现，在行关节镜下 DWG 切除术的 16 例患者中，有 12 例存在舟月关节异常，2 例存在月三角关节异常。Langner 等[9] 对 46 例行疼痛性 DWG（26 例）或腕掌侧囊肿（20 例）关节镜切除术的患者进行了前瞻性研究，其中原发性囊肿 18 例、复发性囊肿 28 例，其中 22 例存在 TFCC 病变（48%），2 例存在腕骨间韧带病变；TFCC 穿孔通常与原发性和复发性掌侧囊肿相关。在 Edwards 等诊治的 45 例患者中，有舟月关节存在 Geissler Ⅰ型松弛 2 例，Ⅱ型损伤 22 例，Ⅲ型损伤 20 例，Ⅳ型损伤 1 例；月三角关节存在 Geissler Ⅱ型损伤 6 例，Ⅲ型损伤 39 例。[4]

腕掌侧囊肿的发生率低于 DWG，多起源于桡舟关节，通常位于桡舟头韧带和 LRL 之间，或起源于腕中 STT 关节，偶尔起源于 FCR 肌腱，组织学上与 DWG 表现相同，但常与桡动脉交织在一起。

诊断

DWG 患者常主诉腕背部有压痛性肿物，可能与轻微外伤有关，但病变常自发形成，肿物可能表现为生长缓慢且大小波动或突然发作，用力伸腕（如做俯卧撑）常使疼痛加重。体格检查时一般可检出圆形、活动度小的皮下肿物，局部可有或无压痛，肿物常呈透明状，由此可与实性病变相区分。慢性舟月分离引起的滑膜炎的临床表现可能与囊肿类似，但增厚的滑膜通常边界不清，压痛明显，Watson 试验可为阳性。

腕掌侧囊肿也有类似表现，常位于桡动脉与 FCR 之间，触诊时可有轻度压痛，但不会有震颤或杂音。Allen 试验可以排除动脉瘤和动静脉瘘，透光试验可有助于诊断。鉴别诊断时应排除其他导致腕掌侧疼痛的原因，包括第一腕掌关节或舟大多角骨性关节炎、FCR 肌腱炎和桡骨茎突狭窄性腱鞘炎。依据 X 线检查可以排除潜在的腕骨不稳定、桡舟关节或舟大多角骨 OA；MRI T_2 加权像显示液体信号增强，可与实体病变相鉴别；超声检查也可用于诊断。

治疗

非手术治疗

任何相关的腕关节背侧疼痛均可通过支具固定、

非甾体抗炎药和调整活动进行治疗。穿刺抽吸是治疗 DWG 的一种选择，可确定诊断，但即使注射可的松，仍有较高的复发率。腕掌侧囊肿常与桡动脉交织在一起，穿刺抽吸比较危险。

关节镜切除术

适应证

关节镜下切除 DWG 的适应证与切开手术一样，包括影响美观和腕关节疼痛。最理想的适应证是患者存在持续的腕关节疼痛，且存在相关的腕骨间韧带不稳定或 TFCC 损伤。隐性囊肿完全在关节囊内，切开手术无法显示，也是关节镜手术的适应证，术前可以通过 MRI 检测到隐性囊肿。术前 X 线检查可以排除骨或其他腕关节内病变。囊肿可以通过透光试验、MRI 检查或穿刺抽吸确诊。起源于桡腕关节的腕掌侧囊肿可在关节镜下切除，但起源于 STT 关节的囊肿通常不适于关节镜切除术。

禁忌证

相对禁忌证包括复发性囊肿及既往损伤导致的关节纤维化，起源于 STT 关节或 FCR 腱鞘的掌侧囊肿不适于关节镜切除术，少见的或非典型性的肿物，可能不是囊肿，需要切开手术治疗。

手术技术

手术在止血带控制和牵引下完成。常用方法是先建立 6R 入路并将其作为观察入路，以期在建立 3-4 入路或 4-5 入路可能导致的囊肿意外减压之前确定囊肿蒂部。使用 2.7 mm 的 30° 关节镜观察腕关节背侧关节囊翻折与舟月韧带背侧部分的交界处。Osterman[2] 认为在关节囊与舟月韧带背侧远端部分连接的区域可以看到关节内无蒂或有蒂的突起，关节内翻折部分是桡腕关节和腕中关节屏障的一部分，此部位的突出结构即为囊肿蒂。Edwards 等[4] 认为此处看到的一般是增生的滑膜或冗余的关节囊组织，而不是真正的囊肿蒂。由于囊肿一般位于 3-4 入路，笔者倾向于在关节镜切除时首先在 VR 入路直视下观察囊肿（图 17.1），自 3-4 入路置入刨削

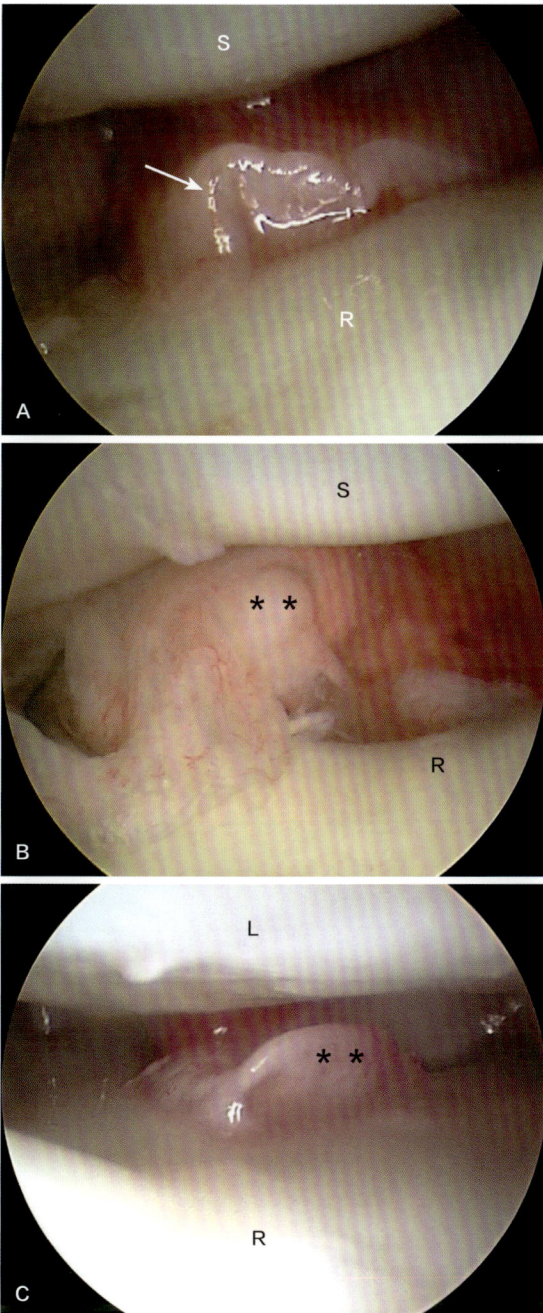

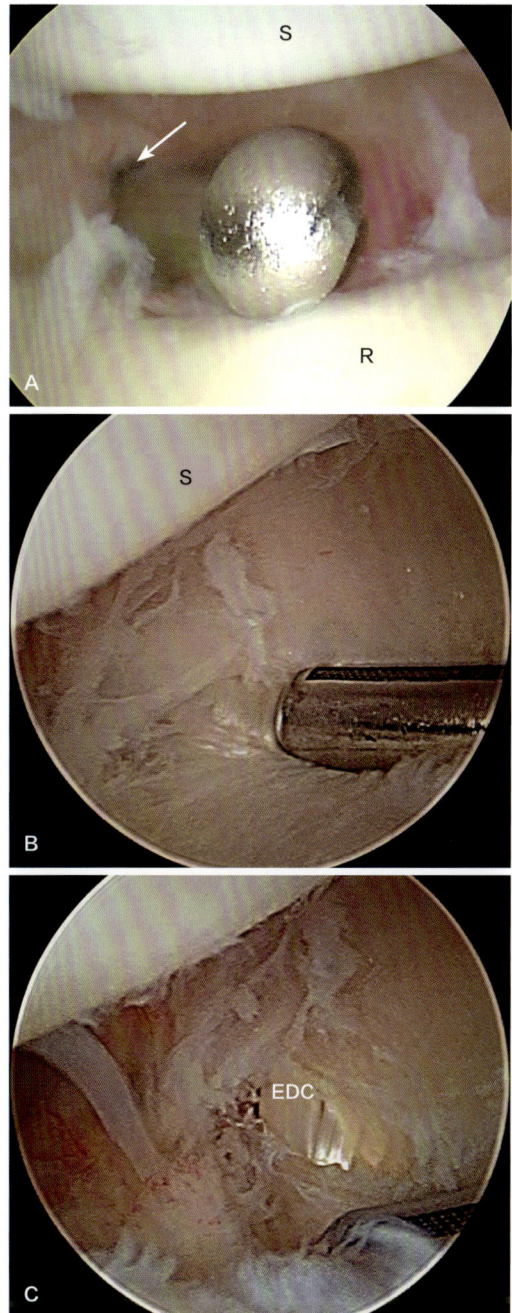

图 17.1 A. 自 VR 入路观察到腕背侧囊肿（箭头），外观类似 DRCL 撕裂，囊肿覆盖 3–4 入路，位于舟骨（S）下方、DRCL 桡侧。B. 在液体冲洗下，囊肿的球状结构（星号）更加明显。C. DRCL 撕裂（星号）一般位于典型囊肿的尺侧，位于月骨（L）下方而不是舟骨下方。R—桡骨

图 17.2 A. 自 VR 入路看到由 3–4 入路直接穿透囊肿至囊肿蒂部的刨削器。B. 切除囊肿。C. 切除完成后可见指总伸肌腱（EDC）暴露。R—桡骨；S—舟骨

器，直接穿破囊肿并切除蒂部（图 17.2）。这种方法会使囊肿减压，并可能掩盖关节内的蒂部。为了清晰地切除囊肿蒂，有些研究者建议在 3–4 入路的稍远端及桡侧建立一个操作入路，置入 2.9 mm 全半径刨削器，自背侧关节囊翻折部分与舟月韧带背侧部分的交界处开始切除，直至切除囊肿的关节内部分及周围 1 cm 的背侧关

节囊，关节囊缺损处可见伸肌腱。切除时应注意勿伤及舟月韧带。如果囊肿延伸至腕中关节，则需要应用腕中关节镜切除，并评估舟月关节和月三角关节的状态（图 17.3）。关节镜自 MCU 入路置入，刨削器自 MCR 入路置入，对背侧关节囊进行清创。还可以建立腕中关节掌侧入路作为观察入路（图 17.4），在桡腕关节和腕中关

节之间的关节囊翻折处建立切口，防止囊肿复发。取出关节镜后，再次触诊以确保囊肿已被完全切除。关节镜手术中液体外渗时很难触摸到囊肿，笔者一般选择无液体灌洗的干性关节镜技术。

尽管残留的囊肿壁不再与关节相连，但由于囊壁吸收需要一定时间，笔者仍建议通过扩大的 3-4 入路切除残留囊壁。在 Langner 等的系列研究中，无论囊肿位置如何，均未切除残留囊壁，术后 1 年的复发率达到17%，其中 4 例为掌侧囊肿（2 例合并 TFCC 病变）、4 例为背侧囊肿（1 例合并 TFCC 病变）。

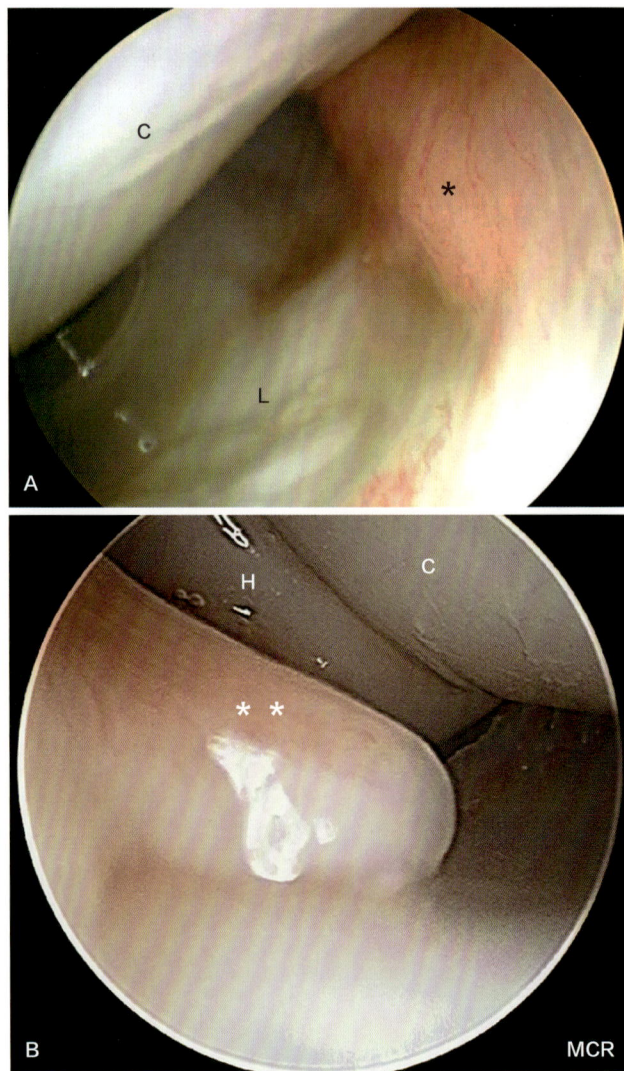

图 17.3 A. 自腕中关节桡侧（MCR）入路斜行观察延伸入腕中关节的囊肿。B. 自 MCR 入路观察起源于腕中关节的囊肿（星号）。C—头状骨；H—钩骨；L—月骨

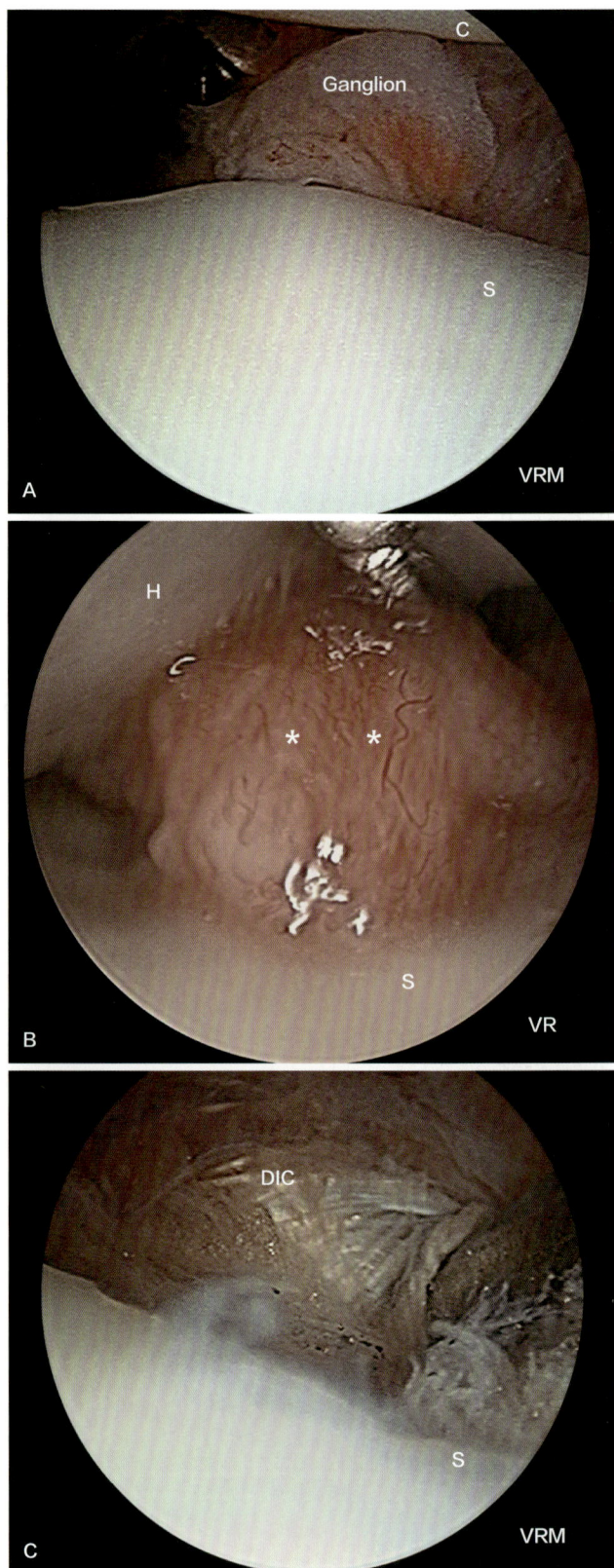

图 17.4 A. 自腕中关节桡掌侧（VRM）入路观察腕中关节囊肿。B. 囊肿的近视图（星号）。C. 囊肿切除后显露背侧腕骨间韧带（DIC）。C—头状骨；Ganglion—囊肿；H—钩骨；S—舟骨；VR—桡掌侧（入路）

腕掌侧囊肿的切除方法与DWG类似。关节镜自3-4入路置入，其余器械自4-5入路置入，探查腕关节。笔者还是倾向于使用干性关节镜技术，更容易识别囊肿内黏液。囊肿通常位于桡舟头韧带和LRL韧带之间，表现为冗余的掌侧关节囊和（或）滑膜增生。在腕关节掌侧对囊肿施压更容易看到囊肿（图17.5）。确定囊肿部位后，使用全半径刨削器切除囊肿直到暴露桡侧腕屈肌腱。必要时可使用VR入路辅助切除囊肿。

术后使用支具固定腕关节1周，然后开始保护下的关节活动范围练习。DWG切除后的腕关节屈曲受限可在术后6 ～ 8周采用动态支具治疗，腕掌侧囊肿切除后也可见类似的背伸功能受限。文献中有关节镜DWG切除导致伸肌腱损伤和关节镜腕掌侧囊肿切除导致正中神经掌皮支损伤或桡动脉分支损伤而引起血肿的并发症报道。

结果

Rizzo等[3]对41例DWG患者进行关节镜切除，术后2年，患者腕关节活动和握力改善，疼痛缓解满意，仅有2例复发。Povlsen和Peckett[8]发现对于伴有腕关节内病变的患者，满意的临床结果并非一成不变，16例患者中有10例舟月关节异常、有2例月三角关节异常，术后5年随访时，仅1例患者保持无痛。Kim等[10]回顾了111例（115例腕关节）接受关节镜DWG切除术的患者资料，平均随访32个月（范围为12 ～ 67个月），13例复发，27例（23%）术后仍残留疼痛。多元回归分析显示，术前疼痛是术后残留疼痛最主要的危险因素。

Edwards和Johansen[4]报道了55例行关节镜DWG切除术的患者，11例DWG单独起自桡腕关节、29例延伸入腕中关节、2例单纯起自腕中关节，DASH评分由术前的14.2分改善为术后的1.7分，术后24个月随访时所有患者活动受限程度均在术前测量的5° 范围内，没有复发。Gallego和Mathoulin[11]回顾了114例接受关节镜DWG切除术的患者资料，至少随访24个月，就诊主诉包括影响美观63例（55.2%）、疼痛33例（28.9%）、两者兼有18例（15.8%），症状出现距手术时间平均为

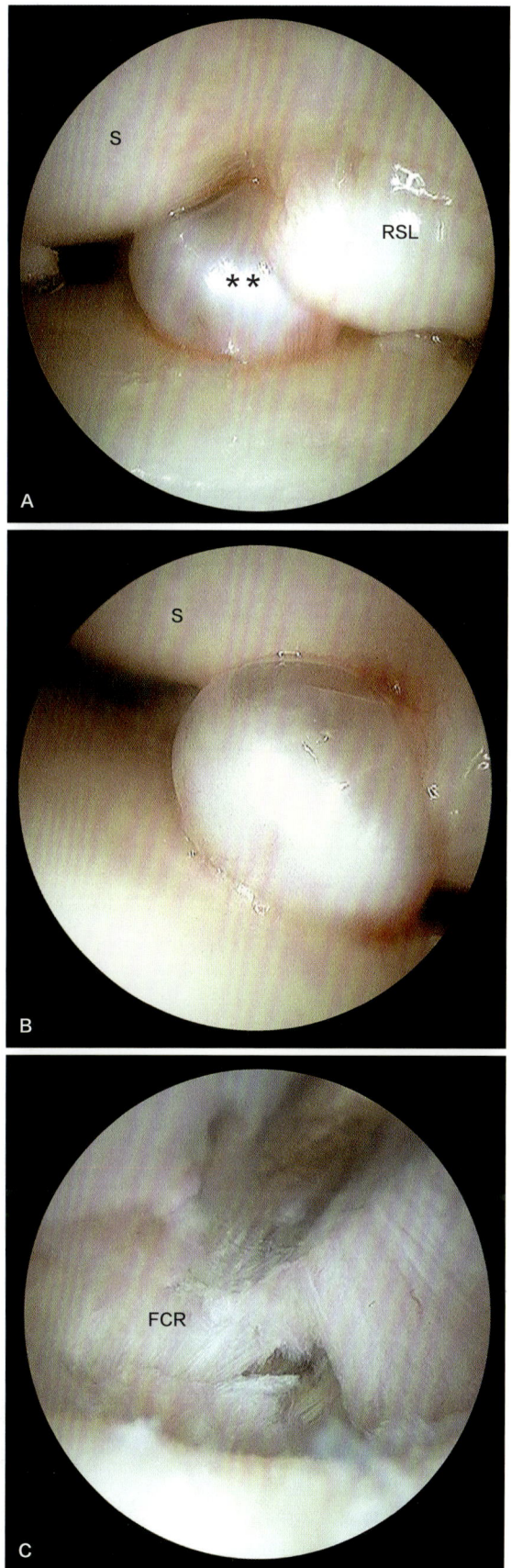

图17.5 A.自3-4入路观察腕掌侧囊肿（星号）。B.对掌侧关节囊施压，将囊肿推入关节内。C.囊肿切除后，可见桡侧腕屈肌腱（FCR）。RSL—桡舟月韧带；S—舟骨

17.81 个月，85 例（74.6%）DWG 起源于腕中关节，术后第 2 年随访时 14 例复发（12.3%）、6 例出现并发症。

Ho 等[12] 回顾了 21 例腕掌侧囊肿患者的资料，其中 16 例行关节镜下切除，囊肿大小平均为 2 cm（范围为 1 ~ 4 cm），13 例既往接受过其他治疗，包括穿刺抽吸和切开手术切除。75% 的囊肿起自桡舟头韧带与 LRL 之间，25% 起自 LRL 与短桡月韧带之间。术后平均随访 56 个月（范围为 9 ~ 101 个月），2 例复发，所有患者腕关节活动和功能无损害，无神经血管并发症发生。

Rocchi 等[13] 回顾了 30 例腕背侧囊肿及 17 例腕掌侧囊肿患者行关节镜切除的临床结果，平均随访 15 个月，27 例 DWG 及 12 例腕掌侧囊肿患者结果满意，活动正常，无并发症发生。2 例复发，4 例发生并发症，其中 1 例桡动脉分支损伤、1 例广泛血肿、2 例神经麻痹，3 例转为切开手术。笔者建议源于腕中 STT 关节的囊肿宜行切开手术。

Fernandes 等[14] 对关节镜腕掌侧囊肿切除术的并发症发生率和复发率进行了系统性综述，11 篇文献符合入选标准，共纳入 232 例手术，14 例复发，复发率为 0 ~ 20%，平均为 6%。16 例发生并发症，其中 6 例并发症与囊肿无关，3 例发生血肿、3 例桡神经背侧感觉支损伤、2 例正中神经部分损伤、2 例桡动脉分支损伤。

参考文献

1. Angelides AC, Wallace PF. The dorsal ganglion of the wrist: its pathogenesis, gross and microscopic anatomy, and surgical treatment. *J Hand Surg Am*. 1976 Nov；1（3）：228 - 235.

2. Osterman AL, Raphael J. Arthroscopic resection of dorsal ganglion of the wrist. *Hand Clin*. 1995 Feb；11（1）：7 - 12.

3. Rizzo M, Berger RA, Steinmann SP, et al. Arthroscopic resection in the management of dorsal wrist ganglions: results with a minimum 2-year follow-up period. *J Hand Surg Am*. 2004 Jan; 29（1）：59 - 62.

4. Edwards SG, Johansen JA. Prospective outcomes and associations of wrist ganglion cysts resected arthroscopically. *J Hand Surg Am*. 2009 Mar; 34（3）：395 - 400. doi:10.1016/j.jhsa.2008.11.025.

5. Lee BJ, Sawyer GA, Dasilva MF. Methylene blue-enhanced arthroscopic resection of dorsal wrist ganglions. *Tech Hand Up Extrem Surg*. 2011 Dec; 15（4）：243 - 246. doi:10.1097/BTH.0b013e3182206c49.

6. Ahsan ZS, Yao J. Arthroscopic dorsal wrist ganglion excision with color-aided visualization of the stalk: minimum 1-year follow-up. *Hand（N. Y.）*. 2014 Jun; 9（2）：205 - 208. doi:10.1007/s11552-013-9570-1.

7. Yamamoto M, Kurimoto S, Okui N, et al. Sonography-guided arthroscopy for wrist ganglion. *J Hand Surg Am*. 2012 Jul；37（7）：1411 - 1415. doi:10.1016/j.jhsa.2012.04.012.

8. Povlsen B, Peckett WR. Arthroscopic findings in patients with painful wrist ganglia. *Scand J Plast Reconstr Surg Hand Surg*. 2001 Sep；35（3）：323 - 328.

9. Langner I, Krueger PC, Merk HR, et al. Ganglions of the wrist and associated triangular fibrocartilage lesions: a prospective study in arthroscopically-treated patients. *J Hand Surg Am*. 2012 Aug；37（8）：1561 - 1567. doi:10.1016/j.jhsa.2012.04.042.

10. Kim JP, Seo JB, Park HG, et al. Arthroscopic excision of dorsal wrist ganglion: factors related to recurrence and post-operative residual pain. *Arthroscopy*. 2013 Jun；29(6)：1019-1024. doi:10.1016/j.arthro.2013.04.002.

11. Gallego S, Mathoulin C. Arthroscopic resection of dorsal wrist ganglia: 114 cases with minimum follow-up of 2 years. *Arthroscopy*. 2010 Dec; 26（12）：1675 - 1682. doi:10.1016/j.arthro.2010.05.008.

12. Ho PC, Law BK, Hung LK. Arthroscopic volar wrist ganglionectomy. *Chir Main*. 2006 Nov; 25（Suppl 1）：S221- S230.

13. Rocchi L, Canal A, Pelaez J, et al. Results and complications in dorsal and volar wrist ganglia arthroscopic resection. *Hand Surg*. 2006; 11（1-2）：21 - 26. doi:10.1142/S0218810406003127.

14. Fernandes CH, Miranda CD, Dos Santos JB, et al. A systematic review of complications and recurrence rate of arthroscopic resection of volar wrist ganglion. *Hand Surg*. 2014; 19（3）：475 - 480. doi:10.1142/S0218810414300046.

18

关节镜下桡骨茎突切除术

发病机制

单纯的舟月韧带撕裂即便没有明显的影像学异常表现，也可以改变腕部应力传导和生物力学，可以导致次要稳定结构的作用衰减，以及舟骨与月骨的进行性分离和旋转。随着时间推移，轴向负荷使头状骨向近侧移动，使舟骨和月骨进一步楔形分离，从而导致腕中关节不稳定、腕高丢失，以及桡腕关节、腕骨间和腕中关节的接触面积和负荷变化，最终导致 Watson[1] 等描述的 SLAC 腕。关节退行性变首先从桡骨茎突开始，桡骨茎突 – 舟骨关节间隙变窄（1 期）；然后向近端进展，影响桡骨舟骨窝和舟骨近极关节（2 期）；最后进展至腕中头月关节（3 期）；4 期表现包括桡月骨关节 OA 和广泛 OA。[2]

Vender[3] 等发现长期的舟骨骨折不愈合也会导致类似的关节退行性变，称为舟骨骨折不愈合进行性塌陷（scaphoid nonunion advanced collapse, SNAC）腕。不同的是，舟骨近极和桡骨之间没有关节炎改变。由于舟骨远极骨折块不再附着于背侧腕骨间韧带，远极屈曲，导致舟骨远极骨折块与相应关节面之间不匹配，最初的退行性变发生在桡骨和舟骨远极之间（1 期），止于骨折端。然后，出现头月关节间隙变窄（2 期），随着腕中关节炎进展，继而出现头骨与舟骨远端骨折块关节间隙变窄（3 期）。

即使关节退行性变非常严重，桡骨与舟骨的近极关节和桡月关节仍可以保持正常。这些关节得以保留是因为它们本身都是球形关节，允许在所有位置上垂直于软骨加载负荷，而且舟骨近极仍然通过完整的舟月韧带附着在月骨上。

在一项对 104 例舟骨骨折不愈合患者的研究中，Inoue 等 [4] 指出，如果骨折不愈合病程为 1 ~ 5 年，22% 的患者会发生关节炎；如果病程为 5 ~ 9 年，75% 的患者会发生关节炎；如果病程达到 10 年或 10 年以上，100% 的患者会发生关节炎。关节炎最初发生在舟骨 – 桡骨茎突关节，表现为桡骨茎突变尖和（或）桡舟背侧骨赘形成，然后进展到腕中关节。舟骨 – 桡骨茎突关节骨性关节炎与 DISI 畸形明确相关。腕关节 DISI 畸形的总发生率为 56%，且随着骨折不愈合时间的延长，DISI 的发生率继续增高。疼痛症状与骨性关节炎的严重程度或骨折不愈合的持续时间之间没有相关性，但骨折不愈合的持续时间与握力下降或腕关节活动范围减小之间有显著的相关性。

Nakamura 等 [5] 基于三维 CT 扫描将舟骨骨折不愈合分为 2 种类型：①掌侧型，远端骨折块与近端骨折块在掌侧重叠；②背侧型，远端骨折块与近端骨折块在背侧重叠。

Moritomo 等 [6] 证明舟骨骨折不愈合的位置与骨折

移位、DISI 畸形和桡腕关节骨接触区的变化有关。11 例舟骨骨折不愈合患者进行了三维 CT 扫描，舟骨骨折不愈合移位有 2 种类型：掌侧型和背侧型。在掌侧型中，远端骨折块移位至近端骨折块掌侧，靠近桡骨茎突，而近端骨折块背伸形成驼背畸形。所有掌侧型舟骨骨折不愈合的患者都有 DISI 畸形，而只有少数背侧型舟骨骨折不愈合的患者有 DISI 畸形，且大部分是骨折不愈合时间较长的患者。掌侧型骨折的骨折线一般在舟骨背侧嵴顶端的远端，而背侧型骨折的骨折线一般在背侧嵴顶端的近端。舟骨背侧嵴顶端与背侧腕骨间韧带近端附着点一致，正好位于舟月韧带背侧部分附着点的远端，这些韧带以及背侧桡腕韧带，可能间接参与维持舟骨背侧的稳定性。掌侧型舟骨骨折不愈合时，骨折线位于背侧腕骨间韧带和舟月韧带背侧部分附着点的远端，可能影响远端骨折块的稳定性，这就可以解释为什么掌侧型舟骨骨折不愈合会出现舟骨近极背伸和远极屈曲，继而导致 DISI 畸形。

背侧型舟骨骨折不愈合患者，韧带仍附着于远端骨折块上，可能为远端骨折块提供了额外的稳定性或抵抗屈曲的能力。然而，病程较长的骨折不愈合患者，即使是背侧型舟骨骨折不愈合也会发展成 DISI 畸形，舟骨近极和头状骨之间的关节发生退行性变。他们还研究了邻域分析图，直观表示一块骨到最近的相邻骨之间的距离，并对推断出的骨之间的接触面积进行定性评估。在掌侧型舟骨骨折不愈合中，舟骨远端骨折块在桡骨上的邻域分析图与正常腕关节相比向桡侧移位，更接近桡骨茎突，称为茎突型（图 18.1）。在背侧型舟骨骨折不愈合中，舟骨远端骨折块在桡骨上的邻域分析图与正常腕关节相比向背侧移位，更接近桡骨舟骨窝的背侧缘，称为背唇型。

Oka 等 [7] 研究了 13 例舟骨骨折不愈合患者在腕关节屈伸和桡尺偏时的腕关节生物力学。基于骨折位置的不同，舟骨出现了两种清晰的骨折块间运动模式。在活动型舟骨骨折不愈合（7 例）中，骨折线位于舟骨背侧嵴顶点的远端，舟骨远端相对于舟骨近端不稳定，在腕关节自屈曲到背伸的过程中，远端骨折块呈现翻书样运动。在稳定型舟骨骨折不愈合（6 例）中，骨折线位于舟骨背侧嵴顶点近端，骨折块间运动明显小于远端型。在移位的舟骨远极骨折中，舟骨近端骨折块、月骨和三角骨旋转至背伸旋后位，舟骨远端骨折块和头状骨向背侧移位而无明显旋转。大多数舟骨远端骨折不愈合患者有 DISI 畸形，而在近端骨折患者中只出现 1 例 DISI 畸形。

诊断

SLAC 腕和 SNAC 腕的诊断依靠病史、体格检查和影像学检查。体格检查常显示关节积液、腕关节桡背侧肿胀和桡舟关节压痛。舟骨位移试验可能呈阳性，也可能呈阴性。鼻烟窝部位的慢性滑膜炎可能被误诊为腱鞘囊肿。腕关节的活动是否受限，取决于退行性变的阶段。

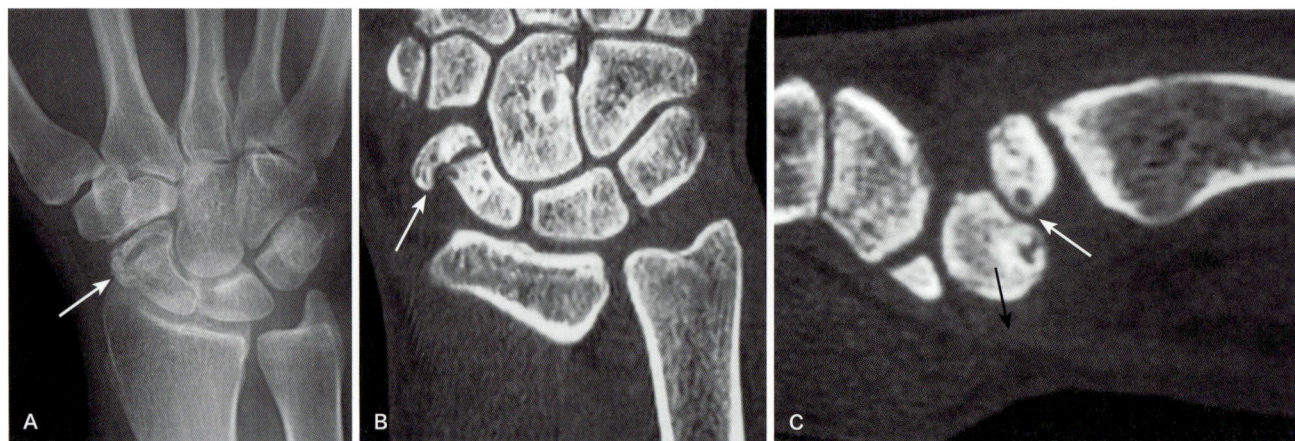

图 18.1 茎突型舟骨骨折不愈合。A. 舟骨远端骨折不愈合伴桡骨茎突撞击（箭头）。B. 冠状位 CT 扫描显示舟骨远极增生（箭头）。C. 矢状位 CT 扫描显示骨折不愈合部位（白色箭头），远端骨折块向掌侧半脱位（黑色箭头）

影像学检查应拍摄标准的后前正位片、斜位片和侧位片，可以看到 SLAC 腕和 SNAC 腕的显著异常。握拳后前正位片和桡尺偏 X 线片可以让舟月分离更加明显。MRI 和（或）CT 扫描有助于评估腕中关节的病变和 DISI 畸形，并确定是否存在茎突型或背唇型撞击。

治疗

支具固定、活动调整和选择性可的松封闭可以缓解症状。桡骨茎突切除术对希望进行简单手术治疗的患者非常有吸引力，但它不能解决潜在的病因，因此可能并不是一个长久的解决方案。因为生物力学研究表明，手术造成的部分桡腕掌侧韧带功能缺失会导致桡侧不稳定，因此对骨切除量的要求越来越保守。

适应证

关节镜下桡骨茎突切除术的适应证与切开手术一致。桡舟关节炎导致的桡骨茎突撞击是常见指征，这通常是长期舟月分离或终末期 Kienböck 病的结果。腕关节桡偏疼痛、Watson 试验呈阳性，但关节活动和握力良好的患者最适合此类手术。舟骨骨折不愈合的患者，由于腕关节桡偏时，增生的舟骨远端骨折块撞击桡骨茎突，是桡骨茎突切除术另一个常见的手术指征。如果试图行舟骨内固定，则必须注意并处理桡舟撞击。若切除舟骨远端骨折块则不需要切除桡骨茎突。

继发性桡骨茎突撞击是用 STT 融合方法治疗舟骨旋转半脱位或舟大多角骨性关节炎的常见后遗症。Watson 等[8] 报道了 1/3 以上的病例出现继发性桡骨茎突撞击，因此建议在 STT 融合的同时切除桡骨茎突。头月融合后也可能发生桡骨茎突撞击，因此应在手术时检查并处理。有时在应用近排腕骨切除术治疗桡腕关节炎时，也可能需要切除部分桡骨茎突。

禁忌证

桡骨茎突切除术的主要风险是腕骨向尺侧移位。Siegal 和 Gelberman[9] 发现短斜形截骨对韧带破坏最小，而垂直斜向截骨和水平截骨会分别切除 92% ～ 95% 的

RSC 韧带和 21% ～ 46% 的 LRL。Nakamura 等[10] 强调了 RSC 韧带和 LRL 韧带在防止腕骨尺侧移位中的重要性。如果切除过多的韧带，头状骨会失去稳定性，头月关系也会发生变化，导致桡侧不稳定。生物力学测试显示，当切除骨质超过 6 mm 或切除整个桡骨茎突时，负荷下桡骨移位显著增加，部分标本表现为中度至重度掌侧和尺侧移位。因此 Nakamura 等建议切除骨质不应超过 4 mm，以降低风险。由于 DRF 以及伴或不伴骨折的桡腕关节脱位（图 18.2）导致的 RSC 韧带损伤的患者，有可能发生掌侧脱位和（或）尺侧移位，尤其是考虑切除近排腕骨的患者，故此类患者不适于桡骨茎突切除术。[11] 腕骨尺侧移位是长期类风湿性疾病的常见后遗症，因此慢性腕关节炎症的患者也不适于桡骨茎突切除术。

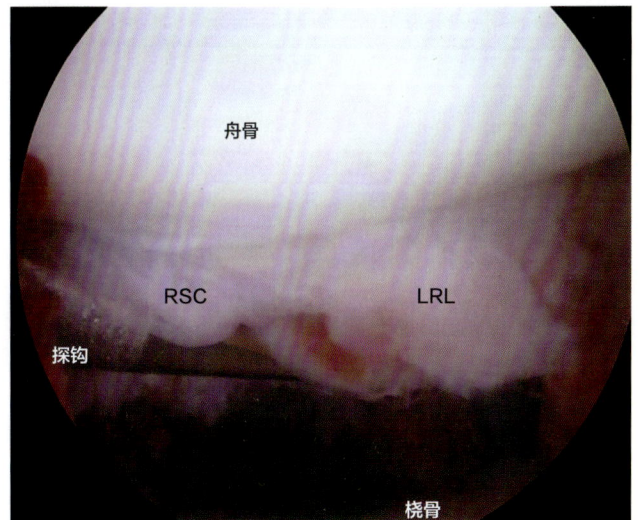

图 18.2 创伤性桡舟头（RSC）韧带和长桡月韧带（LRL）撕脱。以 4-5 入路作为观察入路，探钩自 3-4 入路置入

关节镜设备

手术一般使用 2.7 mm 30° 的镜头和摄像系统，2.9 mm 的磨钻和（或）4.0 mm 的磨头是必需的器械，有时也可以使用。关节镜刨削器可用于关节内清创，关节镜射频器械及关节镜直刀和弯刀可以松解关节内粘连组织。术中透视检查用于评估骨质切除量。

手术技术

术前应确定是否存在 DISI 畸形，是否存在茎突型或背唇型撞击。关节镜桡骨茎突切除术一般使用 1-2 入路，患者仰卧，上臂外展置于手术台上，指套悬吊手指以 4.5 ~ 6.8 kg 力量牵引。触摸并标记鼻烟窝内解剖结构，包括桡骨茎突远端边缘、APL 肌腱、拇短伸肌腱、EPL 肌腱以及桡动脉（图 18.3）。止血带压力设为 250 mmHg。

为了减少 SRN 和桡动脉的损伤风险，1-2 入路位于鼻烟窝的掌侧和近侧[12]，不超过第一伸肌间室背侧 4.5 mm，并在桡骨茎突 4.5 mm 范围内。使用 22G 针确定关节间隙，做一个小的皮肤切口。用肌腱剪刀分离皮下组织至关节囊。使腕关节尺偏，置入套管和钝头套杆，防止损伤舟骨近端，然后置入 3 mm 的关节镜探钩。以类似的方式建立 3-4 入路。

笔者一般交替使用 VR 入路与 3-4 入路作为观察和操作入路，可以充分显露茎突背侧，特别是治疗背唇型撞击患者时（图 18.4）。最好在 4-5 入路或 6U 入路置入大口径的流出套管，但也可以通过刨削器进行间歇冲洗和抽吸。进行标准的桡腕和腕中关节镜检查，必要时进行清创和滑膜切除。关节镜从 3-4 入路置入以确定桡骨远端 RSC 韧带和 LRL 的起点，这也是桡骨茎突切除时的最尺侧边缘。磨钻的直径可为骨质切除量提供粗略的参考，但仍需要在透视下进行确认。大部分研究者推荐的切除范围为 4 ~ 7 mm。 然而，骨性

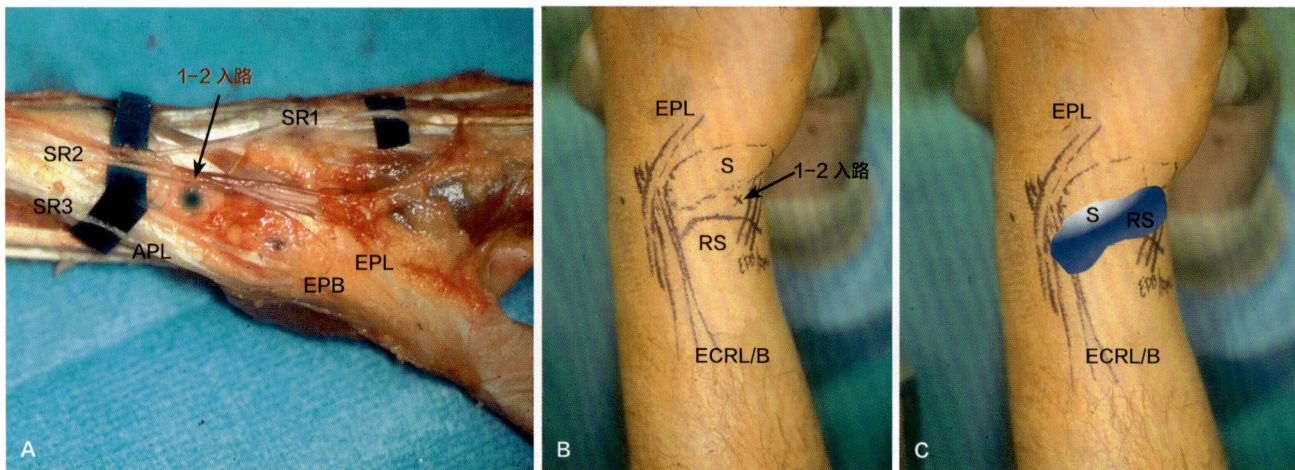

图 18.3 A. 入路的解剖。B.1-2 入路的体表标志。C. 体表标志与舟骨的叠加图。APL—拇长展肌；EPB—拇短伸肌；EPL—拇长伸肌；ECRL/B—桡侧腕长伸肌 / 腕短伸肌；RS—桡骨茎突；S—舟骨；SR1 ~ SR3—桡神经浅支分支

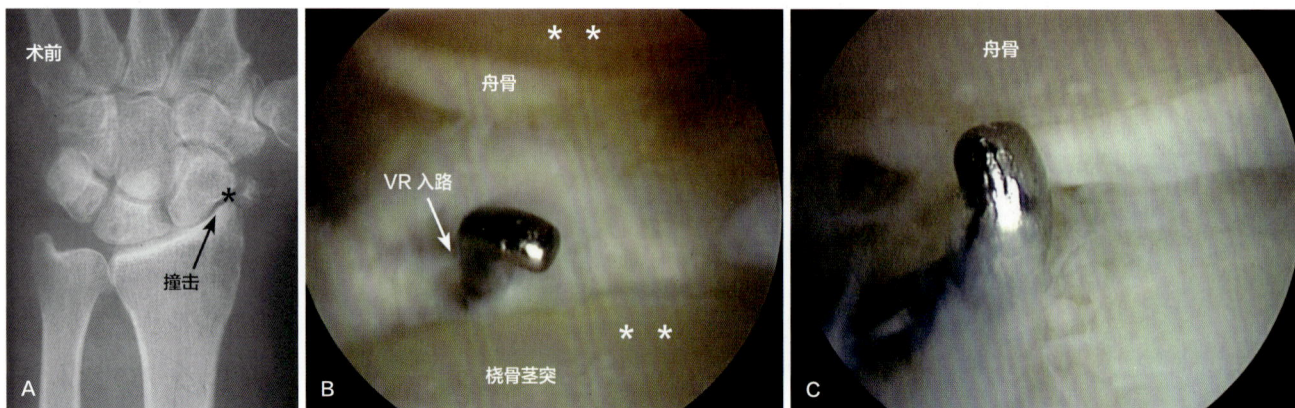

图18.4 A.慢性舟月分离伴 1 期 SLAC 腕患者的术前 X 线片，注意桡腕关节间隙变窄（星号）。B.自 1-2 入路探查，探钩自桡掌侧（VR）入路置入，注意软骨缺损（星号）。C.使用关节镜探钩探测舟骨的骨质裸露区域

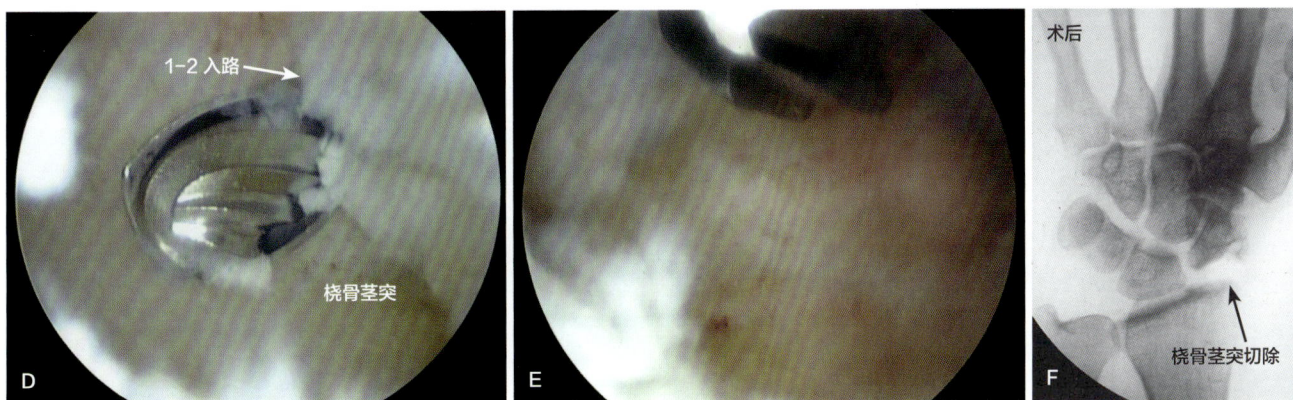

图 18.4 续 D. 自 VR 入路观察，磨头自 1–2 入路置入。E. 桡骨茎突切除术中所见。F. 关节镜下桡骨茎突切除术后，舟骨和桡骨茎突无撞击

切除范围应根据个人情况进行调整，并在手术中进行测量。应切除足够的骨质，牵引解除后，腕关节桡偏，舟骨和桡骨茎突之间没有撞击。由于桡动脉的走行横穿鼻烟窝，穿刺桡侧关节囊会带来桡动脉损伤的风险，因此应谨慎使用小骨刀。SNAC 腕时，手术方法相同，在这种情况下，如果有背唇型撞击，VR 入路更有效（图 18.5）。

术后使用可拆卸的肘下支具固定腕关节 1 周，便可以开始进行保护下腕关节活动范围练习。术后第 3 周或第 4 周，在患者可以耐受的情况下，逐渐增加力量练习。最严重的并发症是过度切除桡骨茎突和桡腕韧带导致的

腕骨尺侧移位（图 18.6）。建立 1–2 入路时，SRN 和桡动脉均有损伤的风险。

结果

开放性桡骨茎突切除术已应用 50 多年，但是并没有单纯桡骨茎突切除术治疗 SNAC 腕或 SLAC 腕的报道。关节镜下桡骨茎突切除术最近才得以广泛发展，由于它经常与其他手术结合使用，单纯桡骨茎突切除术的临床报道也很少。Herness 和 Posner[13] 报道了 41 例舟骨骨折不愈合继发关节炎的患者接受桡骨茎突切除术和舟骨骨

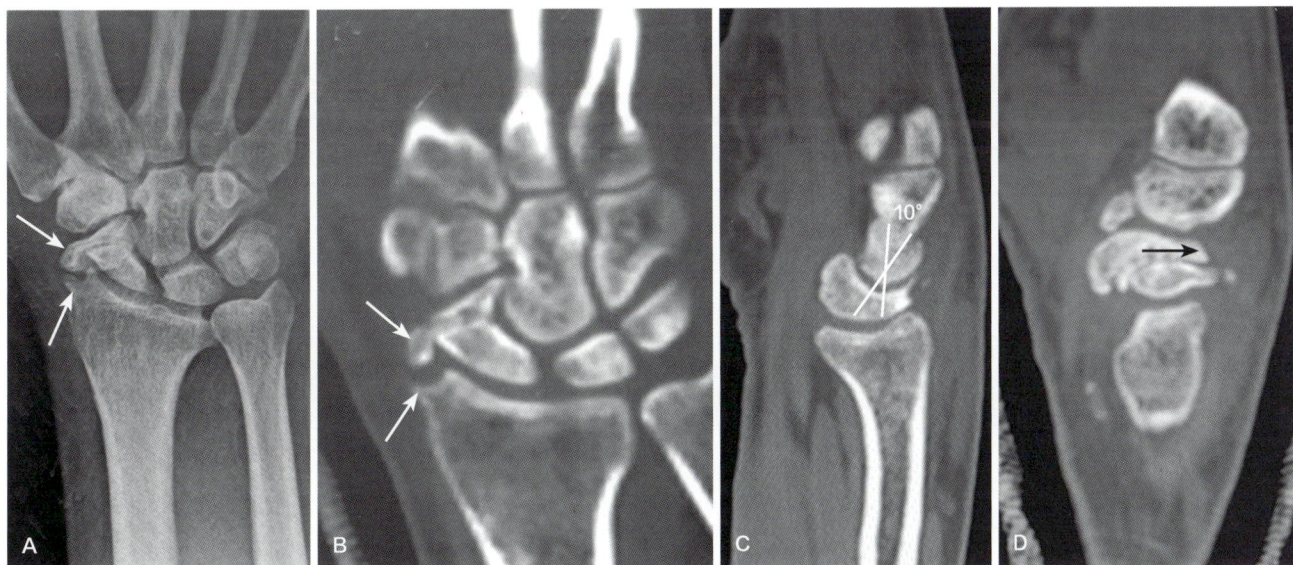

图 18.5 背唇型舟骨骨折不愈合。A. 舟骨骨折不愈合，远极增生，与桡骨茎突部位巨大的骨赘（箭头）形成撞击。B. 冠状位 CT 扫描显示撞击的部位（箭头）。C. 矢状位 CT 扫描显示桡月角正常，为 10°。D. 矢状位 CT 扫描显示为背唇型撞击，伴远端骨折块（黑色箭头）向背侧移位

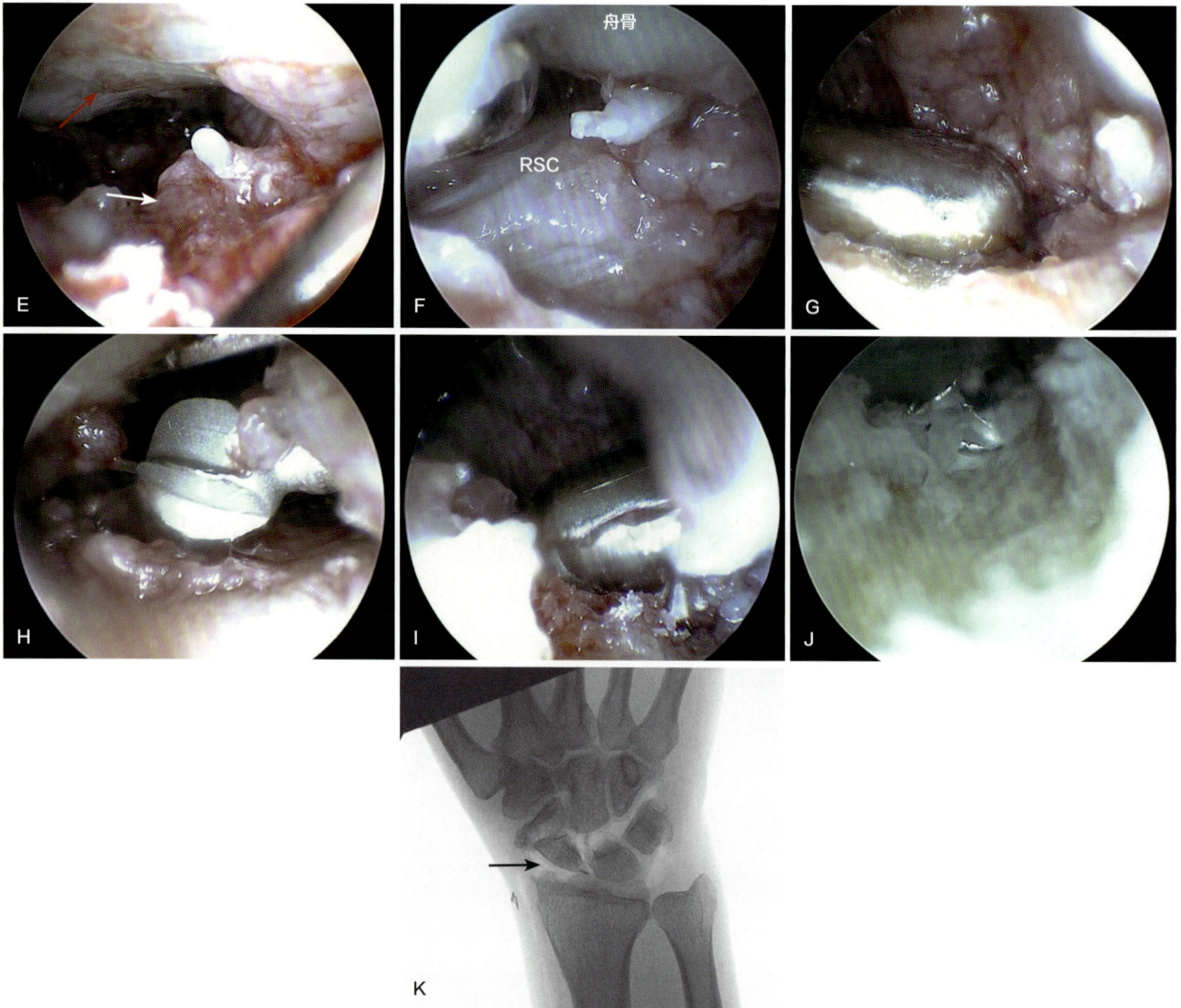

图18.5续 E.自3-4入路观察，显示增生滑膜覆盖了桡骨茎突骨外露区域(白色箭头)和舟骨软骨软化(红色箭头)。F.桡舟头(RSC)韧带的起点。G.自 VR 入路可见 1-2 入路置入的刨削器械。H.自 3-4 入路可见经 1-2 入路置入的磨钻。I.桡骨茎突切除后显露松质骨。J.桡骨茎突切除完成后，液体灌洗所见。K.术后 X 线片显示桡骨茎突切除术后，与舟骨无撞击（箭头）

折不愈合植骨术，其中 26 例腕关节活动范围得到改善。Stark 等[14]发现舟骨骨折不愈合伴中度桡腕关节炎的患者，在进行克氏针固定和植骨术的同时，如果切除桡骨茎突，较少发生关节炎进展，其主要获益是减轻疼痛，而不是增加腕关节活动度或握力。

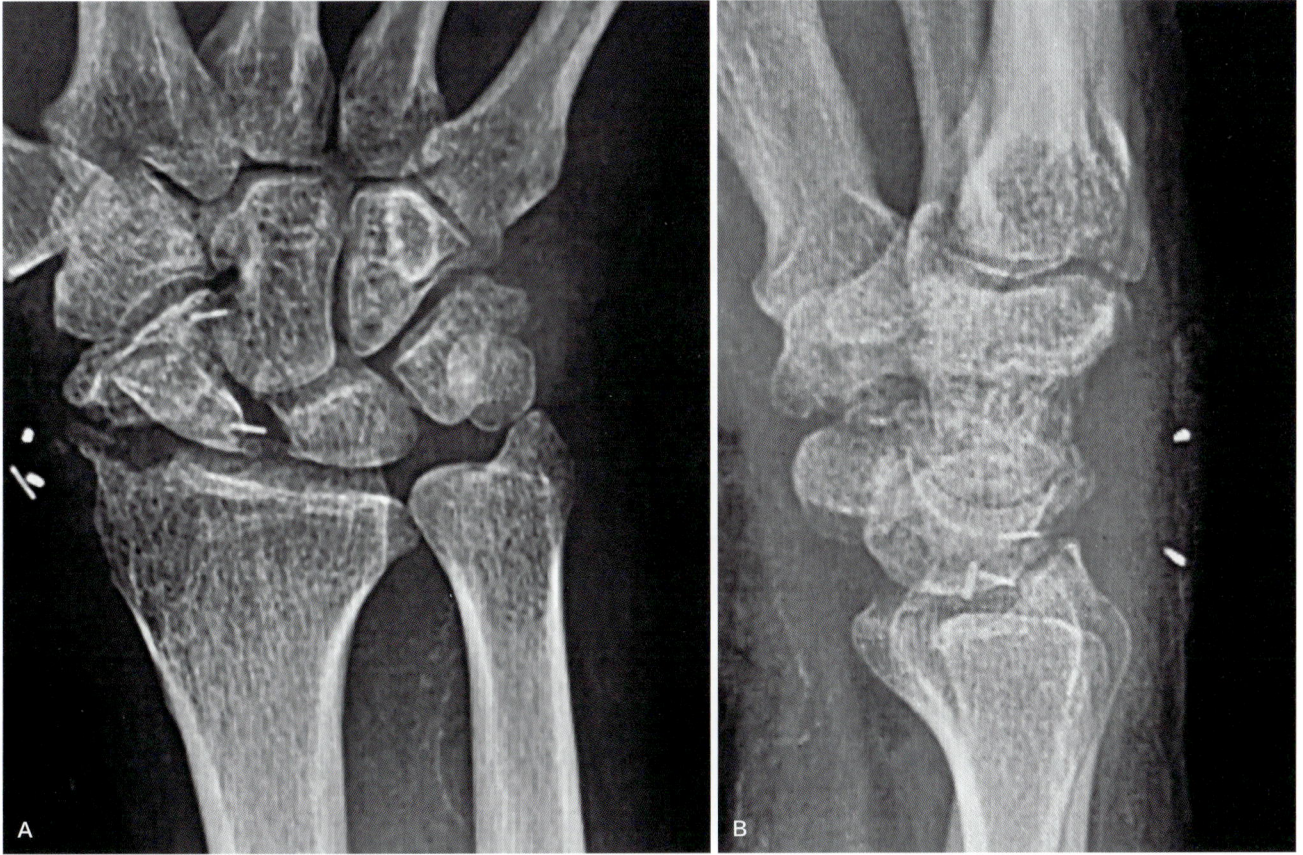

图 18.6 A. 早期随访 X 线片显示腕骨对线良好，无腕骨尺侧移位迹象。B. 舟月角正常，无 DISI 畸形

参考文献

1. Watson H, Ottoni L, Pitts EC, et al. Rotary subluxation of the scaphoid: a spectrum of instability. *J Hand Surg*. 1993;18: 62-64.

2. Weiss KE, Rodner CM. Osteoarthritis of the wrist. *J Hand Surg*. 2007;32:725-746.

3. Vender MI, Watson HK, Wiener BD, et al. Degenerative change in symptomatic scaphoid nonunion. *J Hand Surg*. 1987;12:514-519.

4. Inoue G, Sakuma M. The natural history of scaphoid non-union. Radiographical and clinical analysis in 102 cases. *Arch Orthop Trauma Surg*. 1996;115:1-4.

5. Nakamura R, Horii E, Tanaka Y, et al. Three-dimensional CT imaging for wrist disorders. *J Hand Surg*. 1989;14:53-58.

6. Moritomo H, Viegas SF, Elder KW, et al. Scaphoid nonunions: a 3-dimensional analysis of patterns of deformity. *J Hand Surg*. 2000;25:520-528.

7. Oka K, Moritomo H, Murase T, et al. Patterns of carpal deformity in scaphoid nonunion: a 3-dimensional and quantitative analysis. *J Hand Surg*. 2005;30:1136-1144.

8. Rogers WD, Watson HK. Radial styloid impingement after triscaphe arthrodesis. *J Hand Surg*. 1989;14:297-301.

9. Siegel DB, Gelberman RH. Radial styloidectomy: an anatomical study with special reference to radiocarpal intracapsular ligamentous morphology. *J Hand Surg*. 1991;16:40-44.

10. Nakamura T, Cooney WP 3rd, Lui WH, et al. Radial styloidectomy: a biomechanical study on stability of the wrist joint. *J Hand Surg*. 2001;26:85-93.

11. Van Kooten EO, Coster E, Segers MJ, et al. Early proximal row carpectomy after severe carpal trauma. *Injury*. 2005; 36:1226-1232.

12. Steinberg BD, Plancher KD, Idler RS. Percutaneous Kirschner wire fixation through the snuff box: an anatomic study. *J Hand Surg*. 1995;20:57-62.

13. Herness D, Posner MA. Some aspects of bone grafting for non-union of the carpal navicular. Analysis of 41 cases. *Acta Orthopaedica Scandinavica*. 1977;48:373-378.

14. Stark HH, Rickard TA, Zemel NP, et al. Treatment of ununited fractures of the scaphoid by iliac bone grafts and Kirschner-wire fixation. *J Bone Joint Surg Am Vol*. 1988;70: 982-991.

19

关节镜下舟骨部分切除治疗舟骨骨折不愈合

关节镜下舟骨远端骨折块切除可以视为治疗慢性舟骨腰部不愈合或远端不愈合的姑息性手术，通过减少舟骨远端骨折块和桡骨茎突之间的机械撞击，可有效地缓解疼痛，尤其是当软骨发生退行性变、骨赘形成和畸形主要位于桡骨茎突时。术后腕关节可以早期运动，并且不会影响其他最终的挽救性手术的进行。

相关解剖学与病理生物力学

导致舟骨骨折不愈合的因素很多。由于舟骨腰部相对较狭窄，骨小梁很薄，分布稀疏[1]，骨折移位导致骨折愈合所需的接触面积减小。任何移位大于 1 mm 或成角大于 15° 的舟骨腰部骨折，如果未经恰当治疗，都可能导致骨折不愈合。由于舟骨大部分被软骨覆盖，骨折是以骨膜内骨化的形式愈合，因此没有骨痂形成来提供初始稳定性。腕关节过早接受屈曲、剪切以及平移应力负荷会导致远端骨折块发生进行性的屈曲和旋前。骨折部位不恰当固定，持续的应力负荷可能导致掌侧骨质吸收，最终导致骨折不愈合并继发驼背畸形[2]。骨折移位是发生骨折不愈合或延迟愈合的重要危险因素。Singh 等[3] 对 1401 例舟骨骨折患者进行了 meta 分析，结果显示，采用石膏固定治疗移位的舟骨骨折发生不愈合的风险是无移位骨折的 4 倍。

Vender 等[4] 指出，长期舟骨骨折不愈合将导致一系列关节退行性变，称为 SNAC 腕。与慢性舟月分离不同，舟骨近端骨折块和桡骨之间的关节不会出现关节炎改变。舟骨远端骨折块不再附着于背侧腕骨间韧带，舟骨远极屈曲，导致舟骨远端骨折块与相应关节面之间不匹配。最早出现退行性变的部位在桡骨和舟骨远端骨折块之间，止于折端（1 期）；然后出现头月关节间隙变窄（2 期）；继而是进行性的腕中关节炎改变，头状骨与舟骨远侧骨折块之间的间隙变窄（3 期）。即使关节退行性变非常严重，桡骨与舟骨近极关节、桡月关节仍可以保持正常。这些关节之所以得以保留，是因为它们本身都是球形关节，允许在所有位置上垂直于软骨加载负荷，而且舟骨近极仍然通过完整的舟月韧带附着在月骨上。在一项对 104 例舟骨骨折不愈合患者的研究中，Inoue 等[5] 指出，如果骨折不愈合病程为 1 ~ 5 年，22% 的患者会发生关节炎；如果病程为 5 ~ 9 年，75% 的患者会发生关节炎；如果病程达到 10 年或 10 年以上，100% 的患者会发生关节炎。关节炎最初发生在舟骨 – 桡骨茎突关节，表现为桡骨茎突变尖和（或）桡舟背侧骨赘形成，然后进展到腕中关节。舟骨 – 桡骨茎突关节 OA 与 DISI 畸形明确相关。腕关节 DISI 畸形的总发生率为 56%，且随着骨折不愈合时间的延长，DISI 畸形的发生率继续增高。疼痛症状与骨性关节炎的严重程度或骨折不愈合的持续时间之间没有相关性，但骨折不愈合的持续时间与握力下降和腕关节活动范围减小之间有显著的相关性。

Nakamura 等[6]基于三维 CT 扫描将舟骨骨折不愈合分为 2 种类型：①掌侧型，远端骨折块与近端骨折块在掌侧重叠；②背侧型，远端骨折块与近端骨折块在背侧重叠。Moritomo 等[7]证明舟骨骨折不愈合的位置与骨折移位、DISI 畸形和桡腕关节骨接触区的变化有关。11 例舟骨骨折不愈合患者进行了三维 CT 扫描，舟骨骨折不愈合移位有 2 种类型，即掌侧型和背侧型。在掌侧型中，远端骨折块移位至近端骨折块掌侧，靠近桡骨茎突，而近端骨折块背伸，形成驼背畸形。所有掌侧型舟骨骨折不愈合的患者都有 DISI 畸形，而只有少数背侧型舟骨骨折不愈合的患者有 DISI 畸形，且大部分是骨折不愈合时间较长的患者。掌侧型骨折的骨折线一般在舟骨背侧嵴顶端的远端，而背侧型骨折的骨折线一般在背侧嵴顶端的近端。舟骨背侧嵴顶端与背侧腕骨间韧带近端附着点一致，正好位于舟月韧带背侧部分附着点的远端，这些韧带连同背侧桡腕韧带，可能间接参与维持舟骨背侧的稳定性。掌侧型舟骨骨折不愈合时，骨折线位于背侧腕骨间韧带和舟月韧带背侧部分附着点的远端，可能影响远端骨折块的稳定性，这就可以解释为什么掌侧型舟骨骨折不愈合会出现舟骨近极背伸和远极屈曲，继而导致 DISI 畸形。

背侧型舟骨骨折不愈合时，韧带仍附着于远端骨折块上，可能为远端骨折块提供了额外的稳定性或抵抗屈曲的能力。而病程较长的骨折不愈合患者，即使是背侧型舟骨骨折不愈合也会发展成 DISI 畸形，舟骨近极和头状骨之间的关节发生退行性变。他们还研究了邻域分析图，直观表示从一块骨到最近的相邻骨之间的距离，并对推断出的骨之间的接触面积进行定性评估。在掌侧型舟骨骨折不愈合中，舟骨远端骨折块在桡骨上的邻域分析图与正常腕关节相比向桡侧移位，更接近桡骨茎突，称为茎突型（图 19.1）。在背侧型舟骨骨折不愈合中，舟骨远端骨折块在桡骨上的邻域分析图与正常腕关节相比向背侧移位，更接近桡骨舟骨窝的背侧缘，称为背唇型（图 19.2）。

Oka 等[8]研究了 13 例舟骨骨折不愈合患者在腕关节屈伸和桡尺偏时的腕关节生物力学。基于骨折位置的不同，舟骨出现了两种清晰的骨折块间运动模式。在活动型舟骨骨折不愈合（7 例）中，骨折线位于舟骨背侧嵴顶点的远端，舟骨远端相对于舟骨近端不稳定，在腕关节自屈曲到背伸的过程中，远端骨折块呈现翻书样运动。在稳定型舟骨骨折不愈合（6 例）中，骨折线位于舟骨背侧嵴顶点近端，骨折块间运动明显小于远端型。在移位的舟骨远极骨折中，舟骨近端骨折块、月骨和三角骨旋转至背伸旋后位，舟骨远端骨折块和头状骨向背侧移位而无明显旋转。大多数舟骨远端骨折不愈合患者有 DISI 畸形，而在近端骨折患者中只出现 1 例 DISI 畸形。

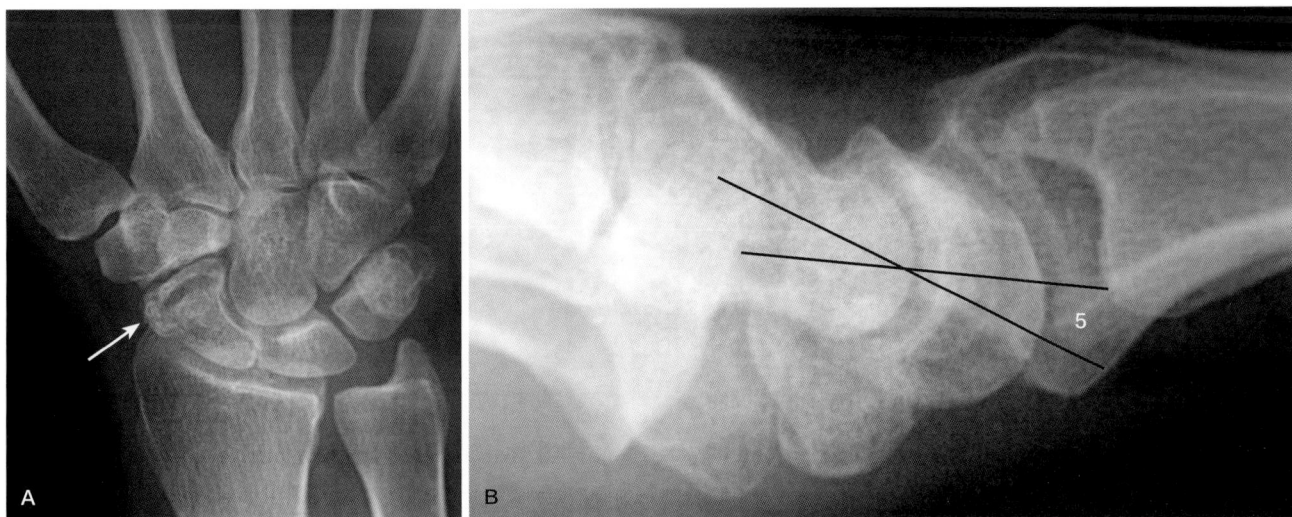

图 19.1 茎突型舟骨骨折不愈合。A. 掌侧型舟骨骨折不愈合。B. 正常的桡月角

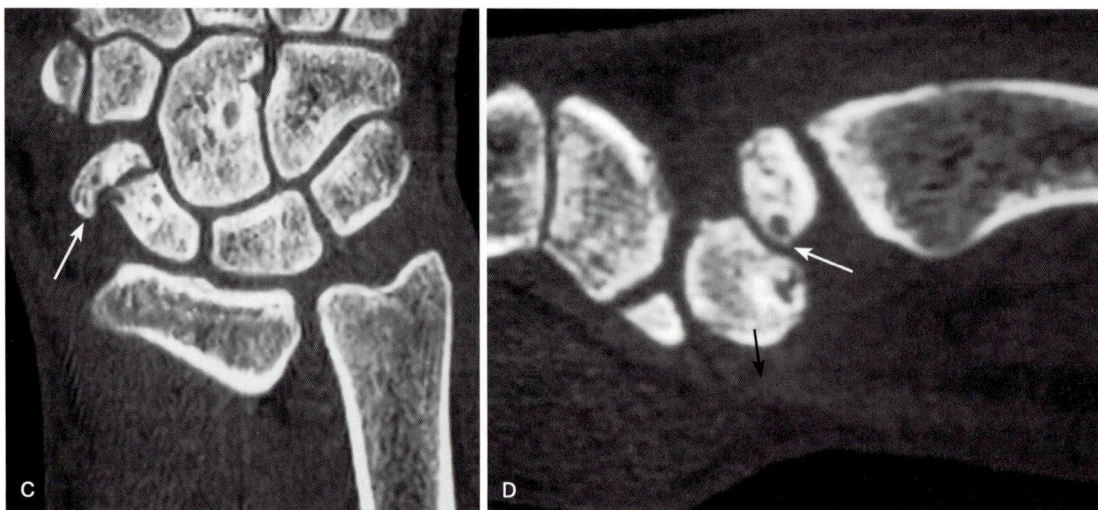

图 19.1 续 C. 冠状位 CT 扫描显示舟骨远极骨块增生（箭头）。D. 侧位 CT 扫描显示骨折不愈合部位（白色箭头），远端骨折块向掌侧半脱位（黑色箭头）

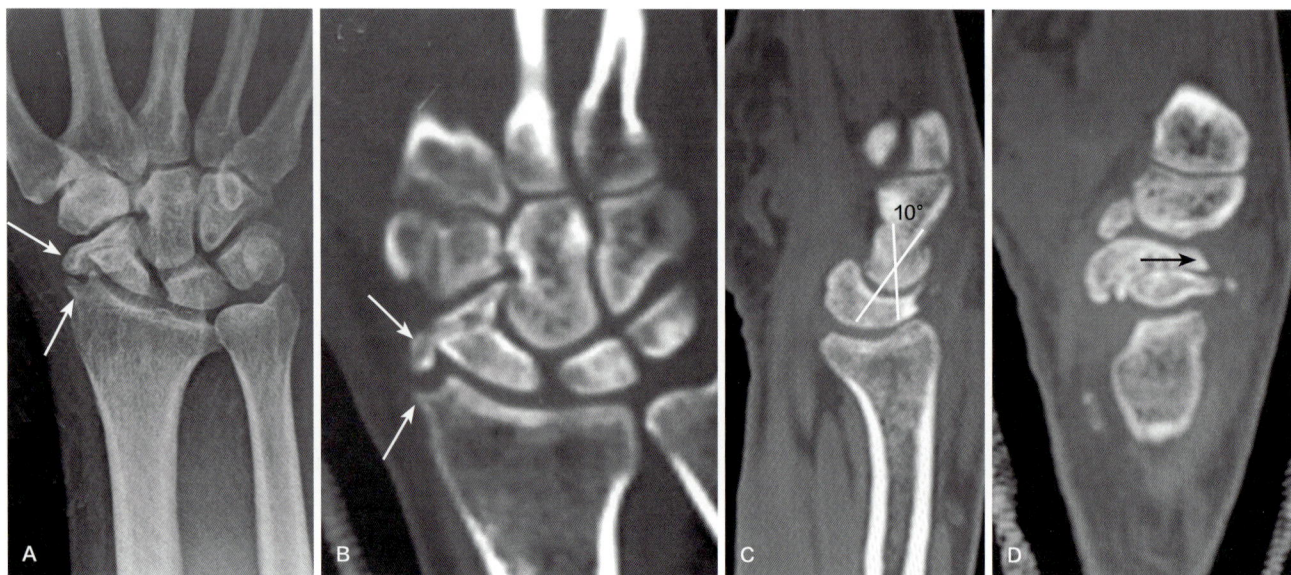

图 19.2 背唇型舟骨骨折不愈合。A. 舟骨骨折不愈合，远极增生，与桡骨茎突部位巨大的骨赘（箭头）形成撞击。B. 冠状位 CT 扫描显示撞击的部位（箭头）。C. 矢状位 CT 扫描显示桡月角正常，为 10°。D. 矢状位 CT 扫描显示为背唇型撞击，伴远端骨折块（黑色箭头）向背侧移位

诊断

舟骨骨折不愈合的诊断依靠病史、体格检查和腕关节 X 线片。典型的临床表现为静止时腕关节桡侧疼痛，腕关节桡偏、背伸、旋转或扭转时疼痛加重。体格检查可发现腕关节桡侧肿胀、桡舟关节压痛、舟骨位移试验时明显疼痛。腕关节的活动是否受限，取决于退行性变的阶段。最终的诊断依靠影像学检查，应拍摄标准的后前正位、45° 旋前位和 45° 旋后斜位、侧位 X 线片。尺偏后前正位 X 线片可以使舟骨背伸，以便更好地评估

不愈合部位和不稳定程度。进展期 SNAC 腕的显著改变很容易诊断。MRI 和（或）CT 扫描有助于评估腕中关节的病变以及 DISI 畸形，并且可以确定是否存在茎突型或背唇型撞击。

治疗

非手术治疗包括拇指夹板固定、非甾体抗炎药治疗和活动调整。活动调整包括避免用力抓握、扭转和提举重物。皮质类固醇局部注射可以暂时缓解症状。保守治

疗无效者可考虑手术治疗，手术方法包括舟骨骨折不愈合的植骨固定术 ± 局部桡骨茎突切除术与舟骨远端切除术，术后早期进行腕关节活动。

适应证

关节镜下舟骨远端切除术适用于不希望进行植骨内固定治疗的 1 期 SNAC 腕患者，尤其是之前手术失败的患者。根据外科医师的偏好，手术可以选择传统的开放手术（图 19.3）或关节镜手术。也可以作为不愿意接受正式挽救性手术的老年患者的姑息性手术。

禁忌证

累及整个舟骨窝或头月关节的退行性变是该手术的禁忌证。舟月韧带和 RSC 韧带完整是此手术的先决条件，可以降低出现 DISI 畸形的风险。由于舟骨远端切除术后腕中关节的负荷增大，如果术前即有 DISI 畸形，会增高头状骨半脱位及疼痛的发生率，是该手术的相对禁忌证[9]。对于舟骨近极骨折不愈合的患者，由于切除舟骨远端骨折块后会导致腕关节不稳定，因此该手术不能作为一个孤立手术，需同时行腕中关节融合术。

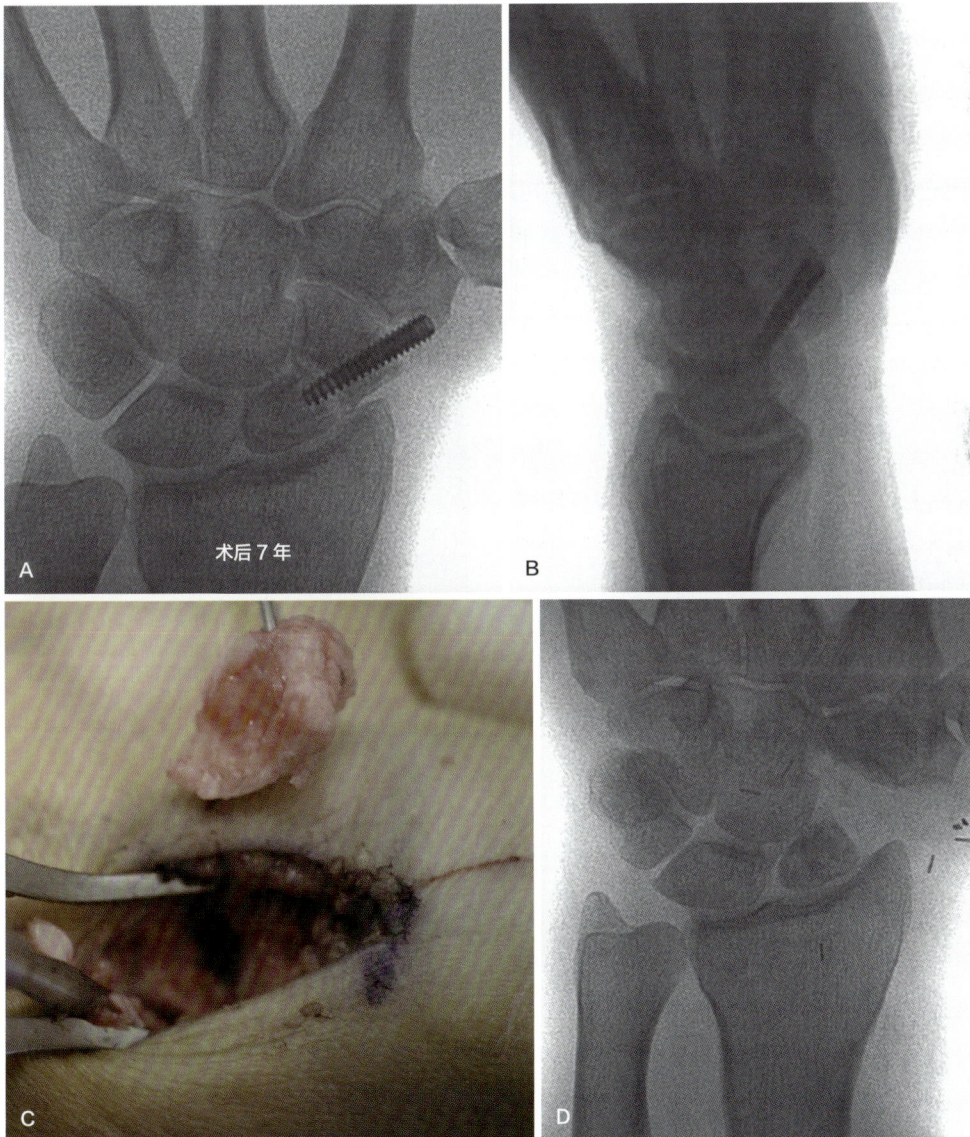

图 19.3 A. 术后 7 年舟骨骨折长期不愈合，舟骨螺钉移位，无明显桡骨茎突 OA。B. 侧位 X 线片显示无 DISI 畸形。C. 切除舟骨远端骨折块并取出螺钉。D. 术后 X 线片

手术技术

患者全身麻醉下仰卧，患肢外展 90°，指套牵引拇指悬挂在牵引塔上，以 4.5 kg 的重量牵引。术中透视检查可评估骨质切除是否充分，必要的情况下，也可用于确定手术入路。在止血带控制下，通过关节镜经腕中关节进行舟骨远端切除。关节镜自 MCU 入路置入，2.5 mm 刨削器自 MCR 入路置入，对骨折不愈合处进行清创。STT 关节可通过多个入路进入。MCR 入路位于第二掌骨轴线 3-4 入路远端 1 cm，STT 关节位于桡侧，可通过向背侧旋转关节镜镜头看到。STT-U 入路位于沿第二掌骨中轴线、EPL 尺侧、ECRB 肌腱第二掌骨基底止点的桡侧 STT 关节水平，牵引示指有助于建立该入路。自 EPL 尺侧建立入路可保护鼻烟窝中的桡动脉免受损伤。STT-R 入路位于 STT 关节水平、APL 肌腱的桡侧。STT-P 入路位于桡骨茎突和第一掌骨基底的中间，APL 肌腱尺侧 3 mm，舟骨结节桡侧 6 mm 处。术中保持拇指背伸、内收，套杆朝向第五掌骨基底部进入 STT 关节（图 19.4）。

关节镜下自 MCR 入路或 STT-U 入路置入 2.9 mm 磨钻，在关节内空隙足够的情况下也可以使用 3.5 mm 磨钻，自舟骨骨折不愈合处开始向远端舟骨结节方向进行切除，直至看到大小多角骨关节面（图 19.5）。手术可以通过干性关节镜技术完成，通过间歇性液体灌注及磨钻的吸引将骨碎屑排出。也可以使用 Del Pinal 等[10]描述的方法，保留舟骨远端骨折块的软骨壳，在舟骨内部将软骨下的松质骨磨除以保护邻近关节的软骨，再使用组织钳或咬骨钳经扩大的入路取出。术后透视可检查骨块是否切除完全（图 19.6）。如术中发现仍有撞击，可在关节镜下切除桡骨茎突。

并发症

腕中关节背侧不稳定进展，头状骨出现疼痛性背侧半脱位，导致持续的腕关节疼痛（图 19.7）。

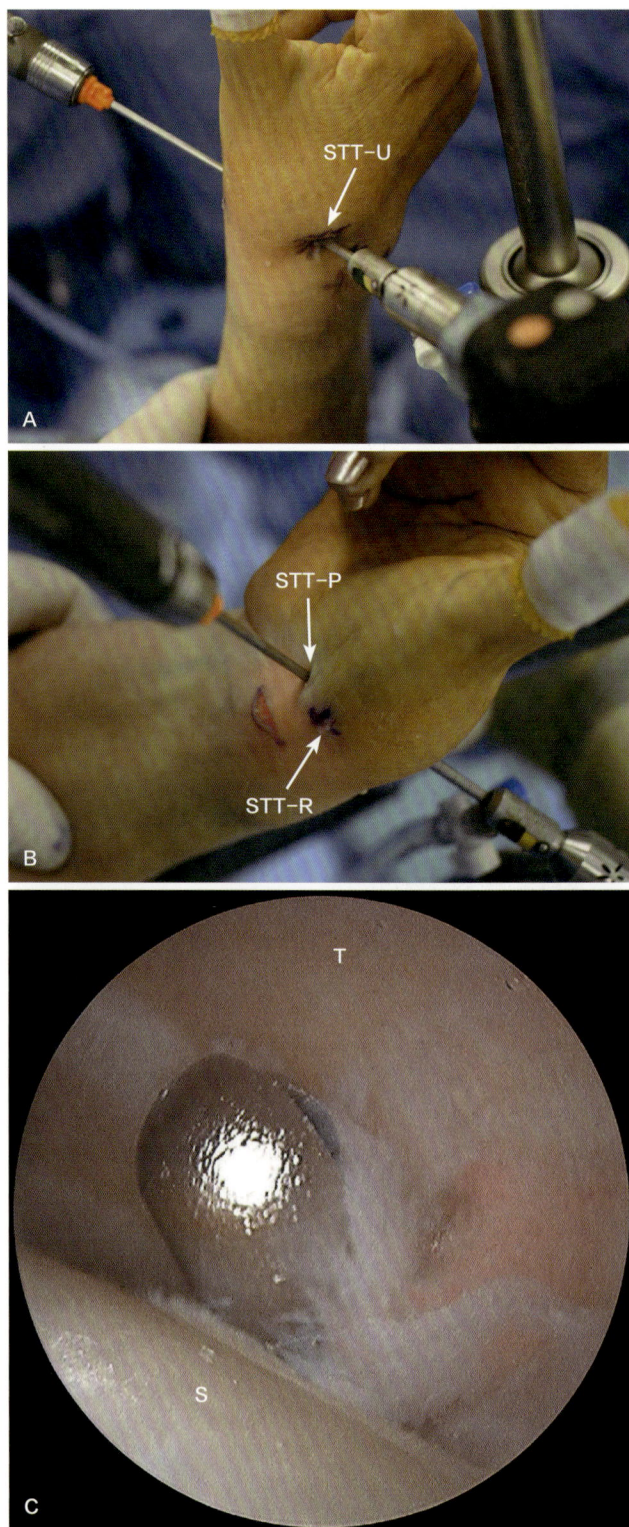

图 19.4 STT 入路。A. 关节镜自舟骨大小多角骨关节尺侧（STT-U）入路置入。B. 舟骨大小多角骨关节掌侧（STT-P）入路和舟骨大小多角骨关节桡侧（STT-R）入路体位图。C. 关节镜自 STT-U 入路置入，可见自 STT-P 入路置入的刨削器，可见大多角骨（T）和舟骨（S）的关节软骨明显缺损，软骨下骨外露

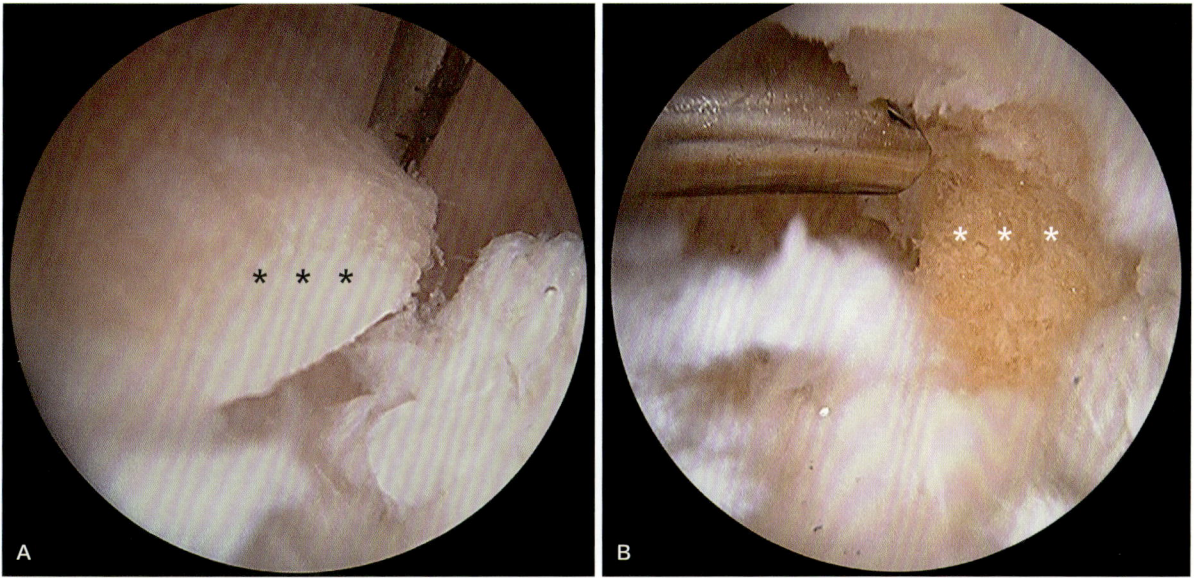

图 19.5 A. 自 MCR 入路可见位于舟骨骨折不愈合处远端的骨折端（星号）。B. 切除部分远端骨折端后可见软骨下骨（星号）

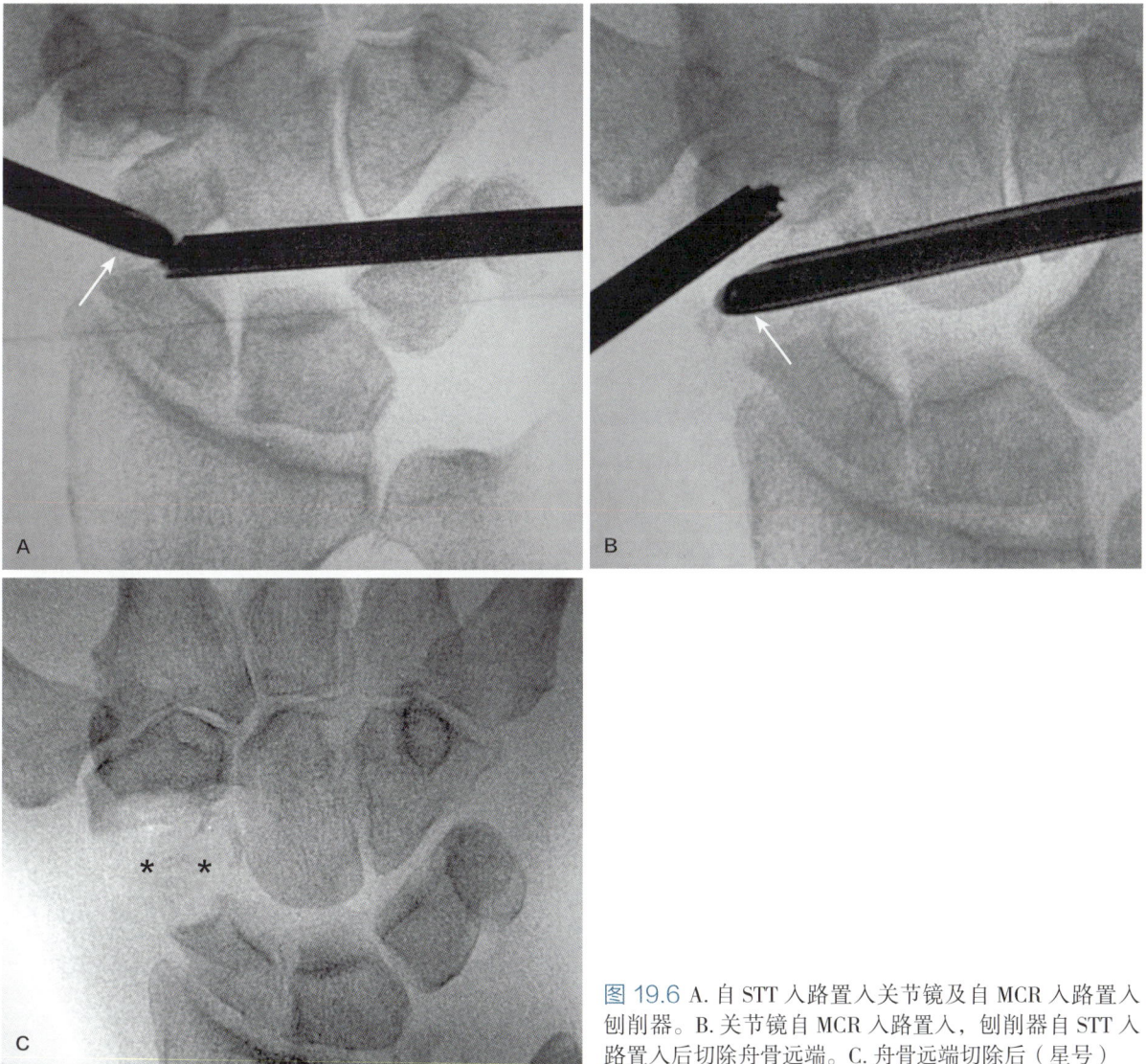

图 19.6 A. 自 STT 入路置入关节镜及自 MCR 入路置入刨削器。B. 关节镜自 MCR 入路置入，刨削器自 STT 入路入后切除舟骨远端。C. 舟骨远端切除后（星号）

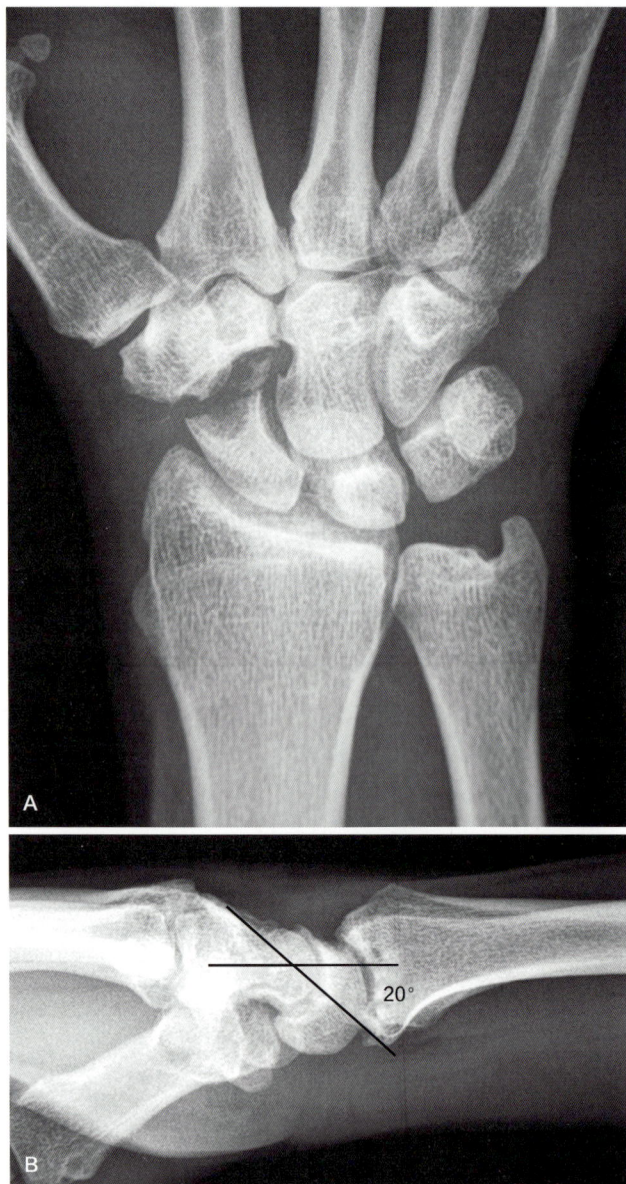

图 19.7 A. 术后 1 年腕关节后前正位 X 线片。B. 桡月角增大

结果

关于关节镜下桡骨茎突切除术的临床报道很少。Ruch 等[11] 报道了 3 例使用关节镜下舟骨远端切除及桡骨茎突切除术治疗伴有缺血性坏死的舟骨骨折不愈合的患者，术后 2 年随访显示所有患者疼痛完全缓解，腕关节活动范围改善，对手术效果非常满意。MMWS 术前平均为 60 分，术后平均为 88 分。术后 X 线检查显示舟月间隙没有改变，头月角从平均 3° 增大到 13°，但是没有发现关节退行性变进展。

Ruch 等[12] 还报道了 13 例切开行舟骨远端切除治

疗既往手术治疗失败的舟骨骨折不愈合的临床结果。首先进行关节镜检查，评估软骨缺损的程度，对部分撕裂的舟月韧带进行清创；然后改行切开手术，切除舟骨远端骨折块。术后 11 例患者疼痛完全缓解，2 例患者仅在剧烈运动时有轻度疼痛。腕关节屈曲范围平均增大了 23°，背伸范围平均增大了 29°。术后 DASH 评分为（25±19）分。6 例患者术后桡月角明显增大，提示存在 DISI 畸形。

Soejima 等[13] 报道了 9 例从掌侧 Russe 入路切除舟骨远端治疗慢性舟骨骨折不愈合患者的临床结果。患者平均年龄为 45.2 岁（范围为 23 ~ 68 岁）。9 例患者中有 7 例曾经接受过平均 2 次（范围为 1 ~ 4 次）手术失败，包括植骨术和内固定术。从最初受伤到手术的平均时间为 94.3 个月（范围为 5 ~ 372 个月）。影像学上有 6 例患者存在桡骨舟骨远极关节炎（1 期 SNAC 腕），6 例患者存在头月关节炎（3 期 SNAC 腕）。术前有 7 例患者主诉日常活动时腕关节疼痛，2 例主诉轻体力劳动时腕关节轻度疼痛。平均随访 28.6 个月（范围为 12 ~ 52 个月），4 例患者疼痛完全缓解，5 例仅在剧烈运动时有轻度疼痛。腕关节屈伸活动范围从 70°（对侧腕关节的 51.4%）提高到 140°（对侧腕关节的 94%）。握力从 18 kg（对侧腕关节的 40%）提高到 30 kg（对侧腕关节的 77%）。MMWS 从术前的（32±16）分（2 例一般、7 例差）提高到术后的（90±7）分（6 例优秀、3 例良好），统计学上有显著差异（P <0.0001）。影像学上，8 例患者的骨性关节炎没有进展，1 例 Ⅱ 型月骨性关节炎患者发生桡舟头骨性关节炎。桡月角从 –26°±12° 增大至 –27°±12°。

参考文献

1. Bindra R, Bednar M, Light T. Volar wedge grafting for scaphoid nonunion with collapse. *J Hand Surg*. 2008;33:974-979.

2. Geissler WB, Slade JF. Fractures of the Carpal Bones. In: Wolfe SW, Hotchikis RN, Pederson, WC, et al., eds. *Green's operative hand surgery*. 6th ed. Philadelphia, PA: Elsevier; 2011:639-708.

3. Singh HP, Taub N, Dias JJ. Management of displaced fractures of the waist of the scaphoid: meta-analyses of comparative studies. *Injury*. 2012;43:933-939.

4. Vender MI, Watson HK, Wiener BD, et al. Degenerative change in symptomatic scaphoid nonunion. *J Hand Surg*. 1987;12:514-519.

5. Inoue G, Sakuma M. The natural history of scaphoid non-union. Radiographical and clinical analysis in 102 cases. *Arch Orthop Trauma Surg*. 1996;115:1-4.

6. Nakamura R, Horii E, Tanaka Y, et al. Three-dimensional CT imaging for wrist disorders. *J Hand Surg*. 1989;14:53-58.

7. Moritomo H, Viegas SF, Elder KW, et al. Scaphoid nonunions: a 3-dimensional analysis of patterns of deformity. *J Hand Surg*. 2000;25:520-528.

8. Oka K, Moritomo H, Murase T, et al. Patterns of carpal deformity in scaphoid nonunion: a 3-dimensional and quantitative analysis. *J Hand Surg*. 2005;30:1136-1144.

9. Malerich MM, Clifford J, Eaton B, et al. Distal scaphoid resection arthroplasty for the treatment of degenerative arthritis secondary to scaphoid nonunion. *J Hand Surg Am*. 1999;24:1196-1205.

10. Del Pinal F, Klausmeyer M, Thams C, et al. Early experience with (dry) arthroscopic 4-corner arthrodesis: from a 4-hour operation to a tourniquet time. *J Hand Surg*. 2012;37: 2389-2399.

11. Ruch DS, Chang DS, Poehling GG. The arthroscopic treatment of avascular necrosis of the proximal pole following scaphoid nonunion. *Arthroscopy*. 1998;14:747-752.

12. Ruch DS, Papadonikolakis A. Resection of the scaphoid distal pole for symptomatic scaphoid nonunion after failed previous surgical treatment. *J Hand Surg*. 2006;31:588-593.

13. Soejima O, Iida H, Hanamura T, et al. Resection of the distal pole of the scaphoid for scaphoid nonunion with radioscaphoid and intercarpal arthritis. *J Hand Surg*. 2003; 28:591-596.

20

关节镜下腕关节部分融合术

简介

腕关节局限融合术最常见的手术指征包括 SLAC 腕和 SNAC 腕，也适用于 Kienböck 病、DRF 畸形愈合继发性腕关节病变、STT。前面几章已经介绍了这些疾病的病理生理学。根据特定的病理情况和所涉及的关节，可以进行各种不同腕骨间融合。伴或不伴继发性退行性变的慢性疼痛性腕关节不稳定也是腕关节局限融合术的手术指征，包括掌侧腕中关节不稳定和腕骨尺侧移位。关节镜下腕关节局限融合术的学习曲线较长，同时也缺少切除腕骨的关节镜器械，整个手术时长可达 4 小时。小切口辅助，使用咬骨钳去除残留腕骨，可明显减少止血带使用时间。固定通常使用经皮无头螺钉和（或）克氏针，多数患者术后要进行石膏固定。禁忌证包括腕骨对线不良复位以外的情况，如严重关节纤维化、关节挛缩、长期腕骨塌陷畸形和感染。

器械和方法

所有类型的腕关节局限融合术有共同的特点，需要相似的手术设备。一般包括带摄像头的 2.7 mm 的 30° 的关节镜、牵引塔、3.0 ~ 3.5 mm 的关节镜磨钻、4 mm 的肩关节刨削器械、2.0 mm 和 2.5 mm 全半径刨削器械、

各种关节镜钳、小刮匙、直头和弯头咬骨钳。射频器械可用于清创，固定需要克氏针、3.0 mm 和 3.5 mm 无头空心螺钉，植骨需要准备骨移植替代物（包括同种异体松质骨和脱钙骨基质）。手术中一般还需要一个小型透视设备或 C 臂机。

患者仰卧位，患肢外展 90° 置于手术台上，以 4.5 ~ 6.8 kg 的力量悬吊在牵引塔上。由于手术时间较长，一般选择全身麻醉和（或）局部神经阻滞麻醉。上臂安置止血带，压力为 250 mmHg。手术开始时，可以如 Ong 等[1] 所述，使用 0.25% 盐酸布比卡因和 1 : 200 000 单位肾上腺素在关节镜入路施行局部麻醉，以减少止血带使用时间。手术可以交替使用压力袋或灌洗泵盐水灌洗和 Del Pinal 等[2] 描述的干性关节镜技术。笔者倾向于通过关节镜进行间断性液体灌洗，使用全半径刨削器和（或）关节镜磨钻自带的负压吸引进行间歇性抽吸，不需要建立出水通路，没有持续的液体灌洗，可防止滑膜的叶状组织和纤维组织漂浮在关节镜前阻挡视线，清创更简单、快捷。同样，间歇灌洗也可以去除残留的关节软骨。但切除骨质时通常需要进行盐水灌洗，以降低关节内温度和清除碎片。

可通过标准的腕关节镜背侧入路进行关节内检查，包括 3-4 入路、4-5 入路、MCR 入路和 MCU 入路。一些特殊入路包括 STT 入路、TH 入路、VR 入路、VU 入

路以及 VC 入路，多用于辅助进行骨质切除。

关节融合之前，使用直径 2.9 mm 的关节镜磨钻清除相邻的关节面软骨。要在切除腕骨之前去除关节软骨，因为腕骨切除会破坏各腕骨间的解剖关系而使残留腕骨不稳定，还会增加去除关节软骨的难度。去除所有需要融合的关节的关节软骨，磨除软骨下骨至渗血良好的松质骨，维持融合关节的匹配度。

可以利用克氏针作为操纵杆矫正腕关节畸形，融合部位临时使用克氏针固定。在合适的入路置入 4 ~ 5 mm 关节镜套管，将自体松质骨或骨移植替代物通过关节镜套管填充在融合区域的间隙内。如果使用无头空心螺钉进行固定，螺钉拧入前应松开牵引。

关节镜下舟骨切除及头月融合术

适应证

头月融合术适用于经支具固定、活动调整和抗炎等保守治疗无效的有症状的 2、3 期 SLAC 腕或 SNAC 腕。不切除舟骨的单纯头月融合术也可以用于治疗有症状的掌侧腕中关节不稳定。

禁忌证

头月融合术不适于关节退行性变累及月骨窝的病例，如 4 期 SLAC 腕。全身性炎性疾病（如类风湿性关节炎）的患者有发生桡月关节退行性变的风险，是手术的相对禁忌证。

手术技术

完成关节镜检查后，切除舟骨，这也是手术最耗时的部分，要避免损伤桡舟头韧带，防止出现腕骨尺侧移位。Del Pinal 等[3] 描述了通过扩大的舟月关节镜入路，使用垂体钳来切除舟骨的方法。在 3-4 入路和 MCR 入路间建立长约 1.5 cm 的横形舟月关节入路，此入路位于舟骨病变处（例如舟月间隙处、舟骨骨折不愈合处）。经 MCU 入路置入镜头，自舟月入路置入直头咬骨钳，将舟骨近极咬碎、摘除，自舟骨内部掏空松质骨，当去

除舟骨中部 1/3 松质骨时，咬除舟骨软骨壳。以同样的方法摘除舟骨远极。

Weiss 等[4] 建议通过腕中关节入路切除舟骨，以 MCU 入路作为观察入路，自 MCR 入路置入 2.5 mm 磨头（图 20.1），经腕中舟月关节磨除舟骨内侧角，去除部分舟骨内侧角后，可以扩大 MCR 入路，改用效率更高的直径 4.0 mm 的磨头或肩关节镜磨头，由尺侧向桡侧、由远端向近端切除舟骨。自 STT-U 入路和 STT-P 入路切除舟骨远极。附着在关节囊上的细小碎骨片往往难以通过磨头去除，使用垂体钳则更加方便。经 3-4 入路和 MCR 入路做关节囊小切口，用咬骨钳咬除残余舟骨，可缩短手术时间。这一步在手术即将结束前进行，无须进行关节冲洗，然后用 3-0 不可吸收缝线缝合关节囊切口。舟骨折不愈合如果没有桡骨茎突撞击，可以单纯切除舟骨近端。舟骨近端切除后，自 STT 入路或 MCR 入路置入关节镜，自扩大的 MCR 入路或 MCU 入路置入磨头，去除月骨远端和头状骨近端关节软骨。

如果合并有 DISI 畸形，需要用 Linscheid 等[5] 描述的方法矫正月骨背伸，松开牵引，使腕关节极度掌屈，同时向桡侧挤压，将 1 枚 1.5 mm 克氏针在 4-5 入路的近端约 2 cm 处，以轻微桡偏的方向钻入月骨，然后使腕关节背伸至中立位，这样可以将月骨维持在中立位。如果舟骨近端骨折不愈合不合并 DISI 畸形，则无须固定桡月关节。

用逆行螺钉固定，在第三掌骨基底部切开皮肤，将第一枚直径 1.0 mm 的导针平行于头状骨桡侧边缘置入头状骨，导针几乎平行于皮肤以锐角钻入，以便固定至月骨中心。在切口的尺侧做另一个切口以置入第二枚导针。将腕关节向尺侧挤压，将头状骨复位至月骨正上方，在正侧位 X 线片上可以看到头状骨在中立位时与月骨以相同轴线复位。将第一枚导针钻入月骨维持复位。空心钻头经导针扩大骨道，在距月骨近端皮质 2 mm 处停止。用第二枚导针测量所需空心钉长度，确定长度后，将第二枚导针穿过月骨置入桡骨，防止移除空心钻时导针脱出。螺钉长度要比测量长度短 4 mm，逆行拧入无头加压螺钉，在距月骨近端关节面 2 mm 处停止。用透视检查确认螺钉的正确位置和中立位时头月关节的对位

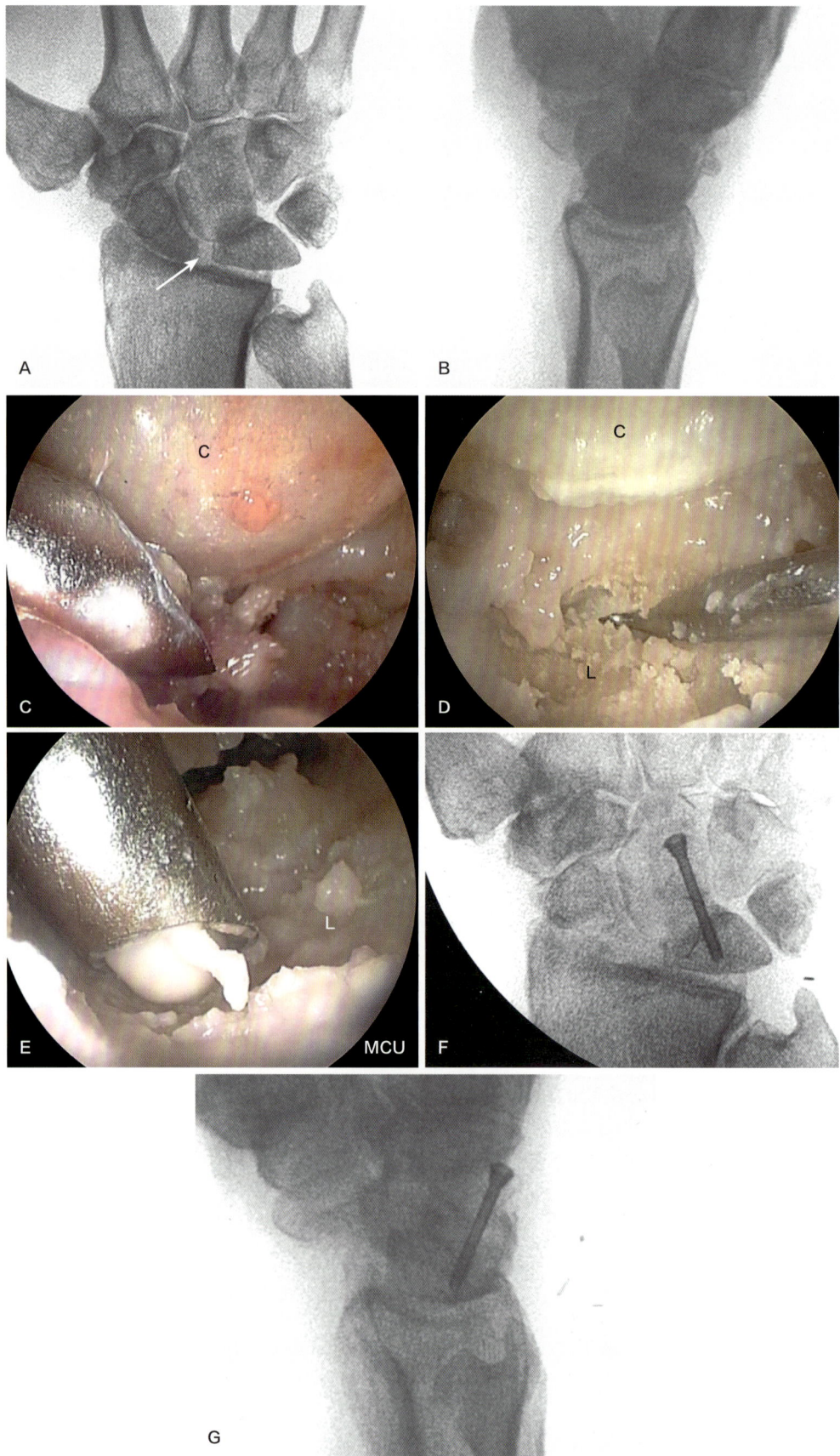

图 20.1 头月融合术。A、B. 慢性舟月分离（箭头）合并桡舟关节和腕中关节间隙狭窄。C. 自 MCR 入路观察头状骨（C），可见头状骨的关节软骨完全缺失，软骨下骨暴露。D. 去除月骨（L）和头状骨的关节软骨。E. 自 MCR 入路通过导管植入脱钙骨基质。F、G. 逆行拧入无头空心螺钉以固定头月关节

情况。去除固定桡月关节的克氏针。

如果腕关节桡偏时，桡骨茎突和大多角骨撞击，则要自 1-2 入路置入关节镜磨钻，从 3-4 入路和 VR 入路交替置入关节镜镜头，切除桡骨茎突。

术后用石膏掌托固定腕关节，直到术后 6～8 周出现融合迹象时方可开始腕关节活动并逐渐开始力量练习。

关节镜辅助下舟骨切除及四角融合术

使用 Del Pinal 等[3]介绍的手术方法，交替使用 6R 入路、MCU 入路和舟月入路切除所有的增生性滑膜。切除与背伸月骨的背侧部分紧密粘连的背侧关节囊瘢痕组织，矫正月骨的背伸。用前述方法切除舟骨（图 20.2）。用关节镜磨钻去除四角关节融合术中涉及的各腕骨的关节软骨及软骨下骨，用关节镜间断冲洗和磨钻交替抽吸清除骨碎片。松开牵引，按上面介绍的方

法复位月骨，固定桡月关节维持复位。重新牵引，在关节外将移植松质骨颗粒装入 3.5 mm 或 4.5 mm 的套管中，自舟月入路置入关节，用肩关节镜探针将移植骨推入头月关节及三角钩关节间隙。松开牵引，置入空心螺钉导针。将头状骨向尺侧移位，复位腕中关节。为避免螺钉间互相撞击，头状骨月骨螺钉从头状骨背侧远端向月骨掌侧近端方向钉入，三角骨月骨螺钉从三角骨掌侧向月骨背侧方向钉入，三角骨头状骨螺钉从三角骨远端背侧向头状骨远端掌侧方向钉入。在第三掌骨基底部切开皮肤，置入头状骨导针，钻入和扩孔。在导针置入过程中，术者的手几乎与患者腕关节平行。术中透视确认导针置入位置满意后，置入 3.0 mm 无头加压空心螺钉，去除固定桡月关节的克氏针。如果有桡骨茎突撞击，则切除桡骨茎突。术后使用石膏掌托固定腕关节，融合部位无触痛、临床显示融合关节骨性愈合后，方可开始腕关节活动练习。术后第 6 周开始主动活动范围的练习。

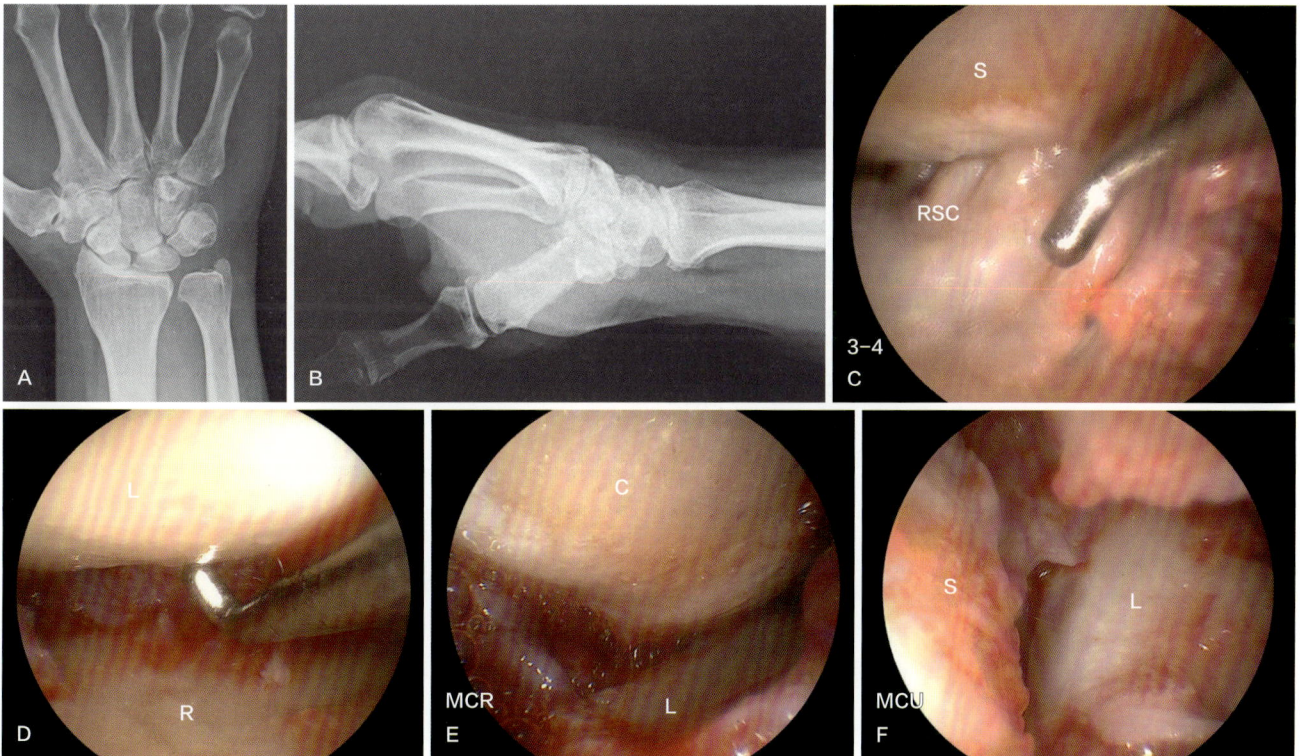

图 20.2 A、B. 患者为 60 岁男性，有临床症状的 3 期 SLAC 腕。C. 自 3-4 入路观察显示舟骨（S）近端软骨软化。D. 月骨（L）近端和桡骨（R）远端关节软骨保存完好。E. 自 MCR 入路观察，可见头状骨（C）近端软骨软化，而月骨（L）远端关节软骨保存完好。F. 自 MCU 入路观察，可见舟月明显分离，舟骨远端关节软骨缺失。RSC—桡舟头（韧带）

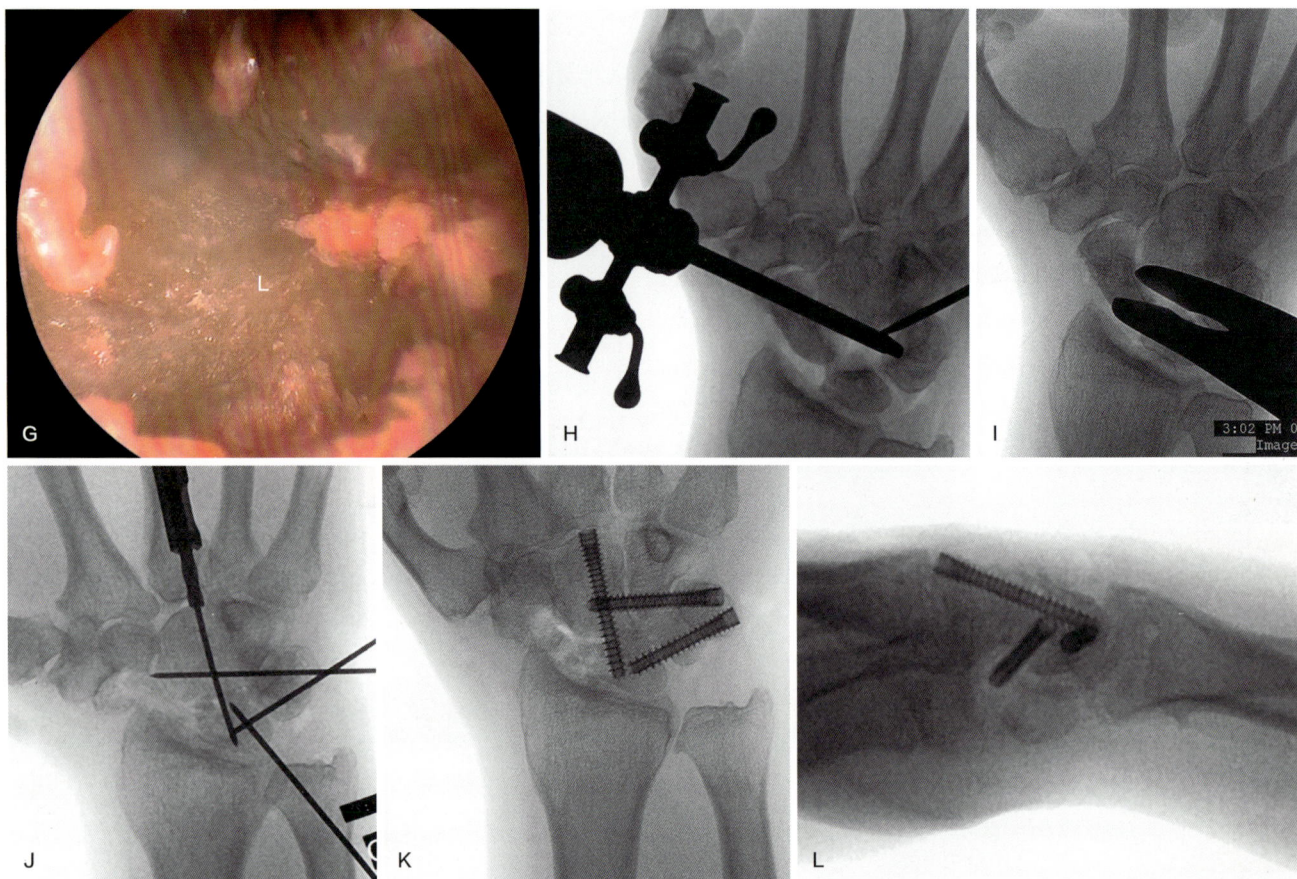

图 20.2 续 G. 去除月骨远端关节软骨至软骨下骨。H. 关节镜下去除三角骨、钩骨的关节软骨。I. 通过小切口用咬骨钳咬除舟骨。J. 置入固定桡月关节的克氏针和融合关节的空心螺钉导针。K、L. 使用 3 枚无头加压螺钉融合腕中关节

关节镜辅助下舟头融合术，切除或保留月骨

舟头融合术通常适用于 Lichtman ⅢA 或ⅢB 期月骨缺血性坏死，根据 Bain 等[6] 描述的功能关节面数量决定是否切除月骨（见第 16 章），同时也适用于慢性舟月不稳定。通常使用 4-5 入路、5-6 入路和 6R 入路常规探查桡腕关节和腕中关节，并重点关注月骨，如果有 2 个关节面丧失功能，则切除月骨，保留月骨近端软骨壳以保护月骨窝关节面。Leblebicioğlu 等[7] 建议对于 Lichtman ⅢA 和ⅢB 期患者，也可以切除头状骨近极而保留月骨，类似头状骨短缩截骨术，即用磨钻和刨削器械切除头状骨近极，直至月骨腕中关节面与头状骨

不再接触。关节镜转向舟头关节，去除头状骨和舟骨关节软骨，直至暴露的松质骨渗血良好（图 20.3），使用 ST 入路操作更加方便。在鼻烟窝处做 1 cm 的切口，保护 SRN 和桡动脉。腕关节背伸尺偏，使舟骨充分伸展，从桡侧向尺侧、掌侧向背侧、近端向远端方向，经舟骨腰部向头状骨置入导针。在融合关节之间植骨或填充脱钙骨基质。因为舟头间隙匹配度非常好，也有一些研究者认为无须植骨。将 2 枚 3.0 mm 无头加压空心螺钉在透视监测下沿导针置入，通过 MCU 入路观察关节的融合情况。

术后用短臂石膏将腕关节固定于背伸 15°、尺偏 10° 6~8 周后，开始腕关节活动练习。

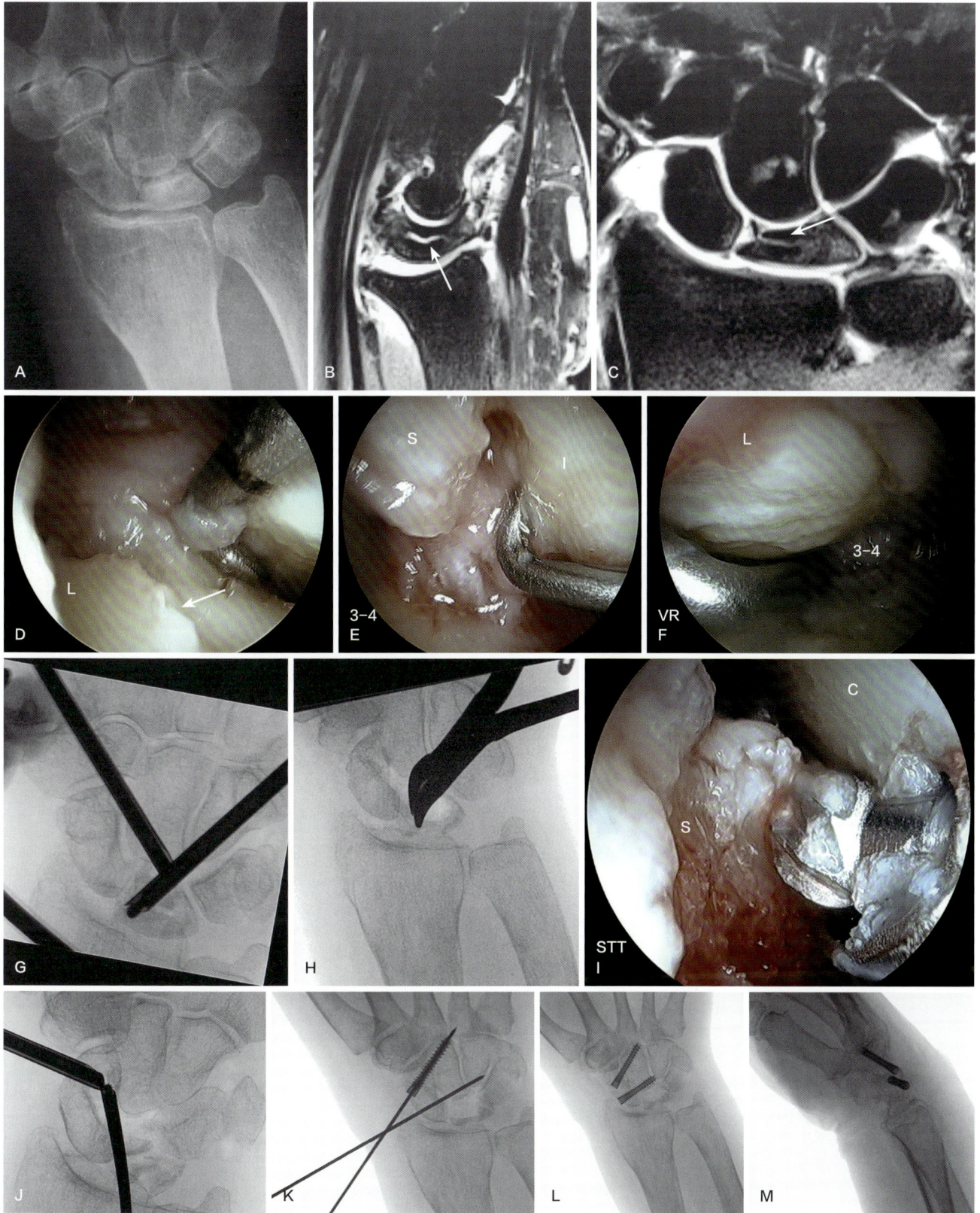

图 20.3 关节镜下舟头融合和月骨切除。A. Lichtman Ⅱ期 Kienböck 病。B. 矢状位 T$_2$ 加权 MRI 显示软骨下骨骨折（箭头），但无 DISI 畸形。C. 冠状位 T$_2$ 加权 MRI 显示水平骨折线（箭头）。D. 腕中关节入路显示月骨（L）水平骨折线（箭头），将月骨分成掌侧块和背侧块。E. 3-4 入路显示舟月韧带完全撕裂。F. 自桡掌侧（VR）入路可见月骨近端关节软骨软化和纤维化。G. 关节镜下切除月骨的透视图像，显示镜头和磨钻的位置。H. 咬骨钳经扩大的 3-4 入路置入，切除月骨。I. 自舟骨大小多角骨（STT）入路观察，去除舟骨（S）和头状骨（C）相邻关节面软骨和软骨下骨。J. 透视确认镜头和磨钻的位置。K. 经皮螺钉固定舟头关节。L、M. 完成舟头融合和月骨切除后的腕关节正位和侧位透视图像。T—三角骨

关节镜辅助下桡舟月关节融合术

桡舟月（radioscapholunate，RSL）关节融合适用于继发于桡腕关节创伤、桡骨远端 die punch 骨折或关节内骨折畸形愈合的骨性关节炎；可能也适用于月骨远端关节面完整、月骨近端关节面破坏、有 / 无桡月关节退行性变的 Kienböck 病；还适用于炎性关节炎，如类风湿性关节炎和银屑病性关节炎等。RSL 关节融合术可以让患者保留腕中关节活动，患者可以完成掷飞镖动作。手术禁忌证是腕中关节退行性变。同时切除舟骨远极能显著改善腕关节活动范围，也有一些研究者倾向于同时切除三角骨。[8-9]

因为 RSL 关节融合后会明显限制腕关节的活动，不利于切除舟骨远极，最简便的方法是先通过 STT 入路切除舟骨远极。使用 22G 针找到 STT 关节，在 EPL 肌腱尺侧定位 STT-U 入路。用肌腱剪刀分离软组织，穿透关节囊，置入套管和钝性套杆后，置入关节镜。以同样的方法建立 STT-P 入路，该入路位于 APL 肌腱尺侧 3 mm 和舟骨结节桡侧 6 mm 处。可以通过 STT-U 入路置入的关节镜，穿过关节，照亮关节间隙辅助建立 STT-P 入路。两个入路之间的角度为 130°，便于镜下三角操作。这两个入路作为观察和操作入路时可以互换，MCR 入路也可用作观察入路。注意不要损伤头状骨软骨。切除舟骨远极后，舟骨腰部应与头状骨保持关节连接。

使用全半径刨削器械进行关节内清创，清除残留的关节软骨后，置入 2.9 mm 磨钻，去除舟骨远端 1/3。通过术中透视及磨钻的直径可以评估切除的骨量。自 3-4 入路置入关节镜，自 4-5 入路置入磨钻，去除以下部位的关节面软骨至暴露渗血的软骨下骨：舟骨近端、月骨近端以及桡骨远端的舟骨和月骨窝。经鼻烟窝置入 1 枚克氏针临时固定舟月关节，保持关节的相对关系。松开牵引，通过小切口从桡骨向舟骨和月骨分别置入 1 枚导针。Biswas 等[10] 描述可以将螺钉置入冠状面中轴位，通过背侧小切口去除桡骨远端背侧部分骨皮质，从桡腕关节近端 2 cm 处开始，向近侧延伸约 1 cm，用磨钻在桡骨远端背侧做新月形开窗，去除桡骨远端背侧 30% 的骨皮质，在桡骨远端干骺端开窗处用刮匙挖取松质骨，注意保留融合部位近端 1.5 cm 的骨质完整，以最大限度保证螺钉在桡骨远端软骨下骨内的把持力。以桡骨和头状骨为参照复位舟骨和月骨，避免与头状骨之间出现旋转。钻入空心螺钉导针时，要对融合关节手动加压。在透视引导下经背侧皮质开窗，在骨缺损处顺行置入导针。在透视下，导针自背侧骨皮质下进入舟骨和月骨的中点。使用空心螺钉测深器测量关节融合处所需螺钉长度，由于螺钉需要埋在骨质内且有加压作用，因此实际螺钉长度要比测量值短约 4 mm。重新悬挂牵引，将导针暂时退回桡骨内，以 4-5 入路为观察入路，自 3-4 入路将移植松质骨填塞入桡舟关节融合处，互换入路，将移植松质骨填塞入桡月关节融合处，也可以使用骨移植替代物和（或）脱钙骨基质填充。再次松开手部牵引，将导针置入舟骨和月骨内，进行扩孔并完成螺钉固定。如果存在明显的骨质疏松，可以加用 2 枚克氏针固定。

术后用短臂石膏固定，一般在术后 6 ～ 12 周影像学确定有融合的证据后，即可开始活动范围的练习。

结果

有关关节镜下局限腕关节融合术的报道很少。Slade 和 Bomback[11] 在 2003 年首次描述了关节镜辅助下的头月关节融合的技术。Slade 等[12] 也报道了 10 例采用经皮无头加压空心螺钉固定完成的头月关节融合且未植骨的患者的临床结果，术后第 38 个月随访时，CT 扫描证实 10 例患者均达到牢固融合，1 例患者桡骨茎突处偶有轻度疼痛，但拒绝进一步治疗，其余患者的疼痛完全缓解。所有患者均获得功能性的活动范围，屈伸、桡尺偏、旋转和握力分别达到健侧的 72%、70%、92% 和 90%；无并发症发生，所有患者恢复了术前的工作和业余活动，包括举重训练、网球、棒球和休闲高尔夫球运动。

Del Pinal 等[3] 发表了 4 例行关节镜辅助下舟骨切除术和四角融合术的患者的结果。第 1 例患者 53 岁，术前诊断为 SNAC 腕，手术用时 4 小时（2 小时手术后，放松止血带使血液再灌注 20 分钟，然后又进行了 1 小时 45 分钟的手术）。术前主动背伸活动度为 40°、屈曲活动度为 50°，术后第 26 个月随访时屈曲活动度为 33°、背伸活动度为 55°。VAS 评分由术前的 9.6 分改善到术后的 0 分。握力从 34 kg 提高到 56 kg。第 2 例患者 63 岁，术前诊断为 SNAC 腕，手术用时 3 小时 10 分钟。术后第 15 个月随访时，主动屈伸活动度分别由术前的 26° 和 20° 提高为 52° 和 15°。VAS 疼痛评分由术前的 8 分改善到术后的 0.5 分。握力从 26 kg 提高到 40 kg。第 3 例患者 47 岁，术前诊断为 SNAC 腕，手术用时 1 小时 45 分钟。术前主动屈伸活动度为 35° 和 25°，术后 9 个月随访时，主动屈伸活动度为 35° 和 30°。VAS 疼痛评分由术前的 9 分改善到术后的 2 分。握力从 28 kg 提高到 40 kg。第 4 例患者 34 岁，术前诊断为 SNAC 腕，手术用时 1 小时 55 分钟。术前主动屈伸活动度为 45° 和 60°，术后第 6 个月随访时主动屈伸活动度为 20° 和 52°。VAS 疼痛评分由术前的 9 分改善到术后的 1.5 分。握力保持在 36 kg 不变。前 2 例采用桡骨取骨植骨，后 2 例采用舟骨取骨植骨。所有患者无并发症发生，达到融合关节骨性愈合。

　　Leblebicioğlu 等 [7] 对 16 例平均年龄为 31 岁（范围为 18 ~ 61 岁）、Lichtman 分期为 ⅢA 期和 ⅢB 期的 Kienböck 病患者进行随机分组研究。第一组切开行舟头融合、空心螺钉固定及月骨再血管化，掌骨背动脉血管蒂与植入月骨的静脉吻合（Ⅰ组，8 例患者）；第二组关节镜下行舟头融合、空心螺钉固定、头状骨近极切除（Ⅱ组，8 例患者）。所有病例保留月骨。在平均手术时间（153 分钟 vs. 99 分钟）、住院时间（3.6 天 vs. 2.3 天）、恢复无限制的日常活动所用时间（15 周 vs. 5.8 周）方面，第二组的时间较短，而在影像学确定的融合部位平均骨性愈合时间（7.25 周 vs. 9 周）方面，第一组的时间则较短。MMWS 结果：第一组 4 例一般、4 例良好；第二组，2 例一般、6 例良好。

　　2008 年 Ho 报道了 12 例行腕关节部分融合术的患者的资料，进行了平均 70 个月的随访 [13]，其后又总结了治疗 23 例患者的临床经验 [14]，包括 6 例 SLAC 腕、5 例 SNAC 腕、2 例月三角不稳定、3 例 Kienböck 病、5 例创伤性关节炎、2 例炎性关节炎。平均症状持续时间为 34.2 个月（范围为 9 ~ 82 个月），患者平均年龄为 42 岁（范围为 18 ~ 68 岁）。术后影像学检查证实 23 例中有 19 例达到骨性愈合，其中行 STT 融合术 3 例（1 例不愈合）、舟骨切除四角融合术 5 例、舟骨切除头月融合术 4 例、月骨切除舟头融合术 3 例、桡舟月融合术 4 例、桡月融合术 2 例（1 例不愈合）、月三角融合术 2 例（2 例不愈合）。使用多枚克氏针或空心螺钉固定，平均手术时间为 185 分钟，影像学愈合时间中位数为 5 ~ 50 周，平均随访 59.9 个月（范围为 11 ~ 112 个月）。有 3 例因疼痛需要再次手术。手术并发症包括克氏针针道感染 2 例、皮肤灼伤 1 例、骨延迟愈合 1 例。1 例患者拆除内固定螺钉。

参考文献

1. Ong MT, Ho PC, Wong CW, et al. Wrist arthroscopy under portal site local anesthesia（psla）without tourniquet. *J Wrist Surg*.2012;1:149-152.

2. Del Pinal F, Garcia-Bernal FJ, Pisani D, et al. Dry arthroscopy of the wrist: surgical technique. *J Hand Surg*.2007;32:119-123.

3. Del Pinal F, Klausmeyer M, Thams C, et al. Early experience with（dry）arthroscopic 4-corner arthrodesis: from a 4-hour operation to a tourniquet time. *J Hand Surg*. 2012;37:2389-2399.

4. Weiss ND, Molina RA, Gwin S. Arthroscopic proximal row carpectomy. *J Hand Surg*. 2011;36:577-582.

5. Cooney WP, Dobyns JH, Linscheid RL. Fractures of the scaphoid: a rational approach to management. *Clin Orthop Rel Res*.1980:90-97.

6. Bain GI, Begg M. Arthroscopic assessment and classification of Kienbock's disease. *Tech Hand Up Extrem Surg*.2006;10:8-13.

7. Leblebicioğlu G, Doral MN, Atay Ao, et al. Open treatment of stage III Kienböck's disease with lunate revascularization compared with arthroscopic treatment without revascularization. *Arthroscopy*.2003;19:117-130.

8. Bain GI, Ondimu P, Hallam P, et al. Radioscapholunate arthrodesis—a prospective study. *Hand Surg*.2009;14:73-82.

9. Berkhout MJ, Shaw MN, Berglund LJ, et al. The effect of radioscapholunate fusion on wrist movement and the subsequent effects of distal scaphoidectomy and triquetrectomy. *J Hand Surg Eu*.2010;35:740-745.

10. Biswas D, Wysocki RW, Cohen MS, et al. Radioscapholunate arthrodesis with compression screws and local autograft. *J Hand Surg*.2013;38:788-794.

11. Slade JF III, Bomback DA. Percutaneous capitolunate arthrodesis using arthroscopic or limited approach. *Atlas Hand Clin*.2003;8:149-162.

12. Slade JF III, Dodds SD, Flanagin B. Arthroscopic capitolunate arthrodesis using a limited approach . In: Slutsky DJ, Slade JF III, ed. *The scaphoid*. New York, Stuttgart: Thieme;2010:333-343.

13. Ho PC. Arthroscopic partial wrist fusion. *Tech Hand Up Extrem Surg*.2008;12:242-265.

14. Ho PC. Arthroscopic partial wrist fusion. In: Geissler WB, ed. *Wrist and elbow arthroscopy.* New York:Springer; 2015:195-238.

21

关节镜下近排腕骨切除术

生物力学和运动学

PRC 会明显改变桡腕关节的生物力学。Blankenhorn 等[1] 发现，在 PRC 后腕关节的屈伸活动主要通过头状骨的旋转完成，而在桡尺偏活动时，头状骨的活动由正常的腕中关节内旋转变成桡腕关节内旋转和移位。总体而言，PRC 后的关节屈曲活动减少 28%，背伸减少 30%，桡偏减少 40%，尺骨偏减少 12%。然而，PRC 后桡腕关节的屈伸活动度要比单独的桡腕关节和单独的腕中关节的活动度大，桡偏受限主要由于大多角骨与桡骨茎突间的撞击。

Hogan 等[2] 对 7 例切除近排腕骨的标本进行了应力负荷研究，发现月骨窝接触面积增大 37%，平均压力增大 57%，接触部位向桡侧偏移 5.5 mm。在腕关节屈曲 20° 和背伸 40° 的活动范围中，月骨窝接触点在掌背侧移动的行程增加 108%，因此他们假设掌背侧移动行程增加可能是 PRC 后桡头关节炎发生率较低的原因。Tang 等[3] 的研究也认同这种观点，他们对 6 例正常腕关节和 PRC 后的标本进行了生物力学研究，发现正常腕关节中舟骨压力平均为 1.4 MPa，月骨压力平均为 1.3 MPa，腕关节屈曲时舟骨接触点向背侧和尺侧移位，背伸时向掌侧和桡侧移位，月骨接触点在腕关节屈曲时向背侧移位；而在 PRC 后的腕关节中，压力是正常腕关节的 3.8 倍，而接触面积只有正常腕关节的 26%，头状骨接触点的移动行程为 7.5 mm，与月骨（7.3 mm）相当，大于舟骨（5.6 mm）；因此 PRC 后的移位活动为近排腕骨切除后良好的临床结果提供了足够的理论支撑。头状骨近端弧度半径大约为月骨窝弧度半径的 2/3[4]，随着时间的延长，头状骨和月骨窝会更加契合。

诊断

SLAC 腕或 SNAC 腕的诊断依靠病史、体格检查和影像学检查。体格检查常显示关节积液、腕关节桡背侧肿胀和桡舟关节压痛。舟骨位移试验可能呈阳性，也可能呈阴性。鼻烟窝部位的慢性滑膜炎可能被误诊为腱鞘囊肿。腕关节的活动是否受限，取决于退行性变的阶段。影像学检查应拍摄标准的后前正位片、斜位片和侧位片，可以看到 SLAC 腕和 SNAC 腕的显著异常。握拳后前正位片和桡尺偏 X 线片可以让任何舟月分离更加明显。MRI 和（或）CT 扫描有助于评估腕中关节的病变和 DISI 畸形，并确定是否存在茎突型或背唇型撞击。

治疗

石膏固定、活动调整及局部可的松注射治疗可以缓解症状。关节镜下 PRC 可以避免切开关节囊，术后可以早期开始关节活动。镜下手术相对于切开手术，对软组织破坏较小，恢复更快，且能减轻术后瘢痕和疼痛。另外，关节镜手术对关节囊韧带的损伤更小，可能增强术后关节的稳定性。

适应证

关节镜下 PRC 与切开行 PRC 的适应证相同，关节炎改变可以解释患者症状的应考虑手术治疗。经抗炎和制动保守治疗无效的严重持续性疼痛是手术最常见的适应证。关节镜下 PRC 适用于各种原因导致的桡腕关节炎，包括长期舟月不稳定导致的桡舟关节 OA（1 期或 2 期 SLAC 腕）（图 21.1）、舟骨骨折不愈合导致的桡舟关节炎（1 期或 2 期 SNAC 腕）、慢性未复位的月骨和月骨周围脱位以及早期的 Kienbock 病。

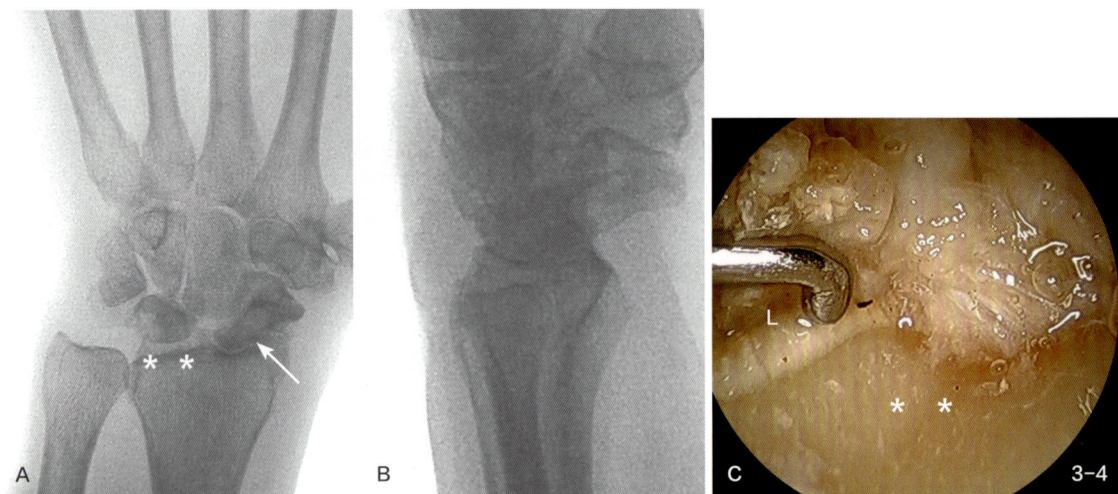

图 21.1 A. 慢性舟月分离。舟骨在桡骨远端关节面上磨出一个凹槽（箭头），但桡月关节完好（星号）。B. 腕关节侧位 X 线片。C. 关节镜探查显示舟骨窝关节软骨明显缺失（星号），而月骨窝（L）处的关节软骨相对完整

禁忌证

头状骨头部和（或）月骨窝关节面软骨缺失时不适于行 PRC。PRC 的先决条件是头状骨和月骨窝的关节面软骨正常，因此 3 期和 4 期 SLAC 腕及 3 期 SNAC 腕是手术禁忌证。腕关节不稳定，如腕骨尺侧移位（常见于类风湿性关节炎）是相对禁忌证，既往桡骨茎突切除超过 4 mm 可能损伤桡舟头韧带，从而导致腕骨尺侧移位，也是关节镜下 PRC 的相对禁忌证。虽然文献有 35 岁以下年轻患者行 PRC 成功的报道，但一些研究者认为年龄小于 35 岁的患者，手术失败的风险更高[5]。

手术技术

Culp 等[6]对关节镜下 PRC 做了详细描述。首先应进行关节镜探查，评估月骨窝和头状骨近极的关节软骨情况。自 4-5 入路或 6R 入路切断舟月韧带和月三角韧带，切除与背伸的月骨的背侧粘连并固定的瘢痕化背侧关节囊，可以扩展镜下操作空间。然后使用 4.0 mm 磨钻去除月骨的内核部分，保留蛋壳样的月骨软骨壳，可以避免损伤月骨窝和头状骨近极的软骨，在直视下和（或）透视下用垂体咬骨钳彻底咬除月骨。接下来，使用 3-4 入路或 4-5 入路作为操作入路，透视下用骨刀和磨钻将舟骨和三角骨凿成碎块，用咬骨钳完整取出。将腕骨凿碎有助于将其轻松取出并保护关节软骨。操作

中应避免损伤掌侧外在韧带，尤其是桡舟头韧带，因为桡舟头韧带有助于维持头状骨在月骨窝的稳定性。Del Pinal 等[7]描述了使用扩大的舟月入路和垂体咬骨钳去除舟骨的方法。在 3-4 入路和 MCR 入路之间横向切开 1.5 cm 建立舟月入路，该入路更易于对舟骨病变（舟月间隙或舟骨骨折不愈合）进行操作。关节镜自 MCU 入路置入，通过舟月入路置入直咬骨钳或带关节的咬骨钳，将舟骨近极咬碎并取出，暴露舟骨内的松质骨并将其挖出，中部 1/3 松质骨被挖除后可以将舟骨的"外壳"咬碎，彻底取出。重复该步骤切除舟骨远极。

Weiss 等[8]通过腕中关节入路切除近排腕骨。关节镜检查和常规操作后，以 MCU 入路作为观察入路，自 MCR 入路置入小关节镜磨钻。使用磨钻去除舟月关节处的舟骨内侧角，注意不要损伤头状骨头部的关节软骨（图 21.2）。切除了足够的舟骨后，稍微扩大 MCR 入路，换成 4.0 mm 的磨钻有助于更高效地去除骨质。从尺侧向桡侧、从远端向近端去除舟骨，也可以利用 STT-U 入路和 STT-P 入路（图 21.3）切除舟骨远极。在关节镜监测下，用小型的滑膜咬骨钳去除附着在关节囊上的骨碎片或软骨碎片（图 21.4）。舟骨切除后，将

关节镜置于 STT 入路或 MCR 入路中，将磨钻置于扩大的 MCR 入路或 MCU 入路中，由远及近切除月骨（图 21.5），最后切除三角骨（图 21.6）。透视证实关节镜下 PRC 完成（图 21.7）后去除纵向牵引，利用关节镜和透视确认头状骨"坐"于月骨窝内（图 21.8）。如果腕关节桡偏时大多角骨和桡骨茎突之间有明确的撞击，将磨钻置于 1-2 入路，将关节镜镜头置于 3-4 入路，进行关节镜下桡骨茎突切除术。

术后使用支具固定腕关节 1 周，然后进行保护下的腕部活动，随后进行力量练习。

结果

关于关节镜下 PRC 的报道较少，Roth 和 Poehling[9]首先提出关节镜下切除近排腕骨的方法，而 Culp 等[6]对手术过程进行了详细描述，但他们都没有介绍患者的详细信息。

Weiss 等[8]随访了 17 例关节镜下行 PRC 的患者（10 例男性和 7 例女性），术后平均随访 24 个月（范围为 12~48 个月）。手术平均耗时 70 分钟（范围

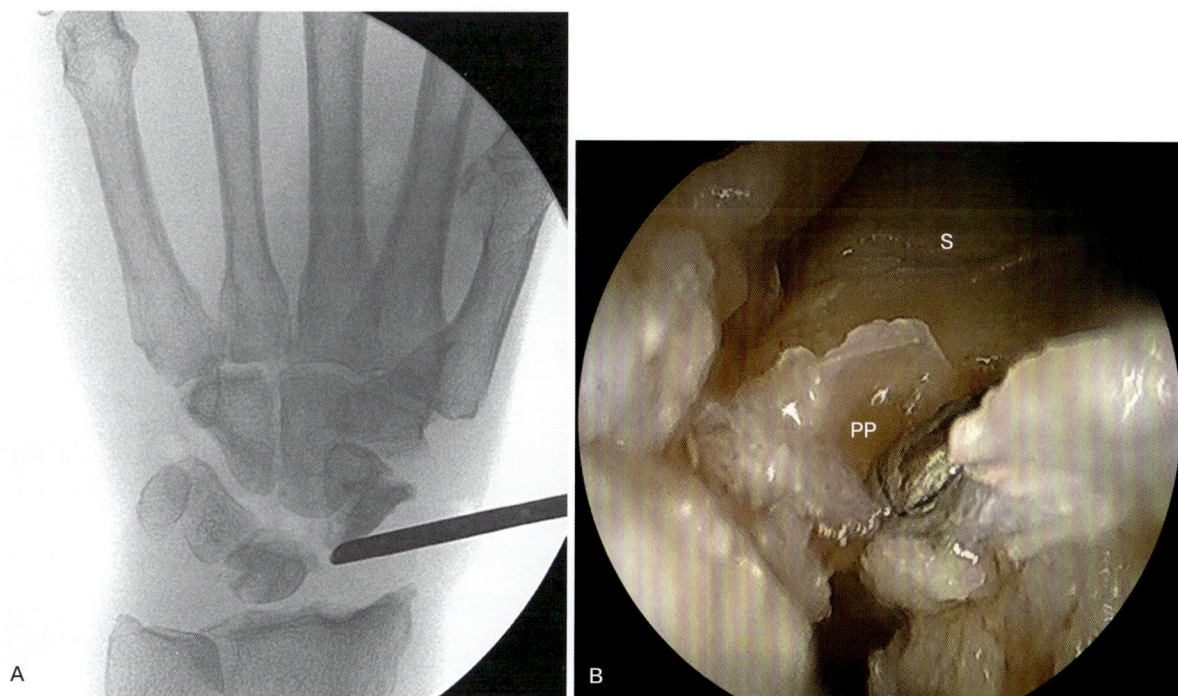

图 21.2 A. 经 MCR 入路置入关节镜磨钻的透视影像。B. MCU 入路所见舟骨（S）近极（PP）切除后的镜下图像

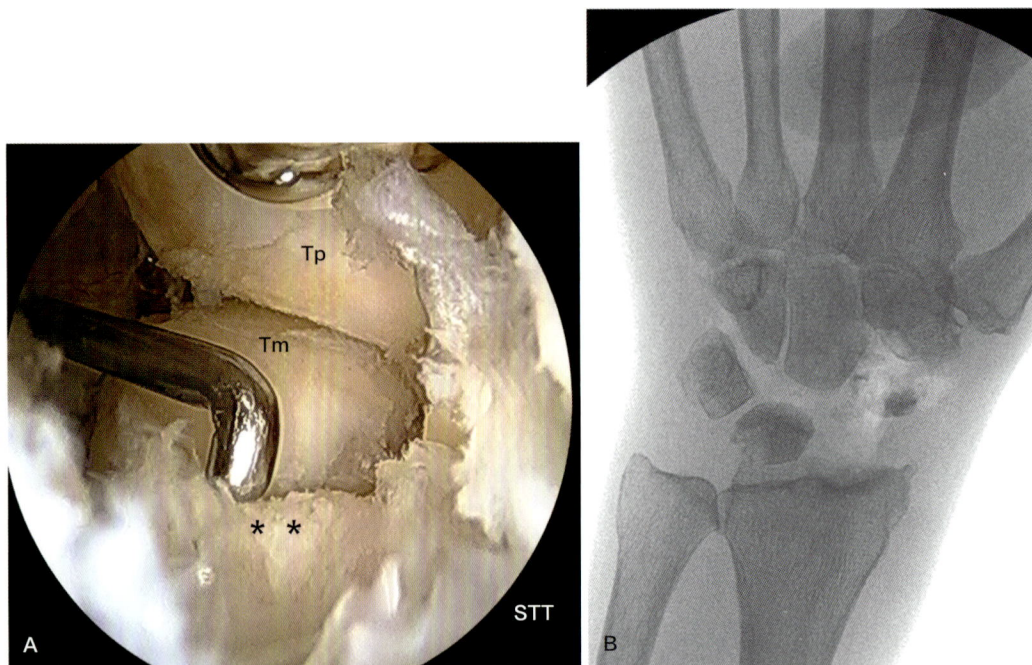

图 21.3 A. 以 STT-U 入路作为观察入路,探针自 STT-P 入路置入,切除舟骨远极(星号)前的镜下图像。B. 透视影像。Tm—大多角骨;Tp—小多角骨

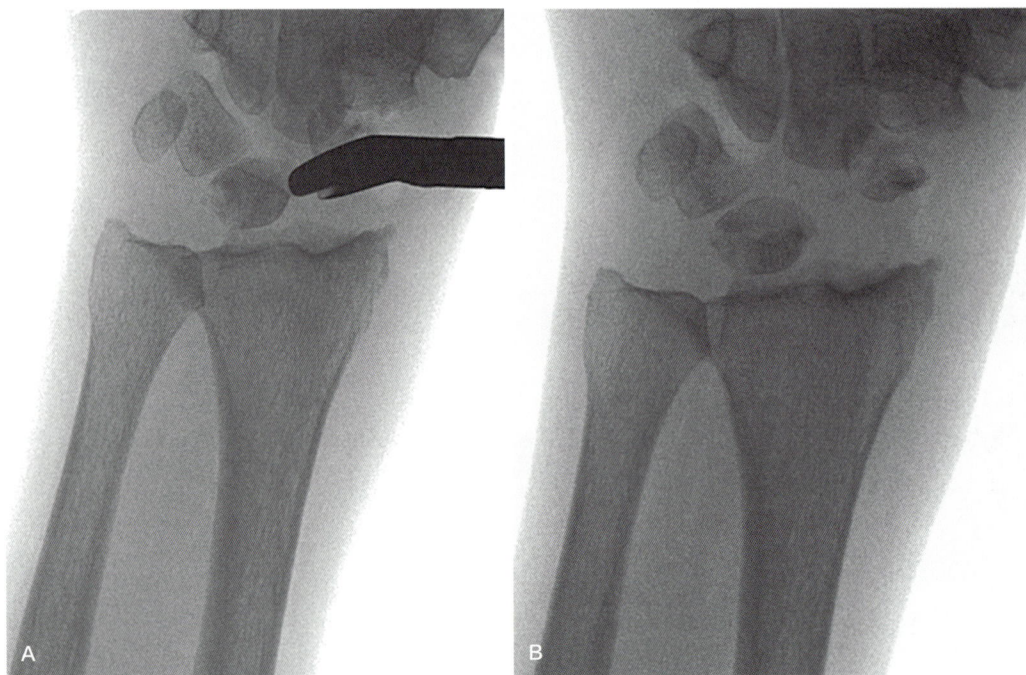

图 21.4 A. 使用咬骨钳去除舟骨碎片。B. 舟骨碎片去除后的透视影像

为 34~110 分钟),腕部屈伸活动平均为 94°(范围为 50°~130°),达到健侧的 80%,桡尺偏活动度平均为 40°(范围为 20°~55°),达到健侧的 78%,最大握力平均达到健侧的 81%,DASH 评分平均为 21 分(范围为 0~61 分)。5 例患者疼痛完全缓解,5 例有轻度疼痛,6 例有中度疼痛。因此他们认为,与切开行 PRC 相比,关节镜下行 PRC 后,腕部的运动度和力量可能恢复得更快,但长期结果相当,关节镜下手术可能并没有长期的临床优势。

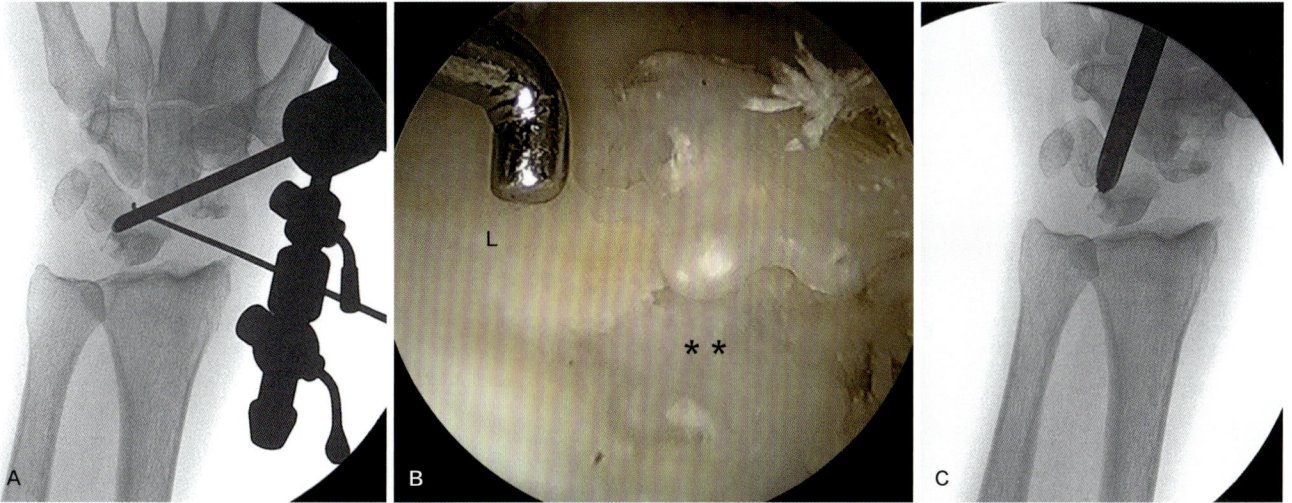

图 21.5 A. 关节镜下使用探钩评估月骨情况。B. 月骨关节面（L）及暴露的软骨下骨（星号）的镜下图像。C. 关节镜磨钻自 MCU 入路切除月骨中间部分

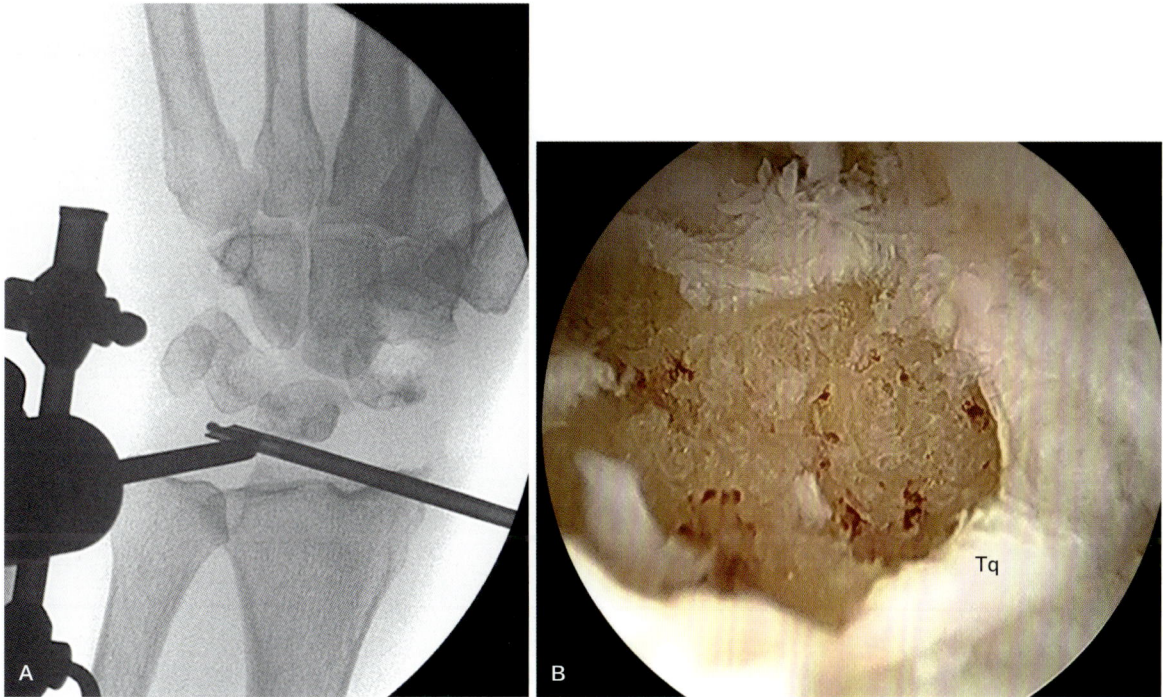

图 21.6 A. 关节镜下使用探钩评估三角骨（Tq）的情况。B. 三角骨远端部分切除后的镜下图像

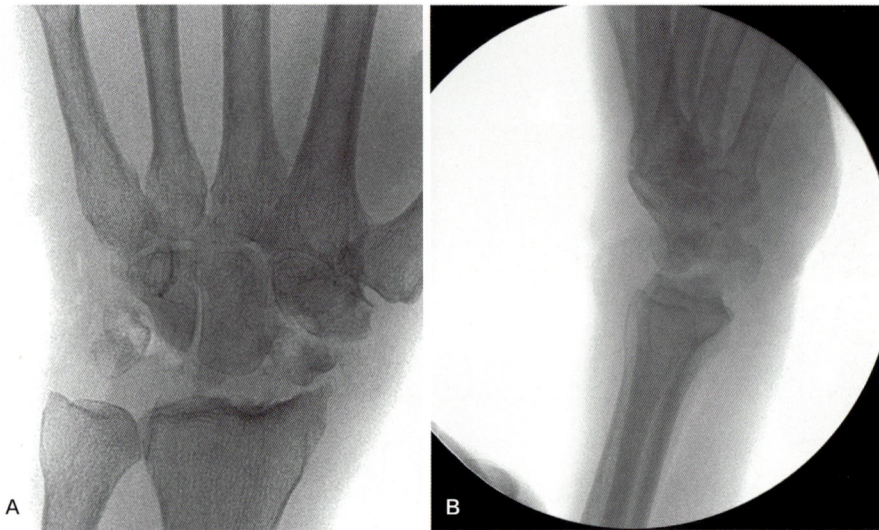

图 21.7 近排腕骨完全切除后的透视影像

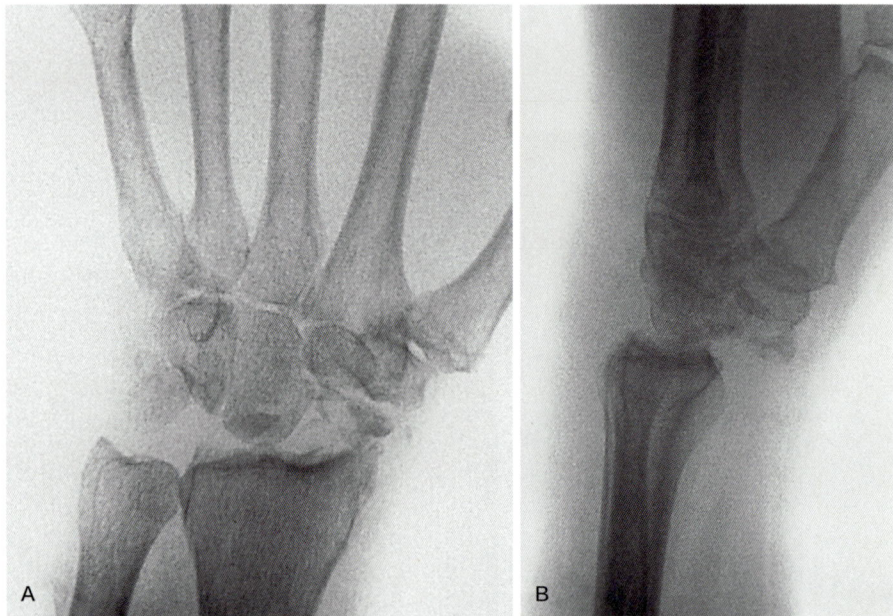

图 21.8 近排腕骨切除术后的 X 线片

参考文献

1. Blankenhorn BD, Pfaeffle HJ, Tang P, et al. Carpal kinematics after proximal row carpectomy. *J Hand Surg*.2007;32:37-46.

2. Hogan CJ, McKay PL, Degnan GG. Changes in radiocarpal loading characteristics after proximal row carpectomy. *J Hand Surg*.2004;29:1109-1113.

3. Tang P, Gauvin J, Muriuki M, et al. Comparison of the "contact biomechanics" of the intact and proximal row carpectomy wrist. *J Hand Surg*.2009;34:660-670.

4. Imbriglia JE, Broudy AS, Hagberg WC, et al. Proximal row carpectomy: clinical evaluation.*J Hand Surg*.1990;15:426-430.

5. Wall LB, Stern PJ. Proximal row carpectomy. *Hand Clin*.2013; 29:69-78.

6. Culp RW, Lee Osterman A, Talsania JS. Arthroscopic proximal row carpectomy. *Tech Hand Up Extrem Surg*.1997;1:116-119.

7. Del Pinal F, Klausmeyer M, Thams C, et al. Early experience with (dry) arthroscopic 4-corner arthrodesis: from a 4-hour operation to a tourniquet time. *J Hand Surg*.2012;37:2389-2399.

8. Weiss ND, Molina RA, Gwin S. Arthroscopic proximal row carpectomy. *J Hand Surg*.2011;36:577-582.

9. Roth JH, Poehling GG. Arthroscopic "-ectomy" surgery of the wrist. *Arthroscopy*.1990;6:141-147.

第六篇 手部小关节的关节镜治疗

22

掌指关节镜

MCP 关节十分适合用关节镜评估。MCP 关节仅有单一腔室，体表容易确认骨性与腱性标志，血管神经结构远离手术入路。因此，掌指关节镜的学习曲线短，常用于关节滑膜清理和游离体摘除，也可用于部分 MCP 关节创伤的治疗。

解剖学和方法学

Ropars 等[1]研究了 SRN 的走行，认为拇指腕掌关节和掌指关节的关节镜手术时有损伤 SRN 的风险。他们在 30 例前臂标本中解剖分离出 SRN，并测量了 SRN 的 3 条主要分支（SR1、SR2 和 SR3）与拇指掌指镜入路（MCP-r 入路、MCP-u 入路）的间距。桡侧的 MCP-r 入路位于 SR3 背侧且与之十分接近，二者的平均间距为 1 mm（范围为 0~5 mm）；尺侧 MCP-u 入路位于 SR2-D1 背侧，二者的平均间距为 3.7 mm（范围为 1.5~6.5 mm）。

Rozmaryn 和 Wei[2]对 6 例手标本的 24 例 MCP 关节应用 2.5 mm 小关节镜进行了观察研究（使用 2.25 kg 纵向牵引力，MCP-r 入路及 MCP-u 入路），研究结果总结为以下几点。

（1）三束构型的桡侧和尺侧的侧副韧带，随手指由伸至屈活动时，相应纤维方向发生特征性改变。

（2）从关节内未见副侧副韧带。

（3）移行的关节囊纤维连接侧副韧带与掌板和背侧关节囊。

（4）有 4 个滑膜隐窝（桡侧、尺侧、掌侧和背侧近端）。

（5）可见掌骨头和近侧指骨。

（6）均见环形半月板样结构环绕近节指骨关节面边缘。

（7）在拇指 MCP 关节内可见籽骨 – 掌骨间关节面。

Hidalgo-Diaz 等[3]在 8 例实施 MCP 关节镜的患者中，比较了水平和垂直的两种手指牵引方法（拇指除外），关节镜操作通过背尺侧入路和背桡侧入路完成。给患者建立牵引所需的平均时间，水平牵引组为 17.75 分钟，垂直牵引组为 32 分钟。止血带使用的平均时间，水平牵引组为 56.75 分钟，垂直牵引组为 71 分钟。

体格检查和影像学

手指 MCP 关节的检查较简单，视诊时应注意观察有无水肿、滑膜炎、关节掌侧半脱位和尺侧偏移。检查侧副韧带时，MCP 关节应完全屈曲，分别在手指近节桡侧和尺侧施以压力。注意检查矢状束纤维以排除伸肌腱尺侧半脱位和 MCP 关节伸直不完全。标准的后前正位、侧位和斜位 X 线片可用于评估关节表面状态和查找关节面侵蚀部分。MRI 可用于评估有显著滑膜炎的关节。

适应证

炎性关节炎

MCP 关节镜适于评估关节软骨状态和滑膜增生，特别是类风湿性关节炎（rheumatoid arthritis, RA）（图22.1）。镜下可完成滑膜活检和滑膜切除，无须切开关节。

急性拇指 UCL 损伤

早在 1995 年，Ryu 和 Fagan[4] 就首次报道了关节镜下复位完全撕脱的拇指 MCP 关节 UCL，但该技术未能广泛传播和应用。他们用关节镜确诊了 Stener 损伤并进行了关节镜辅助复位，将撕脱的 UCL 远端从拇收肌腱膜背侧翻回至关节，使韧带远端与近节指骨基底结节接触并愈合，期间用拇人字石膏保护 4 周。Slade 等 [5] 描述了类似技术，但加用了骨锚缝合修复侧副韧带。

掌指关节骨折复位

MCP 关节镜还可应用于简单的掌骨头和近节指骨基底关节内骨折。镜下利用探针复位骨折块，并经皮用克氏针固定（图 22.2）。

创伤后掌板粘连

Choi 等 [6] 报道了 15 例拇指 MCP 关节创伤后痛性掌板粘连的患者，术中关节造影证实存在掌板粘连。清理关节滑膜，用剥离子松解粘连的掌板后，可完全屈曲关节。

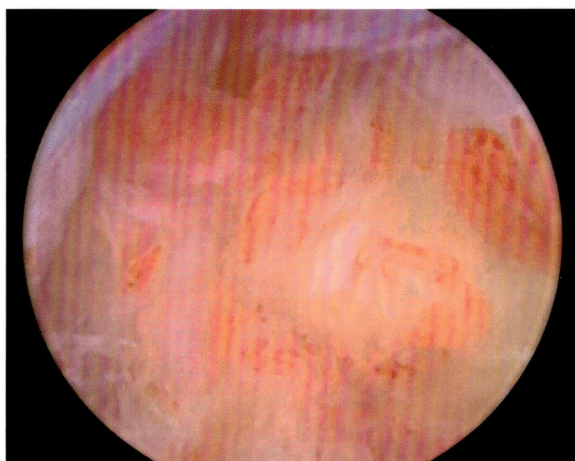

图 22.1 关节镜视野下 MCP 关节内的滑膜

关节游离体摘除

关节游离体常见于炎性关节炎或创伤后软骨损害的患者，可引起痛性关节绞锁。游离体常位于桡侧和尺侧滑膜凹槽内。

关节镜辅助复位 MCP 脱位

Kodama 等 [7] 报道了 1 例在关节镜辅助下复位背侧完全脱位的示指 MCP 关节的患者，避免了产生掌侧切口和损伤桡侧指神经的风险。

禁忌证

不能复位的伸肌腱脱位或半脱位是相对禁忌证，因建立入路时有损伤肌腱的风险。关节不稳定或软组织条件差时，不能使用指套牵引，是禁忌证。

手术技术

患者仰卧位，手臂外展置于托手板上，使用上臂止血带，全身麻醉或区域神经阻滞。无菌指套用于拇指或其他手指牵引，可用牵引塔或过头牵引装置，施加 4.5 kg 牵引力。选择桡背侧入路和尺背侧入路，它们分别位于伸肌腱两侧。用 22G 针穿入关节，注入生理盐水膨胀关节腔，仅做浅层皮肤切口（图 22.3）；也可采用干性关节镜技术，必要时可间断灌注生理盐水。对于复杂病例，可在 X 线透视辅助下穿刺关节。因该区域没有神经界面，皮肤深层组织可应用伤口撑开技术。用肌腱剪分离矢状束纤维和位于伸肌腱与侧副韧带之间的背侧关节囊，侧副韧带止点位于近节指骨基底的结节上，可触及并作为体表标志。1.9 mm 或 2.7 mm 的 30° 小关节镜头由一侧入路进入关节，3 mm 探钩从另一入路进入，二者可根据需要互换位置。通常需要使用压力带来促使液体通过关节镜注入关节腔。镜下可见侧副韧带由掌骨头斜行走向近节指骨基底（图 22.4）。在掌骨头掌侧可见部分掌板。掌侧隐窝在镜下不可见，但松解掌板与掌骨头间的粘连时，可利用探针或剥离子到达该区域并剥离、松解。

在镜下可视桡侧、尺侧和背侧的滑膜隐窝的基础上，寻找游离体或切除滑膜。关节面上小的软骨缺损，

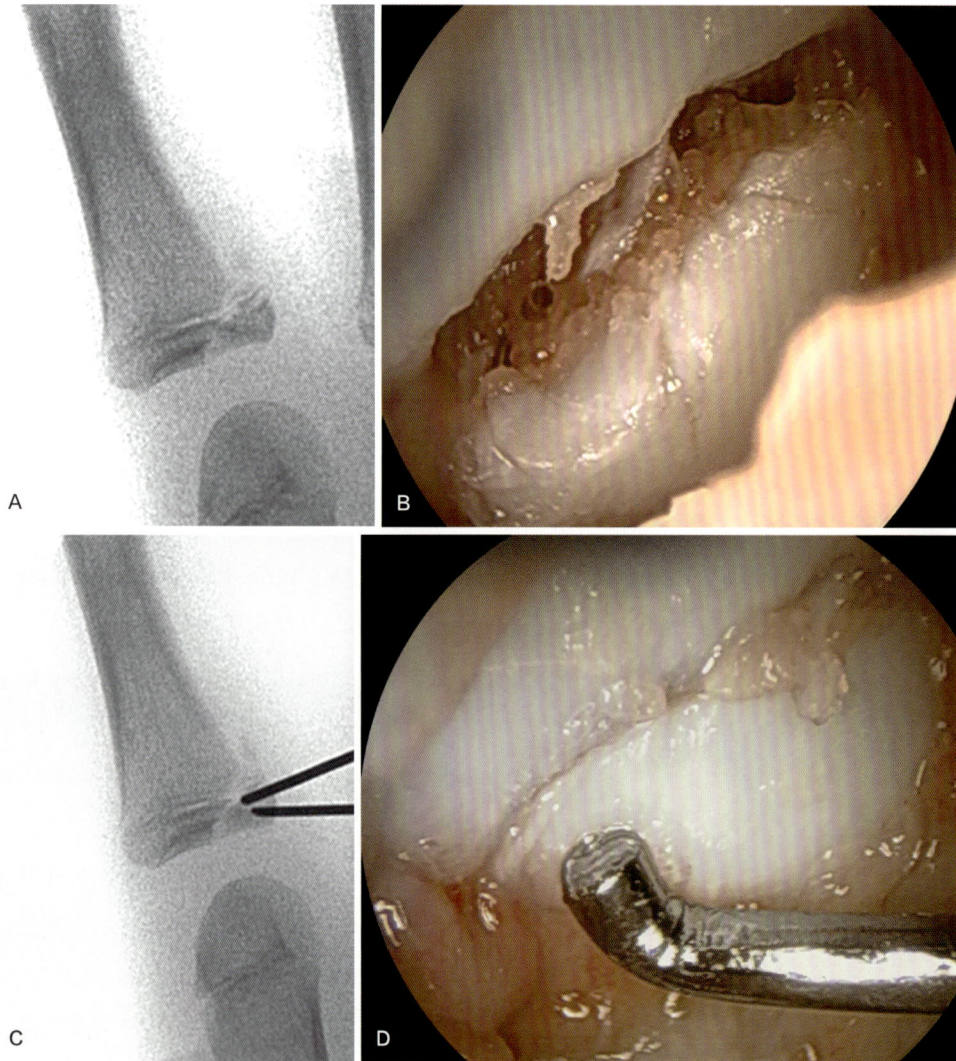

图 22.2 A. 拇指近节指骨基底 Salter Ⅲ 型骨折。B. 关节镜下可见骨折线。C. 预置克氏针。D. 解剖复位后进针固定

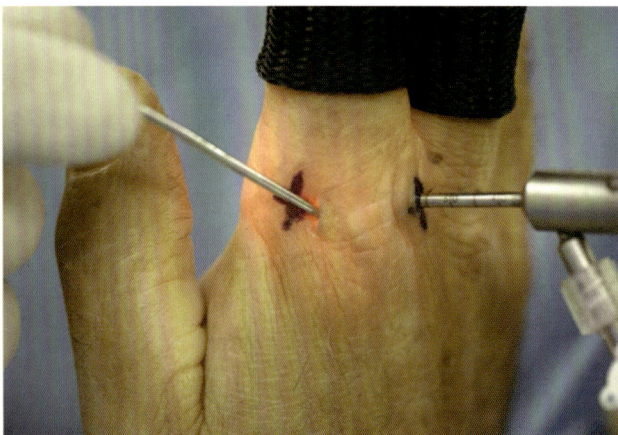

图 22.3 MCP 关节镜的临床使用：镜头由尺侧入路进入关节，探针由桡侧入路进入

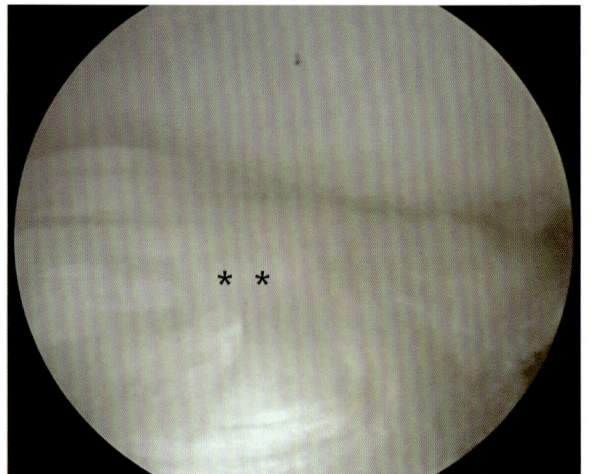

图 22.4 镜下可见 UCL（星号）

可通过钻孔促进纤维软骨形成。对于骨折复位的患者，先将 2 枚 1 mm 克氏针预置入骨折块，然后在关节镜视野下，将克氏针作为操作杆复位骨折块，也可利用剥离子复位。关节面解剖学复位后，用克氏针穿过骨折处以维持复位。缝合皮肤，并用小夹板固定保护。

手法复位失败的 MCP 关节脱位患者，掌板常嵌入近节指骨基底和掌骨头之间（图 22.5）。镜头从桡侧入路进入，刨削器从尺侧入路进入。操作时无须灌注液体，可改善视野，减少术后 MCP 关节水肿。嵌入关节的软

骨碎块都需摘除。清理关节至可见近节指骨基底。近端撕脱的掌板附着于近节指骨基底，嵌入关节，覆盖在掌骨头上。

并发症

MCP 关节的关节囊相对薄，行热皱缩术时，损伤皮肤、神经血管束和肌腱的风险较高。Choi 等[6] 报道了 1 例掌板热皱缩术后 3 周拇长屈肌腱断裂的患者。可

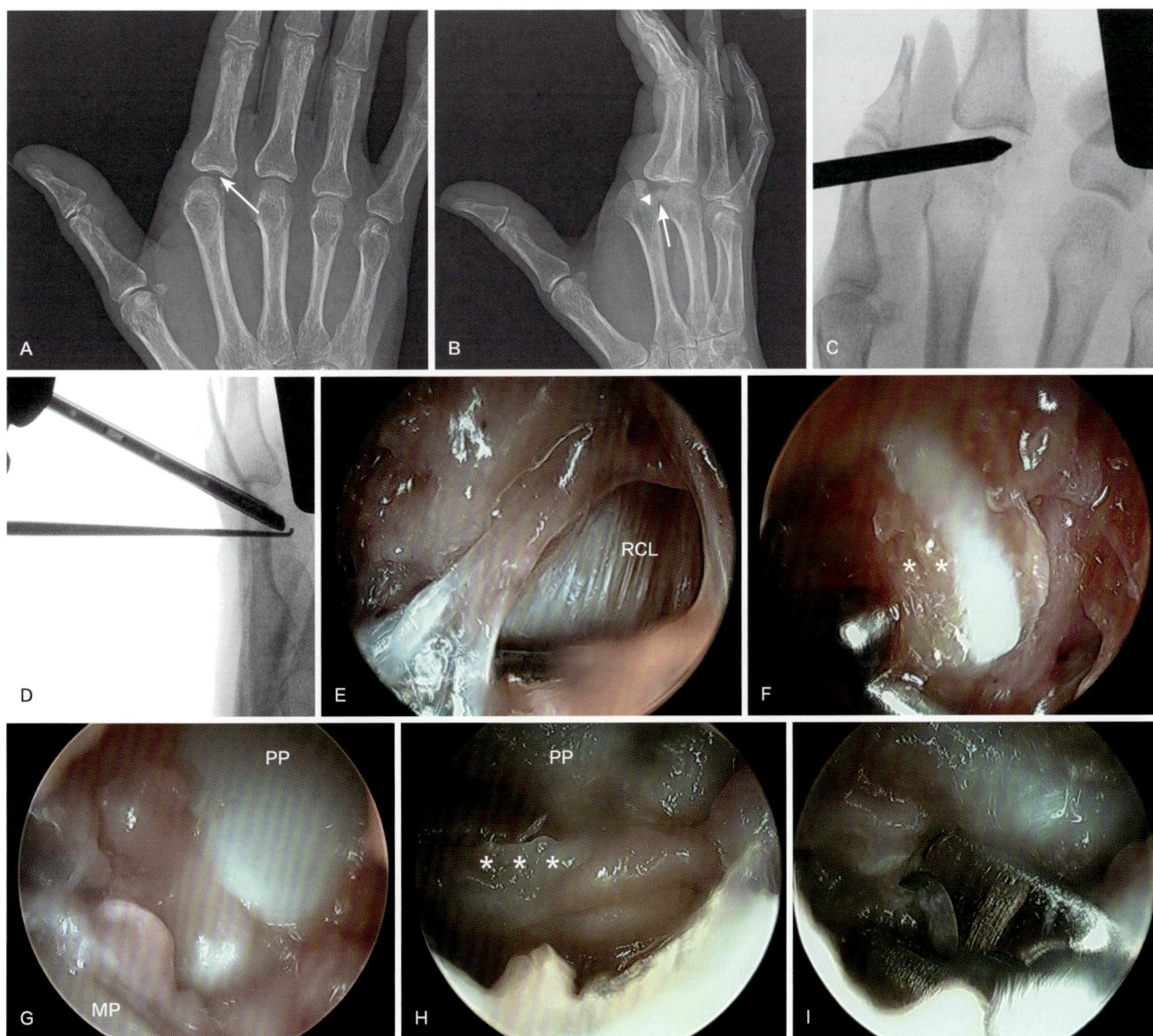

图 22.5 不能复位的 MCP 关节背侧脱位。A. 后前正位片：MCP 关节背侧脱位，注意增宽的关节间隙（箭头）。B. 斜位片显示掌骨头背侧缺损（短箭头）和移位的骨软骨折块（长箭头）。C、D. 将 2.7 mm 关节镜镜头和探针插入 MCP 关节内。E. 关节清理后可见桡侧副韧带（RCL）。F. 骨软骨块（星号）嵌入 MCP 关节。G. 近节指骨基底（PP）和掌骨头（MP）。H. 掌板近缘嵌入近节指骨基底和掌骨头之间（星号所示）。I. 用关节镜咬钳解锁和复位掌板

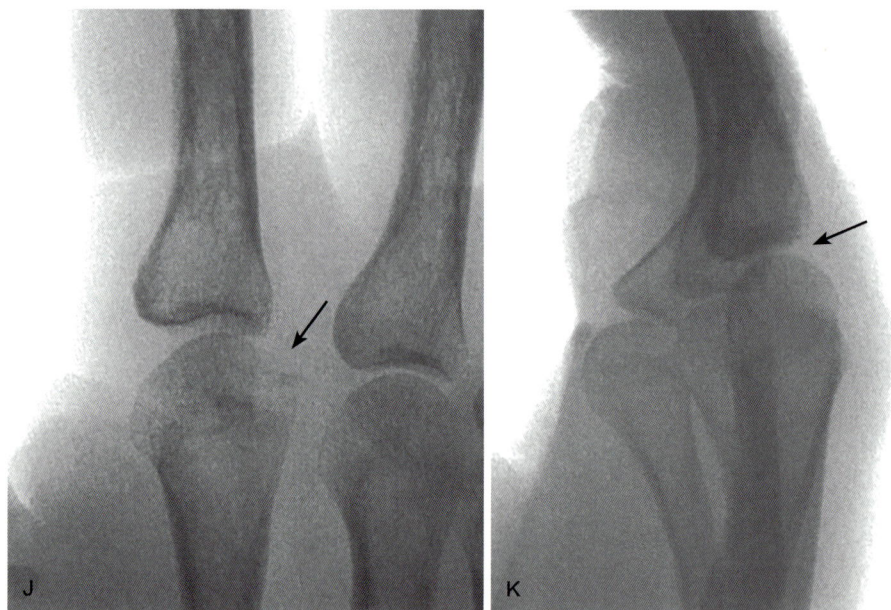

图 22.5 续 J、K. 术后第 1 周，关节面对位一致。注意掌骨头背侧部分缺损（箭头）

以通过关节内灌注足够液体，短时、间断的烧灼，降低功率等方法降低损伤风险。MCP 关节的关节腔间隙小，操作器械时有损伤软骨的风险，因此必须轻柔操作。

结果

Sekiya 等 [7] 报道 21 例 RA 患者（平均年龄为 47.2 岁；范围为 26~62 岁）的 27 例近侧指间（proximal interphalangeal，PIP）关节和 16 例 MCP 关节的关节镜手术。关节镜检查后，其中 24 例关节仅予以关节灌洗处理，另 19 例关节予以镜下滑膜清除处理。1.5 mm 关节镜镜头、迷你钳、刨削系统及 2.5 mm 刨削器用于活检和滑膜切除。PIP 关节和 MCP 关节的关节软骨和滑膜在镜下均清晰可见，显示软骨变化和滑膜增生。因 PIP 关节的关节间隙狭小，不能将镜头插至掌侧腔内，所以观察不到掌侧关节面和滑膜。

在关节镜视野下进行背侧关节囊滑膜活检较容易。利用双入口技术和迷你刨削系统，可清除背侧关节囊内以及桡侧和尺侧凹槽内的滑膜组织，且无术中和术后并发症。Sekiya 等 [8] 随后报道了他们在 1.5 mm 关节镜下进行滑膜切除的经验，他们总计纳入 23 例 RA 患者共

45 例指关节：18 例 MCP 关节、26 例 PIP 关节和 1 例拇指指间（interphalangeal，IP）关节。手术中，他们发现关节镜很难进入关节掌侧凹陷部分，并清理其中的滑膜，但短期内可解决关节腔肿胀问题且无术后并发症。

Ostendorf 等 [9] 描述了迷你关节镜（miniarthroscopy，MA）在 RA 患者 MCP 关节手术中的应用。他们使用了直径 1.0 mm、0° 和 1.9 mm、30° 的关节镜镜头及双入路技术。先在 20 例手部标本上操作，继而在局部麻醉下对 20 例 MCP 关节进行关节镜手术。在所有 RA 病例中，MA 提供了可视的、放大的 MCP 关节内图像，术者可对滑膜改变、软骨软化和骨性改变进行分级。滑膜的表面变化、厚度和纤维化与 RA 病程有关，软骨和骨的损害也如此。急性炎症反应程度（如血管反应和充血），与慢性炎性变化无关；C- 反应蛋白在一定程度上反映了滑膜增生。2 例早期 RA 患者的滑膜炎的诊断依据来自大体病理和组织学表现。在 20 例关节中，有 18 例关节在镜下完成滑膜活检；余下 2 例关节，因疾病进展（Larsen 评分大于 3 分）使关节镜视野限制在 1.0 mm 范围内。活检样本量足以进行组织学和分子学分析。Ostendorf 等 [10] 对比分析了 RA 患者 MCP 关节的 MRI 影像学表现和 MA 所见。对 22 例处于不同病变活

动度 / 分期的 RA 患者的优势手的第二 MCP 关节，分别行 MRI 和 MA 检查。MRI 检查发现 22 例患者中 17 例有侵蚀或侵蚀前期表现；其余 5 例早期 RA 患者在 MA 检查中发现 2 例有骨质改变。

在 MRI 显示有侵蚀前期表现的 10 例关节中，MA 镜检均发现显著的软骨和骨性病理改变。患者的滑膜病理表现可被 MRI（除 1 例未检出）和 MA 检出。MA 和 MRI 显示的滑膜炎 / 滑膜增生程度彼此显著相关，但与其他反应病变活动度或用于分析损害的参数不相关。MRI 和 MA 检查均可用于 RA 患者的滑膜变化的早期检查和分期。

Borisch[11] 使用 1.9 mm、30° 的关节镜镜头，对 106 例 MCP 关节进行关节镜手术，术后患者满意率高。大多数 RA 患者可获得最佳治疗结果，包括有晚期放射学改变（Larsen 1~3 期）的患者。在退行性关节炎的早期阶段（Kellgren-Lawrence 分级 0~2），患者满意度也很高；但随着放射学改变程度增高，患者满意度也迅速下降。

Kodama 等报道了 1 例 11 岁男童 MCP 关节背侧脱位闭合复位失败，于关节镜下解锁分离嵌入关节间掌板。镜下复位时，用探针将近端撕脱的掌板推向掌侧，同时将掌骨头压向背侧。术后，使手指固定在屈曲 60° 制动 10 天，患者在术后第 3 周获得正常屈伸活动范围，没有并发症。

参考文献

1. Ropars M, Fontaine I, Morandi X, et al. Preserving the superficial branch of the radial nerve during carpometacarpal and metacarpophalangeal joint arthroscopy: an anatomical study. *Surg Radiol Anat*. 2010 Mar;32(3):271-276, doi: 10.1007/s00276-010-0622-8.

2. Rozmaryn LM, Wei N. Metacarpophalangeal arthroscopy. *Arthroscopy*. 1999 Apr;15(3):333-337.

3. Hidalgo-Diaz JJ, Ichihara S, Taleb C, et al. Metacarpophalangeal joint arthroscopy in the fingers other than the thumb: Retrospective comparison of horizontal versus vertical traction. *Chir Main*. 2015 Jun;34(3):105-108, doi: 10.1016/j.main.2015.02.003.

4. Ryu J, Fagan R. Arthroscopic treatment of acute complete thumb metacarpophalangeal ulnar collateral ligament tears. *J Hand Surg Am*. 1995 Nov;20(6):1037-1042, doi: S0363-5023(05)80156-X [pii]10.1016/S0363-5023(05)80156-X.

5. Slade JF 3rd, Gutow AP. Arthroscopy of the metacarpophalangeal joint. *Hand Clin*. 1999 Aug;15(3):501-527.

6. Choi AK, Chow EC, Ho PC, et al. Metacarpophalangeal joint arthroscopy: indications revisited. *Hand Clin*. 2011 Aug;27(3):369-382, doi: 10.1016/j.hcl.2011.05.007.

7. Sekiya I, Kobayashi M, Taneda Y, et al. Arthroscopy of the proximal interphalangeal and metacarpophalangeal joints in rheumatoid hands. *Arthroscopy*. 2002 Mar;18(3):292-297.

8. Sekiya I, Kobayashi M, Okamoto H, et al. Arthroscopic synovectomy of the metacarpophalangeal and proximal interphalangeal joints. *Tech Hand Up Extrem Surg*. 2008 Dec;12(4):221-225, doi: 10.1097/BTH.0b013e31818ee8d4.

9. Ostendorf B, Dann P, Wedekind F, et al. Miniarthroscopy of metacarpophalangeal joints in rheumatoid arthritis. Rating of diagnostic value in synovitis staging and efficiency of synovial biopsy. *J Rheumatol*. 1999 Sep;26(9):1901-1908.

10. Ostendorf B, Peters R, Dann P, et al. Magnetic resonance imaging and miniarthroscopy of metacarpophalangeal joints: sensitive detection of morphologic changes in rheumatoid arthritis. *Arthritis Rheum*. 2001 Nov;44(11):2492-2502.

11. Borisch N. Metacarpophalangeal joint arthroscopy. *Oper Orthop Traumatol*. 2014 Dec;26(6):564-572, doi: 10.1007/s00064-014-0313-4.

23

第一掌骨基底骨折的关节镜治疗

根据 Edmonds 的报道[1]，Bennett 在 1882 年首次描述了一种发生于第一掌骨基底的关节内两部分骨折，现在这种骨折以他的名字命名为 Bennett 骨折。Bennett 骨折是一种关节内骨折，它使第一掌骨基底的掌尺侧部分与掌骨剩余部分分离。掌尺侧骨折块（图 23.1）通过 AOL（又名喙状韧带）[2]与大多角骨保持韧带纤维连接，因此骨折后仍留在原来位置上。Bennett 骨折是轴向负荷作用于部分屈曲的掌骨上所引起的经典损伤。由于拇长展肌、拇长伸肌、拇短伸肌和拇长收肌的牵拉作用，掌骨干向背侧、近侧、桡侧方向半脱位。

韧带的解剖学与生物力学

Imaeda 等[3]通过解剖 30 例尸体标本的第一腕掌关节（TMJ），描述了 3 条主要韧带的解剖学和性质特点。Bettinger 等[2]重复了这项研究，并进一步描述了 16 条参与稳定 TMJ 的韧带。AOL 由浅层韧带和关节内的深层韧带两部分组成（图 23.2）。sAOL 直接走行于鱼际肌深面，覆盖 TMJ 的掌侧面，并位于 dAOL 的浅层。这条韧带起自距离关节面近端 0.5 mm 的大多角骨掌侧结节处，广泛止于第一掌骨基底的掌尺侧结节上，位于掌侧茎突的远端 2 mm 处。sAOL 几乎在 TMJ 整个活动范围内都处于松弛状态，只有在拇指处于极度旋前、伸展位时才变得紧张。在一项对 17 例尸体标本手部的生物力学研究中，Colman 等[4]发现 AOL 宽松的、幕状的浅层部分对维持关节稳定性的作用很小，不能防止掌骨背侧半脱位，只能在 TMJ 旋前位时限制关节活动。

dAOL 以前也被称作掌侧喙状韧带，是一条位于 sAOL 深层的关节内韧带。dAOL 起于大多角骨的掌侧中心顶点处，向尺侧走行至大多角骨嵴的尺侧缘，止于第一掌骨基底的掌侧茎突（掌侧喙）的尺侧关节面边缘。dAOL 随着拇指外展、旋前和伸展角度的增大而拉紧。Colman 等[4]发现关节内的 dAOL 是维持 TMJ 稳定性的主要结构。因为它是离关节中心最近的一条韧带，在掌骨旋前时作为一个枢轴点，引导掌骨运动，这也是拇指对掌运动的一部分。dAOL 的关节内韧带纤维从尺侧远端斜行至桡侧近端；这些斜行纤维在掌骨向尺侧移位时会拉紧，在掌骨向桡侧移位时则会松弛，因此这条韧带的走行方向和位置可以防止掌骨向尺侧移位[5]。关节镜手术时用探钩可以探查到 sAOL 和 dAOL 之间的间隙。

Edmunds[6]强调，在静止休息位时，第一掌骨突出的掌侧喙自大多角骨上相应的隐窝中脱离，这时 TMJ 的关节腔相对较大，dAOL 和关节背侧韧带复合体均松

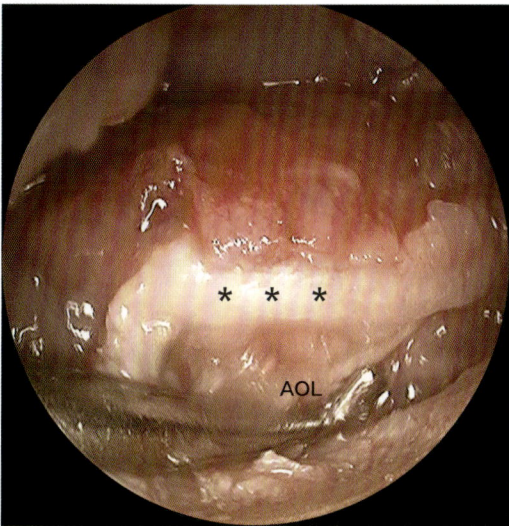

图23.1 通过1-R入路观察尺掌侧骨折片（星号），该骨折片仍然附着在前斜韧带（AOL）上

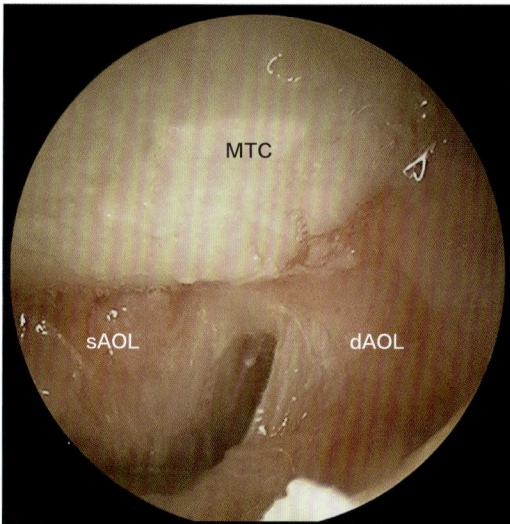

图23.2 通过背侧入路观察右手第一腕掌关节的掌侧和桡侧。通过1-U入路观察浅层前斜韧带（sAOL）和深层前斜韧带（dAOL）。MTC—掌骨基部

弛。在对指运动的最后阶段，TMJ发生主动或被动的旋转锁定，背侧韧带复合体拉紧，而dAOL变得更加松弛，TMJ被压缩，第一掌骨的掌侧喙被紧紧地压入其在大多角骨上的隐窝中。这种动态的力偶使TMJ从不协调变为协调，从松弛变为绝对稳定。正常状态下松弛的TMJ转变为一个稳定的关节，这使TMJ可以在做强力的捏和抓动作时，能够承受作用在拇指上的强大的应力。

Cullen等[7]的生物力学研究表明，当关节面遗留2 mm的移位时，TMJ的接触面积会整体增大，大多角

骨表面的接触压力也将向背侧转移。此外，关节塌陷区域的接触压力未见明显增大。他们得出结论：2 mm的关节塌陷是可以接受的，而且只要掌骨被良好复位，这种关节面塌陷就可以被接受。但是这些尸体研究都是有局限性的，因为实验会受到所使用的接触压力感应膜的制约。

诊断

除体格检查，影像学检查也是充分评估拇指创伤后病情的必要手段。由于拇指和其他手部结构不在同一平面，因此必须采用特殊的放射学成像体位。手部极度旋前，使拇指背面紧靠X线成像背板时，可以得到真正的拇指后前正位X线片。而为了获得TMJ的真正侧位片，手掌必须平放在暗盒上，同时手部旋前15°~35°；然后，X线从拇指远端向近端投射并与拇指轴线成15°角。这种成像方法可以允许医师评估TMJ和大多角骨的另外3个关节：大–小多角骨关节、大多角骨–舟骨关节、大多角骨–第二掌骨关节。Gedda[8]将Bennett骨折分为3型：1型骨折为掌骨基底尺侧的大块简单骨折，并伴有掌骨基底半脱位；2型骨折为一种不伴有第一掌骨半脱位的压缩性骨折；3型骨折为掌骨基底尺侧的小型撕脱性骨折，并伴有第一掌骨脱位。

治疗

由于单纯外固定不能控制第一掌骨的桡侧半脱位，因此非手术治疗的效果不好。手术治疗的可选方案包括：①闭合复位结合经皮钢针固定，这种方法有可能将骨折块直接固定于第二掌骨和（或）大多角骨上；②切开复位结合钢针或骨折块间钢板内固定；③钢针固定联合外固定。骨折复位需要拇指掌侧外展和第一掌骨基底旋前，这会使背侧韧带复合体拉紧。可能还需要在掌骨基底部施加直接的压力。拇指伸展可以导致骨折块移位。

Rolando骨折是一种Y形或T形骨折，说明除了尺掌侧的Bennett骨折块，还有桡背侧的骨折块。这种骨折类型比Bennett骨折更难治疗，预后更差，通常需要

切开复位，但是偶尔也能通过经皮穿针固定。

关节镜的应用允许医师评估关节面的复位情况以及有无固定物穿透关节。标准 X 线片和透视会低估关节面的不平整程度。目前还没有相关的长期、大规模的前瞻性随机研究发表，但是大部分研究者都认为关节面不大于 2 mm 的移位是可以接受的。在最近的一项对 8 例新鲜冰冻尸体手标本的研究中，Capo 等 [9] 在人为造成 Bennett 骨折后，进行闭合复位和钢针固定。在透视检查下，所有标本骨折块的塌陷和移位均小于 1.5 mm。从标准 X 线片上观察，后前正位片上的平均移位为 0，侧位片上有 0.1 mm 的移位和 1.1 mm 的关节塌陷。然而，关节镜下对关节面的直接观察显示，前后方向上的移位平均为 3.1 mm，关节面的移位平均为 0.9 mm，关节面塌陷平均为 2.1 mm（图 23.3）。

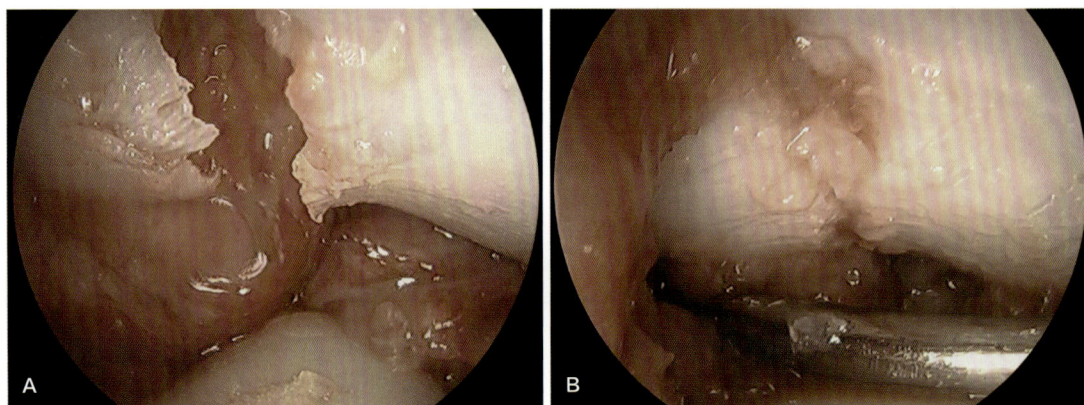

图 23.3 A. X 线透视下骨折处已解剖复位，而在关节镜下却发现有 2 mm 的关节面移位。B. 关节镜辅助复位后关节面没有再移位

手术技术

前面章节已经充分描述了 TMJ 的关节镜入路。虽然 1-R 入路和 1-U 入路可以交换使用，但是骨折线需要在最合适的角度才能被观察到，这就造成有些情况下很难判断骨折的复位效果。改良的桡侧入路可以为第一掌骨基底提供理想的观察视角，因为它与骨折线在同一平面，更加利于骨折复位（图 23.4）。D-2 入路是手术器械操作最有用的入路，可以经此入路放入一个 Freer 剥离子来撬动内侧骨折块，特别是在某些原因造成手术延迟时。手术时只牵引拇指即可，笔者倾向于将拇指置于外展旋前位，结合牵引力经常可以在远端至近端平面上临时将骨折复位。但是此时骨折处存在异常旋转，因为掌骨干侧的骨折块仍处于伸展和旋后位。保持关节镜入路开放通畅可以防止镜头起雾。在注水口处接上装满生理盐水的 10 mL 注射器，必要时可用来进行间断冲洗。使用全半径关节镜刨削器作为吸引装置并可以用它清理血肿。此时可以使用钝性的剥离子或刮勺，但是对于操纵和复位骨折块来说最好用的还是口腔科的探针。将 2 枚 0.45 mm 克氏针预先打入第一掌骨基底但不要穿过骨折区域。当用口腔科探针的尖端保持掌尺侧的骨折块复位时，可以用这 2 枚克氏针来操纵掌骨干的主要骨折块使其旋前和外展。骨折达到可接受的复位状态后，可以将克氏针穿过骨折线进而维持这一复位状态（图 23.5）。通常 1 枚克氏针固定是不够的，因为它不能控制骨折端的旋转。

在骨折畸形愈合早期，可以通过 D-2 入路放入 Freer 剥离子来使内侧骨折块松动（图 23.6）。放置骨膜剥离器后，骨折端的复位和克氏针固定如前所述。

T 形骨折的患者，可以通过 D-2 入路直接复位内侧骨块（图 23.7）。如果干骺端存在显著的粉碎性骨折，例如 Rolando 型骨折，可将第一掌骨骨干和基底部牵拉分开，并用钢针将骨干部分固定于第二掌骨上以维持复

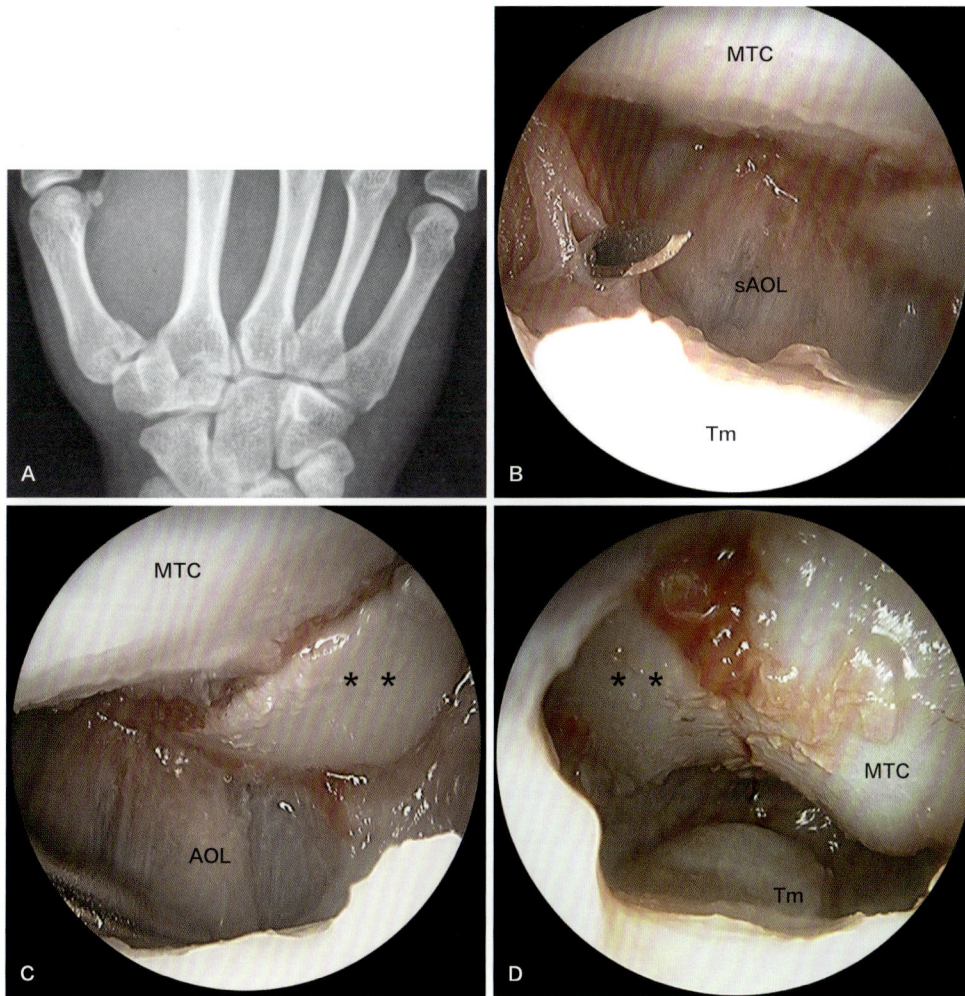

图23.4 A.有内侧小骨折块的Bennett骨折，并且第一掌骨发生了外侧半脱位。B.从1-R入路观察，通过改良的桡侧入路插入1枚针。C.从1-R入路观察掌骨基底部相对于内侧关节内骨折块（星号）的复位情况。值得注意的是，骨折线与观察视线呈90°角。D.从改良桡侧入路观察第一掌骨基底（MTC）相对于内侧关节内骨折块（星号）的复位情况。此时可注意到骨折线与观察视线平行。sAOL—浅层前斜韧带；AOL—前斜韧带；Tm—大多角骨

位（图23.8）。关节内的部分也需要钢针固定。术后取出克氏针后再用拇人字形夹板固定拇指4~6周，并进行活动度练习。

结果

目前还没有关节镜治疗Bennett骨折的系列文章发表。然而，关于开放性手术治疗效果的综述可以给出一些提示。

闭合复位联合石膏管型固定的治疗效果不佳。Cannon等[10]回顾性研究了25例接受石膏固定治疗的患者资料，平均随访9.6年。在这些患者中，10例没有

症状，但是有21例丢失部分活动度，5例出现拇指旋转不良，23例出现第一腕掌关节内翻，16例出现大于1 mm的骨折移位。Oosterbos等[11]回顾性分析了20例Bennett骨折患者的治疗方法和临床效果，20例患者均接受闭合复位和石膏固定。在13年的随访中，18例患者在主观上对治疗效果满意，7例患者的X线检查显示发生了OA（其中6例患者为非解剖复位），这7例患者中2例患者出现严重的关节功能障碍。

目前的治疗标准基于某些类型的骨折的手术固定。Timmenga等[12]回顾性研究了18例Bennett骨折患者的资料，平均随访10.7年。治疗方法包括闭合复位联合克氏针固定（7例）和切开复位内固定（11例）。

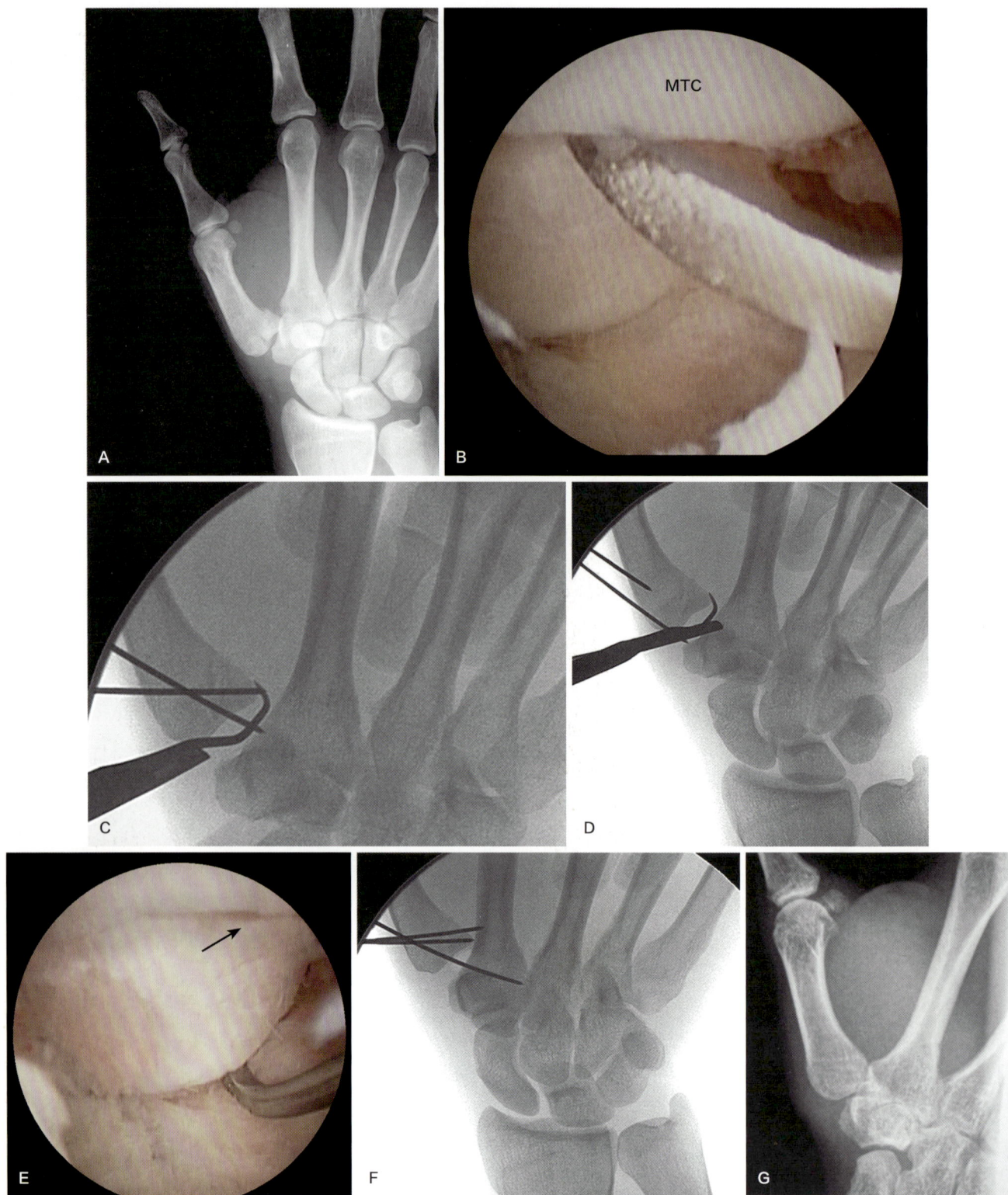

图 23.5 A. Bennett 骨折的 X 线后前正位片。B. 通过 1-R 入路观察，将口腔科探针放入骨折线中。C. 用口腔科探针维持骨折复位，同时钻入克氏针将骨折块固定住。D. 将关节镜再次置入关节内。E. 骨折线（箭头）的解剖复位。F. 第一掌骨被克氏针固定于第二掌骨上，用另外 2 枚克氏针直接固定骨折块。G. 骨折在解剖位置愈合。MTC—第一掌骨基底部

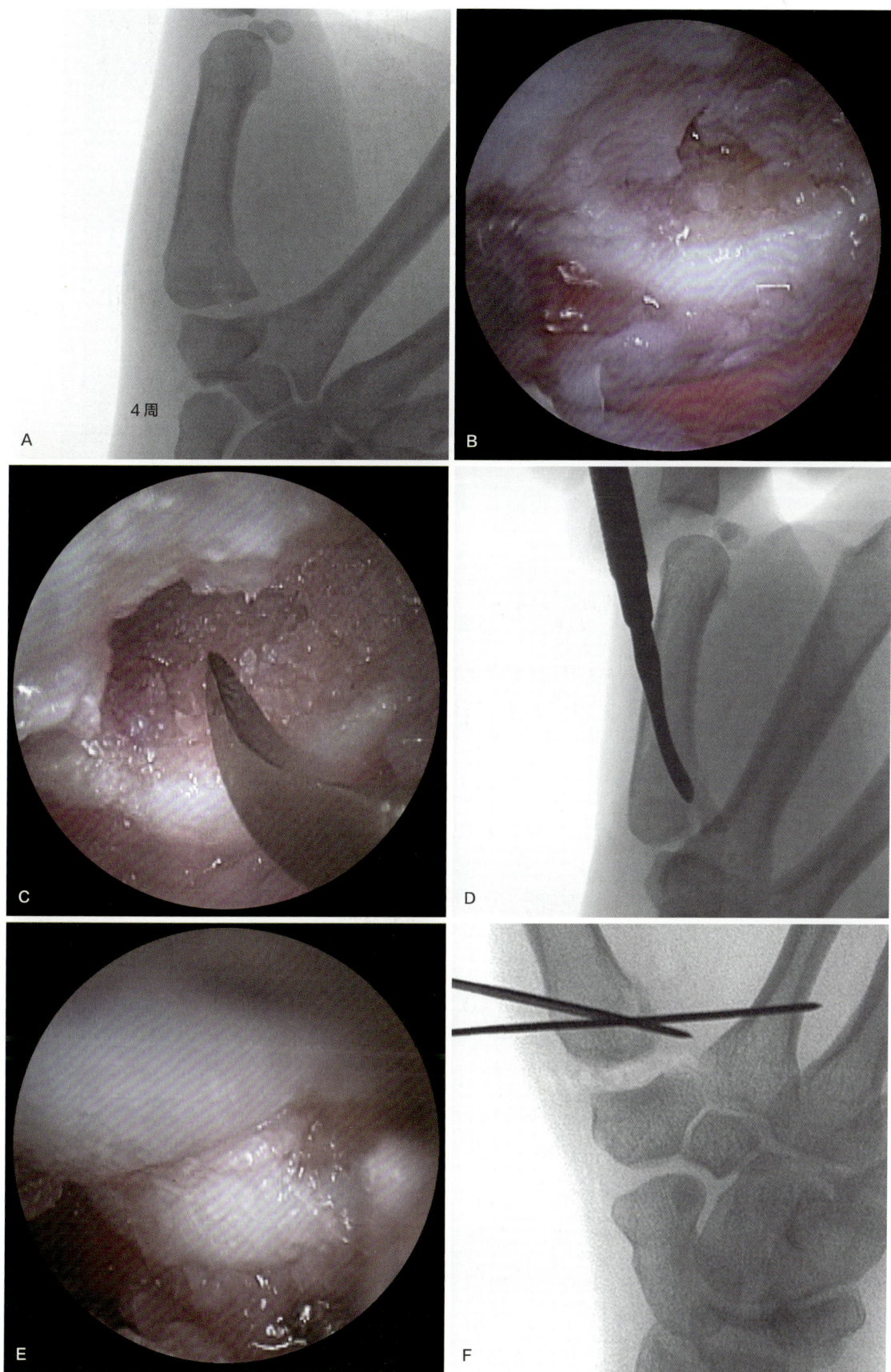

图 23.6 A. 4 周的陈旧性、畸形愈合的 Bennett 骨折的后前正位透视像。B. 关节镜通过 1–U 入路观察，可见关节面塌陷、松质骨裸露。C. 关节内应用口腔科探针打开畸形愈合。D. 通过 D–2 入路放入 Freer 剥离子将早期干骺端形成的骨痂分离开。E. 通过 1–U 入路观察，可见关节面的解剖复位。F. 克氏针固定后的后前正位透视像

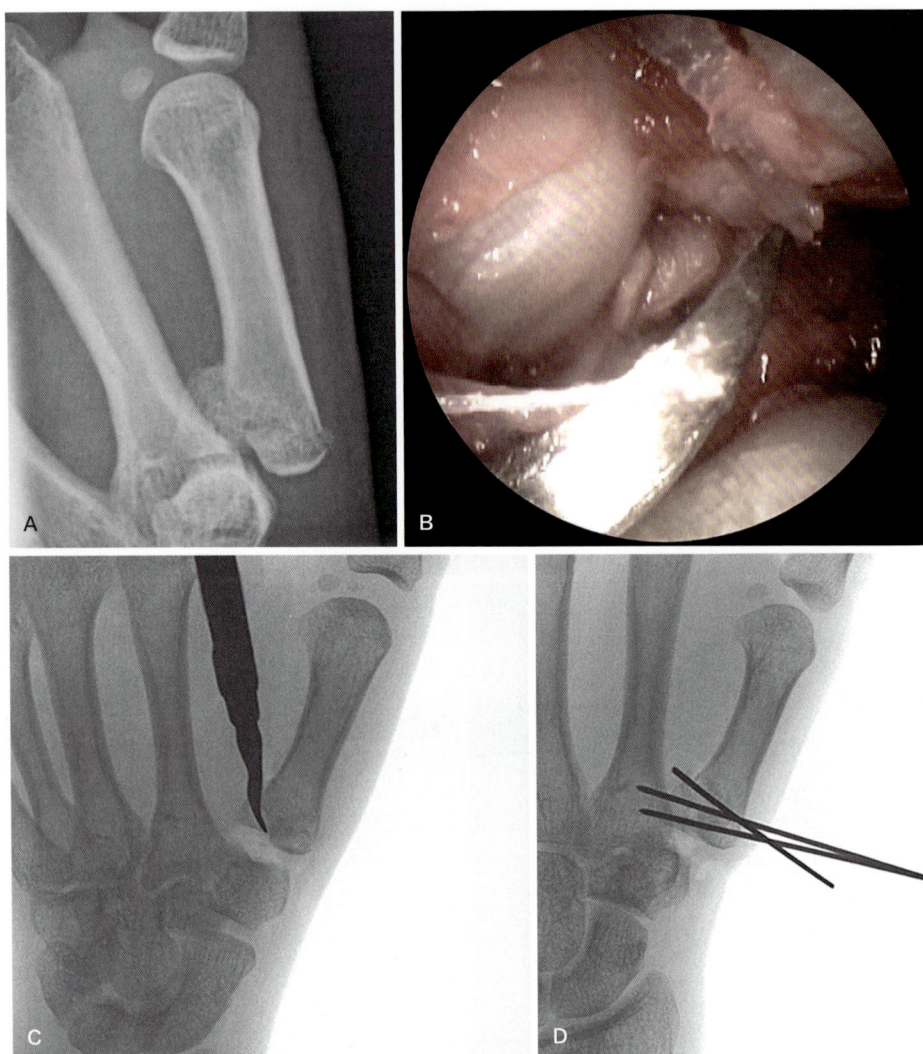

图 23.7　A. 第一掌骨基底部 T 形骨折。B. 关节镜下评估，显示关节面碎裂。C. 通过 D-2 入路放入 Freer 剥离子辅助关节面复位。D. 用克氏针固定骨折块

无论接受何种手术治疗，所有患者的患侧手部力量减弱。骨性关节炎的出现与骨折复位质量有关，但即便是准确复位后，几乎所有的患者也会发展成骨性关节炎。Demir 等 [13] 对 30 例接受经皮钢针固定（4 例）和内固定（26 例）治疗的患者展开研究，并对其中 25 例患者进行了平均 39 个月的随访观察。他们的研究发现，在 X 线检查时，第一掌骨基底关节内移位或塌陷小于 1 mm 的占 63%，1~2 mm 的占 27%，大于 2 mm 的占 10%。25 例患者中只有 12 例术后没有症状。64% 的患者存在 TMJ 骨性关节炎。Kjaer-Petersen 等 [14] 报道了 41 例 Bennett 骨折的患者。术后获得非常好的复位效果的患者，在接受闭合复位和石膏固定的 9 例患者中有 5 例，在接受经皮克氏针固定的 6 例患者中有 4 例，在接

受切开复位的 26 例患者中有 18 例。经过 7.3 年的中期随访后，18 例接受随访的骨折患者中有 15 例已经在绝佳位置愈合，且没有症状；但是在 13 例复位后仍残留骨折移位的患者中只有 6 例没有症状。在 14 例复位良好的患者中有 3 例出现骨性关节炎，而在复位后仍存在骨折移位的 10 例患者中有 7 例出现了骨性关节炎。

这些研究都明确表明，复位的质量与 TMJ 骨性关节炎的发生、发展存在联系，这也引起了对关节镜辅助复位的强烈争论，因为 X 线透视会低估关节内残余的关节面不平整程度。但是，像其他关节一样，中期随访时 TMJ 骨性关节炎的 X 线表现与患者的症状没有直接关系。

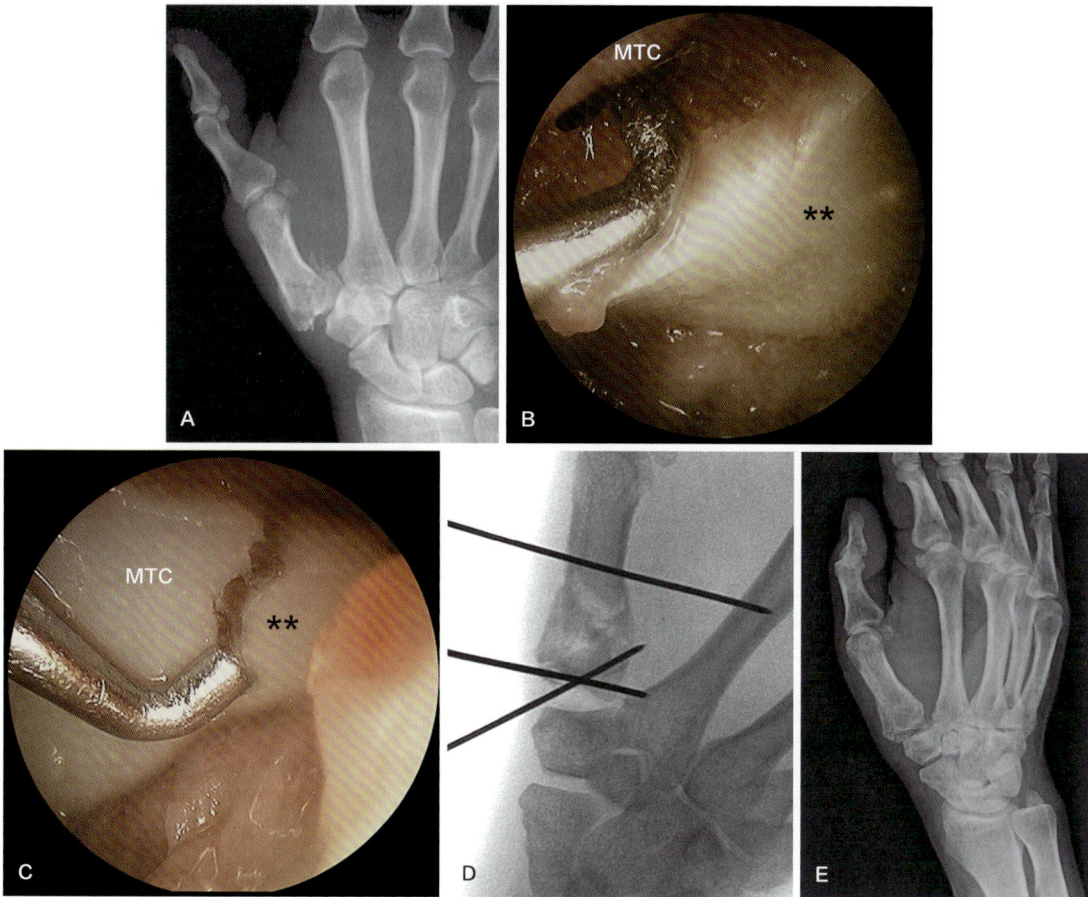

图 23.8 A. Rolando 骨折的后前正位 X 线片。B. 通过 1–U 入路观察掌侧骨折线（星号所示为尺侧骨折块）。C. 复位掌尺侧骨折块（星号）。D. 利用克氏针将第一掌骨骨干（MTC）固定于第二掌骨上，使第一掌骨干垢端分离，再应用韧带整复技术使桡侧关节内骨块复位。E. 骨折愈合后残留外侧关节面的移位

参考文献

1. Edmunds JO. Traumatic dislocations and instability of the trapeziometacarpal joint of the thumb. *Hand Clin*. 2006 ; 22 : 365 - 392 .

2. Bettinger PC, Linscheid RL, Berger RA, et al. An anatomic study of the stabilizing ligaments of the trapezium and trapeziometacarpal joint. *J Hand Surg*. 1999; 24 : 786 - 798 .

3. Imaeda T, An KN, Cooney WP 3rd, et al. Anatomy of trapeziometacarpal ligaments.*J Hand Surg Am*.1993; 18: 226- 231.

4. Colman M, Mass DP, Draganich LF. Effects of the deep anterior oblique and dorsoradial ligaments on trapeziometacarpal joint stability. *J Hand Surg Am*. 2007; 32: 310 - 317 .

5. Bettinger PC, Smutz WP, Linscheid RL, et al. Material properties of the trapezial and trapeziometacarpal ligaments.*J Hand Surg Am*. 2000; 25: 1085 - 1095 .

6. Edmunds JO. Current concepts of the anatomy of the thumb trapeziometacarpal joint. *J Hand Surg*. 2011; 36: 170 - 182 .

7. Cullen JP, Parentis MA, Chinchilli VM, et al. Simulated Bennett fracture treated with closed reduction and percutaneous pinning. A biomechanical analysis of residual incongruity of the joint. *J Bone Joint Surg Am*. Vol . 1997; 79 : 413 - 420 .

8. Gedda KO. Studies on Bennett's fracture; anatomy, roentgenology, and therapy. *Acta Chir Scand Suppl* . 1954 ; 193 : 1 - 114 .

9. Capo JT, Kinchelow T, Orillaza NS, et al. Accuracy of fluoroscopy in closed reduction and percutaneous fixation of simulated Bennett's fracture. *J Hand Surg Am*. 2009; 34:637- 641.

10. Cannon SR, Dowd GS, Williams DH, et al. A long-term study following Bennett's fracture. *J Hand Surg* . 1986 ; 11 : 426 - 431 .

11. Oosterbos CJ, de Boer HH. Nonoperative treatment of Bennett's fracture: a 13-year follow-up. *J Orthop Trauma*. 1995 ; 9 : 23 - 27.

12. Timmenga EJ, Blokhuis TJ, Maas M, et al. Long-term evaluation of Bennett's fracture. A comparison between open and closed reduction. *J Hand Surg*. 1994 ; 19 : 373 - 377 .

13. Demir E, Unglaub F, Wittemann M, et al. Surgically treated intraarticular fractures of the trapeziometacarpal joint - a clinical and radiological outcome study. *Der Unfallchirurg*. 2006 ; 109: 13 - 21.

14. Kjaer-Petersen K, Langhoff O, Andersen K. Bennett's fracture. *J Hand Surg*. 1990;15:58 - 61.

24

关节镜下复位和经皮固定第五腕掌关节骨折脱位

基本原理

关节镜在第一腕掌关节的应用已成常规。文献中有大量关于关节镜辅助复位和经皮克氏针固定累及第一掌关节的 Bennett 骨折的报道。这一技术同样可应用于第五腕掌关节。关节镜对这类骨折有着独特的优势，因为其关节面骨折块常位于掌侧，自背侧入路显露和复位骨折均存在困难。

解剖学及病理生理学

Nakamura 等[1] 对 80 例尸体手臂进行了研究并详细描述了腕掌关节。他们发现了附着于第五掌骨背侧的两条韧带：一条位于第五掌骨基底尺侧和钩骨之间（第五掌骨基底尺侧 – 钩骨韧带）；另一条位于第五掌骨基底桡侧与钩骨之间，有时还有第四掌骨基底桡侧的附着（第四、五掌骨基底间韧带）。掌间韧带将第五掌骨基底的桡侧与第四掌骨基底的尺侧连接起来。一条掌侧韧带附着于第五掌骨基底与钩骨钩或第四掌骨基底的尺侧。除了一条位于第三、四掌骨和头状骨 / 钩骨之间的韧带外，腕掌关节间没有其他韧带结构。

Dzwierzynski 等[2] 也研究了掌间韧带的解剖学。他们发现第四、五掌骨间韧带的排列与第二、三和第三、四掌骨间韧带的排列不同。这一排列使第五腕掌关节具有更大的活动度（屈伸活动度大约为 25°），而第四腕掌关节的屈伸活动度大约为 15°。他们还观察到，当掌骨在腕掌关节处屈曲时（如手抓握时），背侧骨间韧带紧张，掌侧骨间韧带松弛；当掌骨在腕掌关节处背伸时，掌侧韧带紧张，背侧韧带松弛，从而保持了骨间的坚强连接。

紧握拳头击打时，第四、五掌骨头承受的轴向负荷通常被认为是第五腕掌关节骨折及脱位最常见的损伤机制。一项临床研究认为，掌骨屈曲位被撞击会导致第五掌骨基底背侧脱位，腕掌关节背侧韧带断裂，并常导致钩骨背缘骨折[3]。

Yoshida 等[4] 在一项尸体研究中试图复制这一损伤机制，他们用一种特别设计的夹具，将 8 kg 的重量自不同的高度落至第四、五掌骨头。将手置于握拳位，第四腕掌关节屈曲 20°，第五腕掌关节屈曲 30°，腕关节背伸 20°。45% 的标本出现钩骨背侧骨折，40% 的标本出现第四掌骨基底掌侧骨折，20% 的标本出现第五掌骨基底掌侧骨折。第五掌骨基底掌侧骨折块仍与第四掌骨基底尺侧 – 第五掌骨基底桡侧韧带相连。

影像学

由于钩骨的遮挡，后前正位和侧位 X 线片无法准确评估第四、五腕掌关节。Cain 等 [3] 发现 45° 旋前斜位能很好地评估第四、五掌骨基底的损伤情况。有时需要用 15° 旋前斜位评估第五腕掌关节背侧部分的损伤情况。[4]

设备和植入物

一般使用 2.7 mm 的 30° 镜头及配套设备，也可使用 1.9 mm 的镜头来替代。需要用 3 mm 探钩对关节内结构进行触诊。无论是使用牵引塔还是其他类型的牵引装置，4.5~6.8 kg 及以上的牵引对手术至关重要。使用 2.9 mm 的电动刨削器清除血肿，使用小刮勺和牙科尖钩复位骨折，这一过程可在透视辅助下完成。

手术技术

患者仰卧位，手臂外展置于手术桌上。环指与小指以中式指套悬挂，施加 4.5~6.8 kg 的反牵引。画出相关的解剖标志，包括第五掌骨基底的近端和背侧边缘、尺侧腕伸肌腱，如果可能的话，还应包括环指与小指的伸肌腱。止血带压力为 250 mmHg。笔者倾向于使用干性关节镜技术，使用 10 mL 注射器冲洗并使用全半径切割器吸引，类似 Del Pinal 描述的腕关节镜检查技术 [5]。使用两个主要入路（图 24.1）：尺侧入路，或称第五掌骨 – 钩骨（5–MH）入路，位于第五掌骨基底 – 钩骨韧带与小指固有伸肌腱之间；桡侧入路，或称第四掌骨 – 钩骨（4–MH）入路，位于第四掌骨尺侧基底 – 钩骨韧带和环指伸肌腱的桡侧。每个关节用 22G 针定位后注射 2 mL 生理盐水，这一步可以通过透视辅助实现。做一个小的横向皮肤切口后用剪刀进行扩口。穿透关节囊，插入套管和钝头套管针，进行关节镜检查。交替使用两个入路进行系统的关节探查，2.9 mm 的全半径切割器有助于探查。5–A 附加入路位于小鱼际肌的背侧，位于

6–U 入路以远 1 cm 处，可方便三角操作。此处没有神经间隔平面，这些入路都有损伤尺神经背侧的风险，因此必须认真应用切口扩大技术。图 24.2 显示了第五腕掌关节骨折脱位的特征性 X 线表现。在第五掌骨底部的 5–MH 入路插入骨膜剥离器以复位第五掌骨基底背侧脱位（图 24.3）。如前所述建立 4–MH 入路，然后插入钝头套管针和套管，随后是关节镜。从 5–MH 入路插入 2.9 mm 全半径切割器，并与刨削器交换使用以清除骨折碎片。4–MH 入路可以作为观察入路，而 5–MH 入路可以作为工作入路。可以将 1 根克氏针插入关节的掌侧骨块和掌骨底部以便操纵骨块。关节掌侧骨块通常通过完整的掌骨间韧带附着在第四掌骨基底部（图 24.4）。这防止了关节掌侧骨块的移位，类似 Bennett 骨折，掌侧骨块仍然附着在第一掌间韧带上。一种有用的复位方法是用牙科尖钩将关节掌侧骨块向背侧拉，同时用力将掌骨基底向掌侧推，从而缩小骨折间隙。然后，将预先置入两个骨折块的克氏针打入从而维持复位。通常需要以交叉克氏针将第五腕掌关节与钩骨或头状骨固定 4~6 周，以防背侧半脱位复发（图 24.5）。

术后处理

以手指人字石膏固定环指与小指 4 周后，在保护下进行活动。如果固定牢靠，掌指关节的制动和被动活动可在早期开始。术后第 6 周可去除克氏针。活动度恢复后可开始力量训练。术后第 12 周可开始握拳击打、接触性运动以及球类运动，但佩戴运动支具或矫形器者可早期开始上述运动。

并发症

潜在的并发症包括位于术区皮下的尺神经背侧支的损伤。直接或间接伸肌腱损伤或术后伸肌腱粘连可通过术中建立入路时的仔细操作及术后早期开始手指活动避免。可通过应用小的关节器械及关节牵引来避免关节面的医源性损伤。应用克氏针临时固定第五腕掌关节以

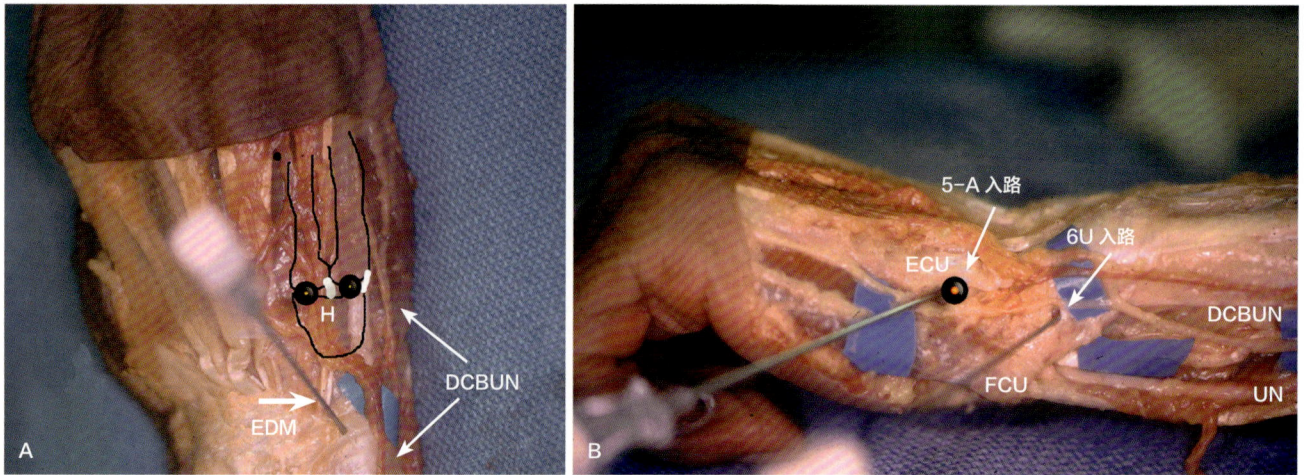

图 24.1 A. 尸体解剖显示位于第四、五掌骨基底的两个背侧关节镜入路（黑色纽扣）与掌骨-钩骨韧带（白色标记）的关系。B. 侧位片显示 5-A 附加入路的相对位置关系，该入路位于第五腕掌关节水平，尺侧腕伸肌腱（ECU）的掌侧。DCBUN—尺神经背侧支；EDM—小指固有伸肌腱；FCU—尺侧腕屈肌腱；H—钩骨；UN—尺神经

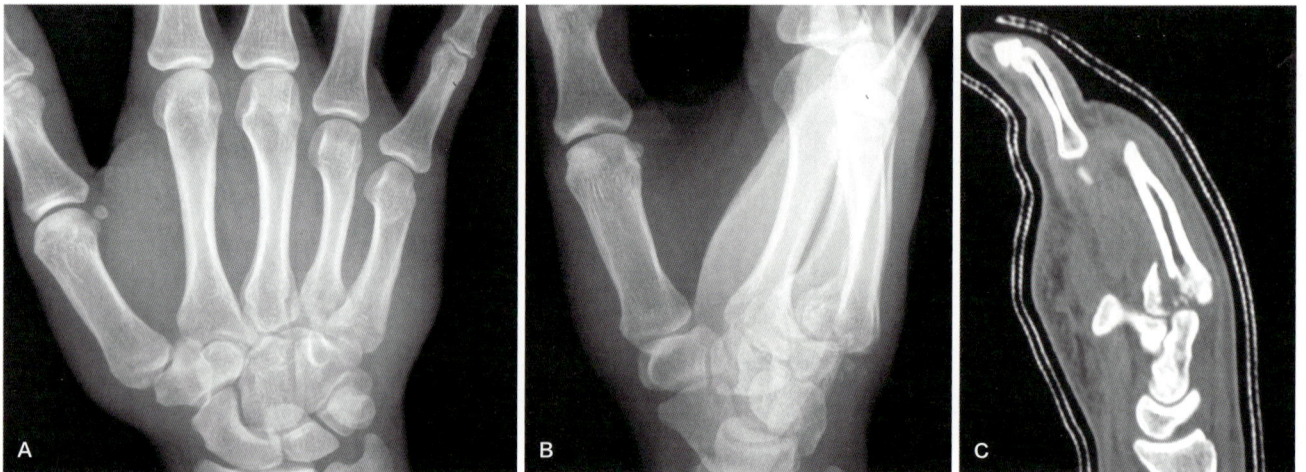

图 24.2 A. 后前正位片显示第五掌骨腕掌关节的骨折脱位。B. 侧位片显示第五掌骨基底脱位合并钩骨背侧缘粉碎性骨折。C. CT 侧位片显示关节掌侧骨折块

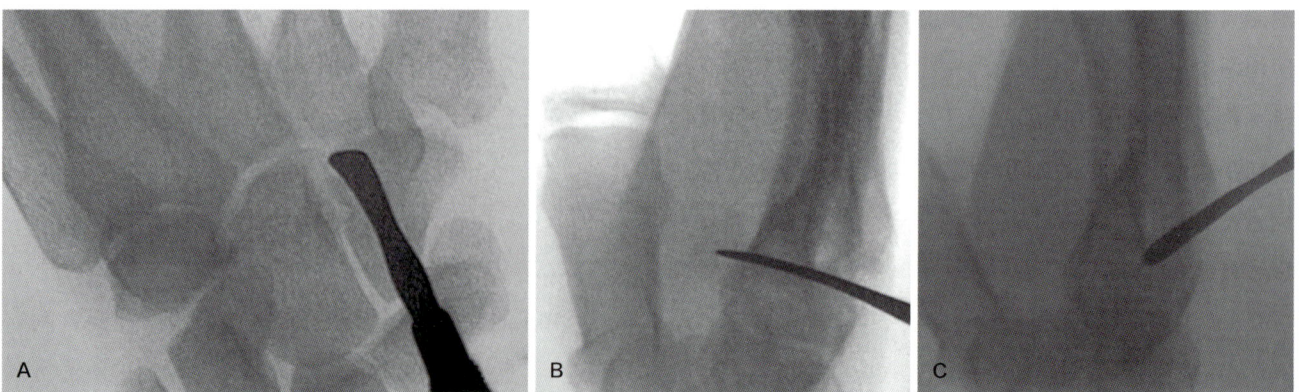

图 24.3 A. 经皮插入骨膜剥离器。B. 侧位片显示位于第五腕掌关节的骨膜剥离器。C. 经皮复位第五掌骨基底的背侧脱位

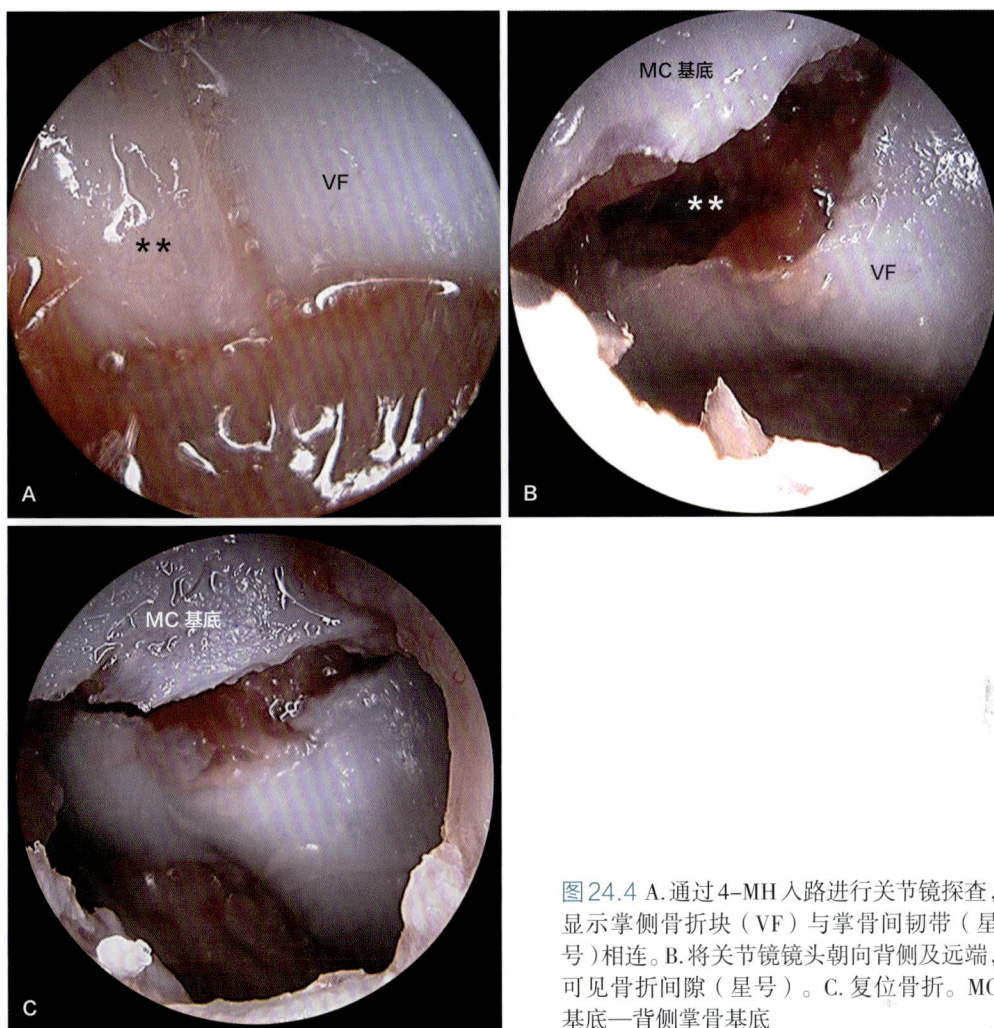

图24.4 A.通过4–MH入路进行关节镜探查，显示掌侧骨折块（VF）与掌骨间韧带（星号）相连。B.将关节镜镜头朝向背侧及远端，可见骨折间隙（星号）。C.复位骨折。MC基底—背侧掌骨基底

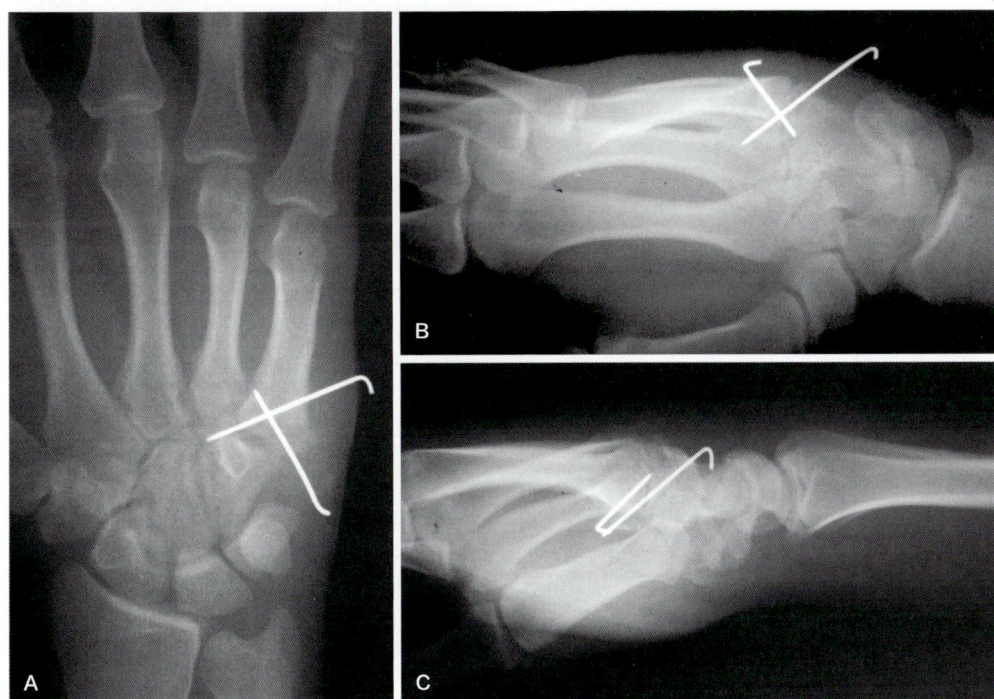

图 24.5 A.术后后前正位片显示骨折块获得解剖复位。B.15°旋前斜位可更好地显示第五掌骨基底背侧脱位，可见其获得了复位。C.侧位片显示关节复位良好

便韧带愈合并对较大的钩骨背侧骨折进行内固定，可避免关节脱位的复发。

结果

这项技术尚没有相关报道，但早期结果令人鼓舞（图24.6）。[6]这项小关节的关节镜技术非常有用，因为第五掌骨掌侧骨块只有在将掌骨基底充分牵开后才能看到，但这一操作非常困难。另外，当切开复位后，如果不大力牵开第五掌骨是无法直接看到骨折线的复位情况的。关节镜可提供骨折线的放大视野并在直视下评估骨折复位情况。与其他关节类似，需要解剖复位关节面，但尚没有数据证实解剖复位可改善临床结果。目前没有长期随访结果，因而这项技术可作为治疗第五腕掌关节骨折脱位的辅助技术，但尚不能替代久经考验的切开手术。

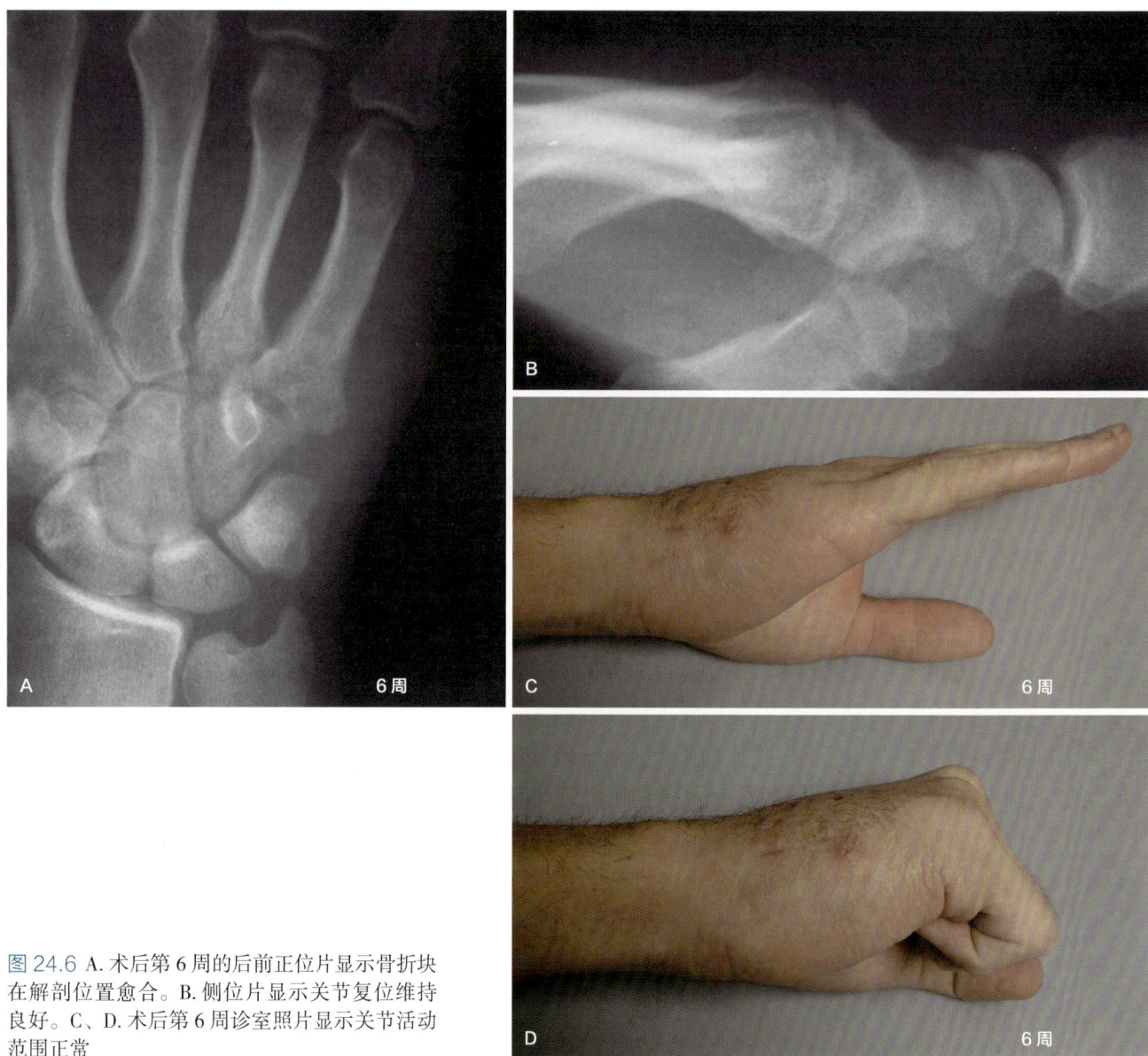

图24.6 A. 术后第6周的后前正位片显示骨折块在解剖位置愈合。B. 侧位片显示关节复位维持良好。C、D. 术后第6周诊室照片显示关节活动范围正常

参考文献

1. Nakamura K, Patterson RM, Viegas SF. The ligament and skeletal anatomy of the second through fifth carpometacarpal joints and adjacent structures. *J Hand Surg Am*. 2001; 26:1016 - 1029.

2. Dzwierzynski WW, Matloub HS, Yan JG, et al. Anatomy of the intermetacarpal ligaments of the carpometacarpal joints of the fingers. *J Hand Surg Am*. 1997; 22: 931-934.

3. Cain JE Jr, Shepler TR, Wilson MR. Hamatometacarpal fracture-dislocation: classification and treatment. *J Hand Surg Am*. 1987; 12: 762-767.

4. Yoshida R, Shah MA, Patterson RM, et al. Anatomy and pathomechanics of ring and small finger carpometacarpal joint injuries. *J Hand Surg Am*. 2003;28:1035-1043.

5. Del Pinal F, Garcia-Bernal FJ, Pisani D, et al. Dry arthroscopy of the wrist: surgical technique. *J Hand Surg Am*. 2007;32:119-123.

6. Slutsky DJ. Arthroscopic reduction and percutaneous fixation of fifth carpometacarpal fracture dislocations. *Hand Clin*. 2011; 27:361-367.

25

关节镜下治疗第一腕掌关节炎

生物力学及解剖学

一项对 751 例患者长达 24 年的放射学纵向研究表明，在该研究开始时没有 OA 的患者的几乎所有手部关节中，女性 OA 的发病率高于男性，但男女最常受累的关节并无差别，最常累及的是远侧指间（distal interphalangeal, DIP）关节，其次是 TMJ[1]。另一项对 3327 例 40~80 岁及以上的男性和女性的放射学研究也显示，21% 的患者 TMJ 受累[2]。根据影像学证据，年龄校正后的腕掌关节炎发病率，女性为 15%，男性为 7%[3]，绝经后女性发病率为 33%。

OA 不仅是关节磨损的表现或与年龄相关的现象，更是关节软骨的一种常见疾病，随年龄增长变得越来越普遍。dAOL 和背桡韧带（DRL）是限制 TMJ 生理运动中向背侧半脱位的主要结构。在做捏持动作时，关节面不匹配导致大多角骨掌侧关节面负荷最大，传导的应力负荷高达关节作用力的 13 倍。在一项生物力学研究中，Cooney 和 Chao[4] 报道了拇指指端施加的 1 kg 的捏持力会在 IP 关节增加到 3.68 kg，在 MCP 关节增加到 6.61 kg，在 TMJ 增加到 13.42 kg。单纯的捏持动作的关节应力，大约 3 kg 在 IP 关节，5.4 kg 在 MCP 关节，12.0 kg 在 TMJ，在用力抓握时，TMJ 的应力甚至可高达 120 kg。[4]

由于反复的偏心负荷，OA 的变化多由掌侧开始。AOL 的松弛或功能不全会使关节支点向背侧移动，加强偏心负荷的集中。由 TMJ 外伤引起的或可能出现在 TMJ 韧带功能不全修复手术后的接触力的变化，可导致更高的应力负荷，进而加重关节软骨的磨损。创伤后 OA 也可见于关节内骨折复位不良或感染。

来自 Mayo 临床生物力学实验室的 Imaeda 等解剖了 30 例 TMJ 标本，描述了 3 条主要韧带的解剖和特性。[5] Mayo 实验室的 Bettinger 等进行了回顾，并进一步描述了 16 条稳定 TMJ 的韧带。[6] AOL 由浅层部分和关节内深层部分组成，sAOL 位于大鱼际肌深层，覆盖 TMJ 掌侧，在 dAOL 浅层，韧带起自大多角骨掌侧结节关节面近端 0.5 mm，分散止于第一掌骨基底尺掌侧，距掌侧茎突远端 2 mm。sAOL 在多数 TMJ 的活动范围内是松弛的，只有在拇指极度旋前和背伸时才变得紧绷。Colman 等[7] 在对 17 例标本的生物力学研究中发现，分散、松弛的浅层韧带对关节稳定性的影响很小，不能防止掌骨背侧半脱位，而且只有在旋前时可以限制关节活动。

dAOL 以前被称为掌侧喙突韧带，是位于 sAOL 深层的关节内韧带，起于大多角骨掌侧中央部分，尺侧位于小多角骨骨嵴的尺侧缘，止于第一掌骨基底掌侧茎突（掌侧喙突）的尺侧关节缘。拇指外展、旋前和背伸时，dAOL 变得紧绷。Colman 等[7] 发现关节内的 dAOL 是关节的主要稳定结构，由于它是离关节中心最近的韧带，在拇指对掌过程中发生旋前活动时，作为一个支点来引导掌骨的活动，其关节内纤维由尺侧远端斜向走行至桡侧近端，斜行纤维拉紧可防止掌骨向尺侧移位，而掌骨向桡侧移位则会使其松弛。关节镜探针可触及 sAOL 和 dAOL 之间的间隙，AOL 撕裂时可以在关节镜下看到 FCR 肌腱。

UCL 是关节囊外韧带，位于 sAOL 尺侧及浅层，起于屈肌支持带，自掌侧近端斜向走行，止于第一掌骨基底的尺掌侧结节。它在背伸、外展和旋前时绷紧，可防止掌骨基底出现掌侧半脱位。关节镜下可以通过在 AOL 尺侧走行的斜向纤维识别，UCL 撕裂后在镜下可见到走行在它后面的鱼际肌纤维。

拇指背侧有 2 条主要韧带，其中 POL 是关节囊内的韧带，起于大多角骨尺背侧的扇形基底部分，位于 DRL 尺侧，斜向走行，止于第一掌骨基底尺背侧及尺掌侧结节。此韧带在极度外展、对掌和旋后时绷紧，可防止第一掌骨基底在对掌和外展时向尺侧移位。

DRL 是横跨关节的最短、最厚、最宽的韧带，是扇形的关节囊韧带，起于大多角骨的桡背侧结节，分散止于第一掌骨基底背侧，是关节中最重要的稳定结构，可以对抗第一掌骨基底的背侧移位，也是关节半脱位的限制结构。Bettinger 等[8] 在其生物力学研究中发现，DRL 的最终失效负荷为（205.5±60.2）N，明显大于其他韧带，他们认为由于韧带的体积较大，DRL 的刚度为（78.3±21.9）N/mm，明显高于 AOL 的（24.1±13.3）N/mm，因此可能是侧方脱位最重要的限制结构。而 AOL 刚度最小，滞后最明显，对于 TMJ 的稳定作用有限。

Edmunds 认为在静态休息姿势下，第一掌骨突出的掌侧喙突与其在大多角骨上的隐窝脱离，TMJ 间隙相对较大，dAOL 和背侧韧带复合体均松弛，在对掌的最后阶段或关节主动、被动旋转锁定时，背侧韧带复合体拉紧，而 dAOL 变得更加松弛和冗余，TMJ 压紧，第一掌骨突出的掌侧喙突也被挤压至其在大多角骨上的隐窝

内，动态力量将 TMJ 从不匹配变为匹配，将正常松弛的 TMJ 变为稳定，以支撑拇指在用力捏持和抓握时所受的强大应力。[9] 如果背侧韧带复合体被切断或撕裂（如 TMJ 脱位），TMJ 就会出现严重不稳定，即使 dAOL 连续，关节也会发生脱位。

第一腕掌关节入路

1994 年，Menon 在一次会议上介绍了关于 TMJ 的关节镜方面的工作[10]，然后在 1996 年发表了 TMJ 关节炎的关节镜治疗经验[11]，他描述了 2 个工作入路：掌侧入路位于拇长展肌腱的桡侧，背侧入路位于拇长展肌腱的尺侧。Berger 独立发展了 TMJ 的关节镜技术，在 1995 年首次作为教学课程推出，然后在 1997 年发表了他的临床工作成果，他将 VR 入路命名为 1-R 入路，将尺背侧入路命名为 1-U 入路（图 25.1）[12]。Orrelana 和 Chow[13] 描述了一种改良桡侧入路，改善 TMJ 的桡侧视野，改良桡侧入路位于大多角骨斜嵴的远端，沿着 FCR 肌腱的桡侧缘，而不是拇长展肌腱桡侧（图 25.2）。Walsh 等[14] 随后描述了大鱼际入路，将关节镜自 1-U 入路置入，照亮大鱼际，然后在 TMJ 水平穿过大鱼际肌置入 18G 针，与 1-U 入路约呈 90°，即为此入路。镜下处理内侧骨赘很难，笔者发现以 D-2 入路为辅助入路具有一定的应用价值。[15] 此入路可以俯视大多角骨，有助切除于内侧骨赘（图 25.3），还可以旋转关节镜看到背侧关节囊，也有助于与其他器械形成三角操作。此入路位于虎口背侧，对 5 例标本的解剖学研究显示，D-2 入路体表标志位于 EPL 肌腱的尺侧，第一、二掌骨基底交界处 V 形远端 1 cm 处，位于背侧掌骨间韧带的远端。由于第一掌背动脉及其分支和 SRN 的分支位于此区域，D-2 入路没有真正的安全区[16]，因此如何分离软组织非常重要。沿第一掌骨尺侧缘，自第一、二掌骨基底交界处向远端移动 1 cm，可增加入路和桡动脉之间的距离。

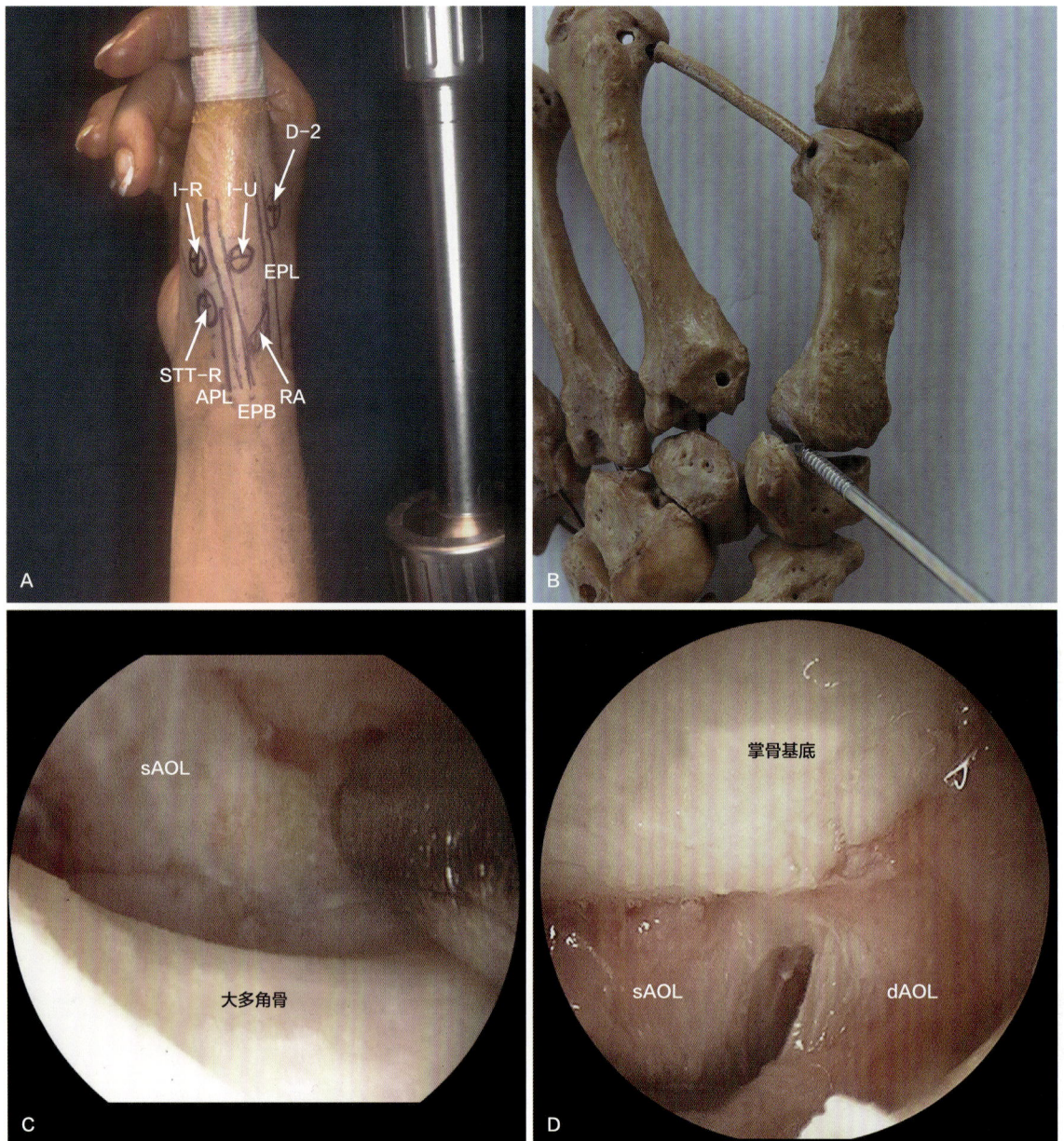

图 25.1 A. TMJ 入路和 STT 入路的体表标志。B. 1-R 入路关节镜的方向。C. 1-R 入路可见大多角骨。D. 浅层前斜韧带（sAOL）及深层前斜韧带（dAOL）的镜下图像。APL—拇长展肌腱；EPB—伸拇短肌；EPL—伸拇长肌；RA—桡动脉

诊断

TMJ 关节炎患者会主诉掌侧疼痛，疼痛通常局限于大鱼际隆起部分，可能放射至腕桡侧，拇指无力和在精细操作中笨拙的主诉也非常常见。体格检查时可见第一掌骨基底向侧方半脱位所致腕掌关节突出，伴或不伴边缘骨赘和滑膜炎表现，关节运动受限，尤其是拇指外展、

虎口挛缩，会妨碍抓取大的物体，MCP 关节因适应性扩大虎口而出现过度伸展，鱼际肌可能因误用而出现力弱和萎缩。伴发腕管综合征者可以通过正中神经分布区的感觉障碍和体格检查来确诊，包括腕管的 Tinel 征和 Phalen 试验或正中神经压迫试验阳性。触诊通常会有腕掌关节和舟骨结节压痛，舟骨位移试验呈阳性，但这也可见于舟月不稳定或 STT OA，应予以排除。FCR 肌腱炎也可以表现为舟骨结节的压痛。TMJ 研磨试验在腕掌

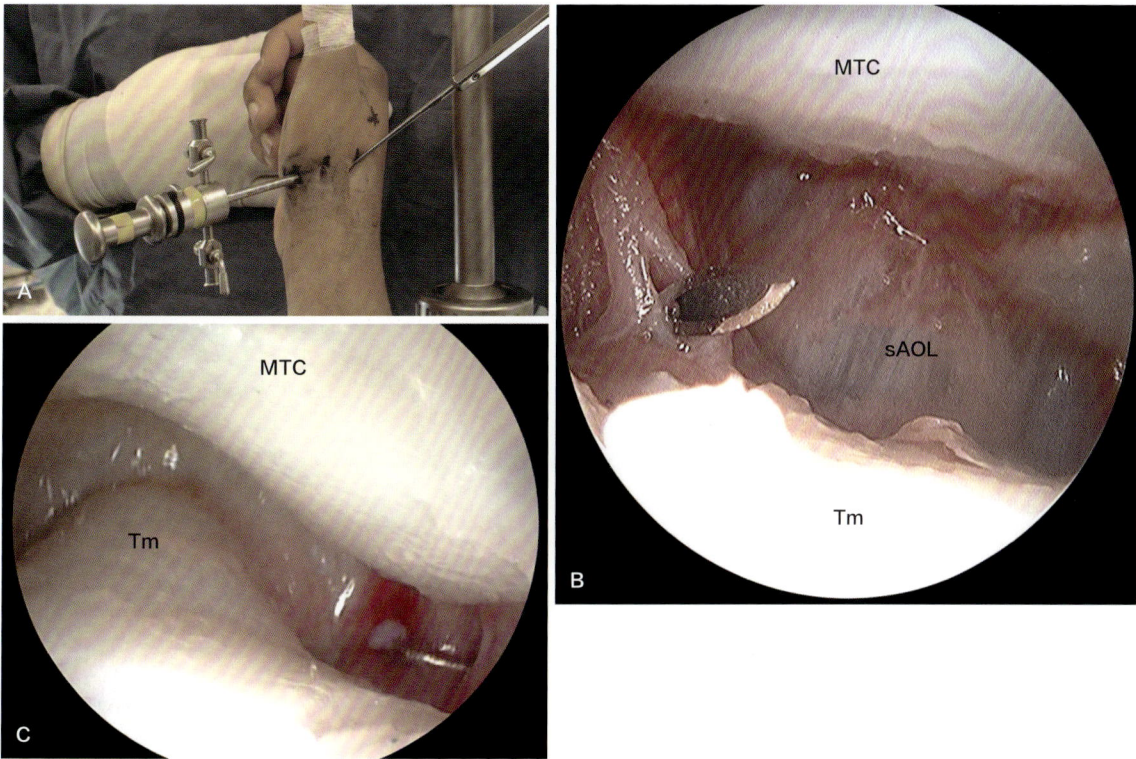

图 25.2 A. 关节镜自改良桡侧入路置入，探针自 1-U 入路置入，外面观图像。B. 22G 针自改良桡侧入路置入 1-U 入路的关节镜图像。C. 从改良桡侧入路可以看到桡侧大多角骨远端关节面。MTC—掌骨基底；sAOL—浅层前斜韧带；Tm—大多角骨

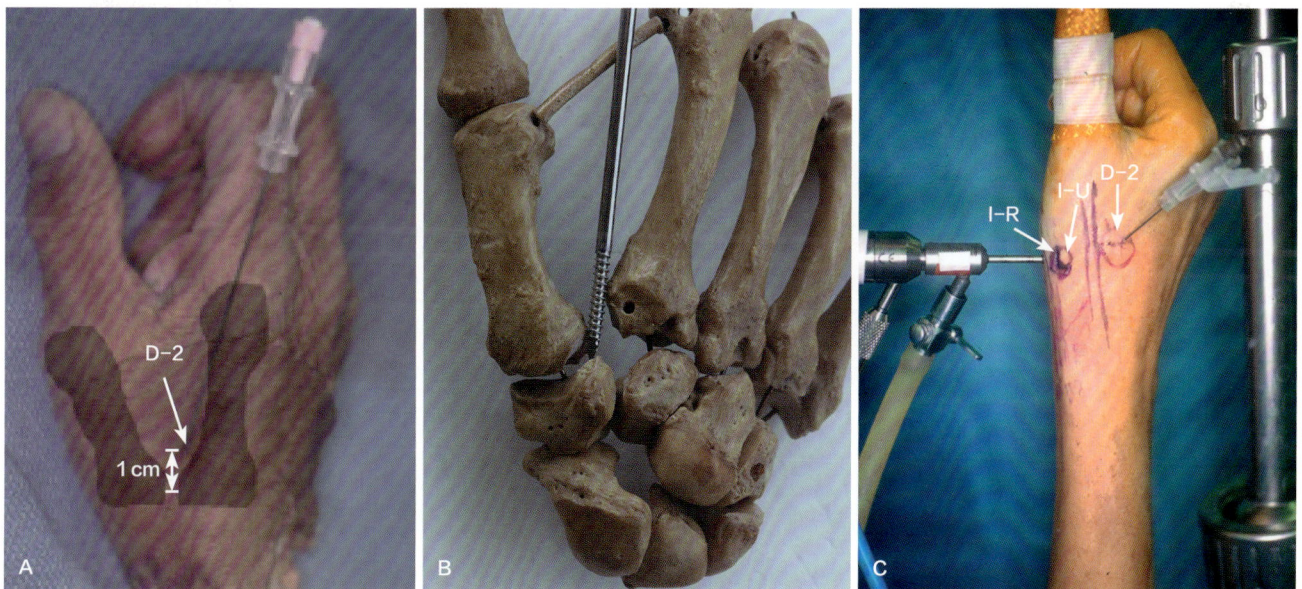

图 25.3 A. D-2 入路相关位置示意图。B. D-2 入路置入器械的角度，注意置入的器械角度正对大多角骨内侧，有助于切除内侧骨赘。C. 从 D-2 入路置入针

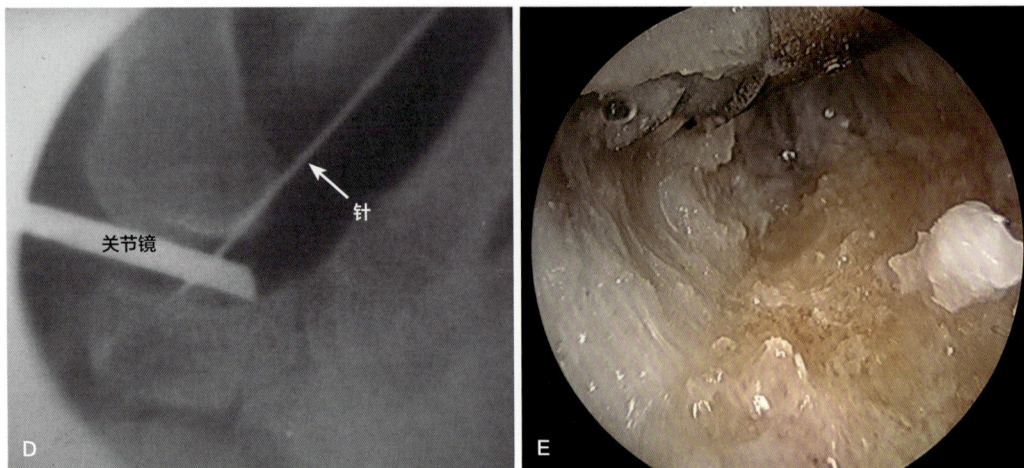

图 25.3 续 D. 镜头及针的透视像。E. 切除内侧骨赘后，自 D-2 入路看到大多角骨内侧

关节 OA 时呈阳性，由此可以与其他疾病相鉴别，这个试验是对第一掌骨施加轴向负荷，并在掌背侧方向移动掌骨，根据关节炎的不同分期产生不同程度的摩擦感和疼痛即为阳性。记录握力和捏力的变化，可以评估治疗的效果，但并不具有特异性。

　　TMJ 的影像学检查包括正确的后前正位片，将前臂最大限度地旋前，拇指背侧放在投照检查台上，通过侧位拍摄得到。拇指的桡侧应力位片，可以通过要求患者将双侧拇指桡侧边界接触并互相挤压得到，可以通过掌骨基底侧方半脱位的程度来评估关节松弛程度。Littler 和 Eaton[17] 描述了 TMJ OA 的影像学分期。Ⅰ期表现为关节面正常，没有关节间隙狭窄或硬化，掌骨基底半脱位不到 1/3；Ⅱ期表现为轻度关节间隙狭窄、轻度硬化或骨赘直径小于 2 mm，桡侧应力位可见关节不稳定，半脱位超过 1/3，STT 关节正常；Ⅲ期表现为关节间隙明显变窄，软骨下硬化，周围骨赘直径大于 2 mm，STT 关节正常；Ⅳ期表现为有大多角骨周围广泛的 OA，关节间隙狭窄、硬化和腕掌关节和 STT 关节处有骨赘形成。Badia 根据关节镜下改变提出了一个更具体的分型[18]：Ⅰ期，关节软骨完整；Ⅱ期，出现掌骨基底尺侧 1/3 和大多角骨中央骨质硬化；Ⅲ期，包括两个关节面的广泛

全层软骨缺损。

治疗

非手术治疗

　　与其他关节相似，腕掌关节 OA 的影像学改变与临床症状的严重程度并不相关，治疗的主要目的是控制疼痛。一般来说，在考虑手术治疗前，任何患者都应尝试进行改变活动方式和支具固定治疗，避免任何重复的捏或抓握活动，并根据需要使用辅助用品。康复治疗可能有助于保持关节活动范围、增强拇指的稳定性，患者疼痛时通常应避免力量练习。可以使用非甾体抗炎药治疗，保守治疗无效的持续性疼痛可以选择腕掌关节内可的松注射治疗。透明质酸注射治疗仍在研究阶段，但效果似乎并不优于类固醇注射。使用支具固定可以减轻疼痛，并有助于改变活动方式，一般情况下应持续佩戴拇指外展前臂支具（拇指外展位固定）直到疼痛得到控制，然后可以根据需要间断佩戴。是否固定 IP 关节取决于患者和外科医师的选择。固定拇指的手掌支具可通过拇指外展固定腕掌关节而减轻疼痛，可能更具功能性。

关节镜治疗

适应证

手术指征是保守治疗无效的 TMJ 疼痛。一般来说，该方法适用于开放性大多角骨部分切除、TM 关节成形术的患者，同样也适用于关节镜下大多角骨部分切除术，包括尽管采取了适当的保守治疗，但仍有持续疼痛的 Eaton Ⅱ 期和 Ⅲ 期患者。切开行大多角骨切除术和（或）韧带重建术仍可作为关节镜手术失败的补救手术。Eaton Ⅳ 期是关节镜下大多角骨部分切除术的相对禁忌证，但是最近有文章报道了用关节镜下切除术及关节成形术治疗 TMJ 和 STT 关节联合性 OA 的成功案例。[19]

注意事项

如果不进行韧带重建或关节囊热皱缩，不可能矫正第一掌骨基底明显向外侧的关节半脱位，而半脱位没有得到矫正可能影响长期疗效。传统的经验认为必须同时矫正 MCP 关节过伸，以防止腕掌关节半脱位复发，但是这一观念最近受到了挑战 [20]。

禁忌证

禁忌证包括肿胀导致的解剖结构不清、皮肤条件不良不能使用关节镜牵引以及近期感染。尽管关节镜下肌腱填塞关节成形术已有成功案例报道，但 Ehler–Danlos 综合征仍是该手术的相对禁忌证。[21]

手术技术

患者仰卧位，手臂外展伸直置于手术台上，用指套以 4.5~6.8 kg 的牵引力悬吊大拇指，腕关节维持尺偏。标记相关体表标志，包括第一掌骨基底近侧和背侧缘、拇长展肌腱、EPL 肌腱以及鼻烟窝内的桡动脉。手术在 250 mmHg 的气囊止血带控制下进行，通过关节镜和小关节泵或压力袋进行盐水灌洗。笔者倾向使用 2.7 mm 的 30° 的有摄像头相连的关节镜，一些医师更倾向于使用更小的 1.9 mm 的关节镜镜头。手术还需要直径 3 mm 的钩状探针来检查关节内结构，如果考虑关节囊皱缩，则还需要射频装置。术中透视可用于评估骨切除是否充分，或必要时确定入路位置。

建立 1–R 入路，触及第一掌骨基底后在拇长展肌腱桡侧置入 22G 针确定关节位置，注射 2 mL 生理盐水，也可以通过术中透视确定关节位置。切开皮肤，用组织剪分离软组织，穿透关节囊，置入套管和钝头套芯后，更换置入关节镜。以同样方法在拇短伸肌腱尺侧建立 1–U 入路，置入 3 mm 钩状探针。观察入路及操作入路可相互转换，以便系统地检查关节。D–2 入路多用于切除内侧骨赘（图 25.4），确定 EPL 肌腱远端尺侧和第一、二掌骨基底交界处。建立 D–2 入路后自交界处远端 1 cm 向近端、桡侧及掌侧方向、紧贴第一掌骨置入 22G 针，切开皮肤，用组织剪分离软组织，穿透关节囊，置入套管和钝头套芯后更换置入关节镜、钩状探针、动力刨削器或 2.9 mm 磨钻。

关节镜清创及关节囊皱缩

关节镜下关节囊皱缩本质上类似掌斜韧带重建，通过对周围韧带和关节囊中胶原纤维加热而将关节固定在复位的位置一段时间。动力刨削器用于清除滑膜及暴露关节囊韧带，然后用透热探针加热掌斜韧带和周围关节囊，注意保留两者之间的组织。探针需要远离关节面，防止软骨坏死。由于腕关节容量较小，需要监测流出液体的温度，防止关节内温度过高，可以自辅助入路置入 18G 针，加强液体循环，降低此类风险。

关节镜下大多角骨部分或完全切除（有间隔物填充）

部分或完全切除大多角骨后，可从多个横行切口获取自体肌腱用于移植，如掌长肌腱、一半 FCR 肌腱或一束拇长展肌腱。Landstrom 最近报道了通过扩大 1–R 入路获取部分拇长展肌腱的技术。[22] 也可以使用其他替代材料作为间隔物，Menon[11] 报道了使用 Gortex 后囊性变的发生率较高，所以不再推荐使用 Gortex。移植肌腱的前端以可吸收缝线固定，并穿在大的弯曲针上，用于引导移植肌腱通过关节。缝合针从 1–U 入路引入，穿过掌侧关节囊和大鱼际隆起，牵拉缝线将移植物拉入关节，剩余部分移植肌腱可使用镊子填塞入关节，然后关闭入路，使用克氏针固定拇指于外展位 4 周。

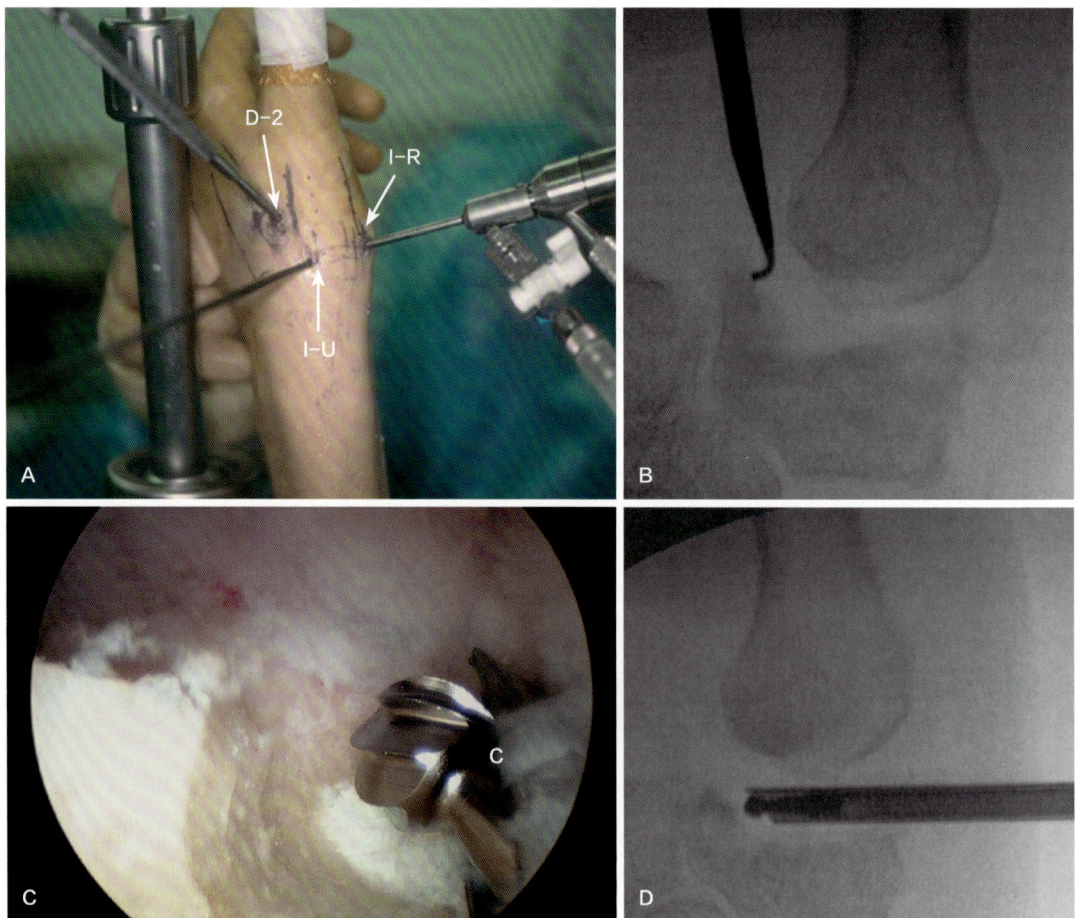

图 25.4 A. 3 个入路内器械的三角操作外面观。B. 透视显示内侧残留骨赘。C. 以 D-2 入路作为观察入路，1-R 入路作为操作入路置入磨钻，切除内侧骨赘。D. 骨赘切除后的影像学图像

关节镜下大多角骨部分或完全切除（无肌腱间隔物填充）

如前所述建立 1-R 入路和 1-U 入路，手术可以使用干性关节镜技术，间断进行液体灌洗，保持软骨下骨湿润及防止暴风雪效应的影响。确认 AOL 位置并予以保护，关节清创后使用 2.9 mm 磨钻来回移动以切除大多角骨远端 3~4 mm 的骨质，磨钻的直径及术中透视可为骨切除量提供估算标准。掌骨基底和大多角骨远端之间的间隙增大后，可替换使用较大的 3.5 mm 磨钻。骨切除完成后，用克氏针固定拇指于旋前、外展位（图 25.5）。如果掌骨基底向侧方半脱位，则需要皱缩AOL。使用石膏或支具固定拇指 4 周，是否使用克氏针临时固定 TMJ 在很大程度上取决于外科医师的选择，一般术后 4 周可取出。笔者目前不再使用克氏针固定或热

皱缩，而是在术后使用可拆卸支具固定。术后第 2 周开始温和的活动范围练习，术后第 4~6 周开始力量训练。患者一般在术后 3 个月疼痛缓解。对于罕见的失败病例，可以进行切开关节成形术补救（图 25.6）。

结果

Menon 报道了 31 例患者（33 例手）行关节镜下部分大多角骨切除和间置关节成形术的结果[11]，患者平均年龄为 59 岁（范围为 48~81 岁），平均随访 37.6 个月（范围为 24~48 个月）。19 例使用 Gortex 作为间隔物，14 例使用自体肌腱或同种异体肌腱移植物作为间隔物。25 例患者（75.7%）疼痛完全缓解，3 例患者（4 例手）有轻度疼痛，4 例患者因仍有持续性疼痛而转为开放式大多角骨切除和韧带重建术。所有患者均保持术前活动范围，

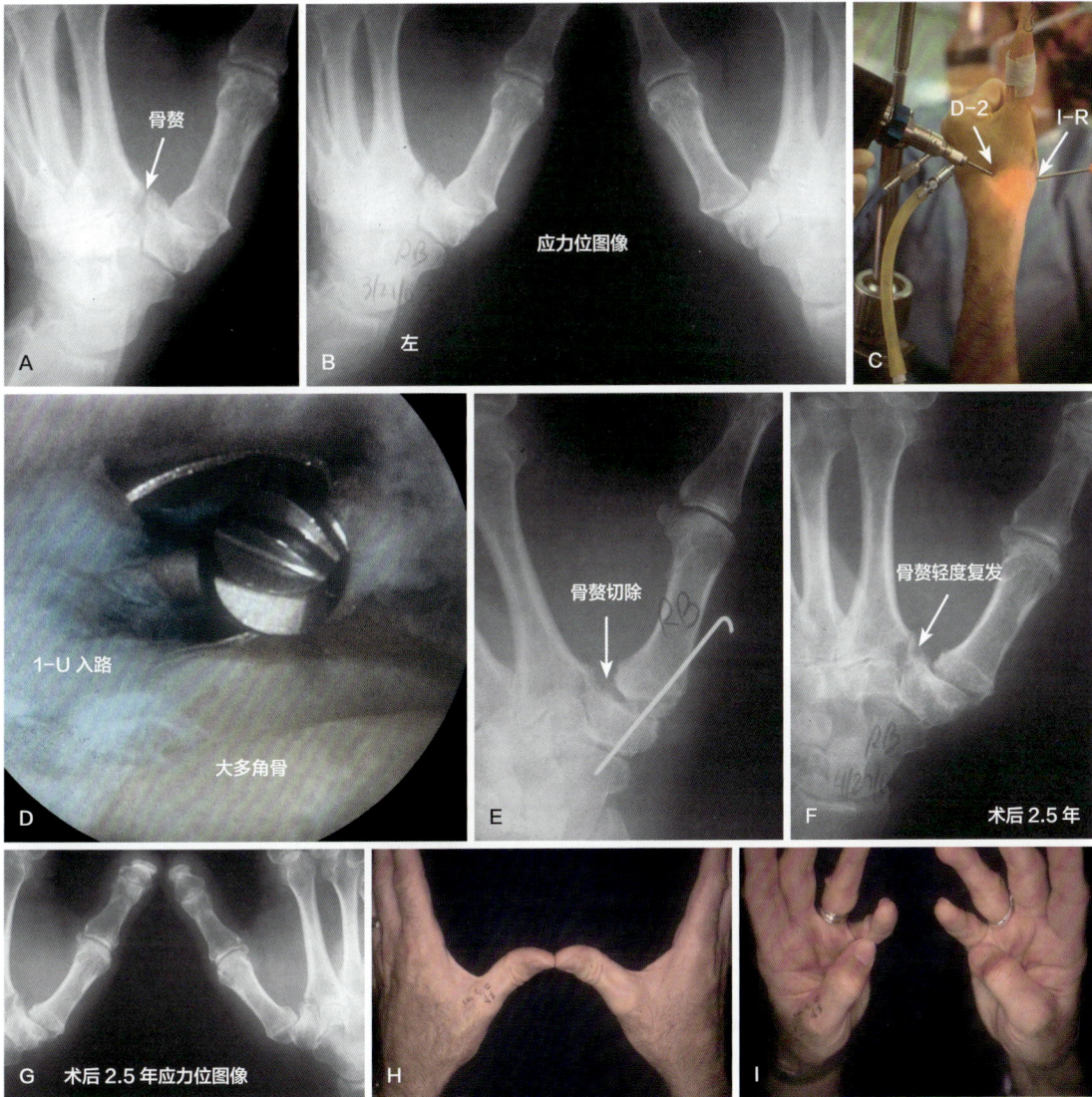

图 25.5 A. 55 岁男性，左侧 TMJ OA，注意大多角骨内侧巨大的骨赘（箭头）。B. 应力位 X 线片。C. 关节镜下 TMJ 成形术，关节镜自 D-2 入路置入，磨钻自 1-R 入路置入。D. 磨钻自 1-R 入路置入，D-2 入路为观察入路。E. 部分大多角骨切除后的影像学图像。F. 术后 2 年半的影像学图像。G. 骨赘术后 2 年半的应力位图像显示 TMJ 稳定。H. 临床体位图像。I. 活动正常

捏持力量由术前的 1.07 kg/cm² 提高至术后的 1.98 kg/cm²。使用 Gortex 作为间隔物的 3 例患者（4 例手）发生了骨溶解，因此目前不推荐使用 Gortex 作为间隔物。

Furia 报道了关节镜下对 23 例 Eaton Ⅰ期和Ⅱ期 OA 患者进行关节清创和 TMJ 滑膜切除术的经验，并与 21 例经非手术治疗的对照组进行了比较[23]。治疗前平均 VAS 评分分别为 7.7 分和 7.5 分，平均 DASH 评分分别为 55.6 分和 54.4 分；术后第 1 年随访时，平均 VAS 评分分别为 2.7 分和 7.3 分，DASH 评分分别为 26 分和 53.1 分。手术组和对照组的平均捏持力量分别为（6.2 ± 1.3）kg 和（4.9 ± 1.1）kg。

Hofmeister 等[24] 回顾了 18 例关节镜下行部分大多角骨切除、关节囊热皱缩和暂时克氏针固定的患者的长期结果，平均第 7.6 年随访时，所有患者疼痛、捏持动作、力量和活动范围等方面都有主观上的改善，没有患者需要进一步手术治疗。体格检查发现，所有患者 TMJ 无研磨试验阳性或关节松弛，拇指总的活动范围减少了 20%，但患者都可以完成拇指与小指的对掌动作，握力保持不变，捏力由 3.6 kg 提高到 4.95 kg，指尖捏力由 1.8 kg 提高到 2.25 kg。X 线片显示掌骨下沉 1.8 mm（范围为

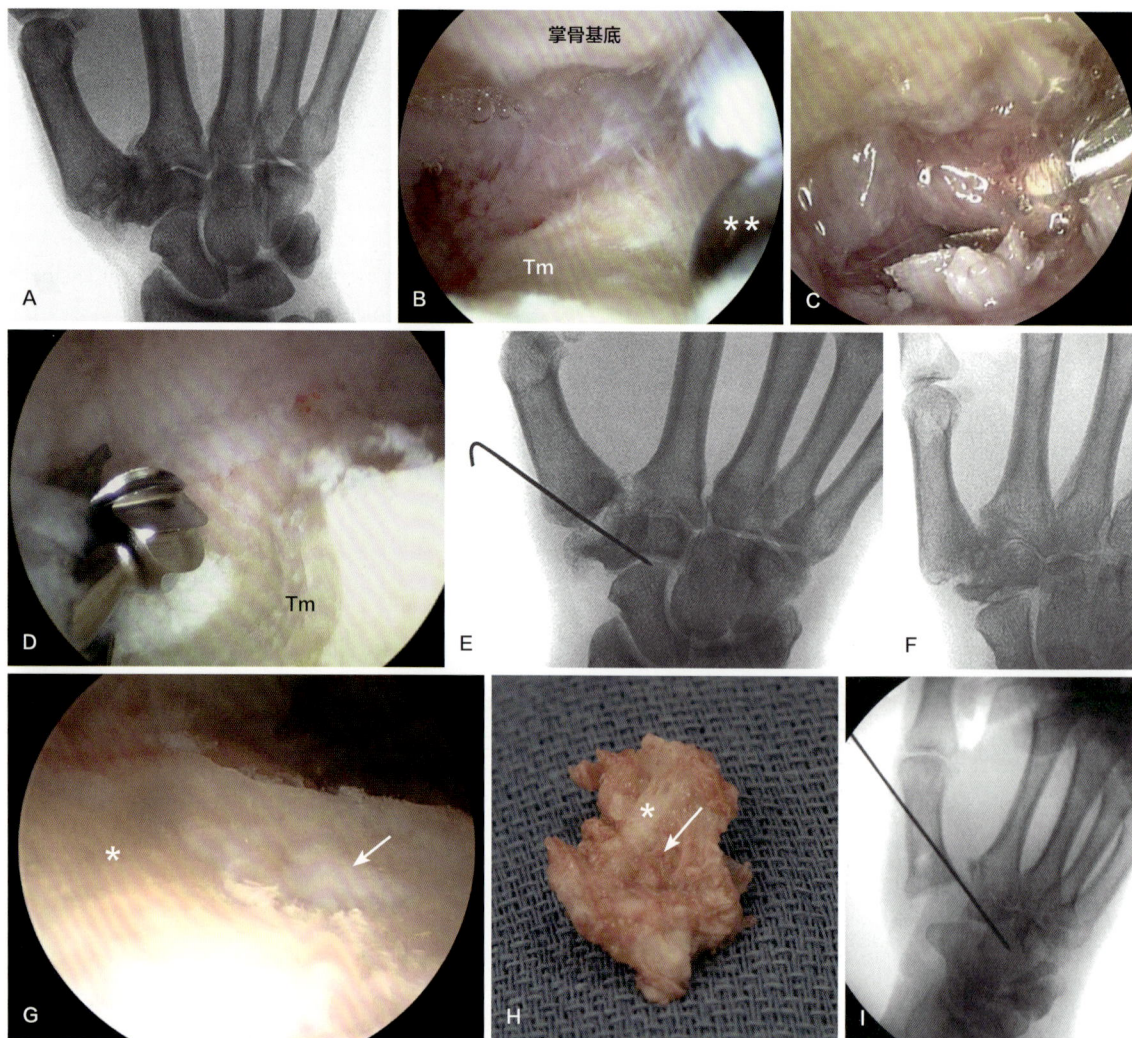

图 25.6 关节镜下切除关节成形术失败。A. 46 岁女性，大多角骨骨折行克氏针固定后，右侧第一腕掌关节疼痛 2 年。B. 自 1–R 入路可见大多角骨（Tm）远端软骨缺损（星号）。C. 滑膜增生。D. 切除大多角骨。E. 大多角骨部分切除术后的影像学图像。F. 术后 6 个月的影像学表现，患者主诉仍有关节半脱位及疼痛，研磨试验呈阴性。G. 关节镜下可见大多角骨远端中央区纤维增生（箭头），周围骨质裸露（星号）。H. 切除的大多角骨远端，显示纤维增生的中心区域（箭头）被裸露的骨质包围（星号）。I. 大多角骨切除，韧带悬吊关节成形

0~4 mm）。术后并发症有 4 例：桡神经背支神经炎 2 例，FPL 肌腱断裂 1 例，血肿 1 例。

Edwards 和 Ramsey[25] 报道了类似的结果，他们前瞻性评估了 23 例Ⅲ期 OA 的患者，患者均接受了关节镜下部分大多角骨切除、关节囊热皱缩治疗，无内置间隔物，暂时用克氏针固定 3~4 周，至少随访 4 年。术后 3 个月，平均 DASH 评分从 61 分改善到 10 分，VAS 评分从 8.3 分下降到 1.5 分，握力和捏力分别提高了 6.8 kg 和 1.9 kg，腕关节和手指的运动范围没有变化，第一掌骨平均向近端沉降 3 mm，平移从 30% 减少到 10%，手术结果在 4 年或更长时间内保持不变。

Pegoli 等[26] 报道了 16 例 Eaton Ⅰ期和Ⅱ期患者进行关节镜下部分大多角骨切除和掌长肌腱间置关节成形术，术后第 12 个月使用 MMWS 评估，结果显示 6 例优秀、6 例良好、3 例一般和 1 例差。Adams 和 Steinmann 报道了 17 例 Eaton Ⅱ期和Ⅲ期患者在关节镜下进行了清创和使用折叠脱细胞同种异体真皮基质间置关节成形术[27]，患者平均年龄为 61.7 岁（范围为 47~86 岁），平均随访 17 个月（范围为 6~39 个月），88% 的患者活动没有疼痛或只是偶尔疼痛，平均疼痛评分为 1.125 分（最高 10 分）；术前平均握力为 22.6 kg，术后平均握力提高至 18.3 kg；术前平均捏力为 4.8 kg，术后平均捏力降至 4.0 kg。

通过手掌平放试验和拇指与第五掌骨头对掌能力评估发现,有2例患者的活动范围受限。患者均无须行翻修手术,也无移植反应。

参考文献

1. Chaisson CE, Zhang Y, McAlindon TE, et al. Radiographic hand osteoarthritis: incidence, patterns, and influence of pre-existing disease in a population based sample. *J Rheumatol*. 1997;24:1337-1343.

2. Wilder FV, Barrett JP, Farina EJ. Joint-specific prevalence of osteoarthritis of the hand. *Osteoarthritis Cartilage*. 2006;14:953-957.

3. Xu L, Strauch RJ, Ateshian GA, et al. Topography of the osteoarthritic thumb carpometacarpal joint and its variations with regard to gender, age, site, and osteoarthritic stage. *J Hand Surg Am*. 1998;23:454-464.

4. Cooney WP 3rd, Chao EY. Biomechanical analysis of static forces in the thumb during hand function. *J Bone Joint Surg Am*. 1977;59:27-36.

5. Imaeda T, An KN, Cooney WP 3rd, et al. Anatomy of trapeziometacarpal ligaments. *J Hand Surg Am*. 1993;18:226-231.

6. Bettinger PC, Linscheid RL, Berger RA, et al. An anatomic study of the stabilizing ligaments of the trapezium and trapeziometacarpal joint. *J Hand Surg Am*. 1999;24:786-798.

7. Colman M, Mass DP, Draganich LF. Effects of the deep anterior oblique and dorsoradial ligaments on trapeziometacarpal joint stability. *J Hand Surg Am*. 2007;32:310-317.

8. Bettinger PC, Smutz WP, Linscheid RL, et al. Material properties of the trapezial and trapeziometacarpal ligaments. *J Hand Surg Am*. 2000;25:1085-1095.

9. Edmunds JO. Current concepts of the anatomy of the thumb trapeziometacarpal joint. *J Hand Surg Am*. 2011;36:170-182.

10. Menon J. Arthroscopic management of trapeziometacarpal joint arthritis of the thumb. *Arthroscopy*. 1996;12:581-587.

11. Menon J. Arthroscopic evaluation of the first carpometacarpal joint. *J Hand Surg Am*. 1998;23:757.

12. Berger RA. A technique for arthroscopic evaluation of the first carpometacarpal joint. *J Hand Surg Am*. 1997;22:1077- 1080.

13. Orellana MA, Chow JC. Arthroscopic visualization of the thumb carpometacarpal joint: introduction and evaluation of a new radial portal. *Arthroscopy*. 2003;19:583-591.

14. Walsh DM, Howe TE, Johnson MI, et al. Transcutaneous electrical nerve stimulation for acute pain. *Cochrane Database Syst Rev*. 2009:CD006142.

15. Slutsky DJ. The use of a dorsal-distal portal in trapeziometacarpal arthroscopy. *Arthroscopy*. 2007;23:1244, e1-4.

16. Ropars M, Fontaine I, Morandi X, et al. Preserving the superficial branch of the radial nerve during carpometacarpal and metacarpophalangeal joint arthroscopy: an anatomical study. *Surg Radiol Anat*. 2010;32:271-276.

17. Eaton RG, Littler JW. Ligament reconstruction for the painful thumb carpometacarpal joint. *J Bone Joint Surg Am*. 1973;55:1655-1666.

18. Badia A. Trapeziometacarpal arthroscopy: a classification and treatment algorithm. *Hand Clin*. 2006;22:153-163.

19. Cobb T, Sterbank P, Lemke J. Arthroscopic resection arthroplasty for treatment of combined carpometacarpal and scaphotrapeziotrapezoid (pantrapezial) arthritis. *J Hand Surg Am*. 2011;36:413-419.

20. Poulter RJ, Davis TR. Management of hyperextension of the metacarpophalangeal joint in association with trapeziometacarpal joint osteoarthritis. *J Hand Surg Eur Vol*. 2011;36: 280-284.

21. Badia A, Riano F, Young LC. Bilateral arthroscopic tendon interposition arthroplasty of the thumb carpometacarpal joint in a patient with Ehlers-Danlos syndrome: a case report. *J Hand Surg Am*. 2005;30:673-676.

22. Landstrom JT. Radial portal tendon harvest and interposition in arthroscopic treatment of thumb basilar joint osteoarthritis. *J Hand Surg Am*. 2008;33:442-445.

23. Furia JP. Arthroscopic debridement and synovectomy for treating basal joint arthritis. *Arthroscopy*. 2010;26:34-40.

24. Hofmeister EP, Leak RS, Culp RW, et al. Arthroscopic hemitrapeziectomy for first carpometacarpal arthritis: results at 7-year follow-up. *Hand (N.Y.)*. 2008;4:24-8.

25. Edwards SG, Ramsey PN. Prospective outcomes of stage III thumb carpometacarpal arthritis treated with arthroscopic hemitrapeziectomy and thermal capsular modification without interposition. *J Hand Surg Am*. 2010;35:566-571.

26. Pegoli L, Parolo C, Ogawa T, et al. Arthroscopic evaluation and treatment by tendon interpositional arthroplasty of first carpometacarpal joint arthritis. *Hand Surg*. 2007;12:35-39.

27. Adams JE, Merten SM, Steinmann SP. Arthroscopic interposition arthroplasty of the first carpometacarpal joint. *J Hand Surg Eur Vol*. 2007;32:268-274.

26

关节镜下治疗舟骨大小多角骨骨性关节炎

解剖学及病理生物力学

单纯 STT 骨性关节炎累及舟骨远极、大多角骨和小多角骨，真实发病率不确定，因为许多患者虽然有影像学改变，但是并无症状，但随着年龄的增长，这种情况很常见。Bhatia 等[1] 发现在 73 例尸体手标本中有 61 例（平均年龄为 84 岁）出现涉及 STT 关节的退行性变。Moritomo 等[2] 同样在 165 例尸体腕关节标本中发现 64 例（平均年龄为 76 岁）有类似的 STT 改变。在 Watson 的病例系列中，26% 的腕关节疼痛性退行性关节炎患者累及 STT[3]，多表现为软骨钙质沉着[4]。虽然这可能是关节炎的一种先发表现，但是有证据表明 STT 骨性关节炎与非分离性腕关节不稳定（carpal instability nondissociative，CIND）有关。Ferris 等[5] 研究了 50 岁以上患者的 697 例腕关节的 X 线片，发现有 16 例腕关节同时存在 DISI 畸形和 STT 骨性关节炎。Viegas 等[6] 发现舟月韧带膜部撕裂与 STT 关节软骨磨损之间存在显著相关性。Tay 等[7] 也发现 26 例患者 DISI 畸形与 STT 骨性关节炎相关。

用舟骨远端切除术治疗 STT 关节炎是一种替代关节融合术的治疗选择，可以保留 STT 关节的活动，也没有关节融合术后可能发生的融合不愈合或桡骨茎突撞击

的风险。然而，这一手术并非完美无瑕。近排腕骨为远排腕骨和桡骨之间的嵌合体，可以想象成一个有 Z 形塌陷倾向的多水平的连接结构。远排腕骨的作用力通过大多角骨传递，作用于舟骨远极的使长杠杆臂屈曲的力量，被钩骨传递给三角骨的对应的背伸力量所平衡。Garcia Elias 和 Lluch[8] 将这种情况比作一个弹簧，其内侧和外侧朝不同方向向远端延伸。其他研究者将其比作扭曲的抹布，其中一端（舟骨）扭曲成屈曲位，而另一端（三角骨）扭曲成背伸位，月骨位于中间。无论哪种情况，如果舟骨远极杠杆臂缩短，尺侧柱会控制近排腕骨，旋转三角骨至背伸位（月骨同样随着三角骨旋转），直至达到新的平衡，这就产生了合并 DISI 畸形的 CIND 模式，另外，负荷也转向头月关节。[8]

舟骨连接近排腕骨及远排腕骨，与桡骨远端、月骨、头状骨、大多角骨和小多角骨形成关节。Moritomo 等发现，在 165 例尸体腕关节标本中，有 140 例存在将舟骨远极分为背尺侧和桡掌侧关节面的骨嵴（图 26.1）。舟骨背尺侧关节面宽者更容易出现 STT 骨性关节炎。舟骨远极尺侧关节面是最常出现退行性变的部位，同样对应小多角骨的桡侧及中央部分的关节面，比大多角骨更常见[2]。他们还描述了舟骨的轴线与腕关节前后面（冠状面）呈 45° 旋后，大小多角骨倾斜度为沿第三掌骨轴线与舟骨远极画线之间的角度，代表

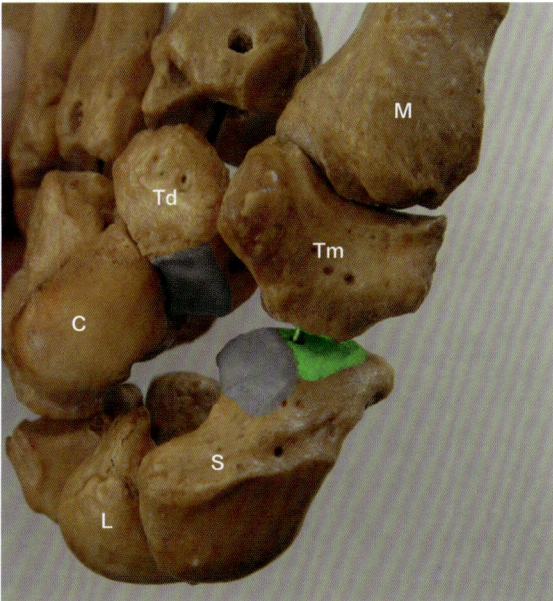

图26.1 骨解剖。左手骨模型背侧观，显示背尺侧关节面（灰色）与小多角骨（Td）形成关节，桡掌侧关节面（绿色）与大多角骨（Tm）形成关节。C—头状骨；L—月骨；M—第一掌骨；S—舟骨

性变存在显著相关性。

上述研究者还在 STT 关节周围发现了 3 条不同的韧带（图 26.3A）。[2] 舟大多角骨韧带是一条 V 形韧带，由桡侧和尺侧部分组成，起于舟骨结节的桡掌侧，分别止于大多角骨和大多角骨骨嵴，其作用相当于 STT 的侧副韧带。舟头韧带是一条短韧带，起于舟骨掌侧的小多角骨关节面和头状骨关节面的尺侧，止于头状骨掌侧腰部。头状骨大多角骨（capitate-trapezium，C–Tm）韧带起于大多角骨的桡掌侧，直接止于头状骨掌侧腰部，在小多角骨上没有附着，C–Tm 韧带可能具有关节盂唇的作用，可加深 STT 关节，防止舟骨远极向掌侧半脱位（图 26.3B）。这些研究者还注意到 C–Tm 韧带发育不良与退行性变的发生率较高有关，可能是 STT 关节的剪切力较高所致。[2,9]Garcia-Elias[10] 还提到，切除 C–Tm 韧带也会降低腕骨弓的稳定性。

着舟骨远极与大小多角骨形成关节的覆盖程度，范围为 55°~90°（平均为 68°）（图 26.2），大小多角骨倾斜度与第三掌骨轴线的夹角为 70°或以上与 STT 退行

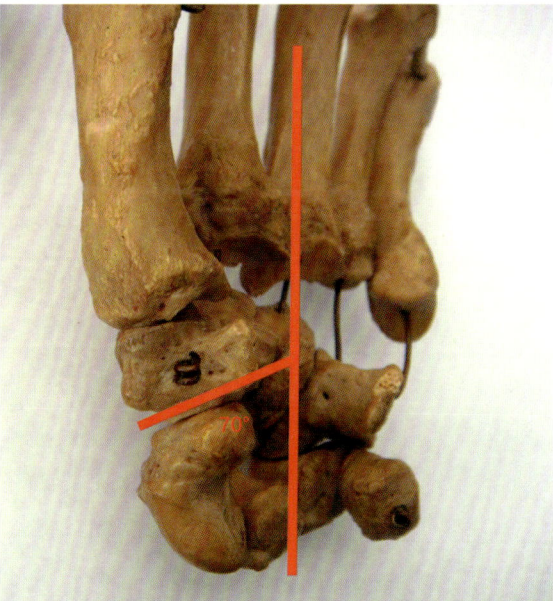

图26.2 大小多角骨倾斜度。大小多角骨倾斜度代表着舟骨远极与大小多角骨形成关节的覆盖程度，为沿第三掌骨轴线与舟骨远极画线之间的角度

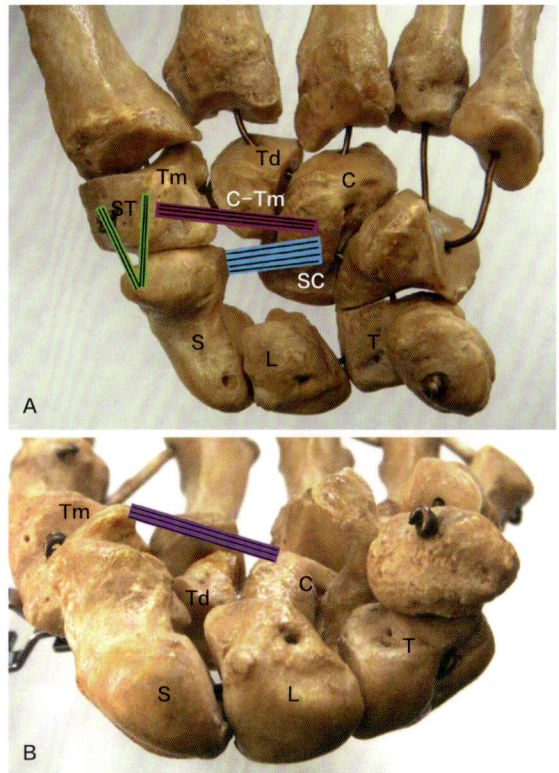

图26.3 舟骨大小多角骨韧带。A. 骨模型显示舟大多角骨韧带（ST）、舟头韧带（SC）和头状骨大多角骨韧带（C–Tm）。B. 自近端看，C–Tm（紫色）起于大多角骨（Tm）的桡掌侧，直接止于头状骨（C）掌侧腰部，在小多角骨（Td）上没有附着。L—月骨；S—舟骨；T—三角骨

诊断

由于 STT 关节炎和第一腕掌关节炎经常并存（图 26.4），患者经常主诉拇指基底部分疼痛。单纯 STT 关节炎患者的疼痛通常局限于偏内侧的大鱼际隆起内，是一种深部疼痛，不一定与拇指活动有关。触压位于拇长伸肌腱和 ECRB 肌腱交界处的 STT 关节可诱发疼痛。Watson 试验出现疼痛，但第一腕掌关节研磨试验呈阴性。Gerald Blatt 描述了摇晃试验的操作方法，检查者抓住患者的腕关节，快速地上下摇晃手腕，诱发疼痛。舟大多角骨关节应力试验通过将腕关节从完全尺偏移动到完全桡偏，诱发 STT 关节疼痛[11]。透视下对 STT 关节进行诊断性局部注射麻醉药，有助于确定疼痛产生的部位。

确诊需要影像学检查。STT 关节的最佳投照位是手半旋前位时拍摄旋前斜位片，或前臂完全旋后位时拍摄后前正位片[11]。侧位片可用于测量舟月角和桡月角，以确定有无 DISI 畸形。STT 关节的影像学检查结果和诊断评估并不一定相关[12]，有影像学证据但无症状的 STT 骨性关节炎也是常见的。

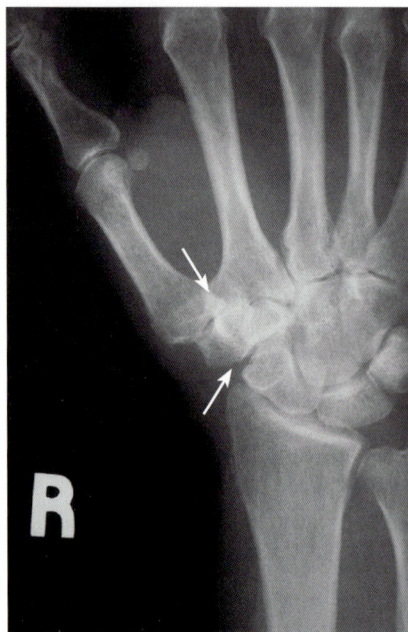

图 26.4 后前正位 X 线片显示第一腕掌关节和舟大多角骨关节的关节间隙明显狭窄（箭头）

治疗

非手术治疗方式包括拇指支具、非甾体抗炎药和改变活动方式。改变活动方式包括避免用力捏持和使用替代性工具，如罐头开启器。支具可以是长的或短的。皮质类固醇注射治疗 STT 关节炎的效果尚不明确，但可以暂时缓解症状。保守治疗失败后应考虑手术治疗。

STT 融合术是一种治疗选择，并发症包括融合不愈合、桡骨茎突撞击和桡舟骨性关节炎。舟骨远端切除术治疗 STT 骨性关节炎并不是一个新的概念，早在 40 多年前就已经提出[9]。1999 年，Garcia-Elias 等[13] 报道，接受舟骨远端切除术的患者的中期随访结果令人鼓舞，而令人不安的是，超过一半的患者出现了 DISI 畸形，这也从另一方面验证了掌侧舟大多角骨韧带在维持腕关节稳定中的整体作用。关节镜下舟骨远端切除术或大多角骨近端切除术为微创技术，可以保留这些韧带结构，可能会降低 DISI 畸形的风险，但尚需要长期随访研究证实。

适应证

关节镜下舟骨远端切除术或大多角骨近端切除术合并或不合并软组织间置关节成形术适用于有症状且经保守治疗（拇指支具固定、非甾体抗炎药治疗和改变活动方式）无效的单纯 STT 骨性关节炎患者。根据手术医师的习惯，手术可以切开进行，也可以采取关节镜手术。

禁忌证

由于舟骨远端切除后腕中关节负荷增大，当术前已存在头月关节炎或 DISI 畸形时，头状骨出现疼痛性半脱位的风险增大，不适合此手术[14]。当桡月角大于 15° 或存在动态舟月关节不稳定时，舟大多角骨韧带断裂可使关节不稳定进一步加重，此时也应慎重选择此手术。

手术技术

STT 关节的治疗有多个入路选择。MCR 入路位于 3-4 入路远端 1 cm 处，与第二掌骨轴线一致，STT 关节在其桡侧，将 MCR 入路置入的关节镜向背侧旋转即可看到。Bowers 和 Whipple [15] 描述了 STT-U 入路，此入路位于第二掌骨骨干中轴线上，在 STT 关节水平拇长伸肌肌腱尺侧，ECRB 肌腱在第二掌骨基底上的止点的桡侧（图 26.5）。牵引示指有助于进入该入路，在拇长伸肌腱尺侧建立 STT-U 入路可以保护鼻烟窝中的桡动脉免受损伤。Caro 等 [16] 描述了 STT 关节镜的桡侧入路，称为 STT-R 入路，该入路位于 STT 关节水平、拇长展肌腱桡侧。尸体解剖显示，在 STT 关节水平、拇长展肌腱掌侧及桡侧建立的入路与桡动脉的距离平均为 8.8 mm（范围为 6~10 mm），SRN 的分支基本位于关节镜入路周围，因此钝性分离关节囊和充分掌握局部解剖学知识是非常重要的。Ashwood 等 [17] 描述了沿 MCR 入路、拇长伸肌腱桡侧入路，对单纯 STT 骨性关节炎行关节镜

清创术，他们建议做 1.5 cm 皮肤切口、钝性解剖更加安全。Baré 等 [18] 在解剖 10 例尸体标本的基础上，描述了 STT-P 入路，确定了入路的安全区域：位于桡骨茎突和第一掌骨基底之间，在拇长展肌腱尺侧 3 cm、舟骨结节桡侧 6 cm 处。保持拇指背伸和内收，套芯方向朝向第五掌骨基底，置入 STT 关节。该入路距离桡动脉 7.6 mm（范围为 5~11 mm），距离桡动脉浅支 6.5 mm（范围为 4~11 mm），距离最近的桡神经感觉支 11.6 mm（范围为 3~20 mm）。

患者全身麻醉，呈仰卧位，手臂外展置于手术台上，在止血带控制下手术。指套以 2.25 kg 的牵引力悬吊大拇指，笔者倾向使用 2.7 mm 的 30° 的有摄像头的关节镜，也可以使用更小的 1.9 mm 关节镜，等到关节间隙扩大后再更换关节镜。手术还需要直径 3 mm 的钩状探

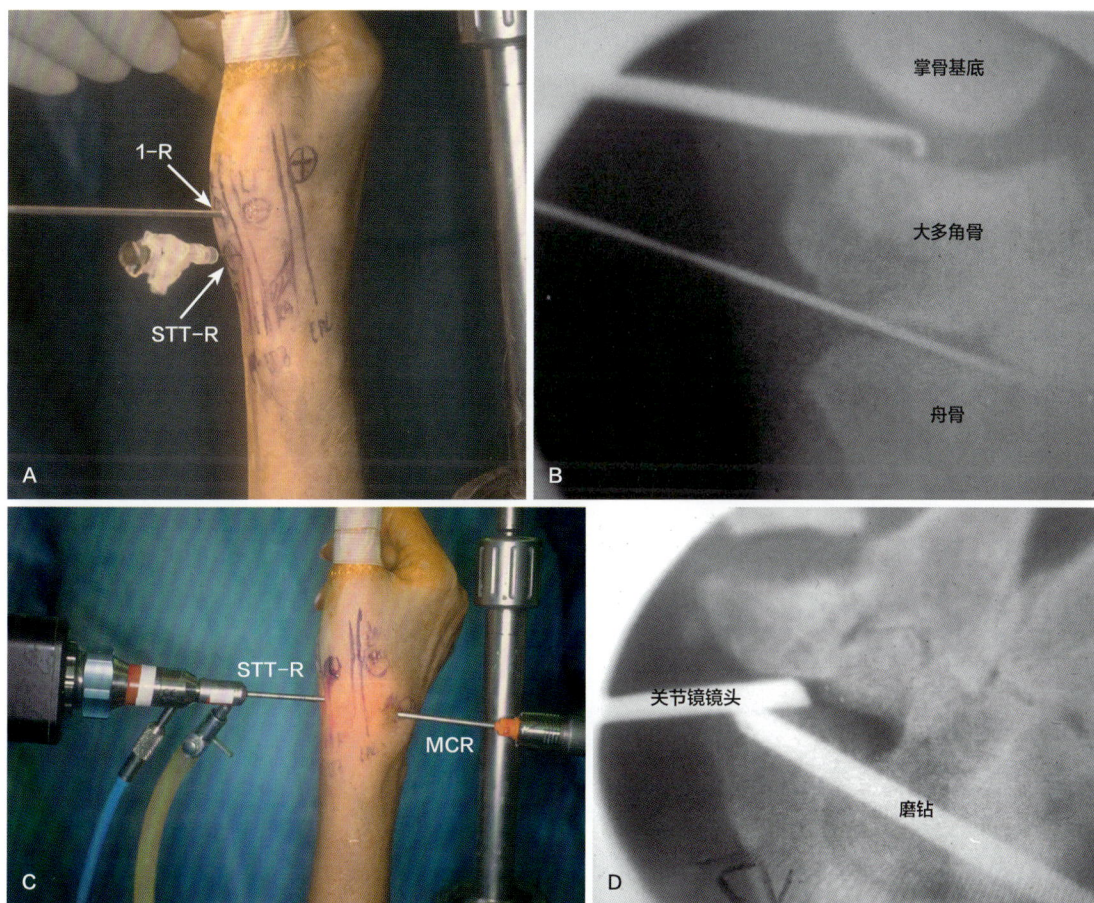

图 26.5 STT 入路。A. 第一腕掌关节舟骨大小多角骨关节桡侧（STT-R）入路与 1-R 入路的相对位置。B. 用 22G 针对 STT 关节进行放射学定位，钩状探针在第一腕掌关节内。C. 关节镜自 STT-R 入路置入，磨钻自腕中关节桡侧 (MCR) 入路置入。D. 显示关节镜镜头及磨钻在 STT 关节位置的后前正位像

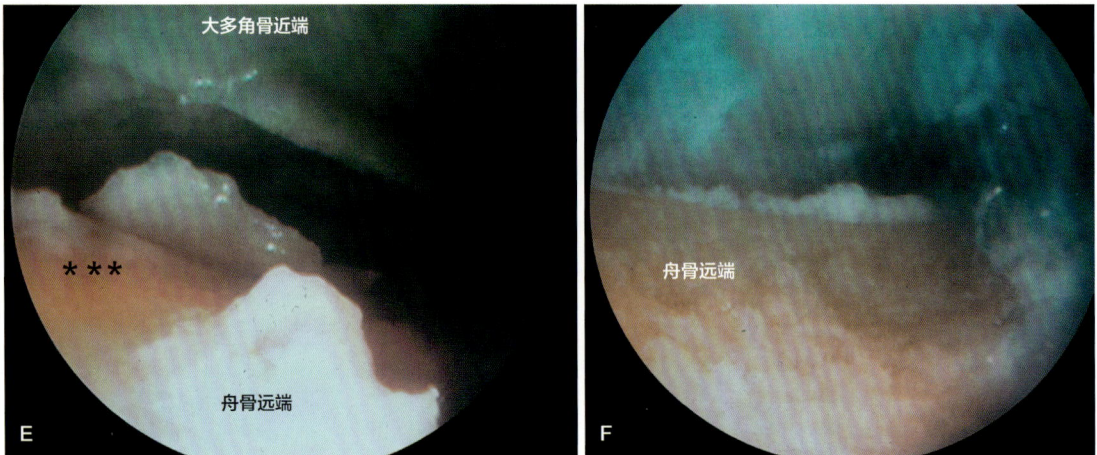

图 26.5 续 E. 显示远侧舟骨软骨明显缺损，暴露软骨下骨（星号）。F. 舟骨远端切除后关节镜图像

针来检查关节内结构。如果临床考虑并存舟月关节不稳定，则需要进行标准的腕关节镜检查，并处理舟月韧带的病理状况。术中误入第一腕掌关节是很常见的，因此需要术者的耐心和坚持。术中透视可评估骨切除是否充分，或必要时确定入路位置。STT-U 入路的定位方法是将 22 G 针在拇长伸肌腱尺侧、第二掌骨骨干中轴线上置入 STT 关节，注射 2 mL 生理盐水后切开皮肤。与其他关节镜手术类似，笔者一般使用干性关节镜技术。用组织剪分离软组织，穿透关节囊，置入套管和钝头套芯后更换置入关节镜。以同样的步骤建立 STT-P 入路，该入路位于拇长展肌腱尺侧 3 mm、舟骨结节桡侧 6 mm 处（图 26.6）。可以将关节镜置入 STT-U 入路向关节内推进，照亮关节囊间隙，定位入路，两个入路之间的角度为 130° 更加便于三角操作。两个入路分别作为观察入路和操作入路，且二者可以互换。

使用全半径刨削刀和热探针进行关节内清创，移除残留的关节软骨后，使用 2.9 mm 的磨钻以来回的方式切除舟骨远端（图 26.7）。为了保留舟大多角骨韧带的止点，降低症状性 DISI 畸形的风险，切除的骨量应限制在 3~4 mm。磨钻的直径及术中透视可为骨切除量提供标准。如果舟骨远端软骨尚好，大部分关节软骨损伤发生在大多角骨和小多角骨近端，可以切除大多角骨和小多角骨近端（图 26.8），操作方式类似。当同时存在第一腕掌关节骨性关节炎时，可以使用关节镜做两部分

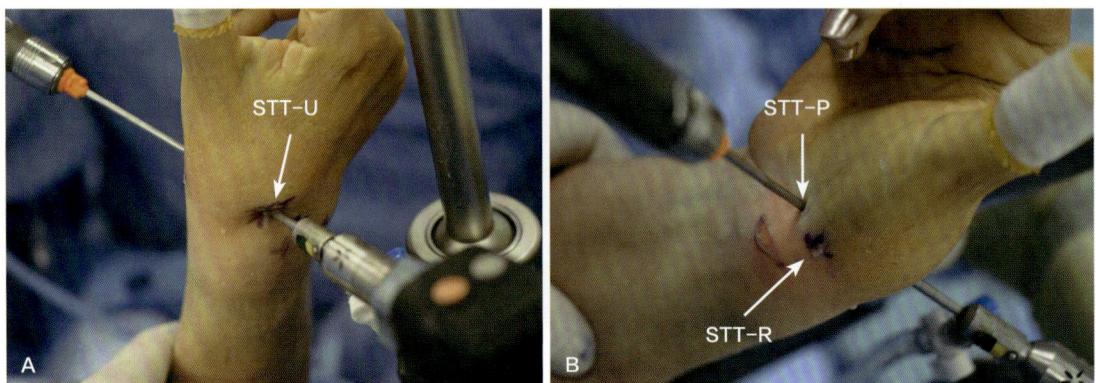

图 26.6 A. 关节镜自 STT-U 入路置入。B.STT-P 入路与 STT-R 入路的相对位置

切除（图 26.9）。

间隔物

　　自体肌腱移植物是舟骨远端切除术后常用的一种间隔物，可使用掌长肌腱束、FCR 肌腱束或拇长展肌腱束，肌腱通常缝合成球状。Tham[19] 曾描述在关节镜辅助下将折叠缝合的肌腱引入关节的过程。也可以选择植入热解碳间隔物（STPI；Bioprofile-Tornier，Grenoble，France），该间隔物的设计初衷是防止腕中关节背侧不稳定。手术时需要注意内侧切除骨量应足够，以降低间隔物脱位的风险。为了防止植入的间隔物或软组织间隔

物移位，关节囊修复要尽可能牢靠。

　　Graftjacket（Wright Medical，Arlington，TN）也是常用的间隔物，是一种脱细胞异体真皮基质移植物。由于一些患者存在长期炎性反应，笔者不再使用间隔物，也不再使用克氏针暂时固定；而是使用拇指支具固定 2~4 周，主要是保证患者舒适，然后逐步进行拇指活动。术后第 8 周如果患者尚未恢复完全对掌功能，则使用动态支具进行轻柔的力量练习。术后 3 个月内，避免握力练习，尤其是腕关节屈曲时的握力练习。术后 6 个月内避免对抗性运动，以降低腕中关节背侧不稳定的风险。

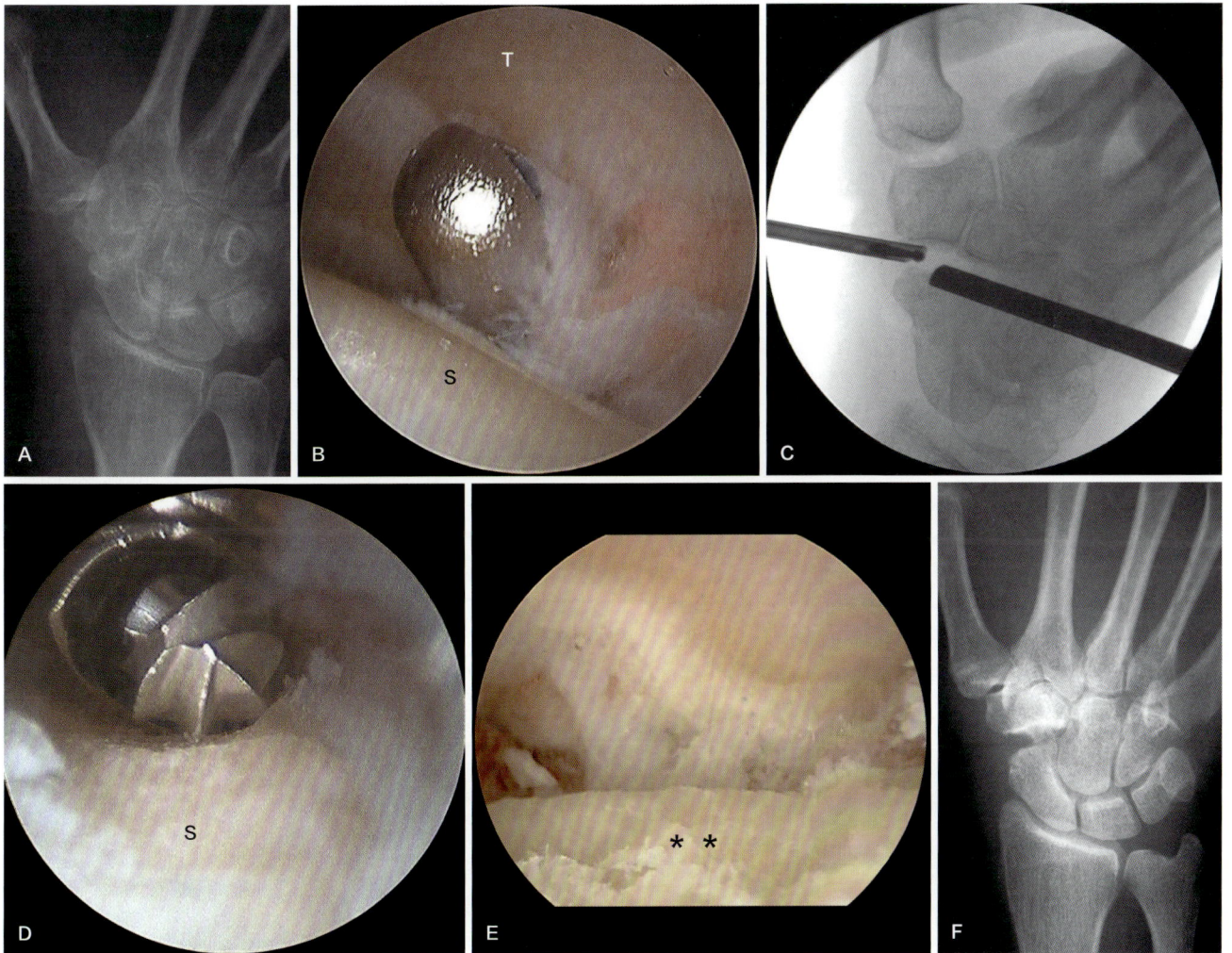

图 26.7 A. 术前 X 线片显示明显 STT 骨性关节炎。B. 将关节镜置入 STT-U 入路，刨削器置入 STT-P 入路，注意大多角骨（T）和舟骨（S）远端软骨明显缺损，软骨下骨暴露。C. 影像学图像。D. 使用 2.9 mm 磨钻切除舟骨远端。E. 完整切除，暴露松质骨（星号）。F. STT 关节减压的影像学图像

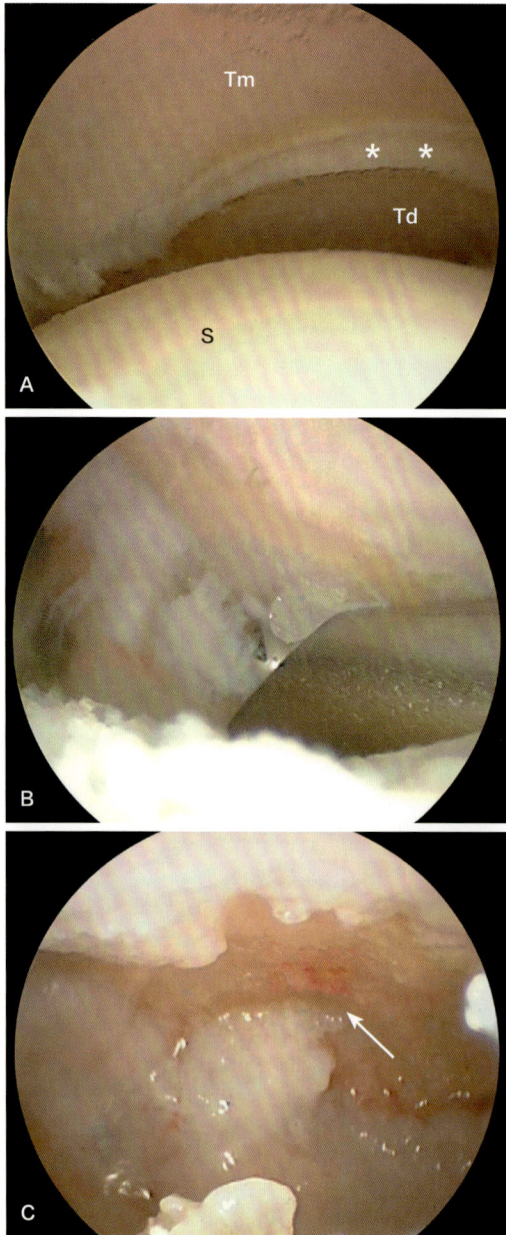

图 26.8 A. STT 关节镜图像显示舟骨（S）远端软骨尚存，而大多角骨（Tm）和小多角骨（Td）近端软骨明显缺损，仅关节间隙相邻处的骨嵴上尚有少量软骨（星号）。B. 使用磨钻切除大多角骨近端。C. 完整切除，暴露点状出血的松质骨（箭头）

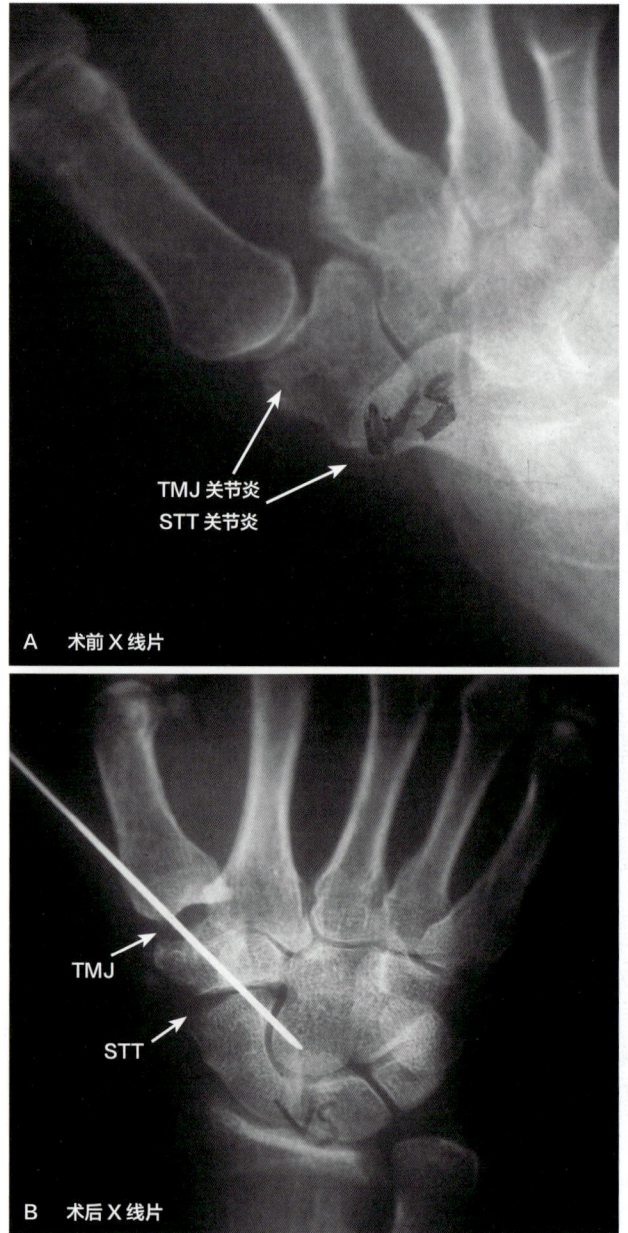

图 26.9 关节镜下同时切除第一腕掌关节（TMJ）及 STT 关节。A. 术前 X 线片显示 TMJ 内侧骨性关节炎及进行性 STT 骨性关节炎。B. 舟骨远端切除术及 TMJ 切除术后的 X 线片

并发症

舟骨远端关节面切除不充分可导致残余舟大多角骨关节撞击和持续的疼痛[9]，因此许多研究者建议切除 1/4 的舟骨远端。鼻烟窝内的桡动脉和 SRN 分支也有损伤的风险，可导致症状性神经瘤的形成。腕中关节背侧不稳定会导致头状骨向背侧半脱位而引起持续性腕关节疼痛（图 26.10）[13]，这在 STT 骨性关节炎患者中尤其常见，这些患者的腕骨在切除舟骨远端之前就已经出现力线不良[4]。使用热解碳间隔物时，可能的并发症是植入物的脱位[20-21]，最常见的半脱位方向是向关节的前内侧脱出，可能导致 FCR 肌腱撞击；或向舟骨的前外侧脱位，会刺激 SRN 的分支并引起疼痛。

结果

患者中期随访结果满意（图 26.11），但关于切开手术和关节镜下舟骨远端切除术治疗 STT 骨性关节炎的研究很少，主要是非随机的四级回顾性小系列病例研究，随访时间一般较短。

切开大多角骨切除术

Garcia-Elias 等报道了 21 例患者采用该手术，其中 12 例使用肌腱或关节囊间置，平均随访 29 个月（范围为 12~61 个月），取得了令人鼓舞的结果；末次随访时，13 例患者没有疼痛，8 例患者偶尔有轻微不适，平均屈伸活动度为 119°，与另一侧相比仅有轻微变化，

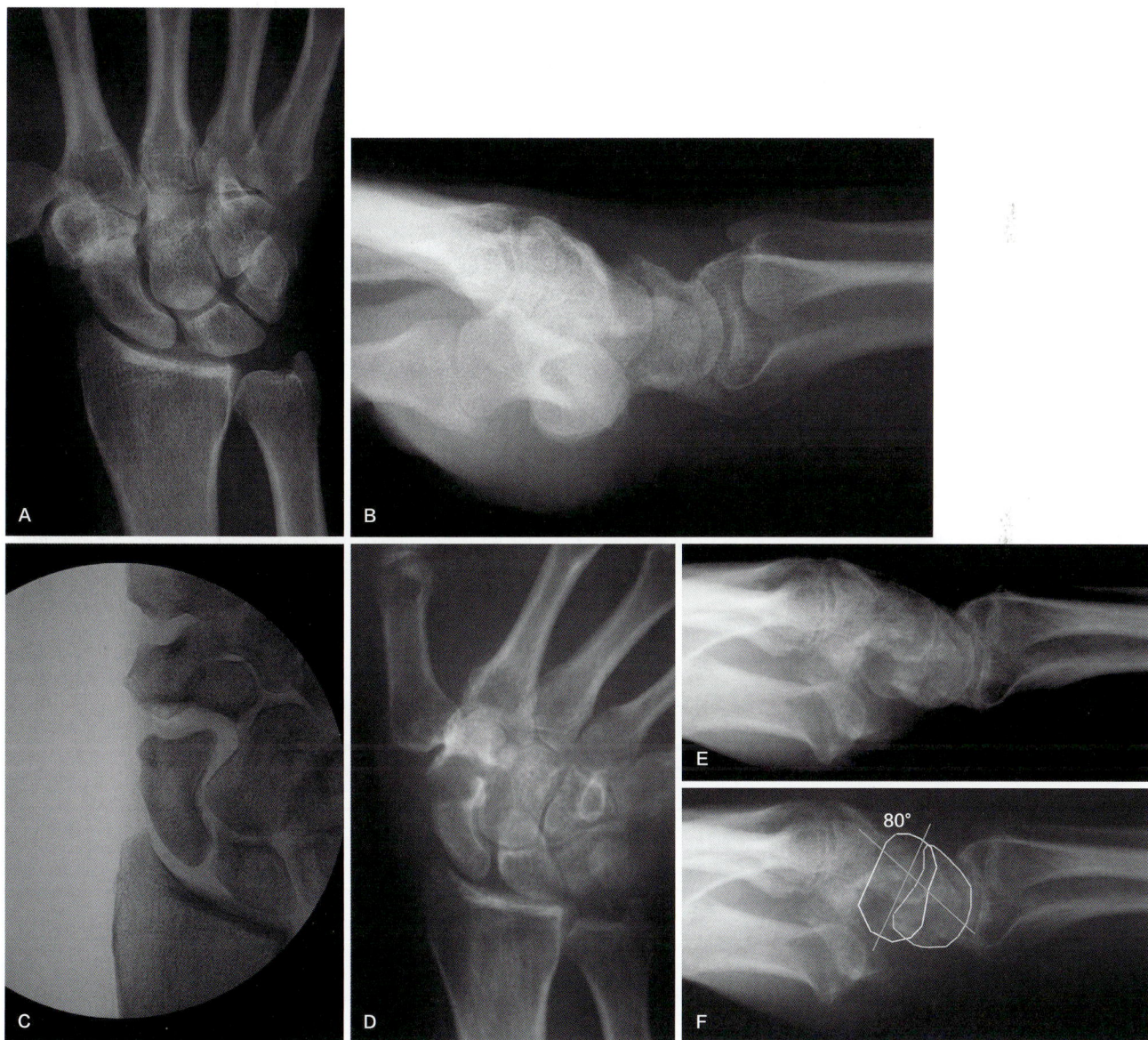

图 26.10 关节镜下舟骨远端切除术，出现 DISI 畸形。A. 术前正位 X 线片显示 STT 关节间隙明显狭窄。B. 术前侧位 X 线片显示桡月角正常，无 DISI 畸形。C. 舟骨远端切除术后的影像学图像。D. 关节镜下舟骨远端切除术后 1 年随访时，X 线片显示大多角骨与舟骨远端之间的关节成形术间隙存在，舟月间隙轻度增宽。E. 侧位 X 线片显示月骨向背侧旋转，出现 DISI 畸形，但患者症状轻微。F. 描画舟骨及月骨，可见舟月角增大至 80°

平均握力和捏力较术前分别提高了 26% 和 40%。值得注意的是，与无间隔物填充的患者相比，植入软组织间隔物的患者的腕关节屈伸活动度明显减小。21 例中有 12 例的腕关节影像学显示出现 DISI 畸形，但没有 1 例因为腕骨对线不良而出现关节进一步退行性变，由于整个近排腕骨背伸，桡月关节和桡舟关节的连续性完整，他们推测关节的连续性和腕骨对线似乎是患者能否获得可接受功能结果的主导因素。

切开大多角骨部分切除术

Noland 等回顾性分析了 13 例因 STT 骨性关节炎行大多角骨近端部分切除术的患者的资料，平均随访时间为 9 年（范围为 5~13 年），随访时平均年龄为 69 岁。随访结果显示直接压迫或应力试验均未诱发 STT 关节疼痛。他们根据影像学表现将骨性关节炎分为 3 个阶段：1 期，关节间隙轻微狭窄；2 期，关节间隙明确狭窄；3 期，关节间隙消失。术后影像学显示舟大多角骨关节的平均分为 1 分（范围为 0~3 分），手术侧平均捏力为 5 kg，非手术侧平均捏力也是 5 kg，平均疼痛评分为 6 分（范围为 0~100 分），平均 DASH 评分为 11 分。13 例患者中有 12 例对于结果满意或非常满意，有 1 例不满意。大多角骨部分切除后 STT 关节没有出现关节炎症状进展。

关节镜下大多角骨部分切除术

Cobb[22] 回顾了 39 例（30 例女性、9 例男性）在 3 年内接受 STT 关节镜下切除关节成形术的患者资料，平均年龄为 63 岁（范围为 46~79 岁），术前症状持续时间平均为 195 周，随访时间平均为 444 天。39 例患者不需要术后康复治疗，术后平均固定时间小于 3 周。术后 1 年时掌侧外展活动度没有改变，平均为 44°（范围为 30°~60°）。随着时间的推移，患者逐渐好转，大多数患者在术后 3~6 个月出现明显的功能改善。术后 1 年时，平均 DASH 评分为 14 分，VAS 评分为 1 分，平均捏力为 14 kg，平均握力为 52 kg。最终结论为关节镜下 STT 关节成形术能有效缓解疼痛，恢复力量和功能。

Cobb 等[23] 还评估了 34 例因第一腕掌关节骨性关节炎合并 STT 骨性关节炎而接受关节镜下切除关节成形术的患者术后 1 年的临床结果，共有 27 例女性和 7 例男性，平均年龄为 63 岁（范围为 46~79 岁）。所有患者的第一腕掌关节和 STT 关节同时接受关节镜下切除关节成形术，自第一腕掌关节和 STT 关节的近端和远端切除 2~3 mm 的骨质，23 例患者的第一腕掌关节和 STT 关节均使用 Graftjacket（Wright Medical，Arlington，TN）作

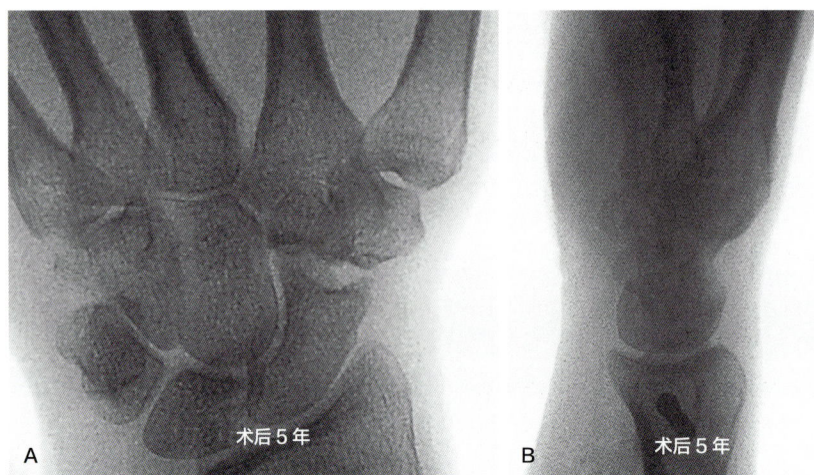

图 26.11 A、B. 术后 5 年随访的 X 线片，关节成形术间隙保留，疼痛缓解满意，无 DISI 畸形或腕中关节骨性关节炎

为间隔物，但结果评估时没有区分这部分患者。术后平均固定时间小于 3 周（范围为 2~6 周），随访时平均 DASH 评分由术前的 46 分改善为术后的 19 分（范围为 1~50 分），捏力平均提高 1.3 kg，握力平均提高 4.3 kg，VAS 评分由术前的平均 7 分（范围为 5~10 分），在 1 年时改善到平均 1 分（范围为 0~6 分），12 例患者没有疼痛，4 例患者接受了二次手术，2 例患者改为开放手术。Cobb[24] 回顾了前两项研究中的 41 例患者（年龄范围为 45~83 岁）的结果，平均随访时间为 6.5 年（范围为 4~10 年）。随着时间的推移，结果保持不变。术前至术后 VAS 评分平均减少 5.46 分（SD=1.5 分），捏力平均改善 1.36 kg（SD=1.9 kg），握力平均改善 2.66 kg（SD=9.3 kg），有 2 例患者手术失败。

Atzei[25] 报道了 12 例腕行关节镜下大多角骨部分切除术的结果，其中男性 2 例、女性 9 例（1 例为双侧），平均年龄为 62 岁（范围为 32~73 岁）。关节镜手术使用 MCR 入路及 STT 入路，广泛切除滑膜及骨赘后，使用磨钻切除 3~4 mm 骨质，暴露软骨下骨并保留 STT 关节周围的韧带附着点（图 26.12）。无术中并发症发生，切除大多角骨掌侧，可以看到 FCR 肌腱鞘，有 3 例因肌腱有部分撕裂进行了清创，有 2 例因肌腱广泛撕裂而予以切除。平均随访 2.7 年后，患者的手功能均有改善，拇指的活动范围是对侧的 96%，平均 VAS 评分为 3 分（有 3 例偶发疼痛），握力和捏力分别为对侧的 85% 和 90%，MMWS 结果中，有 10 例为优秀（包括 1 例双侧患者）、1 例为良好；9 例患者出现 DISI 畸形，但小于 10° 且与临床症状无关；快速 DASH 评分和 PRWE 评分分别为 27.8% 和 5%。有 2 例出现桡神经背侧感觉支的暂时性刺激症状。

关节镜清创术

Ashwood 和 Bain 报道了 10 例患者关节镜下清理滑膜、软骨瓣和 STT 关节边缘骨赘，只切除很少或不切除骨质的临床结果。术后平均第 36 个月（范围为 12~65 个月）时，10 例患者中有 9 例主观结果为良或优[17]，患者的 VAS 评分均下降，从平均 86 分改善为 14 分。平均 Green 和 O'Brien 腕关节评分从 63 分提高到 91 分。

Tham 等[19] 采用关节镜下舟骨远端切除术和植入肌腱间隔物治疗了 7 例单纯 STT 骨性关节炎患者（平均年龄为 58 岁），平均随访 13.3 个月（范围为 7~21 个月），5 例患者主诉无疼痛或仅有活动期间轻度间歇疼痛（平均 VAS 评分术前为 7.4 分，术后为 0.2 分）。腕关节活动度没有变化，平均握力由 12 kg 增加到 26 kg，平均捏力由 4 kg 提高到 7.6 kg。其中 2 例由于舟骨远端切除不充分而出现持续疼痛，手术失败。影像学研究显示没有出现桡月角增大。

热解碳植入物

由于热解碳植入物在美国尚未获得 FDA 的批准，因此关于热解碳植入物的数据大多数来自欧洲。Pequignot 等[26] 治疗了 15 例（平均年龄为 65 岁）STT 骨性关节炎患者，切开切除舟骨远端，并植入盘状热解碳间隔物（Bioprofile-Tornier, Grenoble, France），平均随访 4 年（范围为 1~8 年），VAS 评分从 8.5 分改善到 2 分，桡偏（小于 10°）和背伸（小于 15°）的损失很小，握力与对侧相似，捏力略有下降（0.8 kg），无植入物脱位，无 DISI 畸形。另外两篇涉及 10 例切开或切开 / 关节镜联合手术的病例研究（短期随访 2~35 个月），报道了相似的结果。[20]

Da Rin 和 Mathoulin 报道了 26 例女性患者行关节镜下切除舟骨远端 2~3 mm 治疗单纯 STT 骨性关节炎的临床结果，13 例（平均年龄为 62 岁）切开 STT 并植入热解碳间隔物，另外 13 例（平均年龄为 58 岁）未使用间隔物。最长随访 4 年，未使用间隔物的患者，平均 Green 和 O'Brien 腕关节评分由术前 50 分提高到术后的 90 分，捏力由从 5 kg 提高至 15 kg，其结果优于使用间隔物的患者。[23]

总之，坚持严格的适应证选择，舟骨远端切除术合并或不合并间隔物植入，以及大多角骨及小多角骨近端切除术是能替代关节融合的治疗 STT 骨性关节炎的可行的治疗选择。使用人工合成间隔物的长期结果和 DISI 畸形进展的最终结果，仍是临床上尚未解决的问题，有待进一步的研究。

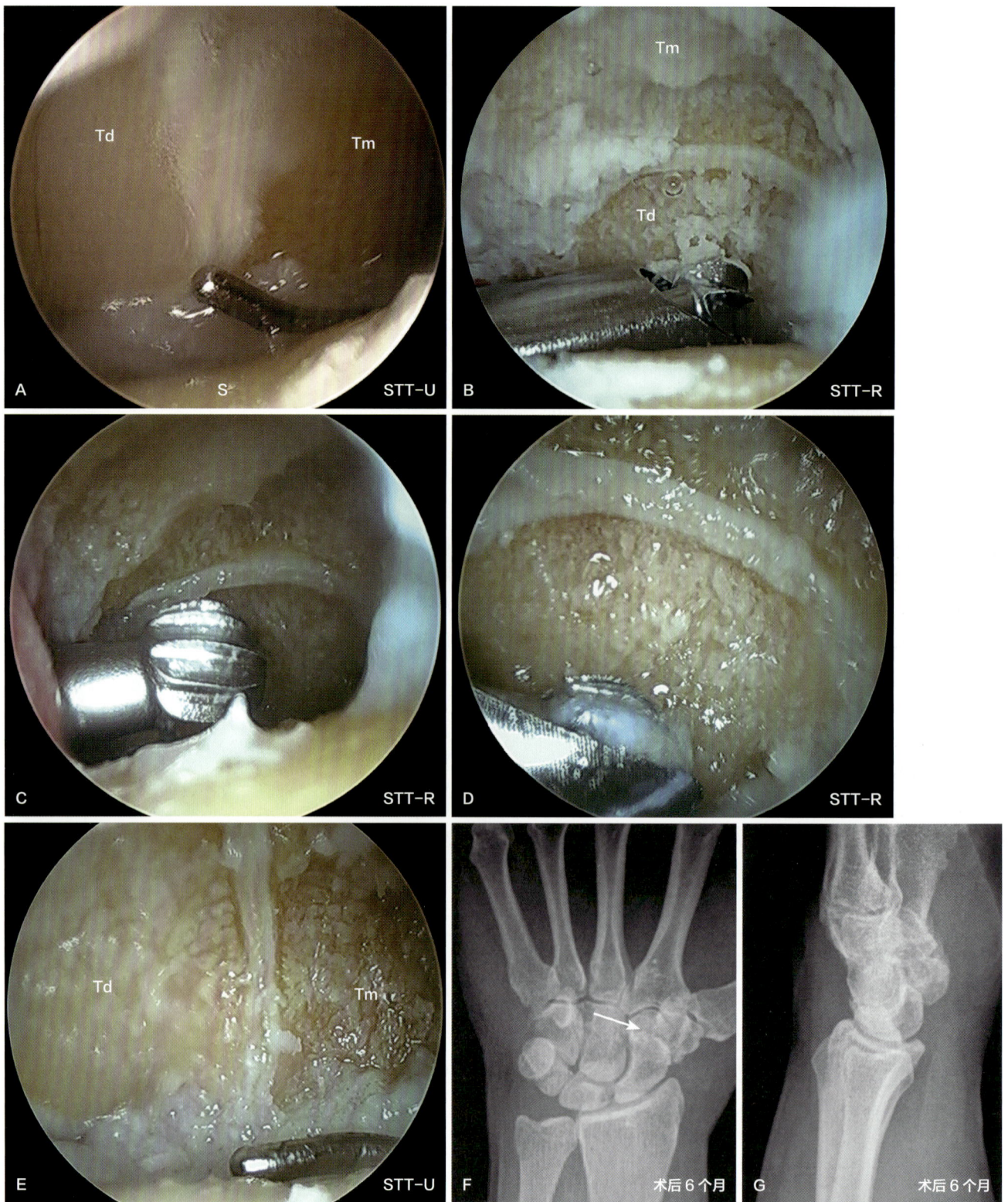

图 26.12 A. STT-U 入路的关节镜图像，可见大多角骨（Tm）、小多角骨（Td）及舟骨（S）远端关节软骨缺损。B. 使用 3.0 mm 磨钻切除软骨下骨。C. 改用 4.0 mm 磨钻加速切除过程。D、E. 自 STT-R 入路和 STT-U 入路可以确定已切除完全。F、G. 术后 6 个月，STT 关节成形且间隙维持（箭头），注意出现 DISI 畸形

参考文献

1. Bhatia A, Pisoh T, Touam C, et al. Incidence and distribution of scaphotrapezotrapezoidal arthritis in 73 fresh cadaveric wrists. *Ann Chir Main Memb Super*. 1996;15:220-225.

2. Moritomo H, Viegas SF, Nakamura K, et al. The scaphotrapezio-trapezoidal joint. Part 1: An anatomic and radiographic study. *J Hand Surg Am*. 2000;25:899-910.

3. Watson HK, Ryu J. Evolution of arthritis of the wrist. *Clin Orthop Relat Res*. 1986:57-67.

4. Saffar P. Chondrocalcinosis of the wrist. *J Hand Surg Br*.2004;29:486-493.

5. Ferris BD, Dunnett W, Lavelle JR. An association between scapho-trapezio-trapezoid osteoarthritis and static dorsal intercalated segment instability. *J Hand Surg*. 1994;19: 338-339.

6. Viegas SF, Patterson RM, Hokanson JA, et al. Wrist anatomy: incidence, distribution, and correlation of anatomic variations, tears, and arthrosis. *J Hand Surg*. 1993;18:463-475.

7. Tay SC, Moran SL, Shin AY, et al. The clinical implications of scaphotrapezium-trapezoidal arthritis with associated carpal instability. *J Hand Surg*. 2007;32:47-54.

8. Garcia-Elias M, Lluch A. Partial excision of scaphoid: is it ever indicated? *Hand Clin*. 2001;17:687-695.

9. Crosby EB, Linscheid RL, Dobyns JH. Scaphotrapezial trapezoidal arthrosis. *J Hand Surg Am*. 1978;3:223-234.

10. Garcia-Elias M, An KN, Cooney WP, et al. Transverse stability of the carpus. An analytical study. *J Orthop Res*. 1989;7: 738-743.

11. Noland SS, Saber S, Endress R, et al. The scaphotrapezial joint after partial trapeziectomy for trapeziometacarpal joint arthritis: long-term follow-up. *J Hand Surg*. 2012;37:1125-1129.

12. North ER, Eaton RG. Degenerative joint disease of the trapezium: a comparative radiographic and anatomic study. *J Hand Surg*. 1983;8:160-166.

13. Garcia-Elias M, Lluch AL, Farreres A, et al. Resection of the distal scaphoid for scaphotrapeziotrapezoid osteoarthritis. *J Hand Surg Br*. 1999;24:448-452.

14. Malerich MM, Clifford J, Eaton B, et al. Distal scaphoid resection arthroplasty for the treatment of degenerative arthritis secondary to scaphoid nonunion. *J Hand Surg Am*. 1999;24: 1196-1205.

15. Bowers WH WT. Arthroscopic anatomy of the wrist. In: McGinty J, ed. *Operative Arthroscopy*. New York: Raven Press; 1991:613-623.

16. Carro LP, Golano P, Farinas O, et al. The radial portal for scaphotrapeziotrapezoid arthroscopy. *Arthroscopy*. 2003;19: 547-553.

17. Ashwood N, Bain GI, Fogg Q. Results of arthroscopic debridement for isolated scaphotrapeziotrapezoid arthritis. *J Hand Surg Am*. 2003;28:729-732.

18. Bare J, Graham AJ, Tham SK. Scaphotrapezial joint arthroscopy: a palmar portal. *J Hand Surg Am*. 2003;28:605-609.

19. Tham S. Arthroscopic resection of distal scaphoid and tendon interposition for isolated scaphotrapezial trapezoid arthritis. In: Slutsky DJ SJI, ed. *The Scaphoid*. New York, NY: Thieme, Inc; 2010.

20. Low AK, Edmunds IA. Isolated scaphotrapeziotrapezoid osteoarthritis: preliminary results of treatment using a pyrocarbon implant. *Hand Surg*. 2007;12:73-77.

21. Pegoli L, Zorli IP, Pivato G, et al. Scaphotrapeziotrapezoid joint arthritis: a pilot study of treatment with the scaphoid trapezium pyrocarbon implant. *J Hand Surg Br*. 2006;31:569-573.

22. Cobb TK. Arthroscopic STT arthroplasty: level 4 evidence. *J of Hand Surg*. 2009;34:42-43.

23. Cobb T, Sterbank P, Lemke J. Arthroscopic resection arthroplasty for treatment of combined carpometacarpal and scaphotrapeziotrapezoid (pantrapezial) arthritis. *J Hand Surg*. 2011;36:413-419.

24. Cobb AG. Differences in outcomes following arthroscopic resection arthroplasty (ARA) for isolated TM OA vs simultaneous ARA of TM and STT joints. Seattle, WA: International Wrist Investigators Workshop; 2015.

25. Atzei A. Arthroscopic proximal trapeziotrapezoid resection for STT osteoarthritis. Seattle, WA: International Wrist Investigators Workshop; 2015.

26. Pequignot JP, D'Asnieres de Veigy L, Allieu Y. Arthroplasty for scaphotrapeziotrapezoidal arthrosis using a pyrolytic carbon implant. Preliminary results. *Chir Main*. 2005;24:148-152.